内科疾病
治疗策略与护理配合

Medical Disease Treatment Strategy and Nursing Cooperation

主编　李　明　孙日芬　张盛然　王庆香
　　　王玉霞　任旭坤　谢　恒　陈玉华

中国海洋大学出版社
·青岛·

图书在版编目（CIP）数据

内科疾病治疗策略与护理配合 / 李明等主编. —青
岛：中国海洋大学出版社，2023.6
ISBN 978-7-5670-3502-7

Ⅰ．①内… Ⅱ．①李… Ⅲ．①内科－疾病－诊疗②内
科学－护理学 Ⅳ.①R5②R473.5

中国国家版本馆CIP数据核字（2023）第106269号

出版发行	中国海洋大学出版社
社　　址	青岛市香港东路23号　　　　　　邮政编码　266071
出 版 人	刘文菁
网　　址	http://pub.ouc.edu.cn
电子信箱	369839221@qq.com
订购电话	0532-82032573（传真）
责任编辑	韩玉堂　　　　　　　　　　　电　　话　0532-85902349
印　　制	日照报业印刷有限公司
版　　次	2023年6月第1版
印　　次	2023年6月第1次印刷
成品尺寸	185 mm×260 mm
印　　张	30.75
字　　数	778千
印　　数	1～1000
定　　价	208.00元

发现印装质量问题，请致电0633-8221365，由印刷厂负责调换。

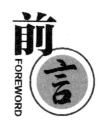

前言 FOREWORD

　　内科学包含人体各系统介绍及其疾病的病因、发病机制、临床表现、诊断、治疗与预防，是整个临床医学的基础。随着科学技术水平的进步，内科学涵盖的诊治范围不断拓展，同时多样化的诊疗技术也大大提高了内科常见疾病诊断的准确性和治疗的有效性。护理工作作为整个医疗卫生工作中的重要组成部分，其质量直接关系到患者的医疗安全、治疗效果和身体康复。因此，临床内科医师与护士需要高度重视基础知识和技能的学习，善于归纳总结临床内科常见病的诊疗及护理要点，以培养缜密的临床诊疗及护理思维。基于此，我们特组织多位长期工作于临床一线的专家共同编写了《内科疾病治疗策略与护理配合》一书，旨在通过图文结合的形式再现临床内科常见病的诊治和护理过程，梳理和提炼内科疾病诊疗及护理思维模式，以及分享近年来内科学领域诊疗与护理知识的新研究、新进展。

　　本书立足于临床实践，从诊疗与护理两方面入手。首先，本书叙述了内科常见疾病的诊疗重点，涵盖了呼吸内科、心内科、内分泌科等科室的常见疾病，涉及流行性感冒、原发性高血压、甲状腺功能亢进症等疾病；随后，介绍了内科常见疾病护理的相关内容，重点强调护理评估、护理诊断、护理计划、护理实施和护理评价的内容。本书结构合理、内容丰富、重点突出，在结合内科学诊疗与护理基础的同时，充分考虑了临床实践性。本书突出强调了诊疗策略与护理配合，适合各级医院内科医师和护士以及医学院校在校学生阅读使用。

　　由于内科学内容更新速度快，加之编者的水平和编写经验不足，编写过程中存在的疏漏之处，恳请广大读者见谅并给予批评指正。

《内科疾病治疗策略与护理配合》编委会

2023 年 3 月

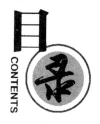

诊疗篇

护理篇

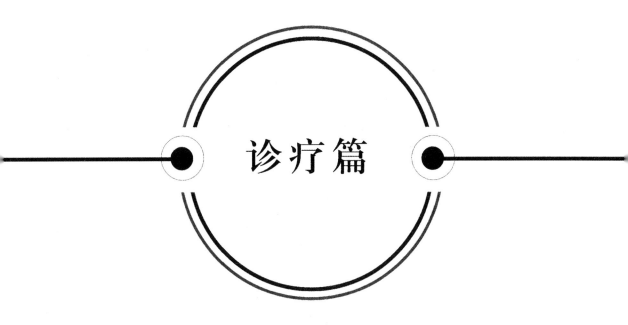

诊疗篇

第一章　呼吸内科常见疾病

第一节　流行性感冒

一、概述

流行性感冒(简称流感)是由流行性感冒病毒引起的急性呼吸道传染病,是人类面临的主要公共健康问题之一。20世纪第一次流感世界大流行死亡人数达2 000万,比第一次世界大战死亡人数还多,以后陆续在1957年(H_2N_2)、1968年(H_1N_1)、1977年(H_1N_1)均有大流行。而近年来禽流感病毒H_5N_1连续在亚洲多个国家造成人类感染,形成了对公共卫生的严重威胁,同时也一再提醒人们,一次新的流感大流行随时可能发生。

二、病原学与致病性

流感病毒呈多形性,其中球形直径为80～120 nm,有囊膜。流感病毒属正黏病毒科,流感病毒属,基因组为分节段、单股、负链RNA。根据病毒颗粒核蛋白(NP)和基质蛋白(M_1)抗原及其基因特性的不同,流感病毒分为甲、乙、丙3型。

甲型流感病毒基因组由8个节段的单链RNA组成,负责编码病毒所有结构蛋白和非结构蛋白。甲型流感病毒囊膜上有3种突起:H、N和M_2蛋白。血凝素(H)和神经氨酸酶(N)为2种穿膜糖蛋白,它们突出于脂质包膜表面,分别与病毒吸附于敏感细胞和从受染细胞释放有关。第3种穿膜蛋白是M_2蛋白,这是一种离子通道蛋白,为病毒进入细胞后脱衣壳所必需。根据其表面H和N抗原的不同,甲型流感病毒又分成许多亚型。甲型流感病毒的血凝素共有16个亚型($H_{1\sim16}$)。神经氨酸酶则有9个亚型($N_{1\sim9}$)。所有16个亚型的血凝素和9个亚型的神经氨酸酶都在禽类中检测出,但只有H_1、H_2、H_3、H_5、H_7、H_9、N_1、N_2、N_3、N_7,可能还有N_8亚型引起人类流感流行。

流感病毒表面抗原特别是H抗原具有高度易变性,以此逃脱机体免疫系统对它的记忆、识别和清除。流感病毒抗原性变异形式有2种:抗原性飘移和抗原性转变。抗原性飘移主要是由于编码H或N蛋白基因点突变导致H或N蛋白分子上抗原位点氨基酸的替换,并由于人群选择压力使得小变异逐步积累。抗原性转变只发生于甲型流感病毒,当2种不同的甲型流感病毒同时感染同一宿主细胞时,其基因组的各节段可能会重新分配或组合,导致新的血凝素和/或神

3

经氨酸酶的出现,或者是 H、N 之间新的组合,从而产生一种新的甲型流感的亚型。

流感病毒在进入宿主细胞之后,其血凝素蛋白需先经宿主细胞的蛋白酶消化,成为 2 个由二硫键相连的多肽,这一过程病毒的致病性密切相关。在人类呼吸道和禽类胃肠道中有一种胰酶样的蛋白酶能够酶切流感病毒的血凝素,因此流感病毒往往引起人类呼吸道感染和禽类胃肠道感染。宿主细胞表面对病毒血凝素的受体在人和禽类之间是不同的,因此通常多数禽流感病毒不感染人类,但是已经有越来越多的证据表明,某些禽流感病毒可越过种属界限而感染人类。当 2 种分别来源于人和禽的流感同时感染同一例患者时,或另一种可能的中间宿主猪(因为猪对禽流感和人流感都敏感,而且与禽类和人都可能有密切接触),2 种病毒就有可能在复制自身的过程中发生基因成分的交换,产生新的"杂交"病毒。由于人类对其缺乏免疫力,因此患者往往病情严重,死亡率极高。

三、流行病学

流感传染源主要为流感患者和隐性感染者。人禽流感主要是由患禽流感或携带禽流感病毒的鸡、鸭、鹅等家禽及其排泄物感染所致,特别是鸡传播。流感病毒主要是通过空气飞沫和直接接触传播。人禽流感是否还可通过消化道或伤口传播,至今尚缺乏证据。人对流感病毒普遍易感,新生儿对流感及其病毒的敏感性与成年人相同。青少年发病率高,儿童病情较重。流感流行具有一定的季节性。我国北方常发生于冬季,而南方多发生在冬、夏两季。然而,流感大流行可发生在任何季节。

根据发生特点不同,流感发生可分为散发、暴发、流行和大流行。散发一般在非流行期间,病例在人群中呈散在零星分布,各病例在发病时间及地点上没有明显的联系。暴发是指一个集体或小地区在相当短时间内突然发生很多流感病例。流行是指在较大地区内流感发病率明显超出当地同期发病率水平,流感流行时发病率一般为 5%~20%。大流行的发生是由于新亚型毒株出现,由于人群普遍地缺乏免疫力,疾病传播迅速,流行范围超出国界和洲界,发病率可超过50%。世界性流感大流行间隔 10 年左右,常有2~3个波。通常第一波持续时间短,发病率高;第二波持续时间长,发病率低;有时还有第三波。第一波主要发生在城市和交通便利的地方,第二波主要发生在农村及交通闭塞地区。

四、临床表现

流感的潜伏期一般为 1~3 d。起病多急骤,症状变化较多,主要以全身中毒症状为主,呼吸道症状轻微或不明显。季节性流感多发于青少年,临床表现和轻重程度差异颇大,病死率通常不高,一般恢复快,不留后遗症,死者多为年迈体衰、年幼体弱或合并有慢性疾病的患者。在亚洲国家发生的人感染 H_5N_1 禽流感病毒有别于常见的季节性流感。感染后的临床症状往往比较严重,死亡率高达 50%,并且常常累及多种器官。流感根据临床表现可分为单纯型、肺炎型、中毒型、胃肠型。

(一)单纯型

最为常见,先有畏寒或寒战,发热,继之全身不适、腰背发酸、四肢疼痛,头晕、头痛。大部分患者有轻重不同的打喷嚏、鼻塞、流涕、咽痛、干咳或伴有少量黏液痰,有时有胸骨后烧灼感、紧压感或疼痛。发热可高达 39 ℃~40 ℃,一般持续 2~3 d 渐降。部分患者可出现食欲缺乏、恶心、便秘等消化道症状。年老体弱的患者,症状消失后体力恢复慢,常感软弱无力、多汗,咳嗽可持续

1～2周或更长。体格检查：患者可呈重病容、衰弱无力、面部潮红、皮肤上偶有类似麻疹、猩红热、荨麻疹样皮疹，软腭上有时有点状红斑，鼻咽部充血水肿。本型中较轻者病情似一般感冒，全身和呼吸道症状均不显著，病程仅1～2d，单从临床表现难以确诊。

（二）肺炎型

本型常发生在2岁以下的小儿，或原有慢性基础疾病，如二尖瓣狭窄、肺源性心脏病、免疫力低下及孕妇、年老体弱者。其特点：在发病后24h内可出现高热、烦躁、呼吸困难、咳血痰和明显发绀。全肺可有呼吸音减低、湿啰音或哮鸣音，但无肺实变体征。胸部X线可见双肺广泛小结节性浸润，近肺门较多，肺周围较少。上述症状可进行性加重，抗生素无效。病程1周至2个月，大部分患者可逐渐恢复，也可因呼吸循环衰竭在5～10d死亡。

（三）中毒型

较少见。肺部体征不明显，具有全身血管系统和神经系统损害，有时可有脑炎或脑膜炎表现。临床表现为高热不退、昏迷，成人常有谵妄，儿童可发生抽搐。少数患者由于血管神经系统紊乱或肾上腺出血，导致血压下降或休克。

（四）胃肠型

主要表现为恶心、呕吐和严重腹泻，病程为2～3d，恢复迅速。

五、诊断

流感的诊断主要依据流行病学资料，并结合典型临床表现确定，但在流行初期，散发或轻型的病例诊断比较困难，确诊往往需要实验室检查。流感常用辅助检查。

（一）一般辅助检查

1.外周血常规

白细胞总数不高或偏低，淋巴细胞相对增加，重症患者多有白细胞总数及淋巴细胞下降。

2.胸部影像学检查

单纯型患者胸部X线检查可正常，但重症尤其肺炎型患者胸部X线检查可显示单侧或双侧肺炎，少数可伴有胸腔积液等。

（二）流感病毒病原学检测及分型

流感病毒病原学检测及分型对确诊流感及与其他疾病如严重急性呼吸综合征（SARS）等鉴别十分重要，常用病毒学检测方法主要有以下几种。

1.病毒培养分离

病毒培养分离是诊断流感最常用和最可靠的方法之一。目前分离流感病毒主要应用马达犬肾细胞（Madin-Darby canine kidney，MDCK）为宿主系统。培养过程中观察细胞病变效应，并可应用血清学实验来进行鉴定和分型。传统的培养方法对于流感病毒的检测因需要时间较长（一般需要4～5d），不利于早期诊断和治疗。近年来新出现了一种快速流感病毒实验室培养技术——离心培养技术（shell vial culure，SVC），在流感病毒的快速培养分离上发挥了很大作用。离心培养法是在标本接种后进行长时间的低速离心，使标本中含病毒的颗粒在外力作用下被挤压吸附于培养细胞上，从而大大缩短了培养时间。

2.血清学诊断

血清学诊断主要是检测患者血清中的抗体水平，即用已知的流感病毒抗原来检测血清中的抗体，此法简便易行、结果可信。血清标本应包括急性期和恢复期双份血清。急性期血样应在发病后 7 d 内采集,恢复期血样应在发病后 2~4 周采集。双份血清进行抗体测定,恢复期抗体滴度较急性期有 4 倍或以上升高,有助于确诊和回顾性诊断,单份血清一般不能用于诊断。

3.病毒抗原检测

对于病毒抗原检测的方法主要有 2 类:直接荧光抗体检测(direct fluorescent antibody test,DFA)和快速酶(光)免法。DFA 用抗流感病毒的单克隆抗体直接检测临床标本中的病毒抗原,应用亚型特异性的单抗能够快速和直接地检测标本中的病毒抗原,并且可以进一步进行病毒的分型,不仅可用于诊断,还可用于流行病学的调查。目前快速酶(光)免法主要有 Directigen FluA、Directigen Flu A plus B、Binax Now Flu A and B、Biostar FLU OIA、Quidel Quick vue 和 Zstat Flu test 等。值得注意的是,上述几种检测方法对于乙型流感病毒的检测效果不如甲型。

4.病毒核酸检测

以聚合酶链反应(polymerase chainreaction,PCR)技术为基础发展出了各种各样的病毒核酸检测方法,在流感病毒鉴定和分型方面发挥着越来越大的作用,不仅可以快速诊断流感,并且可以根据所分离病毒核酸序列的不同对病毒进行准确分型。常用的方法有核酸杂交、逆转录-聚合酶链反应、多重逆转录-聚合酶链反应、酶联免疫 PCR、实时定量 PCR、依赖性核酸序列扩增、荧光 PCR 等方法。

以上述各种检测方法为基础,很多生物制品公司开发出多种试剂盒供临床快速检测应用。近年来,应用基因芯片对流感病毒进行检测和分型是研究的一大热点,基因芯片灵敏度极高,并且可以同时检测多种病毒,尤其适用于流感多亚型、易变异的特点。目前,多种基因芯片技术已应用到流感病毒的检测和分型中。

六、鉴别诊断

主要与除流感病毒以外的多种病毒、细菌等病原体引起的流感样疾病(influenza like illness,ILI)相鉴别。确诊需依据实验室检查,如病原体分离、血清学检查和核酸检测。

(一)普通感冒

普通感冒可由多种呼吸道病毒感染引起。除注意收集流行病学资料以外,通常流感全身症状比普通感冒重,而普通感冒呼吸道局部症状更突出。

(二)严重急性呼吸综合征(SARS)

SARS 是由 SARS 冠状病毒引起的一种具有明显传染性,可累及多个脏器、系统的特殊肺炎,临床上以发热、乏力、头痛、肌肉关节疼痛等全身症状和干咳、胸闷、呼吸困难等呼吸道症状为主要表现。临床表现类似肺炎型流感。根据流行病学史,临床症状和体征,一般实验室检查,胸部 X 线影像学变化,配合 SARS 病原学检测阳性,排除其他疾病,可做出 SARS 的诊断。

(三)肺炎支原体感染

发热、头痛、肌肉疼痛等全身症状较流感轻,呛咳症状较明显或伴少量黏痰。胸部 X 线检查可见两肺纹理增深,并发肺炎时可见肺部斑片状阴影等间质肺炎表现。痰及咽拭子标本分离肺炎支原体可确诊。血清学检查对诊断有一定帮助,核酸探针或 PCR 有助于早期快速诊断。

(四)衣原体感染

发热、头痛、肌肉疼痛等全身症状较流感轻,可引起鼻旁窦炎、咽喉炎、中耳炎、气管-支气管炎和肺炎。实验室检查可帮助鉴别诊断,包括病原体分离、血清学检查和 PCR 检测。

(五)嗜肺军团菌感染

夏秋季发病较多,并常与空调系统及水源污染有关。起病较急,畏寒、发热、头痛等,全身症状较明显,呼吸道症状表现为咳嗽、黏痰、痰血、胸闷、气促,少数可发展为 ARDS;呼吸道以外的症状也常见,如腹泻、精神症状及心功能和肾功能障碍,胸部 X 线检查示炎症浸润影。呼吸道分泌物、痰、血培养阳性可确定诊断,但检出率低。对呼吸道分泌物用直接荧光抗体法(DFA)检测抗原或用 PCR 检查核酸,对早期诊断有帮助。血清、尿间接免疫荧光抗体测定,也具诊断意义。

七、治疗

隔离患者,流行期间对公共场所加强通风和空气消毒,避免传染他人。

合理应用对症治疗药物,可对症应用解热药、缓解鼻黏膜充血药物、止咳祛痰药物等。

尽早应用抗流感病毒药物治疗:抗流感病毒药物治疗只有早期(起病 1～2 d)使用,才能取得最佳疗效。抗流感病毒化学治疗药物现有离子通道 M_2 阻滞剂和神经氨酸酶抑制剂,前者包括金刚烷胺和金刚乙胺,后者包括奥司他韦和扎那米韦。

(一)离子通道 M_2 阻滞剂

金刚烷胺和金刚乙胺(表 1-1)。对甲型流感病毒有活性,抑制其在细胞内的复制。在发病 24～48 h 使用,可减轻发热和全身症状,减少病毒排出,防止病毒扩散。金刚烷胺在肌酐清除率 ≤50 mL/min 时酌情减少用量,并密切观察其不良反应,必要时停药。血透对金刚烷胺清除的影响不大。肌酐清除率<10 mL/min 时金刚乙胺应减为 100 mg/d;对老年和肾功能减退患者应监测不良反应。主要不良反应:中枢神经系统有神经质、焦虑、注意力不集中和轻微头痛等,其发生率金刚烷胺高于金刚乙胺,胃肠道反应主要表现为恶心和呕吐。这些不良反应一般较轻,停药后大多可迅速消失。

表 1-1　金刚烷胺和金刚乙胺用法和剂量

药名	年龄(岁)			
	1～9	10～12	13～16	≥65
金刚烷胺	5 mg/(kg·d) (最高 150 mg/d)分 2 次	100 mg 每天 2 次	100 mg 每天 2 次	≤100 mg/d
金刚乙胺	不推荐使用	不推荐使用	100 mg 每天 2 次	100 mg 或 200 mg/d

(二)神经氨酸酶抑制剂

神经氨酸酶抑制剂对甲、乙两型流感病毒都是有效的,目前有 2 个品种,即奥司他韦和扎那米韦。我国临床目前只有奥司他韦。

(1)用法和剂量:奥司他韦为成人 75 mg,每天 2 次,连服 5 d,应在症状出现 2 d 内开始用药;儿童用法见表 1-2,1 岁以内不推荐使用。扎那米韦为 6 岁以上儿童及成人每次吸入 10 mg,每天 2 次,连用 5 d,应在症状出现 2 d 内开始用药;6 岁以下儿童不推荐使用。

表 1-2　儿童奥司他韦用量

药名	体重(kg)			
	≤15	16～23	24～40	>40
奥司他韦(mg)	30	45	60	75

（2）不良反应：奥司他韦不良反应少，一般为恶心、呕吐等消化道症状，也有腹痛、头痛、头晕、失眠、咳嗽、乏力等不良反应的报道。扎那米韦吸入后最常见的不良反应有头痛、恶心、咽部不适、眩晕、鼻出血等。个别哮喘和慢性阻塞性肺疾病（COPD）患者使用后可出现支气管痉挛和肺功能恶化。

（3）肾功能不全的患者无须调整扎那米韦的吸入剂量。对肌酐清除率＜30 mL/min 的患者，奥司他韦减量至 75 mg，每天 1 次。

注意事项：因神经氨酸酶抑制剂对甲、乙两型流感病毒均有效且耐药发生率低，不会引起支气管痉挛，而 M_2 阻滞剂都只对甲型流感病毒有效且在美国耐药率较高，因此，美国目前推荐使用抗流感病毒药物仅有奥司他韦和扎那米韦，只有有证据表明流行的流感病毒对金刚烷胺或金刚乙胺敏感才用于治疗和预防流感。对于那些非卧床的流感患者，早期吸入扎那米韦或口服奥司他韦能够降低发生下呼吸道并发症的可能性。另外，自 2004 年以来，绝大多数 H_5N_1 病毒株对神经氨酸酶抑制剂敏感，而对金刚烷胺类耐药，因此确诊为 H_5N_1 禽流感病毒感染的患者或疑似患者推荐用奥司他韦治疗。

（三）并发症治疗

肺炎型流感常见并且最重要的并发症为细菌的二重感染，尤其是细菌性肺炎。肺炎型流感尤其重症患者往往有严重呼吸窘迫、缺氧，严重者可发生急性呼吸窘迫综合征（ARDS），应给予患者氧疗，必要时行无创或有创机械通气治疗。对于中毒型或胃肠型流感患者，应注意纠正患者水电解质平衡，维持血流动力学稳定。

八、预防

隔离患者，流行期间对公共场所加强通风和空气消毒，切断传染链，终止流感流行。流行期间减少大型集会及集体活动，接触者应戴口罩。

目前，接种流感病毒疫苗是当今预防流感疾病发生、流行的最有效手段。当疫苗和流行病毒抗原匹配良好时，流感疫苗在年龄＜65 岁的健康人群中可预防 70%～90%的疾病发生。由于免疫系统对接种疫苗需要 6～8 周才起反应，所以疫苗必须在流感季节到来之前接种，最佳时间为 10 月中旬至 11 月中旬。由于流感病毒抗原性变异较快，所以人类无法获得持久的免疫力，进行流感疫苗接种后人体可产生免疫力，但对新的变异病毒株无保护作用。因此，在每年流感疫苗生产之前，都要根据当时所流行病毒的抗原变化来调整疫苗的组成，以求最大的保护效果。

流感疫苗包括减毒活疫苗和灭活疫苗。至今对于病毒快速有效的减毒方法和准确的减毒标准仍存在许多不确定因素，因此减毒疫苗仍不能广泛应用。现在世界范围内广泛使用的流感病毒疫苗以纯化、多价的灭活疫苗为主。

美国疾病预防控制中心制订的流感疫苗和抗病毒剂使用指南推荐，每年接受一次流感疫苗接种的人员：学龄儿童；6 个月至 4 岁的儿童；50 岁以上的成年人；6 个月至 18 岁的高危 Reye 综合征（因长期使用阿司匹林治疗）患者；将在流感季节怀孕的妇女；慢性肺炎（包括哮喘）患者；心脏血管（高血压除外）疾病患者，肾、肝、血液或代谢疾病（包括糖尿病）患者；免疫抑制人员；在某些条件下危及呼吸功能的人员；居住在养老院的人员和其他慢性疾病患者的护理人员；卫生保健人员；接触年龄＜5 岁和年龄＞50 岁的健康人员和爱心志愿者（特别是接触小于 6 个月婴儿的人员）；感染流感可引发严重并发症的人员。

流感疫苗接种的不良反应主要为注射部位疼痛，偶见发热和全身不适，大多可自行恢复。

应用抗流感病毒药物。明确或怀疑某部门流感暴发时,对所有非流感者和未进行疫苗接种的医务人员可给予金刚烷胺、金刚乙胺或奥司他韦进行预防性治疗,时间持续 2 周或流感暴发结束后 1 周。

(任士虎)

第二节 支气管哮喘

支气管哮喘是由嗜酸性粒细胞、肥大细胞和 T 淋巴细胞等多种炎症细胞参与的气道慢性炎症。这种炎症使易感者产生气道高反应性和气道缩窄。临床上表现为发作性的带有哮鸣音的呼气性呼吸困难、胸闷或咳嗽。本病可发生于任何年龄,但半数以上在 12 岁前发病。约 40%的患者有家族史。

一、病因和发病机制

(一)病因
哮喘的病因目前还不十分清楚,大多认为与多基因遗传及环境因素有关。

1.遗传因素

许多调查资料表明,哮喘患者亲属发病率高于群体发病率,亲缘关系越近发病率越高。一些学者认为气道高反应性、IgE 调节和特异性反应相关的基因在哮喘发病中起着重要作用。

2.激发因素

尘螨、花粉、真菌、动物毛屑、二氧化硫、氨气等特异和非特异吸入物,细菌、病毒、支原体等的感染,食用鱼虾、鸡蛋、奶制品等异种蛋白,阿司匹林、青霉素等药物,气候变化、运动、妇女的月经期、妊娠等都可能是哮喘的激发因素。

(二)发病机制
哮喘的发病机制目前仍不完全清楚,多数人认为哮喘与变态反应、气道炎症、气道反应性增高及神经等因素相互作用有关。

1.变态反应

当有过敏体质的人接触到某种变应原后,可刺激机体通过 T 淋巴细胞的传递,由 B 淋巴细胞合成特异性 IgE,后者结合于肥大细胞和嗜碱性粒细胞上,当变应原再次进入体内,抗原抗体相结合,使该细胞合成并释放多种活性物质如组胺、缓激肽、嗜酸性粒细胞趋化因子、慢反应物质等,导致支气管平滑肌收缩、黏液分泌增加、血管通透性增高和炎细胞浸润等。

接触变应原后立即发生哮喘称之为速发型哮喘。而更常见的是接触变应原后数小时乃至数十小时后发作的哮喘,称为迟发型哮喘。现在认为,迟发型哮喘是由于多种炎症细胞相互作用,许多介质和细胞因子参与的一种慢性炎症反应。

2.气道炎症

目前认为,哮喘与气道的慢性炎症有密切的关系,气道内多种炎症细胞如肥大细胞、嗜酸性粒细胞、巨噬细胞、中性粒细胞等浸润、聚集和相互作用,分泌出大量炎症介质和细胞因子,如白三烯(LT)、前列腺素(PG)、血小板活化因子(PAF)、血栓素(TX)等,引起气道反应性增高,气道收缩,腺体分泌增加,微血管通透性增加。

3.气道高反应性(AHR)

AHR 表现为气道对物理、化学、生物等各种刺激因子出现过强、过早的收缩反应,是哮喘发生发展的一个重要因素。目前普遍认为气道炎症是导致气道高反应性的重要原因,当气道受到变应原或其他刺激后,由于多种炎症细胞、炎症介质和细胞因子的参与,气道上皮和上皮内神经的损害均可导致气道高反应性。

4.神经因素

支气管受自主神经支配,除了胆碱能神经、肾上腺素能神经,目前研究还有非肾上腺素能非胆碱能(NANC)神经。β-肾上腺素受体功能低下和迷走神经功能亢进可导致支气管哮喘。NANC 能释放舒张支气管平滑肌的神经介质如血管活性肠肽(VIP)、一氧化氮(NO)及收缩支气管平滑肌的介质如 P 物质、神经激肽,两者平衡失调,则可引起支气管平滑肌收缩。

二、病理

肺膨胀,支气管及细支气管内有大量黏稠痰液及黏液栓。组织学检查见支气管平滑肌肥厚、黏膜及黏膜下血管增生、血管扩张和微血管渗漏、黏膜水肿、上皮脱落、基底膜显著增厚,支气管壁有嗜酸性粒细胞、中性粒细胞和淋巴细胞浸润。

三、临床表现

(一)症状

发作性的伴有哮鸣音的呼气性呼吸困难或发作性胸闷和咳嗽,有时咳嗽可为唯一的症状(咳嗽变异性哮喘)。严重者被迫采取端坐位,口唇发绀,大汗淋漓。发作持续数小时至数天,可自行缓解或用支气管舒张药缓解。在夜间及凌晨发作和加重是哮喘的特征之一。缓解期无任何症状或异常体征。

(二)体征

哮喘发作时,患者胸廓饱满呈吸气状态,呼吸幅度减小,两肺有广泛哮鸣音。但在严重哮喘时,也可听不到哮鸣音。在严重哮喘时还可出现奇脉、胸腹反常运动、发绀等。

四、并发症

哮喘发作时可并发气胸、纵隔气肿等。长期反复发作和感染易并发慢性支气管炎、肺气肿、肺心病。

五、实验室及其他辅助检查

血液检查嗜酸性粒细胞增高,合并感染时,白细胞总数及中性粒细胞数量增多。

(一)痰液检查

痰液中可见较多嗜酸性粒细胞,还可见到夏科-雷登结晶及库什曼螺旋体。如合并呼吸道感染痰涂片镜检,细菌培养及药敏试验有助于指导治疗。

(二)胸部 X 线

检查哮喘发作时,两肺透光度增强,肋间隙增宽,膈平坦。缓解期可无异常。如合并感染可有肺纹理增强或炎性浸润阴影。同时要注意肺不张、气胸或纵隔气肿等并发症的存在。

（三）肺功能检查

哮喘发作时呼气流速各项指标均显著下降：1 s 用力呼气量（FEV_1）、1 s 用力呼气量占用力肺活量比值（$FEV_1/FVC\%$）、最大呼气中期流速（MMER）、25％与 50％肺活量时的最大呼气流量（$MEF_{25\%}$ 与 $MEF_{50\%}$）及呼气流量峰值（PEF）均减少。在缓解期或使用支气管扩张剂后上述指标可好转。

（四）血气分析

哮喘发作时，如有缺氧，可有 PaO_2 降低，由于过度通气可使 $PaCO_2$ 下降，pH 上升，表现呼吸性碱中毒。重症哮喘时，气道阻塞严重，可使 CO_2 潴留，$PaCO_2$ 上升，表现呼吸性酸中毒。如缺氧明显，可合并代谢性酸中毒。

（五）特异性变应原检测

可用放射性变应原吸附试验（RAST）测定特异性 IgE，变应性哮喘患者血清 IgE 可较正常人高 2～6 倍。在缓解期用来判断变应原，但应防止发生变态反应。也可做皮肤变应原测试，需根据病史和当地生活环境选择可疑的变应原通过皮肤点刺等方法进行，皮试阳性提示患者对该变态反应过敏。

六、诊断

（一）诊断标准

（1）反复发作性喘息、呼吸困难、胸闷或咳嗽，多与接触变应原、冷空气、物理、化学性刺激、病毒性上呼吸道感染、运动有关。

（2）发作时在双肺可闻及散在或弥漫性以呼气相为主的哮鸣音，呼气相延长。

（3）上述症状可经治疗缓解或自行缓解。

（4）除外其他疾病引起的喘息、胸闷、咳嗽，如慢性支气管炎、阻塞性肺气肿、支气管扩张、肺间质纤维化、急性左心衰竭等。

（5）症状不典型者（如无明显喘息或体征）至少以下一项试验阳性：支气管舒张试验阳性（FEV_1 增加 15％以上）；支气管激发试验或运动试验阳性；PEF 日内变异率或昼夜波动率≥20％。

符合（1）～（4）条或（4）（5）条者，即可诊断为支气管哮喘。

（二）哮喘控制水平评估

为了指导临床治疗，世界各国哮喘防治专家共同起草，并不断更新了全球哮喘防治创议（global initiative for asthma，GINA）。2006 版 GINA 建议根据哮喘的临床控制情况对其严重程度进行分级（表 1-3、表 1-4）。

表 1-3　哮喘控制水平分级

临床特征	控制（满足以下所有表现）	部分控制（任意 1 周出现以下 1 种表现）	未控制
白天症状	无（或≤2 次/周）	>2 次/周	任意 1 周出现部分控制表现≥3 项
活动受限	无	任何 1 次	
夜间症状和/或憋醒	无	任何 1 次	

续表

临床特征	控制 (满足以下所有表现)	部分控制 (任意 1 周出现以下 1 种表现)	未控制
需接受缓解药物治疗 和/或急救治疗	无(或≤2 次/周)	>2 次/周	
肺功能(PEE 和 FEV₁)	正常	<80%预计值或个人最佳值(若已知)	
急性加重	没有	≥1 次/年	任意 1 周出现 1 次

表 1-4　哮喘发作严重程度的评价

临床特点	轻度	中度	重度	危重
气短	步行、上楼时	稍事活动	休息时	
体位	可平卧	多为坐位	端坐呼吸	
讲话方式	连续成句	常有中断	单字	不能讲话
精神状态	尚安静	时有焦虑或烦躁	常焦虑、烦躁	意识障碍
出汗	无	有	大汗淋漓	
呼吸频率	轻度增加	增加	常>30 次/分	
三凹征	无	可有	常有	胸腹矛盾运动
哮鸣音	散在	弥漫	弥漫	可无
脉率	<100 次/分	100～120 次/分	>120 次/分	缓慢
奇脉	无	可有	常有	
使用 β₂ 肾上腺素受体激 动剂后 PEF 占正常预计 或本人平素最高值	>80%	60%～80%	<60%	
PaO_2	正常	8.0～10.7 kPa	<8.0 kPa	
$PaCO_2$	<6.0 kPa	≤6.0 kPa	>6.0 kPa	
SaO_2	>95%	91%～95%	≤90%	
pH			降低	

推荐用于哮喘临床控制水平评估的工具包括哮喘控制测试(ACT)、哮喘控制问卷(ACQ)、哮喘疗效评估问卷(ATAQ)和哮喘控制记分系统。这些工具有助于改善哮喘的控制,逐周或逐月提供可重复的客观指标,改善医护人员和患者之间的交流与沟通。

七、鉴别诊断

(一)心源性哮喘

心源性哮喘常见于左心衰竭,发作时的症状与哮喘相似,但心源性哮喘常有高血压、冠心病、风心病等病史,常有阵发性咳嗽、咳大量粉红色泡沫痰,两肺布满湿啰音及哮鸣音,心界扩大,心尖部可闻及奔马律,胸部 X 线检查可见心脏增大,肺淤血征。

(二)慢性喘息型支气管炎

现认为是慢性支气管炎合并哮喘,多见于老年人,有慢性咳嗽、咳痰病史,多于冬季加重,两肺可闻及湿啰音。

(三)支气管肺癌

中央型肺癌导致支气管狭窄或伴有感染或有类癌综合征时,可出现喘鸣或类似哮喘样呼吸困难,肺部可闻及哮鸣音。但肺癌常有咯血,呼吸困难及哮鸣症状常进行性加重,用支气管扩张剂效果差。胸部X线、CT或纤维支气管镜检查有助于诊断。

(四)变态反应性肺浸润

致病原因为寄生虫、原虫、花粉、化学药品、职业粉尘等,多有接触史,症状轻,多有发热,胸部X线表现为多发的此起彼伏的淡片状浸润阴影,可自行消失或再发。

八、治疗

哮喘的防治原则是消除病因、控制发作、防止复发。根据病情,因人而异采取相应综合措施。

(一)去除病因

尽量避免或消除引起哮喘发作的各种诱发因素。

(二)药物治疗

治疗哮喘的药物主要分2类:支气管舒张药和抗炎药。

1.支气管舒张药

(1)β_2 肾上腺素受体激动剂(简称 β_2 受体激动剂):目前常用的支气管扩张剂,主要是通过激动呼吸道的 β_2 受体,激活腺苷酸环化酶,使细胞内环磷酸腺苷(cAMP)含量增高,从而松弛支气管平滑肌。常用药物有沙丁胺醇、特布他林、非诺特罗等,属短效 β_2 受体激动剂,作用时间为4~6 h。新一代长效 β_2 受体激动剂如福莫特罗、丙卡特罗、沙美特罗、班布特罗等,作用时间达12~24 h。

β_2 受体激动剂的用药方法可采用吸入、口服或静脉注射。首选吸入法,因药物吸入气道直接作用于呼吸道,局部浓度高且作用迅速,全身不良反应少。使用方法为沙丁胺醇或特布他林气雾剂,每天 3~4 次,每次 1~2 喷,长效 β_2 受体激动剂如福莫特罗 4.5 μg,每天 2 次,每次 1 喷。沙丁胺醇或特布他林一般口服用法为 2.4~2.5 mg,每天 3 次。注射用药多用于重症哮喘。

(2)茶碱类:也是临床常用的平喘药物之一。除了抑制磷酸二酯酶,提高平滑肌细胞内的cAMP 浓度外,还具有拮抗腺苷受体、刺激肾上腺分泌肾上腺素、增强呼吸肌收缩、增强气道纤毛消除功能和抗炎作用。

轻度哮喘可口服给药,氨茶碱每次 0.1~0.2 g,每天 3 次,茶碱控释片 200~600 mg/d。中度以上哮喘静脉给药,静脉注射首次剂量 4~6 mg/kg,缓慢注射,静脉滴注维持量为 0.8~1.0 mg/kg,每天总量不超过 1.0 g。也可选用喘定 0.25 g 肌内注射,或 0.5~1.0 g 加入 5%葡萄糖注射液静脉滴注。

氨茶碱的不良反应有胃肠道症状(恶心、呕吐),心血管反应(心动过速、心律失常、血压下降),严重者可引起抽搐甚至死亡。故老年人,妊娠,有心、肝、肾功能障碍,甲亢患者应慎用;合用西咪替丁、大环内酯类、喹诺酮类等药物可影响茶碱代谢而使其排泄减慢,最好进行血药浓度监测。

(3)抗胆碱药:可减少 cAMP 浓度,从而减少活性物质的释放,使支气管平滑肌松弛。由于全身用药不良反应大,现多用吸入抗胆碱药如异丙托溴铵,一次 20～80 μg,每天 3～4 次。

2.抗炎药

主要治疗哮喘的气道炎症。

(1)糖皮质激素:由于气道慢性非特异性炎症是哮喘的病理基础,糖皮质激素是治疗哮喘最有效的药物。其作用机制是抑制炎症细胞的迁移和活化;抑制细胞因子的生成;抑制炎症介质的释放;增强平滑肌细胞 β₂ 受体的反应性,可吸入、口服和静脉使用。

吸入剂是目前推荐长期抗感染治疗哮喘的最常用药,具有用量小、局部高效、不良反应少等优点。目前常用的有倍氯米松、布地奈德、氟替卡松等,根据病情,吸入剂量 200～1 000 μg/d。不良反应为口咽部念珠菌感染、声音嘶哑或呼吸道不适,喷药后用清水漱口可减轻局部反应和胃肠吸收。与长效 β₂ 受体激动剂合用增加其抗炎作用,减少吸入激素用量。

常用的口服剂有泼尼松和泼尼松龙。用于吸入糖皮质激素无效或需要短期加强的患者。30～40 mg/d,症状缓解后逐渐减量,然后停用或改用吸入剂。

重度及危重哮喘发作应静脉给药,如氢化可的松 100～400 mg/d、地塞米松 10～30 mg/d 或甲泼尼龙 80～160 mg/d,症状缓解后逐渐减量,然后改为口服或吸入维持。

(2)色苷酸钠:能抑制肥大细胞释放介质,还能直接抑制神经反射性支气管痉挛。主要用于预防哮喘发作,雾化吸入 3.5～7 mg,或干粉吸入 20 mg,每天 3～4 次。

(3)酮替酚:是 H₁ 受体拮抗剂,具有抑制肥大细胞和嗜碱性粒细胞释放生物活性物质的作用。对变应性、运动性哮喘均有效。每次 1 mg,日服 2 次。也可选用新一代 H₁ 受体拮抗剂如阿司咪唑、曲尼斯特、氯雷他定等。不良反应可有倦怠、胃肠道反应、嗜睡、眩晕等。

(4)白三烯拮抗剂:白三烯在气道炎症中起重要作用,它不仅能使气道平滑肌收缩,还能促进嗜酸性粒细胞积聚,使黏液分泌增加,气道血浆渗出。白三烯拮抗剂可减少哮喘的发作,减少支气管扩张剂的应用,与糖皮质激素合用具有协同抗炎效应。临床常用的有扎鲁司特 20 mg,每天 2 次;孟鲁司特 10 mg,每天 1 次。

(三)重度及危重哮喘的处理

哮喘不能控制,进行性加重往往有下列因素存在如变态反应持续存在、呼吸道感染未能控制、痰栓阻塞气道、酸碱平衡失调和电解质紊乱,并发肺不张或自发性气胸等,应详细分析分别对症处理,同时采取综合治疗措施。

(1)氧疗注意气道湿化。

(2)迅速解除支气管痉挛,静脉滴注氨茶碱、糖皮质激素,雾化吸入 β₂ 受体激动剂,也可配合雾化吸入抗胆碱药,口服白三烯拮抗剂。

(3)积极控制感染选用有效抗菌药物。

(4)补液、纠正酸碱失衡及电解质紊乱。

(5)如有并发症如气胸、纵隔气肿、肺不张等,根据情况进行对症处理。

(6)上述措施仍不能纠正缺氧加重时,进行机械通气。

(四)缓解期治疗

制止哮喘发作最好的办法就是预防,因此在缓解期应根据病情程度制订长期控制计划。

(1)间歇性哮喘患者在运动前或暴露于变应原前吸入 β₂ 受体激动剂或色苷酸钠,或者用吸入型抗胆碱能药物或短效茶碱作为吸入型短效 β₂ 受体激动剂的替代药物。

(2)轻度哮喘患者需长期每天用药。基本的治疗是抗感染治疗。每天定量吸入小剂量糖皮质激素($\leq 500\ \mu g/d$),也可加用缓释茶碱或 β_2 受体激动剂。

(3)中度哮喘患者吸入型糖皮质激素量应该每天 $500 \sim 1\ 000\ \mu g$,同时加用缓释茶碱、长效 β_2 受体激动剂。效果不佳时可改为口服糖皮质激素,哮喘控制后改为吸入。

(4)重度哮喘发作患者治疗需要每天使用多种长期预防药物。糖皮质激素每天 $>1\ 000\ \mu g$,联合吸入长效口服 β_2 受体激动剂、茶碱缓释片、白三烯拮抗剂或吸入型抗胆碱药。症状不能控制者加用糖皮质激素片剂。

以上方案为基本原则,还应根据每个地区和个人不同情况制订治疗方案。每 $3 \sim 6$ 个月对病情进行一次评估,然后再根据病情调整治疗方案,或升级或降级治疗。

九、哮喘的教育与管理

实践表明,哮喘患者的教育和管理是哮喘防治工作中十分重要的组成部分。通过哮喘教育可以显著地提高哮喘患者对于疾病的认识,更好地配合治疗和预防,提高患者防治依从性,达到减少哮喘发作,维持长期稳定,提高生活质量,并减少医疗经费开支的目的。通过教育使患者了解或掌握以下内容:①相信通过长期、规范的治疗,可以有效地控制哮喘;②了解诱发哮喘的各种因素,结合每位患者的具体情况,找出具体的促(诱)发因素及避免诱因的方法,如减少变态反应吸入,避免剧烈运动,忌用可以诱发哮喘的药物等;③初步了解哮喘的本质和发病机制;④熟悉哮喘发作先兆表现及相应处理办法;⑤了解峰流速仪的测定和记录方法,并鼓励记录哮喘日记;⑥学会在哮喘发作时进行简单的紧急自我处理办法;⑦初步了解常用的治疗哮喘药物的作用特点、正确用法,并了解各种药物的不良反应及如何减少、避免这些不良反应;⑧正确掌握使用各种定量雾化吸入器的技术;⑨根据病情程度医患双方联合制订出初步治疗方案;⑩认识哮喘加重恶化的征象及知道此时应采取的相应行动;⑪知道什么情况下应去医院就诊或看急诊;⑫了解心理因素在哮喘发病和治疗中的作用,掌握必要的心理调适技术。

在此基础上采取一切必要措施对患者进行长期系统管理,定期强化有关哮喘规范治疗的内容,提高哮喘患者对哮喘的认识水平和防治哮喘的技能,重点是定量气雾剂吸入技术及落实环境控制措施,定期评估病情和治疗效果。提高哮喘患者对医护人员的信任度,改善哮喘患者防治疾病的依从性。

根据 2006 版 GINA 指南,成功的哮喘管理目标:①达到并维持哮喘症状的控制;②保持正常活动,包括运动;③保持肺功能尽可能接近正常水平;④预防哮喘急性发作;⑤避免药物不良反应;⑥预防哮喘导致的死亡。

(张国宁)

第二章 心内科常见疾病

第一节　原发性高血压

原发性高血压是以体循环动脉血压升高为主要临床表现,引起心、脑、肾、血管等器官结构、功能异常并导致心脑血管事件或死亡的心血管综合征,占高血压的绝大多数,通常简称为"高血压"。

一、流行病学

高血压是最常见的慢性病,就全球范围来看,高血压患病率和发病率在不同国家、地区或种族之间有差别;发达国家较发展中国家高;无论男女,随着年龄增长,高血压患病率日益上升;男女之间患病率差别不大,青年期男性稍高于女性,中年后女性稍高于男性。

根据调查数据,我国 18 岁以上成人高血压患病率为 18.8%,估计目前我国约有 2 亿多高血压患者,每年新增高血压患者约 1 000 万人。高血压患病率北方高于南方,华北及东北属于高发地区;沿海高于内地;城市高于农村;高原少数民族地区患病率较高。近年来,经过全社会的共同努力,高血压知晓率、治疗率及控制率有所提高,但仍很低。

二、病因

(一)遗传因素

60%的高血压患者有阳性家族史,患病率在具有亲缘关系的个体中较非亲缘关系的个体高,同卵双生子较异卵双生子高,而在同一家庭环境下具有血缘关系的兄妹较无血缘关系的兄妹高;大部分研究提示,遗传因素占高血压发病机制 35%~50%;已有研究报告过多种罕见的单基因型高血压。可能存在主要基因显性遗传和多基因关联遗传两种方式;高血压多数是多基因功能异常,其中每个基因对血压都有一小部分作用(微效基因),这些微效基因的综合作用最终导致了血压的升高。动物实验研究已成功地建立了遗传性高血压大鼠模型,繁殖几代后几乎 100% 发生高血压。不同个体的血压在高盐膳食和低盐膳食中也表现出一定的差异性,这也提示可能有遗传因素的影响。

(二)非遗传因素

近年来,非遗传因素的作用越来越受到重视,在大多数原发性高血压患者中,很容易发现环

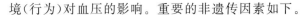

境(行为)对血压的影响。重要的非遗传因素如下。

1.膳食因素

日常饮食习惯明显影响高血压患病风险。高钠、低钾膳食是大多数高血压患者发病最主要的危险因素。人群中,钠盐摄入量与血压水平和高血压患病率呈正相关,而钾盐摄入量与血压水平呈负相关。我国人群研究表明,膳食钠盐摄入量平均每天增加 2 g,收缩压和舒张压分别增高 0.3 kPa(2 mmHg)和 0.2 kPa(1.2 mmHg)。进食较少新鲜蔬菜水果会增加高血压患病风险,可能与钾盐及柠檬酸的低摄入量有关。重度饮酒人群中高血压风险升高,咖啡因可引起瞬时血压升高。

2.超重和肥胖

身体质量指数(body mass index,BMI)及腰围是反映超重及肥胖的常用临床指标。人群中 BMI 与血压水平呈正相关:BMI 每增加 3 kg/m²,高血压风险在男性增加 50%,女性增加 57%。身体脂肪的分布与高血压发生也相关:腰围男性≥90 cm 或女性≥85 cm,发生高血压的风险是腰围正常者的 4 倍以上。目前,认为超过 50%的高血压患者可能是肥胖所致。

3.其他

长期精神过度紧张、缺乏体育运动、睡眠呼吸暂停及服用避孕药物等也是高血压发病的重要危险因素。

三、发病机制

遗传因素与非遗传因素通过什么途径和环节升高血压,尚不完全清楚。已知影响动脉血压形成的因素包括心脏射血功能、循环系统内的血液充盈及外周动脉血管阻力。目前,主要从以下几个方面阐述高血压的机制。

(一)交感神经系统活性亢进

各种因素使大脑皮质下神经中枢功能发生变化,各种神经递质浓度异常,最终导致交感神经系统活性亢进,血浆儿茶酚胺浓度升高。交感神经系统活性亢进可能通过多种途径升高血压,如儿茶酚胺单独的作用与儿茶酚胺对肾素释放刺激的协同作用,最终导致心排血量增加或改变正常的肾脏压力-容积关系。另外,交感神经系统分布异常在高血压发病机制方面也有重要作用,这些现象在年轻患者中更明显,越来越多的证据表明,交感神经系统亢进与心脑血管病发病率和病死率呈正相关。它可能导致了高血压患者在晨间的血压增高,引起了晨间心血管病事件的升高。

(二)肾素-血管紧张素-醛固酮系统

肾素-血管紧张素-醛固酮系统(rennin-angiotensin-aldosterone system,RAAS)在调节血管张力、水电解质平衡和心血管重塑等方面都起着重要的作用。经典的 RAAS:肾小球入球动脉的球旁细胞分泌肾素,激活从肝脏产生的血管紧张素原,生成血管紧张Ⅰ(angiotensinⅠ,AngⅠ),然后经过血管紧张素转换酶(angiotensin converting enzyme,ACE)生成血管紧张素Ⅱ(angiotensinⅡ,AngⅡ)。AngⅡ是 RAAS 的主要效应物质,可以作用于血管紧张素Ⅱ受体,使小动脉收缩;并可刺激醛固酮的分泌,而醛固酮分泌增加可导致水钠潴留;另外,还可以通过交感神经末梢突触前膜的正反馈使去甲肾上腺素分泌增加。这些作用均可导致血压升高,从而参与了高血压的发病及维持。目前,针对该系统研制的降压药在高血压的治疗中发挥着重要作用。此外,该系统除上述作用外,还可能与动脉粥样硬化、心肌肥厚、血管中层硬化、细胞凋亡及心力衰竭等密切相关。

(三)肾脏钠潴留

相当多的详细证据支持钠盐在高血压发生中的作用。目前研究表明,血压随年龄升高直接与钠盐摄入水平的增加有关。给某些人短期内大量钠负荷,血管阻力和血压会上升,而限钠至100 mmol/d,多数人血压会下降,而利尿剂的降压作用需要一个初始的排钠过程。在大多数高血压患者中,血管组织和血细胞内钠浓度升高;对有遗传倾向的动物给予钠负荷,会出现高血压。

过多的钠盐必须在肾脏被重吸收后才能引起高血压,因此肾脏在调节钠盐方面起着重要作用,研究表明老年高血压患者中盐敏感性增加,推测可能与肾小球滤钠作用下降及肾小管重吸收钠异常增高有关。另外,其他一些原因也可干扰肾单位对过多钠盐的代偿能力,进而可导致血压升高。例如:获得性钠泵抑制剂或其他影响钠盐转运物质的失调;一部分人群由于各种原因导致入球小动脉收缩或腔内固有狭窄而导致肾单位缺血,这些肾单位分泌的肾素明显增多,增多的肾素干扰了正常肾单位对过多钠盐的代偿能力,从而扰乱了整个血压的自身稳定性。

(四)高胰岛素血症和/或胰岛素抵抗

高血压与高胰岛素血症之间的关系已被认识了很多年,高血压患者中约有一半存在不同程度的胰岛素抵抗(insulin resistance,IR),尤其是伴有肥胖者。近年来的一些观点认为,胰岛素抵抗是 2 型糖尿病和高血压发生的共同病理生理基础。大多数观点认为,血压的升高继发于高胰岛素血症。高胰岛素血症导致的升压效应机制:一方面导致交感神经活性的增加、血管壁增厚和肾脏钠盐重吸收增加等;另一方面高胰岛素血症也可导致一氧化氮扩血管作用的缺陷,从而升高血压。

(五)其他可能的机制

(1)内皮细胞功能失调:血管内皮细胞可以产生多种调节血管收缩舒张的介质,如一氧化氮、前列环素、内皮素-1 及内皮依赖性收缩因子等。当这些介质分泌失调时,可能导致血管的收缩舒张功能异常。例如:高血压患者对不同刺激引起的一氧化氮释放减少而导致的舒血管反应减弱;内皮素-1 可引起强烈而持久的血管收缩,阻滞其受体后则引起血管舒张,但内皮素在高血压中的作用仍然需要更多研究。

(2)细胞间离子转运失调及多种血管降压激素缺陷等也可能影响血压。

四、病理

高血压的主要病理改变是小动脉的病变和靶器官损害。长期高血压引起全身小动脉病变,主要表现为小动脉中层平滑肌细胞增生和纤维化,管壁增厚和管腔狭窄,导致心、脑、肾等重要靶器官缺血及相关的结构和功能改变。长期高血压可促进大、中动脉粥样硬化的发生和发展。

(一)心脏

左心室肥厚是高血压所致心脏特征性的改变。长期压力超负荷和神经内分泌异常,可导致心肌细胞肥大、心肌结构异常、间质增生、左心室体积和重量增加。早期左心室以向心性肥厚为主,长期病变时心肌出现退行性改变,心肌细胞萎缩伴间质纤维化,心室壁可由厚变薄,左心室腔扩大。左心室肥厚将引起一系列功能失调,包括冠状动脉血管舒张储备功能降低、左心室壁机械力减弱及左心室舒张充盈方式异常等;随着血流动力学变化,早期可出现舒张功能变化,晚期可演变为舒张或收缩功能障碍,发展为不同类型的充血性心力衰竭。高血压在导致心脏肥厚或扩大的同时,常可合并冠状动脉粥样硬化和微血管病变,最终可导致心力衰竭或严重心律失常,甚至猝死。

(二)肾

长期持续性高血压可导致肾动脉硬化及肾小球囊内压升高,造成肾实质缺血、肾小球纤维化及肾小管萎缩,并有间质纤维化;相对正常的肾单位可代偿性肥大。早期患者肾脏外观无改变,病变进展到一定程度时肾表面呈颗粒状,肾体积可随病情的发展逐渐萎缩变小,最终导致肾衰竭。

(三)脑

高血压可造成脑血管从痉挛到硬化的一系列改变,但脑血管结构较薄弱,发生硬化后更为脆弱,加之长期高血压时脑小动脉易形成微动脉瘤,易在血管痉挛、血管腔内压力波动时破裂出血;高血压易促使脑动脉粥样硬化、粥样斑块破裂可并发脑血栓形成。高血压的脑血管病变特别容易发生在大脑中动脉的豆纹动脉、基底动脉的旁正中动脉和小脑齿状核动脉,这些血管直接来自压力较高的大动脉,血管细长而且垂直穿透,容易形成微动脉瘤或闭塞性病变。此外,颅内外动脉粥样硬化的粥样斑块脱落可造成脑栓塞。

(四)视网膜

视网膜小动脉在本病初期发生痉挛,以后逐渐出现硬化,严重时发生视网膜出血和渗出及视盘水肿。高血压视网膜病变分为4期(图2-1):Ⅰ期和Ⅱ期是视网膜病变早期,Ⅲ和Ⅳ期是严重高血压视网膜病变,对心血管病死率有很高的预测价值。

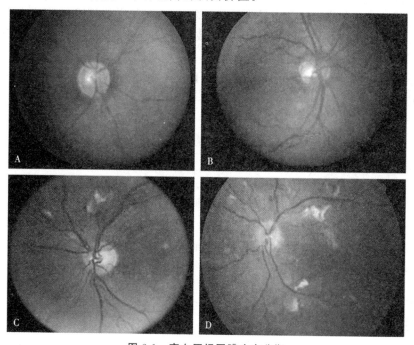

图 2-1　高血压视网膜病变分期

A.Ⅰ期(小动脉局灶性或普遍性狭窄);B.Ⅱ期(动静脉缩窄);

C.Ⅲ期(出血、严重渗出);D.Ⅳ期(视盘水肿)

五、临床表现

(一)症状

高血压被称为沉默杀手,大多数高血压患者起病隐匿、缓慢,缺乏特殊的临床表现。有的仅在健康体检或因其他疾病就医或在发生明显的心、脑、肾等靶器官损害时才被发现。临床常见症状有头痛、头晕、头胀、失眠、健忘、注意力不集中、易怒及颈项僵直等。症状与血压升高程度可不一致,上述症状在血压控制后可减轻或消失。疾病后期,患者出现高血压相关靶器官损害或并发症时,可出现相应的症状,如胸闷、气短、口渴、多尿、视野缺损、短暂性脑缺血发作等。

(二)体征

高血压体征较少,除血压升高外,体格检查听诊可有主动脉瓣区第二心音亢进、收缩期杂音或收缩早期喀喇音等。有些体征常提示继发性高血压可能:若触诊肾脏增大,同时有家族史,提示多囊肾可能;腹部听诊收缩性杂音,向腹两侧传导,提示肾动脉狭窄;心律失常、严重低钾及肌无力的患者,常考虑原发性醛固酮增多症。

(三)并发症

1.心力衰竭

长期持续性高血压使左心室超负荷,发生左心室肥厚。早期心功能改变是舒张功能降低,压力负荷增大,可演变为收缩和/或舒张功能障碍,出现不同类型的心力衰竭。同时高血压可加速动脉粥样硬化的发展,增大了心肌缺血的可能性,使高血压患者心肌梗死、猝死及心律失常发生率较高。

2.脑血管疾病

脑血管并发症是我国高血压患者最常见的并发症,也是最主要死因;主要包括短暂性脑缺血发作(transient ischemic attack,TIA)、脑血栓形成、高血压脑病、脑出血及脑梗死等。高血压占脑卒中病因的50%以上,是导致脑卒中和痴呆的主要危险因素。在中老年高血压患者中,磁共振成像(nuclear magnetic resonance imaging,MRI)上无症状脑白质病变(白质高密度)提示脑萎缩和血管性痴呆。

3.大血管疾病

高血压患者可合并主动脉夹层(远端多于近端)、腹主动脉瘤和外周血管疾病等;其中,大多数腹主动脉瘤起源肾动脉分支以下。

4.慢性肾脏疾病

高血压可引起肾功能下降和/或尿清蛋白排泄增加。血清肌酐浓度升高或估算的肾小球滤过率(estimated glomerular filtration rate,eGFR)降低表明肾脏功能减退;尿清蛋白和尿清蛋白排泄率增加则意味着肾小球滤过屏障的紊乱。高血压合并肾脏损害大大增加了心血管事件的风险。大多数高血压相关性慢性肾脏病患者在肾脏功能全面恶化需要透析前,常死于心脏病发作或者脑卒中。

六、诊断与鉴别诊断

高血压患者的诊断:①确定高血压的诊断;②排除继发性高血压的原因;③根据患者心血管危险因素、靶器官损害和伴随的临床情况评估患者的心血管风险。需要正确测量血压、仔细询问病史(包括家族史)及体格检查,安排必要的实验室检查。

目前高血压的定义:在未使用降压药物的情况下,非同日3次测量血压,收缩压(systolic blood pressure,SBP)$\geqslant$18.7 kPa(140 mmHg)和/或舒张压(diastolic blood pressure,DBP)$\geqslant$12.0 kPa(90 mmHg)[SBP$\geqslant$18.7 kPa(140 mmHg)和DBP<12.0 kPa(90 mmHg)为单纯性收缩期高血压];患者既往有高血压,目前正在使用降压药物,血压虽然低于18.7/12.0 kPa(140/90 mmHg),也

应诊断为高血压。根据血压升高水平,又进一步将高血压分为 1 级、2 级和 3 级(表 2-1)。

表 2-1　血压水平分类和分级

分类	收缩压/mmHg	舒张压/mmHg
正常血压	<120	<80
正常高值血压	120～139	80～89
高血压	≥140	≥90
1 级高血压	140～159	90～99
2 级高血压	160～179	100～109
3 级高血压	≥180	≥110
单纯收缩期高血压	≥140	<90

注:当收缩压和舒张压分属于不同级别时,以较高的分级为准;1 mmHg=0.133 kPa。

心血管疾病风险分层的指标:血压水平、心血管疾病危险因素、靶器官损害、临床并发症和糖尿病,根据这些指标,可以将患者进一步分为低危、中危、高危和很高危 4 个层次,它有助于确定启动降压治疗的时机,确立合适的血压控制目标,采用适宜的降压治疗方案,实施危险因素的综合管理等。表 2-2 为高血压患者心血管疾病风险分层标准。

表 2-2　高血压患者心血管疾病风险分层

其他危险因素和病史	高血压		
	1 级	2 级	3 级
无	低危	中危	高危
1～2 个其他危险因素	中危	中危	很高危
≥3 个其他危险因素,或靶器官损伤	高危	高危	很高危
临床并发症或合并糖尿病	很高危	很高危	很高危

七、实验室检查

(一)血压测量

1.诊室血压测量

诊室血压是指由医护人员在标准状态下测量得到的血压,是目前诊断、治疗、评估高血压常用的标准方法,准确性好。正确的诊室血压测量规范如下:测定前患者应坐位休息 3～5 min;至少测定 2 次,间隔 1～2 min,如果 2 次测量数值相差很大,应增加测量次数;合并心律失常,尤其是心房颤动的患者,应重复测量以改善精确度;使用标准气囊(宽为 12～13 cm,长为 35 cm),上臂围>32 cm 应使用大号袖带,上臂较瘦的应使用小号的袖带;无论患者体位如何,袖带应与心脏同水平;采用听诊法时,使用柯氏第Ⅰ音和第Ⅴ音(消失音)分别作为收缩压和舒张压。第 1 次应测量双侧上臂血压以发现不同,以后测量血压较高一侧;在老年人、合并糖尿病或其他可能易发生直立性低血压者第 1 次测量血压时,应测定站立后 1 min 和 3 min 的血压。

2.诊室外血压测量

诊室外血压通常指动态血压监测或家庭自测血压。诊室外血压是传统诊室血压的重要补充,最大的优势在于提供大量医疗环境以外的血压值,较诊室血压代表更真实的血压。

(1)家庭自测血压:可监测常态下白天血压,获得短期和长期血压信息,用于评估血压变化和降压疗效。适用于老年人、妊娠妇女、糖尿病、可疑白大衣性高血压、隐蔽性高血压和难治性高血压等;有助于提高患者治疗的依从性。

测量方法:目前推荐国际标准认证的上臂式电子血压计,一般不推荐指式、手腕式电子血压计,肥胖患者或寒冷地区可用手腕式电子血压计。测量方法为每天早晨和晚上检测血压,测量后马上将结果记录在标准的日记上,至少连续 3～4 d,最好连续监测 7 d,在医师的指导下,剔除第 1 天监测的血压值后,取其他读数的平均值解读结果。

(2)24 h 动态血压:可监测日常生活状态下全天血压,获得多个血压参数,不仅可用于评估血压升高程度、血压晨峰、短时血压变异和昼夜节律,还有助于评估降压疗效鉴别白大衣性高血压和隐蔽性高血压,识别真性或假性顽固性高血压等。患者可通过佩戴动态血压计进行动态血压监测,通常佩戴在非优势臂上,持续 24～25 h,以获得白天活动时和夜间睡眠时的血压值。医师指导患者动态血压测量方法及注意事项,设置定时测量,日间一般每 15～30 min 测1次,夜间睡眠时一般每 30～60 min 测 1 次。袖带充气时,患者尽量保持安静,尤其佩带袖带的上肢。嘱咐患者提供日常活动的日记,除了服药时间,还包括饮食及夜间睡眠的时间和质量。表 2-3 为不同血压测量方法对于高血压的参考定义。

表 2-3　不同血压测量方法对于高血压的定义

分类	收缩压(mmHg)	舒张压(mmHg)
诊室血压	≥140	≥90
动态血压		
白昼血压	≥135	≥85
夜间血压	≥120	≥70
全天血压	≥130	≥80
家测血压	≥135	≥85

(二)心电图(ECG)

可诊断高血压患者是否合并左心室肥厚、左心房负荷过重及心律失常等。心电图诊断左心室肥厚的敏感性不如超声心动图,但对评估预后有帮助。心电图提示有左心室肥厚的患者病死率较对照组增高 2 倍以上;左心室肥厚并伴有复极异常图形者心血管病死率和病残率更高。心电图上出现左心房负荷过重亦提示左心受累,还可作为左心室舒张顺应性降低的间接证据。

(三)X 线胸片

心胸比率＞0.5 提示心脏受累,多由于左心室肥厚和扩大,胸片上可显示为靴型心。主动脉夹层、胸主动脉及腹主动脉缩窄亦可从 X 线胸片中找到线索。

(四)超声心动图

超声心动图(ultrasound cardiogram,UCG)能评估左右房室结构及心脏收缩舒张功能。更为可靠地诊断左心室肥厚,其敏感性较心电图高。测定计算所得的左心室质量指数(left ventricular mass index,LVMI),是一项反映左心室肥厚及其程度的较为准确的指标,与病理解剖的符合率和相关性好。如疑有颈动脉、股动脉、其他外周动脉和主动脉病变,应做血管超声检查;疑有肾脏疾病者,应做肾脏超声。

(五)脉搏波传导速度

大动脉变硬及波反射现象已被确认为是单纯收缩性高血压和老龄化脉压增加的最重要病理生理影响因素。颈动脉-股动脉脉搏波传导速度(pulse wave velocity, PWV)是检查主动脉僵硬度的"金标准",主动脉僵硬对高血压患者中的致死性和非致死性心血管事件具有独立预测价值。

(六)踝肱指数

踝肱指数(ankle brachial index, ABI)可采用自动化设备或连续波多普勒超声和血压测量计测量。踝肱指数低(即≤0.9)可提示外周动脉疾病,是影响高血压患者心血管预后的重要因素。

八、治疗

(一)治疗目的

大量的临床研究证据表明,抗高血压治疗可降低高血压患者心脑血管事件,尤其是在高危患者中获益更大。高血压患者发生心脑血管并发症往往与血压严重程度有密切关系,因此降压治疗应该确立控制的血压目标值,同时高血压患者合并的多种危险因素也需要给予综合干预措施降低心血管风险。高血压治疗的最终目的是降低高血压患者心、脑血管事件的发生率和病死率。

(二)治疗原则

(1)治疗前应全面评估患者的总体心血管风险,并在风险分层的基础上做出治疗决策。①低危患者:对患者进行数月的治疗性生活方式改变观察,测量血压不能达标者,决定是否开始药物治疗。②中危患者:进行数周治疗性生活方式的改变观察,然后决定是否开始药物治疗。③高危、很高危患者:立即开始对高血压及并存的危险因素和临床情况进行药物治疗。

(2)降压治疗应该确立控制的血压目标值,通常在<60岁的一般人群中,包括糖尿病或慢性肾脏病合并高血压患者,血压控制目标值<18.7/12.0 kPa(140/90 mmHg);≥60岁人群中血压控制目标水平<20.0/12.0 kPa(150/90 mmHg),80岁以下老年人如果能够耐受血压可进一步降至18.7/12.0 kPa(140/90 mmHg)以下。

(3)大多数患者需长期甚至终生坚持治疗。所有的高血压患者都需要非药物治疗,在非药物治疗基础上若血压未达标可进一步药物治疗,大多数患者需要药物治疗才能达标。

(三)高血压治疗方法

1.非药物治疗

非药物治疗主要指治疗性生活方式干预,即去除不利于身体和心理健康的行为和习惯。它不仅可以预防或延迟高血压的发生,而且还可以降低血压,提高降压药物的疗效及患者依从性,从而降低心血管风险。

(1)限盐:钠盐可显著升高血压及高血压的发病风险,所有高血压患者应尽可能减少钠盐的摄入量,建议摄盐<6 g/d。主要措施:尽可能减少烹调用盐;减少味精、酱油等含钠盐的调味品用量;少食或不食含钠盐量较高的各类加工食品。

(2)增加钙和钾盐的摄入:多食用蔬菜、低乳制品和可溶性纤维、全谷类剂植物源性蛋白(减少饱和脂肪酸和胆固醇),同时也推荐摄入水果,因为其中含有大量钙及钾盐。

(3)控制体重:超重和肥胖是导致血压升高的重要原因之一。最有效的减重措施是控制能量摄入和增加体力活动:在饮食方面要遵循平衡膳食的原则,控制高热量食物的摄入,适当控制主食用量;在运动方面,规律的、中等强度的有氧运动是控制体重的有效方法。

(4)戒烟:吸烟可引起血压和心率的骤升,血浆儿茶酚胺和血压同步改变,以及压力感受器受损都与吸烟有关。长期吸烟还可导致血管内皮损害,显著增加高血压患者发生动脉粥样硬化性疾病的风险。因此,除了对血压值的影响外,吸烟还是一个动脉粥样硬化性心血管疾病重要危险因素,戒烟是预防心脑血管疾病(包括卒中、心肌梗死和外周血管疾病)有效措施;戒烟的益处十分肯定,而且任何年龄戒烟均能获益。

(5)限制饮酒:饮酒、血压水平和高血压患病率之间呈线性相关。长期大量饮酒可导致血压升高,限制饮酒量则可显著降低高血压的发病风险。每天酒精摄入量男性不应超过 25 g;女性不应超过 15 g。不提倡高血压患者饮酒,饮酒则应少量:白酒、葡萄酒(或米酒)与啤酒的量分别少于 50、100、300 mL。

(6)体育锻炼:定期的体育锻炼可产生重要的治疗作用,可降低血压及改善糖代谢等。因此,建议进行规律的体育锻炼,即每周多于 4 d 且每天至少 30 min 的中等强度有氧锻炼,如步行、慢跑、骑车、游泳、做健美操、跳舞和非比赛性划船等。

2.药物治疗

(1)常用降压药物的种类和作用特点:常用降压药物包括钙通道阻滞剂(calcium channel blocker,CCB)、血管紧张素转换酶抑制剂(angiotensin converting enzyme inhibitor,ACEI)、血管紧张素Ⅱ受体阻滞剂(angiotensin Ⅱ receptor blocker,ARB)、β受体阻滞剂及利尿剂 5 类,以及由上述药物组成的固定配比复方制剂。5 类降压药物及其固定复方制剂均可作为降压治疗的初始用药或长期维持用药。

钙通道阻滞剂(CCB):主要包括二氢吡啶类及非二氢吡啶类,临床上常用于降压的 CCB 主要是二氢吡啶类。①二氢吡啶类钙通道阻滞剂有明显的周围血管舒张作用,而对心脏自律性、传导或收缩性几乎没有影响。根据药物作用持续时间,该类药物又可分为短效和长效。长效包括长半衰期药物,如氨氯地平、左旋氨氯地平;脂溶性膜控型药物,如拉西地平和乐卡地平;缓释或控释制剂,如非洛地平缓释片、硝苯地平控释片。已发现该类药物对老年高血压患者卒中的预防特别有效,在延缓颈动脉粥样硬化和降低左心室肥厚方面优于 β受体阻滞剂,但心动过速与心力衰竭患者应慎用。常见不良反应包括血管扩张导致头疼、面部潮红及脚踝部水肿等。②非二氢吡啶类钙通道阻滞剂主要有维拉帕米和地尔硫䓬,主要影响心肌收缩和传导功能,不宜在心力衰竭、窦房结传导功能低下或心脏传导阻滞患者中使用,同样是有效的抗高血压药物,它们很少引起与血管扩张有关的不良反应,如潮红和踝部水肿。

血管紧张素转化酶抑制剂(ACEI):作用机制是抑制血管紧张素转化酶从而阻断肾素血管紧张素系统发挥降压作用。尤其适用于伴慢性心力衰竭、冠状动脉缺血、糖尿病或非糖尿病肾病、蛋白尿或微量清蛋白尿患者。干咳是其中一个主要不良反应,可在中断 ACEI 数周后仍存在,可用 ARB 取代;皮疹、味觉异常和白细胞减少等罕见。肾功能不全或服用钾或保钾制剂的患者有可能发生高钾血症。禁忌证为双侧肾动脉狭窄、高钾血症及妊娠妇女等。

血管紧张素Ⅱ受体抑制剂(ARB):作用机制是阻断血管紧张素Ⅱ(1 型)受体与血管紧张素受体(T_1)结合,发挥降压作用。尤其适用于应该接受 ACEI,但通常因为干咳不能耐受的患者。禁忌证同 ACEI。

β受体阻滞剂:该类药物可抑制过度激活的交感活性,尤其适用于伴快速性心律失常、冠心病(尤其是心肌梗死后)、慢性心力衰竭、交感神经活性增高及高动力状态的高血压患者。常见的不良反应是疲乏,可能增加糖尿病发病率并常伴有脂代谢紊乱。β受体阻滞剂预防卒中的效果略差,可能归因于其降低中心收缩压和脉压能力较小。老年人、慢性阻塞型肺疾病、运动员、周围血管病或糖耐量异常者慎用;高度心脏传导阻滞、哮喘为禁忌证,长期应用者突然停药可发生反跳现象。β_1受体阻滞剂具有高心脏选择性,且脂类和糖类代谢紊乱较小及患者治疗依从性较好。

利尿剂:主要有噻嗪类利尿剂、襻利尿剂和保钾利尿剂等。起始降压均通过增加尿钠的排泄,并通过降低血浆容量、细胞外液容量和心排血量而发挥降压作用。低剂量的噻嗪类利尿剂对于大多数高血压患者应是药物治疗的初始选择之一。噻嗪类利尿剂常和保钾利尿剂联用,保钾利尿剂中醛固酮受体拮抗剂是比较理想的选择,后者主要用于原发性醛固酮增多症、难治性高血压。襻利尿剂用于肾功能不全或难治性高血压患者,其不良反应与剂量密切相关,故通常应采用小剂量。此外,噻嗪类利尿剂可引起尿酸升高,痛风及高尿酸血症患者慎用。

其他类型降压药物:包括交感神经抑制剂,如利血平、可乐定;直接血管扩张剂,如肼屈嗪;α_1受体阻滞剂,如哌唑嗪、特拉唑嗪;中药制剂等。这些药物一般情况下不作为降压治疗的首选,但在某些复方制剂或特殊情况下可以使用。

(2)降压药物选择:应根据药物作用机制及适应证,并结合患者具体情况选药。推荐参照以下原则对降压药物进行优先考虑。①一般人群(包括糖尿病患者):初始降压治疗可选择噻嗪类利尿剂、CCB、ACEI 或 ARB。②一般黑人(包括糖尿病患者):初始降压治疗包括噻嗪类利尿剂或 CCB。③≥18 岁的慢性肾脏疾病患者(无论其人种及是否伴糖尿病):初始(或增加)降压治疗应包括 ACEI 或 ARB,以改善肾脏预后。④高血压合并稳定型心绞痛患者:首选 β 受体阻滞剂,也可选用长效 CCB;急性冠脉综合征的患者,应优先使用 β 受体阻滞剂和 ACEI;陈旧性心肌梗死患者,推荐使用 ACEI、β 受体阻滞剂和醛固酮拮抗剂。⑤无症状但有心功能不全的患者:建议使用 ACEI 和 β 受体阻滞剂。

(3)药物滴定方法及联合用药推荐:药物滴定方法。以下 3 种药物治疗策略均可考虑:①在初始治疗高血压时,先选用一种降压药物,逐渐增加至最大剂量,如果血压仍不能达标则加用第二种药物。②在初始治疗高血压时,先选用一种降压药物,血压不达标时不增加该种降压药物的剂量,而是联合应用第 2 种降压药物。③若基线血压≥21.3 kPa/13.3 kPa(160/100 mmHg),或患者血压超过目标 2.7/1.3 kPa(20/10 mmHg),可直接启用两种药物联合治疗(自由处方联合或单片固定剂量复方制剂)。

若经上述治疗血压未能达标,应指导患者继续强化生活方式改善,同时视患者情况尝试增加药物剂量或种类(仅限于噻嗪类利尿剂、ACEI、ARB 和 CCB 4 种药物,但不建议 ACEI 与 ARB 联合应用)。经上述调整血压仍不达标时,可考虑增加其他药物(如 β 受体阻滞剂、醛固酮受体拮抗剂等)。

联合用药的意义:采用单一药物的明显优点是能够将疗效和不良反应都归因于那种药物。但任何两类高血压药物的联用可增加血压的降低幅度,并远大于增加一种药物剂量所降压的幅度。初始联合疗法的优点:对血压值较高的患者实现目标血压的可能性更大,以及因多种治疗改变而影响患者依从性的可能性较低;其他优点:不同种类的药物间具有生理学和药理学的协同作用,不仅有较大的血压降幅,还可能不良反应更少,并且可能提供大于单一药物所提供的益处。

利尿剂加 ACEI 或 ARB:长期使用利尿剂可能导致交感神经系统及 RAAS 激活,联合使用 ACEI 或 ARB 后可抵消这种不良反应,增强降压效果。此外,ACEI 和 ARB 由于可使血钾水平稍上升,从而能防止利尿剂长期应用所致的电解质紊乱,尤其低血钾等不良反应。

CCB 加 ACEI 或 ARB:前者具有直接扩张动脉的作用,后者通过阻断 RAAS 和降低交感活性,既扩张动脉,又扩张静脉,故两药在扩张血管上有协调降压作用;二氢吡啶类 CCB 常见产生的踝部水肿可被 ACEI 或 ARB 消除;两药在心肾和血管保护,在抗增殖和减少蛋白尿上亦有协同作用;此外,ACEI 或 ARB 可阻断 CCB 所致反射性交感神经张力增加和心率加快的不良反应。

CCB 加 β 受体阻滞剂:前者具有扩张血管和轻度增加心排血量作用,正好抵消 β 受体阻滞剂的缩血管及降低心排血量作用;两药对心率的相反作用可使患者心率不受影响。不推荐两种 RAAS 拮抗剂的联合使用。

(李　明)

第二节　继发性高血压

继发性高血压是病因明确的高血压,当查出病因并有效去除或控制病因后,作为继发症状的高血压可被治愈或明显缓解。其在高血压人群中占 5%～10%。临床常见病因为肾性、内分泌性、主动脉缩窄、阻塞性睡眠呼吸暂停低通气综合征及药物性等,由于精神心理问题而引发的高血压也时常可以见到。提高对继发性高血压的认识,以及时明确病因并积极针对病因治疗将会大大降低因高血压及并发症造成的高致死及致残率。

一、肾性高血压

(一)肾实质性

肾实质性疾病是继发性高血压常见的病因,占 2%～5%。由于慢性肾小球肾炎已不太常见,高血压性肾硬化和糖尿病肾病已成为慢性肾病中最常见的原因。病因为原发或继发性肾脏实质病变,是最常见的继发性高血压之一。常见的肾脏实质性疾病包括急慢性肾小球肾炎、多囊肾、慢性肾小管间质病变、痛风性肾病、糖尿病肾病及狼疮性肾炎等;也少见于遗传性肾脏疾病(Liddle 综合征)、肾脏肿瘤等。

临床有时鉴别肾实质性高血压与高血压引起的肾脏损害较为困难。一般情况下,前者肾脏病变的发生常先于高血压或与其同时出现,血压水平较高且较难控制,易进展为恶性高血压,蛋白尿/血尿发生早、程度重、肾脏功能受损明显。常用的实验室检查:血尿常规、血电解质、肌酐、尿酸、血糖、血脂的测定,24 h 尿蛋白定量或尿清蛋白/肌酐比值、12 h 尿沉渣检查,肾脏 B 超:了解肾脏大小、形态及有无肿瘤,如发现肾脏体积及形态异常,或发现肿物,则需进一步做肾脏计算机断层/磁共振以确诊并查病因;必要时应在有条件的医院行肾脏穿刺及病理学检查,这是诊断肾实质性疾病的"金标准"。

肾实质性高血压应低盐饮食(<6 g/d);大量蛋白尿及肾功能不全者,宜选择摄入高生物效价蛋白;在针对原发病进行有效的治疗同时,积极控制血压在<18.7/12.0 kPa(140/90 mmHg),有蛋白尿的患者应首选 ACEI 或 ARB 作为降压药物,必要时联合其他药物。透析及肾移植用于终末期肾病。

(二)肾血管性

肾血管性高血压是继发性高血压最常见的病因。引起肾动脉狭窄的主要原因包括动脉粥样硬化(90%),主要是出现了其他系统性动脉硬化相关临床症状的老年患者;肌纤维发育不良(不到10%)(图2-2),主要是健康状况较好的年轻女性,常有吸烟史;还有比较少见的多发性大动脉炎。单侧肾动脉狭窄时,患侧肾分泌肾素,激活RAAS,导致水钠潴留。另外,健侧肾高灌注,产生压力性利尿,进一步导致RAAS激活,形成肾素依赖性高血压的恶性循环。双侧肾动脉狭窄时,同样存在RAAS激活,但无压力性利尿,因而血容量扩张使得肾素分泌抑制,因此产生容量依赖性高血压。当血容量减少时,容量依赖性高血压可再转变为肾素依赖性高血压,比如使用利尿剂治疗后容量减少,肾素再次分泌增多,可导致利尿剂抵抗性高血压。

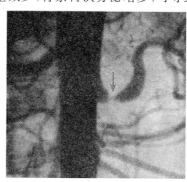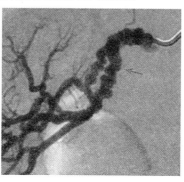

图2-2 肾血管狭窄

左侧为动脉粥样硬化(箭头所示);右侧为肌纤维发育不良(箭头所示)

以下临床证据有助于肾血管性高血压的诊断:所有需要住院治疗的急性高血压;反复发作的"瞬时"肺水肿;腹部或肋脊角处闻及血管杂音;血压长期控制良好的高血压患者病情在近期加重;年轻患者或50岁以后出现的恶性高血压;不明原因低钾血症;使用ACEI或ARB类药物后产生的急进性肾衰竭;左右肾脏大小不等;全身性动脉粥样硬化疾病。

彩色多普勒超声检查是一种无创检查,为诊断肾动脉狭窄的首选方法。造影剂增强性计算机断层X线照相术(contrast-enhanced computed tomography,CTA)及磁共振血管造影(magnetic resonance angiography,MRA)亦常用于肾动脉狭窄的检查。肌纤维发育异常产生的肾动脉狭窄往往会在肾动脉中部形成一个"串珠样"改变;而动脉硬化导致的肾动脉狭窄其病变一般在动脉近端,且不连续。侵入性肾血管造影是肾动脉狭窄诊断的金标准。

治疗方法包括药物治疗、介入治疗和手术治疗,应根据病因来选择。肌纤维发育不良性肾动脉狭窄常选用球囊血管成形术(PTCA),总体来说预后较好。对于动脉硬化性肾动脉狭窄来说,控制血压及相关动脉硬化危险因素是首选治疗手段,推荐AECI/ARB作为首选,但双侧肾动脉狭窄,肾功能已受损或非狭窄侧肾功能较差者禁用,此外CCB、β受体阻滞剂及噻嗪类利尿剂等也能用于治疗。目前,进行球囊血管成形术的指征仅包括真性药物抵抗性高血压及进行性肾衰竭(缺血性肾病)。大多数动脉硬化造成的肾血管损伤并不会导致高血压或进行性肾衰竭,而肾脏血运重建(球囊血管成形术或支架术)对于多数患者来说并无益处,反而存在一些潜在的并发症风险。

二、内分泌性高血压

内分泌组织增生或肿瘤所致的多种内分泌疾病,由于其相应激素如醛固酮、儿茶酚胺及皮质醇等分泌过度增多,导致机体血流动力学改变而使血压升高。这种由内分泌激素分泌增多而致的高血压称为内分泌性高血压,也是较常见的继发性高血压,如能切除肿瘤,去除病因,高血压可被治愈或缓解。临床常见继发性高血压如下(表 2-4)。

表 2-4　常见内分泌性高血压鉴别

病因	病史	查体	实验室检查	筛查	确诊试验
库欣综合征	快速的体重增加,多尿、多饮、心理障碍	典型的身体特征:向心性肥胖、满月脸、水牛背、多毛症、紫纹	高胆固醇血症、高血糖	24 h 尿游离皮质醇	小剂量地塞米松抑制试验
嗜铬细胞瘤	阵发性高血压或持续性高血压,头痛、出汗、心悸和面色苍白,嗜铬细胞瘤的阳性家族史	多发性纤维瘤可出现皮肤红斑	偶然发现肾上腺肿块	尿分离测量肾上腺素类物质或血浆游离肾上腺类物质	腹、盆部 CT、MRI,^{123}I 标记的间碘苄胍,突变基因筛查
原发性醛固酮增多症	肌无力,有早发高血压和早发脑血管事件(<40 岁)的家族史	心律失常(严重低钾血症时发生),偶然发现的肾上腺肿块	低钾血症(自发或利尿剂引起)	醛固酮/肾素比(纠正低钾血症、停用影像 RAA 系统的药物)	定性实验(盐负荷实验、地塞米松抑制试验)肾上腺 CT,肾上腺静脉取血

(一)原发性醛固酮增多症

原发性醛固酮增多症(primary hyperaldosteronism,PHA),通常简称原醛症,是由于肾上腺自主分泌过多醛固酮,而导致水钠潴留、高血压、低血钾和血浆肾素活性受抑制的临床综合征,常见原因是肾上腺腺瘤、单侧或双侧肾上腺增生,少见原因为腺癌和糖皮质激素可调节性醛固酮增多症。近年的报告显示该病在高血压中占 5%～15%,在难治性高血压中接近 20%。

诊断原发性醛固酮增多症的步骤分 3 步:筛查、盐负荷试验及肾上腺静脉取血(图 2-3)。筛查包括测量血浆肾素和醛固酮水平。尽管用醛固酮/肾素比率测定法来筛选所有高血压患者的前景乐观,但这种方法的应用还是有很多局限性,比率升高完全可能仅由低肾素引起。阳性结果应该基于血浆醛固酮水平升高(>15 ng/dL)和被抑制的低肾素水平。因此,筛查仅被推荐用于以下高度可能患有原发性醛固酮增多症的高血压患者:①没有原因的难以解释的低血钾;②由利尿剂引发的严重的低钾血症,但对保钾药有抵抗;③有原发性醛固酮增多症的家族史;④对合适的治疗有抵抗,而这种抵抗又难以解释;⑤高血压患者中偶然发现的肾上腺腺瘤。

如果需检测血浆醛固酮和肾素水平的话,无论是口服还是静脉都应进行盐抑制试验以明确自主性醛固酮增多症。如果存在,则应行肾上腺静脉取样,区分单侧性的腺瘤和双侧增生,并确定需经腹腔镜手术切除的腺体。CT 或 MRI 影像学可以帮助鉴别肾上腺腺瘤和双侧肾上腺增生症(图 2-4)。

一旦诊断原发性醛固酮增多症并确立病理类型,治疗方法的选择就相当明确:单发腺瘤应通过腹腔镜行肿瘤切除术;双侧肾上腺增生的患者可予以醛固酮受体拮抗剂治疗,螺内酯或依普利酮,必要时还可给予噻嗪类利尿剂和其他降压药。腺瘤切除后,约有半数患者血压会恢复正常,而另一些尽管有所改善但仍是高血压状态,这可能与原来就存在的原发性高血压或长期继发性高血压损害引起的肾脏有关。

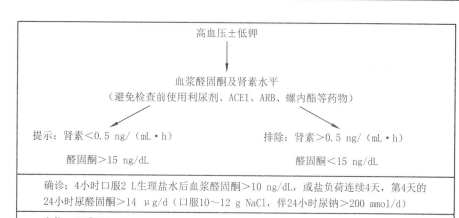

图 2-3 原发性醛固酮增多症患者的诊断及治疗流程

以下为图中内容：

高血压±低钾
↓
血浆醛固酮及肾素水平
（避免检查前使用利尿剂、ACEI、ARB、螺内酯等药物）

提示：肾素＜0.5 ng/（mL·h）　　　　排除：肾素＞0.5 ng/（mL·h）
醛固酮＞15 ng/dL　　　　　　　　醛固酮＜15 ng/dL

确诊：4小时口服2 L生理盐水后血浆醛固酮＞10 ng/dL，或盐负荷连续4天，第4天的24小时尿醛固酮＞14 μg/d（口服10～12 g NaCl，伴24小时尿钠＞200 mmol/d）

定位：CT或MRI

如果以上检查仍不能明确诊断，可行肾上腺静脉取样

治疗：单侧可手术切除；双侧或无法手术者可予螺内酯、依普利酮或阿米洛利＋氢氯噻嗪

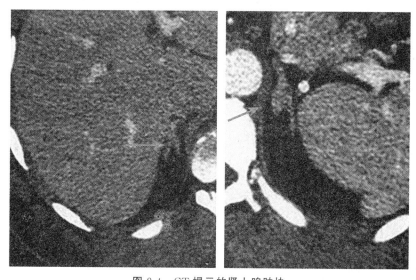

图 2-4 CT 提示的肾上腺肿块

CT 显示的左肾上腺肿块（右侧图片黑色箭头处）与右侧肾上腺对比（左侧图片黑色箭头处）

（二）库欣综合征

库欣综合征又称皮质醇增多症，是由于多种病因引起肾上腺皮质长期分泌过量皮质醇所产生的一组综合征（表 2-5）。80%的库欣综合征患者均有高血压，如不治疗，可引起左心室肥厚和充血性心力衰竭等，其存在时间越长，即使病因去除后血压恢复正常的可能性也越小。

推荐对以下人群进行库欣综合征的筛查：①年轻患者出现骨质疏松、高血压等与年龄不相称的临床表现；②具有库欣综合征的临床表现且进行性加重，特别是有典型的症状如肌病、多血质、紫纹、瘀斑和皮肤变薄的患者；③体重增加而身高百分位下降，生长停滞的肥胖儿童；④肾上腺意外瘤患者。如果临床特点符合，则通过测定 24 h 尿游离皮质醇或血清皮质醇昼夜节律检测进行筛查。当初步检测结果异常时，则应行小剂量地塞米松抑制试验进行确诊。当存在有异常筛查结果时，多数学者建议行另一项额外的大剂量地塞米松抑制试验，即每 6 小时口服 2 mg 地塞米松共服 2 d,然后测定尿液中游离皮质醇和血浆皮质醇水平。如果库欣综合征是由垂体 ACTH 过度分泌所致双侧肾上腺增生,那么尿游离皮质醇与对照组 2 mg 剂量相对比将被抑制到 50% 以下,而异位 ACTH 综合征对此负反馈机制不敏感。血浆 ACTH 测定有助于区分 ACTH 依赖性和 ACTH 非依赖性库欣综合征。肾上腺影像学包括 B 超、CT、MRI 检查。推荐首选双侧肾上腺 CT 薄层(2～3 mm)增强扫描。对促皮质激素释放激素的反应及下颞骨岩下窦取样可用来确定库欣综合征的垂体病因。治疗主要采用手术、放疗及药物方法治疗基础疾病,降压治疗可采用利尿剂或与其他降压药物联用。

表 2-5　库欣综合征的病因分类及相对患病率

病因分类	患病率
内源性库欣综合征	
1.ACTH 依赖性库欣综合征	
垂体性库欣综合征(库欣病)	60%～70%
异位 ACTH 综合征	15%～20%
异位 CRH 综合征	罕见
2.ACTH 非依赖性库欣综合征	
肾上腺皮质腺瘤	10%～20%
肾上腺皮质腺癌	2%～3%
ACTH 非依赖性大结节增生	2%～3%
原发性色素结节性肾上腺病	罕见
外源性库欣综合征	
1.假库欣综合征	
大量饮酒	
抑郁症	
肥胖症	
2.药物源性库欣综合征	

ACTH:促肾上腺皮质激素;CRH:促皮质素释放激素。

(三)嗜铬细胞瘤

嗜铬细胞瘤是一种少见的由肾上腺嗜铬细胞组成的分泌儿茶酚胺的肿瘤,副神经节瘤是更加罕见的发生于交感神经和迷走神经神经节细胞的一种肾上腺外肿瘤。在临床上,嗜铬细胞瘤泛指分泌儿茶酚胺的肿瘤,包括了肾上腺嗜铬细胞瘤和功能性的肾上腺外的副神经节瘤。嗜铬细胞瘤大部分是良性肿瘤。嗜铬细胞瘤可发生在所有年龄段,主要沿交感神经链分布,较少发生在迷走区域。约 15% 的嗜铬细胞瘤是肾上腺外的,即副神经节瘤。

剧烈的血压波动及发作性的临床症状,常提示嗜铬细胞瘤的可能。然而在 50% 的患者中,高血压可能是持续性的。高血压可能合并头痛、出汗、心悸等症状。在以分泌肾上腺素为主的嗜铬细胞瘤患者中,由于血容量的下降和交感反射减弱易发生直立性低血压。如果在弯腰、运动、腹部触诊、吸烟或深吸气时引起血压反复骤升并在数分钟内骤降,应高度怀疑嗜铬细胞瘤。在发作期间可测定血或尿儿茶酚胺或血、尿间羟肾上腺素类似物,主要包括血浆甲氧基肾上腺素、血浆甲氧基去甲肾上腺素和尿甲氧基肾上腺素、尿甲氧基去甲肾上腺素。应用 CT 或 MRI 进行肿瘤定位。

　　嗜铬细胞瘤多数为良性肿瘤,约 10％的嗜铬细胞瘤为恶性。手术切除效果较好,手术前应使用 α 受体阻滞剂,手术后血压多能恢复正常。手术前或恶性病变已多处转移无法手术者,可选用 α 和 β 受体阻滞剂联合治疗。

三、主动脉缩窄

　　主动脉缩窄多数为先天性,少数由多发性大动脉炎所致。先天性主动脉缩窄可发生在胸主动脉或腹主动脉,常起源于左锁骨下动脉起始段远端或动脉导管韧带的远端。主动脉缩窄的典型特征有上臂高血压、股动脉搏动微弱或消失、背部有响亮杂音。二维超声可检测到病变,诊断需依靠主动脉造影(图 2-5)。治疗主要为介入扩张支架置入或血管手术。病变纠正后患者可能仍然有高血压,应该仔细监测并治疗。

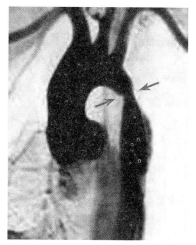

图 2-5　主动脉造影提示降主动脉缩窄

降主动脉缩窄(箭头示)

四、妊娠期高血压疾病

　　妊娠合并高血压的患病率占孕妇的 5％～10％,妊娠合并高血压分为慢性高血压、妊娠期高血压和先兆子痫/子痫 3 类。慢性高血压指的是妊娠前即证实存在或在妊娠的前 20 周即出现的高血压;妊娠期高血压为妊娠 20 周以后发生的高血压,不伴有明显蛋白尿,妊娠结束后血压可以恢复正常;先兆子痫定义为发生在妊娠 20 周后首次出现高血压和蛋白尿,常伴有水肿与高尿酸血症,可分为轻、重度,如出现抽搐可诊断为子痫。对于妊娠高血压,非药物措施(限盐、富钾饮食、适当活动、情绪放松)是安全有效的,应作为药物治疗的基础。由于所有降压药物对胎儿的安全性均缺乏严格的临床验证,而且动物试验中发现一些药物具有致畸作用,因此,药物选择和应用受到限制。妊娠期间的降压用药不宜过于积极,治疗的主要目的是保证母子安全和妊娠的顺利进行。必要时谨慎使用降压药,常用的静脉降压药物有甲基多巴、拉贝洛尔和硫酸镁等;口服药物包括 β 受体阻滞剂或钙通道阻滞剂。妊娠期间禁用 ACEI 或 ARB。

五、神经源性高血压

　　神经系统与血压调控密切相关。多种中枢和周围神经系统病变可以导致高血压。其机制主要与颅内压增高使血管舒缩中心的交感神经系统冲动增加及自主神经功能障碍有关。当今世界,社会压力大,精神心理疾病患病率大大提高,而精神心理异常可通过多种渠道导致血压升高,成为双心医学探讨的主要内容。

(一)颅内压增高与高血压

正常成人颅腔是由颅底骨和颅盖骨组成的腔体,有容纳和保护其内容物的作用。除了出入颅腔的血管系统(特别是颈静脉)及颅底孔(特别是枕骨大孔)与颅外相通外,可以把颅腔看作一个完全密闭的容器,而且由于组成颅腔的颅骨坚硬而不能扩张,所以每个人的颅腔容积是恒定的。

1.病因

(1)脑血管疾病:包括脑出血、蛛网膜下腔出血、大面积脑血栓形成、脑栓塞和颅内静脉窦血栓形成等。

(2)颅内感染性疾病:如病毒、细菌、结核、真菌等引起的脑膜炎、脑炎、脑脓肿等。

(3)颅脑损伤:如脑挫裂伤、颅内血肿、手术创伤、广泛性颅骨骨折、颅脑火器伤、外伤性蛛网膜下腔出血等。

(4)颅内占位性病变:包括各种癌瘤、脓肿、血肿、肉芽肿、囊肿、脑寄生虫等。

(5)各种原因引起的交通性和非交通性脑积水。

(6)各种原因引起的缺血缺氧代谢性脑病:如呼吸道梗阻、窒息、心搏骤停、肝性脑病、酸中毒、一氧化碳中毒、铅中毒、急性水中毒和低血糖等。

(7)未得到有效控制的癫痫持续状态。

(8)良性颅内压增高。

(9)先天性异常:如导水管的发育畸形、颅底凹陷和先天性小脑扁桃体下疝畸形等,可以造成脑脊液回流受阻,从而继发脑积水和颅内压增高狭颅症,由于颅腔狭小,限制了脑的正常发育,也常发生颅内压增高。

2.临床表现

(1)头痛:是因为颅内有痛觉的组织(如脑膜、血管和神经)受到压力的牵张所引起。颅内压增高引起的头痛的特点:头痛常是持续性的,伴有阵发性的加剧,常因咳嗽或打喷嚏等用力动作而加重。头痛的部位以额、颞、枕部明显;头痛的性质呈胀痛或搏动性疼痛;急性颅内压增高的患者,头痛常非常剧烈,伴烦躁不安,并常进入昏迷状态。儿童及老年人的头痛相对较成年人为少。

(2)呕吐:呕吐是头痛的伴发症状,典型表现为喷射性呕吐,一般与饮食无关,但较易发生于进食后,因此患者常常拒食,可导致失水和体重锐减。也可见非喷射性呕吐。恶心、呕吐可因肿瘤直接压迫迷走神经核或第四脑室底部而引起。有人认为是因为迷走神经核团或其神经根受到刺激所引起。脑干肿瘤起源于迷走神经核团附近者,呕吐有时是其早期唯一的症状,可造成诊断上的困难,有时可误诊为"功能性呕吐"。

(3)视盘水肿:视盘水肿是颅内压增高的特征性体征之一。它是因颅内压增高使眼底静脉回流受阻所致。与颅内压增高发生发展的时间、速度和程度有关。颅内压增高早期或急性颅内压增高时,视盘水肿可不明显,对视力影响不大。而慢性颅内压增高的患者,70%以上均有视盘水肿,如视盘边界模糊,生理凹陷不清,静脉充盈、迂曲,视盘周围火焰状出血等。此时,视力减退。随着视盘水肿的加重,可继发视神经萎缩,常伴不可逆视力减退甚至失明。

(4)意识障碍:意识障碍的病理解剖学基础是颅内压增高导致的全脑严重缺血缺氧和脑干网

状结构功能受累。患者可呈谵妄、呆木、昏沉甚至昏迷。

(5)库欣反应:是指在严重颅内压增高时出现的血压上升、心率缓慢和呼吸减慢等现象。其结果是确保一定的脑灌注压,使肺泡氧和二氧化碳充分交换,增加脑供氧,是机体总动员和积极代偿的表现。

(6)复视:因展神经在颅底走行较长,极易受到颅内压增高的损伤,出现单侧或双侧展神经麻痹,早期表现为复视。颅内压增高持续较久的病例,眼球外展受限,甚至使眼球完全内斜。

(7)抽搐及去大脑强直:抽搐及去大脑强直多系脑干受压所致,表现为突然意识丧失、四肢强直、颈和背部后屈,呈角弓反张状。

(8)视野缺损:后颅窝病变引起的脑室积水,第三脑室扩大压迫视交叉后部并引起蝶鞍的扩大所致。常可误诊为垂体瘤。

(9)脑疝的表现:颅内压升高到一定程度,部分脑组织发生移位,挤入硬脑膜的裂隙或枕骨大孔,压迫附近的神经、血管和脑干,产生一系列症状和体征。幕上的脑组织(颞叶的海马回、钩回)通过小脑幕切迹被挤向幕下,称为小脑幕切迹疝或颞叶钩回疝。幕下的小脑扁桃体及延髓经枕骨大孔被挤向椎管内,称为枕骨大孔疝或小脑扁桃体疝。一侧大脑半球的扣带回经镰下孔被挤入对侧分腔,称为大脑镰下疝或扣带回疝。

小脑幕切迹疝(颞叶钩回疝):同侧动眼神经麻痹,表现为眼睑下垂,瞳孔扩大,对光反射迟钝或消失,不同程度的意识障碍,生命体征变化,对侧肢体瘫痪和出现病理反射。小脑幕切迹疝的临床表现如下。①颅内压增高:表现为头痛加重,呕吐频繁,躁动不安,提示病情加重。②意识障碍:患者逐渐出现意识障碍,由嗜睡、朦胧到浅昏迷、昏迷,对外界的刺激反应迟钝或消失,系脑干网状结构上行激活系统受累的结果。③瞳孔变化:最初可有时间短暂的患侧瞳孔缩小,但多不易被发现。以后该侧瞳孔逐渐散大,对光发射迟钝、消失,说明动眼神经背侧部的副交感神经纤维已受损。晚期则双侧瞳孔散大,对光反射消失,眼球固定不动。④锥体束征:由于患侧大脑脚受压,出现对侧肢体力弱或瘫痪,肌张力增高,腱反射亢进,病理反射阳性。有时由于脑干被推向对侧,使对侧大脑脚与小脑幕游离缘相挤,造成脑疝同侧的锥体束征,需注意分析,以免导致病变定侧的错误。⑤生命体征改变:表现为血压升高,脉缓有力,呼吸深慢,体温上升。到晚期,生命中枢逐渐衰竭,出现潮式或叹息样呼吸,脉频弱,血压和体温下降;最后呼吸停止,继而心跳亦停止。

枕骨大孔疝(小脑扁桃体疝):①枕下疼痛、项强或强迫头位,疝出组织压迫颈上部神经根,或因枕骨大孔区脑膜或血管壁的敏感神经末梢受牵拉,可引起枕下疼痛。为避免延髓受压加重,机体发生保护性或反射性颈肌痉挛,患者头部维持在适当位置。②颅内压增高,表现为头痛剧烈,呕吐频繁,慢性脑疝患者多有视神经盘水肿。③后组脑神经受累,由于脑干下移,后组脑神经受牵拉,或因脑干受压,出现眩晕、听力减退等症状。④生命体征改变,慢性疝出者生命体征变化不明显;急性疝出者生命体征改变显著,迅速发生呼吸和循环障碍,先呼吸减慢,脉搏细速,血压下降,很快出现潮式呼吸和呼吸停止,如不采取措施,不久心跳也停止。与小脑幕切迹疝相比枕骨大孔疝的特点:生命体征变化出现较早,瞳孔改变和意识障碍出现较晚。

大脑镰下疝:引起病侧大脑半球内侧面受压部的脑组织软化坏死,出现对侧下肢轻瘫、排尿障碍等症状。一般活体不易诊断。

(10)与颅内原发病变相关的症状体征:主要是与病变部位相关的神经功能刺激症状或局灶体征,如癫痫、失语、智能障碍、运动障碍、感觉障碍和自主神经功能障碍等。

(11)心血管舒缩中枢障碍症状体征:可表现为血压忽高忽低,最高可达 29.3/18.7 kPa (220/140 mmHg)以上,最低达 12.0/8.0 kPa(90/60 mmHg)以下;伴心动过速、心动过缓或心律不齐。心率或心律、血压具有波动幅度大、不稳定及对药物干预敏感等特点。

(12)与血压增高相关的症状体征:头痛、头晕、心悸、气短、耳鸣、乏力等,甚至出现高血压所致的心、脑、肾、眼等靶器官损害的表现。

3.治疗

颅内原发疾病的治疗是解除颅内压增高所致高血压的根本,而降低颅压治疗是降低血压的直接手段,如手术清除颅内血肿、脓肿、肉芽肿、肿瘤等颅内占位病变;脑室穿刺引流或脑脊液分流,改善脑脊液循环;脑静脉血栓局部溶栓,促进脑静脉回流等。多数情况下,随着颅内压的下降,血压恢复或接近正常。所以对血压的调控应持谨慎的态度,不能盲目地予以降压药物干预。降颅内压治疗应当是一个平衡的、逐步的过程。从简单的措施开始,降颅内压治疗需同步监测颅内压和血压,以维持脑灌注压>9.3 kPa(70 mmHg)。具体措施如下。

(1)抬高头位:床头抬高 30°,可减少脑血流容积,增加颈静脉回流,降低脑静脉压和颅内压,且安全有效。理想的头位角度应依据患者 ICP 监测的个体反应而定,枕部过高或颈部过紧可导致 ICP 增加,应予以避免。

(2)止痛和镇静:当颅内压顺应性降低时,躁动、对抗束缚、行气管插管或其他侵入性操作等均可使胸腔内压和颈静脉压增高,颅内压增高;焦虑或恐惧使交感神经系统功能亢进,导致心动过速,血压增高,脑代谢率增高,脑血流增加,颅内压增高。因此,积极进行镇静治疗尤为重要。胃肠外镇静剂有呼吸抑制和血压降低的危险,所以必须先行气管插管和动脉血压监测,然后再用药。异丙酚是一种理想的静脉注射镇静药,其半衰期很短,且不影响患者的神经系统临床评估,还有抗癫痫及清除自由基作用,通常剂量为 0.3~4 mg/(kg·h)。应避免使用麻痹性神经肌肉阻滞剂,因其影响神经系统功能的正确评估。

(3)补液:颅内压增高患者只能输注等渗液如 0.9%生理盐水,禁用低渗液如 5%右旋糖酐或 0.45%盐水。应积极纠正机体低渗状态(<280 mOsm/L),轻度高渗状态(>300 mOsm/L)对病情是有利的。CPP 降低可使 ICP 反射性增加,可输注等渗液纠正低血容量。不应使用 5%或 10%葡萄糖溶液,禁忌使用 50%高渗葡萄糖溶液。因为会增加脑组织内乳酸堆积,加重脑水肿和神经元损害。当然,临床医师应根据患者血糖和血浆电解质含量动态监测及时调整补液种类和补液量。

(4)降颅内压:①渗透性利尿剂,如甘露醇、甘油、高渗盐水等;②人血白蛋白:应用人血白蛋白可明显地增加血浆胶体渗透压,使组织间水分向血管中转移,从而减轻脑水肿,降低颅内压,尤其适用于血容量不足、低蛋白血症的颅内高压、脑水肿患者;③髓襻利尿剂:主要为呋塞米,作用于髓襻升支髓质部腔面的细胞膜,抑制 Na^+ 和 Cl^- 重吸收;④糖皮质激素:主要是利用糖皮质激素具有稳定膜结构的作用减少了因自由基引发的脂质过氧化反应,从而降低脑血管通透性、恢复血管屏障功能、增加损伤区血流量及改善 Na^+-K^+-ATP 酶的功能,使脑水肿得到改善。

(5)巴比妥类药物:巴比妥类药物具有收缩脑血管、降低脑代谢率、抑制脑脊液分泌、减低脑耗氧量和脑血流量及抑制自由基介导的脂质过氧化作用。大剂量巴比妥可使颅内压降低。临床试验证实,输入戊巴比妥负荷剂量 5~20 mg/kg,维持量 1~4 mg/(kg·h),可改善难治性颅内压增高。美国和欧洲脑卒中治疗指南推荐可用大剂量巴比妥类药物治疗顽固性高颅压,但心血管疾病患者不宜使用。

（6）过度通气：过度换气可使肺泡和血中的二氧化碳分压降低，导致低碳酸血症，低碳酸血症使脑阻力血管收缩和脑血流减少，从而缩小脑容积和降低颅内压。也有人认为是增加呼吸的负压使中心静脉压下降，脑静脉血易于回流至心脏，因而使脑血容量减少。但当 $PaCO_2$ 低于 4.0 kPa（30 mmHg）时，会引起脑血管痉挛，导致脑缺血缺氧，加重颅内高压。以往认为采用短时程（<24 h）轻度过度通气（$PaCO_2$ 4.0～4.7 kPa（30～35 mmHg）），这样不但可以降低颅内压，而且不会导致和加重脑缺血。近年来随着脑组织氧含量直接测定技术的问世，研究发现短时程轻度过度通气亦不能提高脑组织氧含量，相反会降低脑组织氧含量。所以，国内外学者已不主张采用任何形式过度通气治疗颅内高压，而采用正常辅助呼吸，维持动脉血 $PaCO_2$ 在正常范围为宜。

（7）亚低温治疗：动物试验证实，温度升高使脑的氧代谢率增加，脑血流量增加，颅内压增高，尤其是缺血缺氧性损伤恶化。通常每降低 1 ℃，脑耗氧量与血流量即下降 6.7%，有资料表明，当体温降至 30 ℃时，脑耗氧量为正常时的 50%～55%，脑脊液压力较降温前低 56%。因此，首先应对体温增高的患者进行降温治疗（应用对乙酰氨基酚、降温毯、吲哚美辛等）。近年来，随着现代重症监护技术的发展，亚低温降颅压治疗的研究发展很快。无论是一般性颅内压增高还是难治性颅内压增高，亚低温治疗都是有效的，且全身降温比孤立的头部降温更有效。降温深度依病情而定，以 32 ℃～34 ℃为宜，过高达不到降温目的，过低有发生心室颤动的危险。降温过程中切忌发生寒战、冻伤及水电解质失调，一般持续 3～5 d 即可停止物理降温，使患者自然复温，逐渐减少用药乃至停药。在欧盟、美国、日本等国家已推广使用。但由于亚低温治疗需要使用肌松剂和持续使用呼吸机，目前国内中小医院尚难以开展此项技术。

（8）减少脑脊液：以迅速降低颅内压，缓解病情。也是常用的颅脑手术前的辅助性抢救措施之一。①脑脊液外引流：是抢救脑疝危象患者的重要措施。控制性持续性闭式脑室引流，既可使脑脊液缓慢流出以将颅内压控制在正常范围，从而避免突然压力下降而导致脑室塌陷、小脑上疝、脑充血、脑水肿加重或颅内压动力学平衡的紊乱，而且有利于保持引流的通畅。关闭式引流有利于预防感染。②脑脊液分流术：不论何种原因引起的阻塞性或交通性脑积水，凡不能除去病因者均可行脑脊液分流术。根据阻塞的不同部位，可使脑脊液绕过阻塞处到达大脑表面，再经过蛛网膜颗粒吸收，以达到降低颅内压的目的。或将脑脊液引流到右心房或腹腔等部位而被吸收。若分流术成功，效果是比较肯定的。常用的脑脊液分流方法有侧脑室-枕大池分流术、侧脑室-右心房分流术、侧脑室-腹腔引流术、腰椎蛛网膜下腔-腹腔分流术。目前临床最常用的是侧脑室-腹腔引流术。③乙酰唑胺：一种碳酸酐酶抑制剂，它能使脑脊液产生减少 50%，从而降低颅内压。常用剂量是每次 0.25 g，每天 3 次。

（9）颅内占位病变：如肿瘤、脑脓肿等颅内占位性病变应手术切除，若不能切除可考虑脑室引流或行颅骨切开去骨瓣减压，可迅速降低颅内压。有学者认为，通过各种降颅压措施，如脱水、过度换气、巴比妥昏迷、亚低温等治疗不能控制的颅内高压，应考虑标准大骨瓣开颅术。

（10）去大骨瓣减压术：能使脑组织向减压窗方向膨出，以减轻颅内高压对重要脑结构的压迫，尤其是脑干和下丘脑，以挽救患者生命。但越来越多的临床实践证明去大骨瓣减压术不但没有降低重型颅脑伤者死残率，而且可能会增加重型颅脑伤者残死率。原因：①去大骨瓣减压术会导致膨出的脑组织在减压窗处嵌顿、嵌出的脑组织静脉回流受阻、脑组织缺血水肿坏死，久之形成脑穿通畸形；②去大骨瓣减压术不缝合硬脑膜会增加术后癫痫发作；③去大骨瓣减压术会导致脑室脑脊液向减压窗方向流动，形成间质性脑水肿；④去骨瓣减压术不缝合硬脑膜，使手术创面渗血进入脑池和脑室系统，容易引起脑积水；⑤去大骨瓣减压术不缝合硬脑膜会导致脑在颅腔内不稳定,会引起再损伤;⑥去大骨瓣减压术不缝合硬脑膜会增加颅内感染、切口裂开机会等。

(11)预防性抗癫痫治疗:越来越多的临床研究表明使用预防性抗癫痫药不但不会降低颅脑损伤后癫痫发生率,而且会加重脑损害和引起严重毒副作用。严重脑挫裂伤脑内血肿清除术后是否常规服用预防性抗癫痫治疗仍有争议,也无任何大规模临床研究证据。国外学者不提倡预防性抗癫痫治疗。但若颅脑损伤患者一旦发生癫痫,则应该正规使用抗癫痫药。

(12)高压氧治疗:当动脉二氧化碳分压正常而氧分压增高时,也可使脑血管收缩,脑体积缩小,从而达到降颅内压的目的。在两个大气压下吸氧,可使动脉氧分压增加到 133.3 kPa(1 000 mmHg)以上,使增高的颅内压下降 30%,然而这种治疗作用只是在氧分压维持时才存在。如血管已处于麻痹状态,高压氧则不能起作用。有文献报道,高压氧吸入后因肺泡与肺静脉氧分压差的增大,血氧弥散量可增加近 20 倍,从而大大提高组织氧含量,可中断因为脑缺血缺氧导致的脑水肿,可促进昏迷患者的觉醒,减少住院天数,能显著改善脑损伤患者的认知功能障碍,有利于机体功能的恢复,对抢救生命和提高生存质量有较好的疗效。绝对禁忌证:未经处理的气胸、纵隔气肿,肺大疱,活动性内出血及出血性疾病,结核性空洞形成并咯血,心脏二度以上房室传导阻滞。相对禁忌证:重症上呼吸道感染,重症肺气肿,支气管扩张症,重度鼻窦炎,血压高于 21.3/13.3 kPa(160/100 mmHg),心动过缓<50 次/分钟,未做处理的恶性肿瘤,视网膜脱离,早期妊娠(3 个月内)。

(13)调控血压:调控血压时应考虑系统动脉血压与颅内压和脑灌注压的关系。尤其是脑卒中急性期的血压管理,脑卒中急性期降压治疗目前仍无定论。由于病灶周边脑组织的充分血液供应对挽救缺血半暗带区濒危脑细胞至关重要,而这时 CBF 自我调节机制受损,CPP 严重依赖MAP,但血压过高也会引起血-脑屏障破坏及其他相关脏器功能损伤。大量研究结果表明,75%以上的脑卒中患者急性期血压升高,尤其是那些既往有高血压病史的患者。在脑卒中发生后的1 周内、血压有自行下降的趋势、有些患者数小时内即可看到血压明显降低。因此,对脑卒中急性期的血压,要持慎重的态度,而非简单的降低血压。

(二)自主神经功能障碍与高血压

自主神经主要分布于内脏、心血管和腺体。由于内脏反射通常是不能随意控制,故名自主神经。自主神经系统的功能在于调节心肌、平滑肌和腺体的活动,交感和副交感神经对内脏的调节具有对立统一作用。血管运动中枢位于脑干,它通过胸腰段交感神经元及第Ⅸ、Ⅹ对脑神经(副交感神经)对主动脉弓、窦房结、颈动脉压力感受器的控制,调节和维持交感神经和副交感神经的相对平衡,保持心血管系统的稳定性。因此,凡累及自主神经系统的病变大多可引起血压的变化。

1.脊髓损伤后自主神经反射不良

自主神经反射不良(autonomic dysreflexia,AD)或称自主神经反射亢进,是指脊髓 T_6 或以上平面的脊髓损伤(spinal cord injury,SCI)而引发的以血压阵发性骤然升高为特征的一组临床综合征。常见的 SCI 的病因有外伤、肿痛、感染等。

2.致死性家族性失眠症

致死性家族性失眠症(fatal familial insomnia,FFI)是罕见的家族性人类朊蛋白(prion protein,PrP)疾病,是常染色体显性遗传性疾病,也是近年来备受关注的人类可传播性海绵样脑病(transmissible spongiform encephalopathy,TSH)之一。1986 年,意大利 Bologna 大学医学院Lugaresi 等首先报道并详细描述了本病的第一个病例,以进行性睡眠障碍和自主神经失调为主要表现,尸检证实丘脑神经细胞大量脱失,命名为致死性家族性失眠症。随着基因监测技术的发展和对朊蛋白疾病认识的深入,全世界 FFI 散发病例及家系报道逐渐增多。因 FFI 是罕见病,目前为止尚无流行病学资料。FFI 由于自主神经失调可表现出高血压征象;同时可因严重睡眠障碍导致血压昼夜节律异常。

3.吉兰-巴雷综合征与高血压

吉兰-巴雷综合征(guillain-barre syndrome,GBS)是一类免疫介导的急性炎性周围神经病。临床特征为急性起病,症状多在 2 周左右达到高峰,主要表现为多发神经根及周围神经损害,常有脑脊液蛋白-细胞分离现象,多呈单时相自限性病程,静脉注射免疫球蛋白和血浆置换治疗有效。该病还包括急性炎性脱髓鞘性多发神经根神经病(acute inflammatory demyelinating poly-neuropathies,AIDP)、急性运动轴索性神经病(acute motor axonal neuropathy,AMAN)、急性运动感觉轴索性神经病(acute motor-sensory axonal neuropathy,AMSAN)、Miller Fisher 综合征(Miller Fisher syndrome,MFS)、急性泛自主神经病(acute sensory neuropathy,ASN)等亚型。其中 AIDP 和 ASN 常损害自主神经,引起包括血压波动在内的诸多自主神经功能障碍的症状体征。国外报道 GBS 自主神经损害发生率 65%,国内杨清成报道 54%,鹿寒冰等报道 39.4%,略低于国外。因自主神经的损害与 GBS 预后直接相关,临床上应引起足够的重视。

4.自主神经性癫痫

自主神经性癫痫又称间脑癫痫、内脏性癫痫等。间脑位于中脑之上,尾状核和内囊的内侧,可分为五个部分,即丘脑、丘脑上部、丘脑底部、丘脑后部、丘脑下部,后者是自主神经中枢。间脑癫痫是指这个部位病变引起的发作性症状,实际上病变并非累及整个间脑。但由于这一名称应用已久,所以至今仍被临床上沿用。1925 年 Heko 报道首例间脑癫痫,至 1929 年 Penfield 提出间脑性癫痫的概念。这是一种不同病因引起的下丘脑病变导致的周期性发作性自主神经功能紊乱综合征。同其他自主神经病变一样,此类癫痫可致阵发性血压的升高,临床表现复杂多样,且缺乏特异性,易误诊。

（李　明）

第三节　期前收缩

期前收缩是指起源于窦房结以外的异位起搏点提前发出的激动。期前收缩是临床上最常见的心律失常。

一、期前收缩的分类

期前收缩可起源于窦房结(包括窦房交界区)、心房、房室交界区和心室,分别称为窦性、房性、房室交界性和室性期前收缩。前 3 种起源于希氏束分叉以上,统称为室上性期前收缩。室性期前收缩起源于希氏束分叉以下部位。在各类期前收缩中,以室性期前收缩最为常见,房性和交界性期前收缩次之,而窦性期前收缩极为罕见,且根据心电图不易做出肯定的诊断。

(1)根据期前收缩发生的频度可分为偶发和频发期前收缩。一般将每分钟发作<5 次称为偶发期前收缩,每分钟发作≥5 次称为频发期前收缩。

（2）根据期前收缩的形态可分为单形性和多形性期前收缩。

（3）依据发生部位分为单源性和多源性期前收缩。单源性期前收缩是指期前收缩的形态和配对间期均相同，而多源性期前收缩的形态和配对间期均不同。

期前收缩与主导心律心搏成组出现称为"联律"。"二联律""三联律"和"四联律"指主导心律搏动和期前收缩交替出现，每个主导心律搏动后出现一个期前收缩称为二联律；每2个主导心律搏动后出现一个期前收缩称为三联律；每3个主导心律搏动后出现一个期前收缩称为四联律。两个期前收缩连续出现称为成对的期前收缩，3～5次期前收缩连续出现称为成串或连发的期前收缩。一般将≥3次连续出现的期前收缩称为心动过速。

期前收缩按照发生机制可分为自律性增高、触发激动和折返激动。目前认为，折返激动是期前收缩发生的主要原因，也是大部分心动过速发生的主要机制。

二、期前收缩的病因

期前收缩可发生于正常的人，但器质性心脏病患者更常见，也可以由心脏以外的因素诱发。期前收缩可以发生于任何年龄，在儿童相对少见，但随着年龄增长发病率升高，在老年人较多见。炎症、缺血、缺氧、麻醉、心导管检查、外科手术和左心室假腱索等均可使心肌受到机械、电、化学性刺激而发生期前收缩。期前收缩常见于冠心病、心肌病、风湿性心脏病、肺心病、高血压左心室肥厚、二尖瓣脱垂患者，尤其是在发生急性心肌梗死和心力衰竭时。洋地黄、酒石酸锑钾、普鲁卡因胺、奎尼丁、三环类抗抑郁药中毒等也可以引起期前收缩。电解质紊乱可诱发期前收缩，特别是低钾。期前收缩也可以因神经功能性因素引起，如激烈运动、精神紧张、长期失眠，过量摄入烟、酒、茶、咖啡等。

三、临床表现

期前收缩患者的主要症状是心悸，表现为短暂心搏停止的漏搏感。偶发期前收缩者可以无任何症状，或仅有心悸、"停跳"感。期前收缩次数过多者可以有头晕、乏力、胸闷甚至晕厥等症状。

心脏体检听诊时，发现节律不齐，有提前出现的心脏搏动，其后有较长的停搏间歇。期前收缩的第一心音可明显增强，也可减弱，主要与期前收缩时房室瓣的位置有关。第二心音大多减弱或消失。室性期前收缩因左、右心室收缩不同步而常引起第一心音、第二心音的分裂。期前收缩发生越早，心室的充盈量和搏出量越少，桡动脉搏动也相应地减弱，甚至完全不能扪及。

四、心电图检查

（一）窦性期前收缩

窦性期前收缩是窦房结起搏点提前发放激动或在窦房结内折返引起的期前收缩。

心电图特点：①在窦性心律的基础上提前出现P波，与窦性P波完全相同；②期前收缩的配对间期多相同；③等周期代偿间歇，即代偿间歇与基本窦性周期相同；④期前收缩下传的QRS波群多与基本窦性周期的QRS波群相同，少数也可伴室内差异性传导而呈宽大畸形。

（二）房性期前收缩

房性期前收缩是起源于心房并提前出现的期前收缩。

心电图特点：①提前出现的房波（P'波），P'波有时与窦性P波很相似，但是多数情况下二者有明显差别;当基础窦性节律不断变化时,房性期前收缩较难判断,但房波(P'波与窦性 P 波)之间形态的差异可提示诊断;发生很早的房性期前收缩的 P'波可重叠在前一心搏的 T 波上而不易辨认造成漏诊,仔细比较 T 波形态的差别有助于识别 P'波。②P'-R 间期正常或延长。③房性期前收缩发生在舒张早期,如果适逢房室交界区仍处于前次激动过后的不应期,该期前收缩可产生传导的中断(称为未下传的房性期前收缩)或传导延迟(下传的 P'-R 间期延长,>120 ms);前者表现为 P'波后无 QRS 波群,P'波未能被识别时可误诊为窦性停搏或窦房传导阻滞。④房性期前收缩多数呈不完全代偿间歇,因 P'波逆传使窦房结提前除极,包括房性期前收缩 P'波在内的前后 2 个窦性下传 P 波的间距短于窦性 PP 间距的 2 倍,称为不完全代偿间歇;若房性期前收缩发生较晚或窦房结周围组织的不应期较长,P'波未能影响窦房结的节律,期前收缩前后 2 个窦性下传 P 波的间距等于窦性 PP 间距的 2 倍,称为完全代偿间歇。⑤房性期前收缩下传的 QRS 波群大多与基本窦性周期的 QRS 波群相同,也可伴室内差异性传导而呈宽大畸形(图 2-6)。

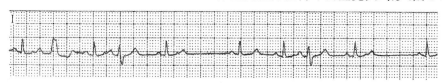

图 2-6　房性期前收缩

提前发生的 P'波,形态不同于窦性 P 波,落在其前的 QRS 波群的 ST 段上,P'-R 间期延长,在 T 波后产生
QRS 波群,呈不同程度的心室内差异性传导,有的未下传,无 QRS 波群,均有不完全代偿间歇

(三)房室交界性期前收缩

房室交界性期前收缩是起源于房室交界区并提前出现的期前收缩。提前的异位激动可前传激动心室和逆传激动心房(P'波)。

心电图特点:①提前出现的 QRS 波群,形态与窦性相同,部分可伴室内差异性传导而呈宽大畸形;②逆行 P'波可出现在 QRS 波群之前(P'-R 间期<0.12 s)、之后(R-P'间期<0.20 s),也可埋藏在 QRS 波群之中;③完全代偿间歇,因房室交界性期前收缩起源点远离窦房结,逆行激动常与窦性激动在房室交界区或窦房交界区发生干扰,窦房结的节律不受影响,表现为包含房室交界性期前收缩在内的前后 2 个窦性 P 波的间距等于窦性节律 P-P 间距的 2 倍(图 2-7)。

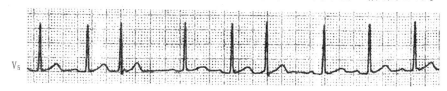

图 2-7　房室交界性期前收缩

第 3 个和第 6 个 QRS 波群提前发生,畸形不明显,前无相关 P 波,后无逆行的 P'波,完全代偿间歇

(四)室性期前收缩

室性期前收缩是由希氏束分叉以下的异位起搏点提前激动产生的期前收缩。

心电图特点:①提前发生的宽大畸形的 QRS 波群,时限通常≥0.12 s,T 波方向多与 QRS 波群的主波方向相反;②提前的 QRS 波群前无 P 波或无相关的 P 波;③完全代偿间歇,因室性期前收缩很少能逆传侵入窦房结,故窦房结的节律不受室性期前收缩的影响,表现为包含室性期前收缩在内的前后 2 个窦性下传搏动的间距等于窦性节律 RR 间距的 2 倍(图 2-8)。

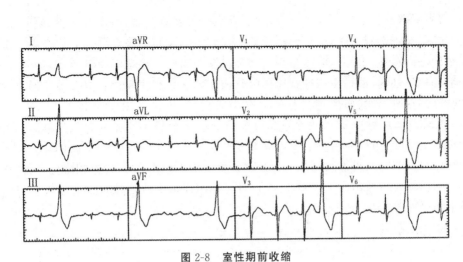

图 2-8　室性期前收缩

各导联均可见提前发生的宽大畸形 QRS 波群及 T 波倒置,前无 P 波,代偿间歇完全

室性期前收缩可表现为多种类型:①插入性室性期前收缩:这种期前收缩发生在两个正常窦性搏动之间,无代偿间歇;②单源性室性期前收缩:起源于同一室性异位起搏点的期前收缩,形态和配对间期完全相同;③多源性室性期前收缩:同一导联出现两种或两种以上形态和配对间期不同的室性期前收缩;④多形性室性期前收缩:在同一导联上配对间期相同但形态不同的室性期前收缩;⑤室性期前收缩二联律:每一个室性期前收缩和一个窦性搏动交替发生,具有固定的配对间期;⑥室性期前收缩三联律:每两个窦性搏动后出现一个室性期前收缩;⑦成对的室性期前收缩:室性期前收缩成对出现;⑧R-on-T 型室性期前收缩:室性期前收缩落在前一个窦性心搏的 T 波上;⑨室性反复心搏:少数室性期前收缩的冲动可逆传至心房,产生逆行 P 波(P'波),后者可再次下传激动心室,形成反复心搏;⑩室性并行心律:室性期前收缩的异位起搏点以固定间期或固定间期的倍数规律的自动发放冲动,并能防止窦房结冲动的入侵,其心电图表现为室性期前收缩的配对间期不固定而 QRS 波群的形态一致,异位搏动的间距有固定的倍数关系,偶有室性融合波。

五、诊断

患者的心悸等不适症状可提示期前收缩的诊断线索。体检时心脏听诊大多容易诊断期前收缩。频发的期前收缩有时不易与心房颤动等相鉴别,但后者心室律更为不整齐;运动后心率增快时部分期前收缩可减少或消失。心搏呈二联律者,大多数由期前收缩引起,此外也可以是房室传导阻滞 3∶2 房室传导。

心电图检查是明确期前收缩诊断的重要步骤,并能进一步确定期前收缩的类型。尤其是某些特殊类型的期前收缩,如未下传的房性期前收缩、插入性期前收缩、多源性期前收缩等,更需要心电图确诊。

六、治疗

(一)窦性期前收缩

通常不需治疗,应针对原发病处理。

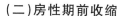

（二）房性期前收缩

一般不需要治疗，频繁发作伴有明显症状或引发心动过速者，应适当治疗。主要包括去除诱因、消除症状和控制发作。患者应避免劳累、精神过度紧张和情绪激动，戒烟戒酒，不要饮用浓茶和咖啡。有心力衰竭时应适当给予洋地黄制剂。治疗的药物可酌情选用β受体阻滞剂、钙通道阻滞剂、普罗帕酮及胺碘酮等。

（三）房室交界性期前收缩

通常不需要治疗。由心力衰竭引起的房室交界性期前收缩，适当给予洋地黄制剂即可控制。频繁发作伴有明显症状者，可酌情选用β受体阻滞剂、钙通道阻滞剂、普罗帕酮等。起源于房室结远端的期前收缩，有可能由于发生在心动周期的早期而诱发快速性室性心律失常，这种情况下，治疗与室性期前收缩相同。

（四）室性期前收缩

首先应积极消除引起室性期前收缩的诱因、治疗基础疾病。室性期前收缩本身是否需要治疗取决于室性期前收缩的临床意义。

（1）临床上大多数室性期前收缩患者无器质性心脏病，室性期前收缩不增加这类患者心源性猝死的危险，可视为良性室性期前收缩，如果无明显症状，则不需要药物治疗。对于这些患者，不应过分强调治疗室性期前收缩，以避免引起过度紧张焦虑。如果患者症状明显，则给予治疗，目的在于消除症状。患者应避免劳累、精神过度紧张和焦虑，戒烟戒酒，不饮用浓茶和咖啡等，鼓励适当的活动，如果无效则应给予药物治疗，包括镇静剂、抗心律失常药物等。β受体阻滞剂可首先选用，如果室性期前收缩随心率的增加而增多，β受体阻滞剂特别有效。无效时可改用的其他药物有美西律、普罗帕酮等。

患者无器质性心脏病客观依据，若室性期前收缩起源于右心室流出道，可首选β受体阻滞剂，也可选用普罗帕酮；若室性期前收缩起源于左心室间隔，首选维拉帕米。对于室性期前收缩频发、症状明显、药物治疗效果不佳的患者，可考虑射频导管消融治疗，大多数患者能取得良好的效果。

（2）发生于急性心肌梗死早期的室性期前收缩，尤其是频发、成对、多源、R-on-T 型室性期前收缩，应首先静脉使用胺碘酮，也可选用利多卡因。如果急性心肌梗死患者早期出现窦性心动过速伴发室性期前收缩，则早期静脉使用β受体阻滞剂等能有效减少心室颤动的发生。室性期前收缩发生于某些暂时性心肌缺血的情况下，如变异型心绞痛、溶栓和冠状动脉介入治疗后的再灌注心律失常等，可静脉使用利多卡因。

器质性心脏病伴轻度心功能不全（EF 40％～50％）时发生的室性期前收缩，如果无症状，原则上积极治疗基础心脏病，并去除诱因，不必针对室性期前收缩采用药物治疗。如果症状明显，可选用β受体阻滞剂、美西律、普罗帕酮、莫雷西嗪、胺碘酮。

器质性心脏病合并中重度心力衰竭时发生的室性期前收缩，心源性猝死的危险性增加。β受体阻滞剂对于减少室性期前收缩的疗效虽不明显，但能降低心肌梗死后猝死的发生率。胺碘酮对于心肌梗死后心力衰竭伴有室性期前收缩的患者能有效抑制室性期前收缩，致心律失常作用发生率低，对心功能抑制轻微，可小剂量维持使用以减少不良反应的发生。CAST 试验结果显示，某些Ⅰc类抗心律失常药物用于治疗心肌梗死后室性期前收缩，尽管药物能有效控制室性期前收缩，但是总死亡率反而显著增加，原因是这些药物本身具有致心律失常作用。因此，心肌梗死后室性期前收缩应当避免使用Ⅰ类，特别是Ⅰc类抗心律失常药物。

二尖瓣脱垂患者常见室性期前收缩,但很少出现预后不良,治疗可依照无器质性心脏病并发室性期前收缩的处理原则。如患者合并二尖瓣反流及心电图异常表现,发生室性期前收缩时有一定的危险,可首先选用β受体阻滞剂,无效时再改用Ⅰ类或Ⅲ类抗心律失常药物。

(李 明)

第四节 窦房传导阻滞

窦房传导阻滞是窦房结与心房之间发生的阻滞,属于传导障碍,是窦房结内形成的激动不能使心房除极或使心房除极延迟,属较为少见的心律失常。由于窦房结的激动受阻没有下传至心房,心房和心室都不能激动,使心电图上消失一个或数个心动周期,P波、QRS波及T波都不能看到。急性窦房传导阻滞的病因为急性心肌梗死、急性心肌炎、洋地黄或奎尼丁类药物作用和迷走神经张力过高。慢性窦房传导阻滞常见于冠心病、原发性心肌病、迷走神经张力过高或原因不明的窦房结综合征。按阻滞的程度不同,窦房传导阻滞分为3度。

一、一度窦房传导阻滞

一度窦房传导阻滞为激动自窦房结发出后,延迟传至心房,即窦房传导的延迟现象。由于常规体表心电图上看不见窦房结激动,故一度窦房传导阻滞在心电图上无法诊断。

二、二度窦房传导阻滞

二度窦房传导阻滞是窦房结激动有部分被阻滞,而未能全部下传至心房,心电图上消失一个或数个P波,又可以分为两型。

(一)二度窦房传导阻滞Ⅰ型(即莫氏或Mobitz Ⅰ型)

心电图表现:①PP间距较长的间歇之前的PP间距逐渐缩短,以脱漏前的PP间距最短;②较长间距的PP间距短于其前的PP间距的2倍;③窦房激动脱漏后的P-P间距长于脱漏前的P-P间距,P-R间期正常且固定。此型应与窦性心律不齐相鉴别,后者无以上规律并且往往随呼吸而有相应的变化。

(二)二度窦房传导阻滞Ⅱ型(即莫氏或Mobitz Ⅱ型)

心电图上表现为窦性P波脱漏,间歇长度约为正常P-P间距的2倍或数倍(图2-9)。

三、三度窦房传导阻滞(完全性窦房传导阻滞)

此型心电图上无窦性P波。若无窦房结电图难以确定诊断。此型在体表心电图上无法和房室交界性心律(P波与QRS波相重叠)或窦性静止相区别。但如果用阿托品后出现二度窦房传导阻滞则可考虑该型。

治疗主要针对病因。轻者无须治疗,心动过缓严重者可以用麻黄碱、阿托品或异丙肾上腺素等治疗。顽固而持久并伴有晕厥或阿-斯综合征的患者应安装起搏器。

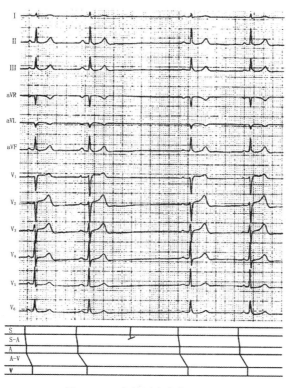

图 2-9　二度Ⅱ型窦房传导阻滞

（李　明）

第五节　房室传导阻滞

一、概述

房室传导阻滞是心脏传导阻滞中最常见的一种,意指房室传导系统某个部位(或多个部位)由于不应期异常延长,使激动自心房向心室传导过程中出现传导延缓或中断的现象。房室传导阻滞可以呈一过性、间歇性或持久性存在。其中,持久性房室传导阻滞一般是器质性病变或损伤的结果;而一过性与间歇性房室传导阻滞除器质性病变外,尚可因心内、心外一过性因素或迷走神经张力增高引起。

（一）房室传导阻滞的分类与机制

1.传统心电图分类

临床心电图学,通常依据 P 波与 QRS 波群的传导关系,把房室传导阻滞分为三度。

(1)一度房室传导阻滞:房室传导时间延长,但每个心房激动都能下传心室。

(2)二度房室传导阻滞:部分 P 波不能下传心室。依下传的 PR 间期分为二度Ⅰ型(PR 间期逐次延长)和Ⅱ型(PR 间期固定);按房室传导比例将≥3∶1 的二度房室传导阻滞称为高度房室传导阻滞。

（3）三度房室传导阻滞：所有来自心房的激动都不能下传心室，亦称为完全性房室传导阻滞。前两者（一度、二度）统称为不完全性房室传导阻滞。

2.房室传导阻滞的发生机制

从心肌的兴奋特点来说，一个心动周期是由应激期和不应期两部分组成；后者从临床心电学角度又进一步分为有效不应期和相对不应期。各期的传导特点：处于应激期传导完全正常；处于相对不应期传导延缓，越早期传导延迟的程度越重（表现为 PR 与 RP 呈反比例关系）；处于有效不应期则传导中断（图 2-10）。

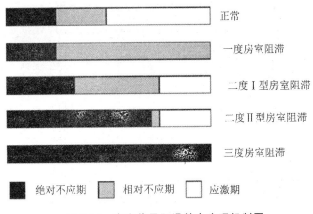

图 2-10　房室传导阻滞的电生理机制图

（1）一度房室传导阻滞：房室传导系统某部位相对不应期延长，当相对不应期＞PP 间期时，使 P 波遇相对不应期而使下传的 PR 间期延长。

（2）二度Ⅰ型房室传导阻滞：相对不应期和有效不应期均延长，但以相对不应期延长为主，使 P 波逐次因遇相对不应期的更早期，引起下传的 PR 间期逐渐延长，当遇有效不应期时即产生传导中断。

（3）二度Ⅱ型房室传导阻滞：主要是有效不应期显著延长，只留下很短的相对不应期，使心动周期晚期抵达的冲动，只能以"全或无"的方式传导，使其能下传的 PR 间期固定。

（4）三度房室传导阻滞：有效不应期极度延长，大于逸搏周期，使所有的心房激动均不能传入心室。

（二）传统分类方法的局限性

1.不能确定阻滞部位

房室传导阻滞的预后和治疗，不仅取决于阻滞程度，更重要的是发生阻滞的部位。临床理想的分类方法是应当根据传导阻滞发生的部位和程度进行分类，阻滞部位的准确确定尚依赖于希氏束电图。

2.阻滞的"度"不一定与不应期延长的严重程度完全相符

因为房室传导阻滞的分度诊断，实质是建立在 PP 间期与房室传导系统不应期及有效不应期与逸搏间期关系的基础上，没有考虑 PP 间期和逸搏变化对判定结果的影响以及交界区不应期生理变化的影响，在分析中应加以注意。①不应期已有明显病理性延长，但如仍小于 PP 间期，此时不能做出诊断。②逸搏周期干扰可造成阻滞程度加重的假象，例如实为 2：1 阻滞，但当逸搏间期小于2倍PP间期时可出现房室分离,酷似高度或几乎完全性房室传导阻滞。③动态心电图检查时如患者在夜间睡眠中,心率为40～50次/分钟时出现二度Ⅰ型房室传导阻滞,而白天活动时心率达140次/分钟以上时房室传导功能却正常。这样的房室传导阻滞显然没有病理意义。

(三)房室传导阻滞中常见的心电现象

1.干扰现象

在房室传导阻滞的心电图分析中易将干扰(生理性传导阻滞)误认为病理性传导阻滞,因而在诊断中应注意识别。干扰是指激动因遇生理不应期而引起的传导延迟或中断现象。常见原因:①心房率过快(心房周期<交界区生理不应期),常见于心房颤动、扑动、房性心动过速及房性期前收缩等。②心室率加快(快于心房率):使心房激动遇到心室激动隐匿除极交界区产生的生理不应期,如室性或交界性心动过速、加速性逸搏、期前收缩(或隐匿性期前收缩)。③窦性心律过缓:低于逸搏心律时,窦性P波将遇逸搏产生交界区生理不应期而被阻滞。

2.假性房室传导阻滞

隐匿性传导、房室结双径路中的蝉联现象及隐匿性折返均可引起"假性房室传导阻滞",或阻滞程度加重的假象。

3.意外传导(包括裂隙现象、韦金斯基现象和超常传导)

常可使阻滞程度意外改善。

4.单向阻滞

部分三度房室传导阻滞的患者心室起搏却能逆传心房,示仅有前向阻滞。

这些心电现象会增加房室传导阻滞心电图的复杂性,分析中均应加以注意。

二、一度房室传导阻滞

(一)一度房室传导阻滞的心电图表现

一度房室传导阻滞(亦称房室传导延迟)意指房室传导时间延长,但每个心房激动均能传入心室。心电图表现PR间期超过正常上限(图2-11),即:①成人≥0.21 s;②老年人>0.22 s;③小儿大于该年龄、该心率的正常上限;④个体化标准:心率没有明显改变,PR间期增加≥0.04 s。

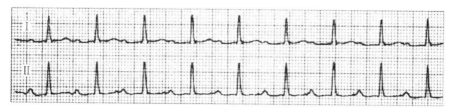

图2-11 一度房室传导阻滞的心电图

(二)阻滞发生的部位和希氏束电图表现

按PR间期延长发生的部位,通过希氏束电图(图2-12)可进一步分为心房、房室结、希氏束和希氏束下(双侧束支)的一度传导阻滞。最常见的部位是房室结内传导延迟(Narula报道占83%),希氏束图示AH间期延长>130 ms(图2-13);房内传导延迟希氏束图示PA间期延长>45 ms;希氏束内阻滞示H波延长(分裂)>30 ms;希氏束下(双侧束支)传导阻滞示HV间期延长>55 ms。

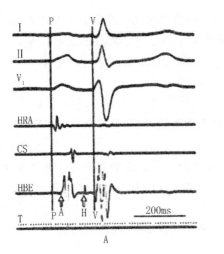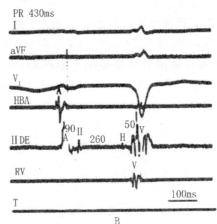

图 2-12　希氏束电图

A.正常希氏束电图;B.希氏束一度传导阻滞(HH′:260 ms)

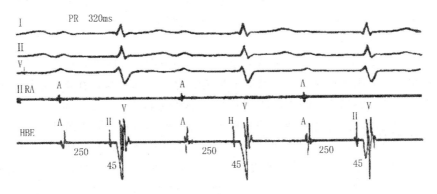

图 2-13　房室结一度传导阻滞希氏束电图(AH 250 ms)

(三)诊断中应注意的问题

1.PR 间期延长的鉴别诊断

(1)干扰性(生理性)PR 间期延长常见于:①房性心动过速;②间位期前收缩后第一个窦性搏动的 PR 间期延长;③发生较早(T 波结束前)的房性期前收缩,其 P′R 间期延长;④隐匿性交界区期前收缩引起的"伪一度房室传导阻滞"。

(2)房室结双径路中的蝉联现象:房室结双径路(在正常人中并不少见)是房室结功能性纵行分离为传导速度和不应期不同的两条径路(快径和慢径),快径路传导速度快(PR 间期正常),但有效不应期长;慢径路传导速度慢(PR 间期长),但有效不应期短。心率的临界变化或期前收缩因遇快径路有效不应期,而经慢径路下传表现为 PR 间期延长,又由于快径路连续被慢径路下传激动逆行隐匿除极(蝉联现象),可表现 PR 间期在一段时间显著延长(图 2-14)。

2.PR 间期延长的程度

一度房室传导阻滞时,PR 间期多为 0.21～0.35 s,但可以更长,偶有达 1.0 s。PR 间期明显延长>0.40 s,多见于房室结内阻滞。

(1)PR 间期明显延长 P 波重叠在 T 波或 ST 段上。当发现 QRS 波群之前没有 P 波时,应仔细分析是否有 P 波重叠在 T 波或 ST 段上。

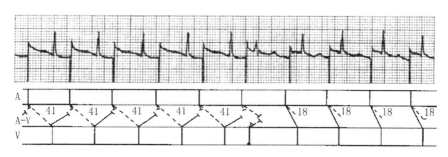

图 2-14 房室结双径路的蝉联现象

前 5 组快径路连续被慢径路逆行隐匿除极，激动持续经慢径路下传，
表现 PR 间期延长，室性期前收缩(R6)后 PR 间期恢复正常

(2)越过 R 波的房室传导 PR 间期进一步延长，甚至有可能重叠在 QRS 波群中或 QRS 波群前，形成 PR 间期大于 RR 间期即越过 R 波的房室传导现象。即在 PR 间期明显延长时相当于 QRS-T 后移，如 PR 间期延长大于交界区有效不应期(R 波后移到有效不应期之外)，在 R 波前存在可激动期，此时 P 波可越过 R 波下传心室(图 2-15～图 2-17)。临床易误认为 P 波不能下传心室，而误诊为交界性心搏。

3.PR 间期正常的一度房室传导阻滞

(1)阻滞部位影响：希氏束内传导时间延长一倍(20 ms×2＝40 ms)，只要房室传导系统近端(心房和房室结)的传导时间在正常范围内，PR 间期通常不超过 0.20 s。PA 时间(房内)、HV 时间(希氏束下)轻度延长(一度传导阻滞)时，PR 间期均可正常。

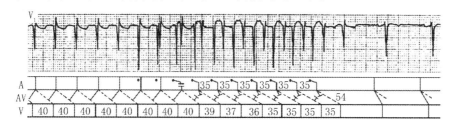

图 2-15 越过 R 波的房室传导

图示房室结折返性心动过速(RR 间期为 400 ms)，用 S1S1 间期 350 ms 的刺激频率行心房起搏，呈
1∶1 下传心室，S1R 间期 540 ms(＞RR 间期 350 ms)，示越过 R 波的房室传导现象

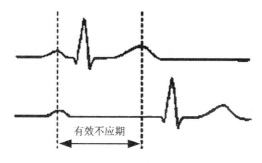

图 2-16 越过 R 波房室传导机制

PR 间期延长→QRS-T 后移。PR 间期延长大于交界区有效不应期时，R 波后移到有效
不应期之外，在 R 波前存在可激动间期，此期出现的 P 波可越过 R 波下传心室

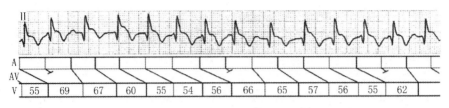

图 2-17　二度Ⅰ型房室传导阻滞伴越过 R 波的房室传导(急性下壁心肌梗死)

P7、P8、P14 均越过 R 波下传心室

(2)个体差异影响:即使一度房室传导阻滞其 PR 间期已延长≥0.04 s,但因 PR 间期正常范围较大(120~200 ms),PR 间期仍可<0.20 s。如某人原 PR 间期 0.13 s,当一度房室传导阻滞 PR 间期延长0.05 s,此时 PR 间期仅为 0.18 s。因此不能仅根据 PR 间期正常完全排除房室传导阻滞的可能。

4.一度房室传导阻滞中 QRS 波群的时限

一度房室传导阻滞多伴窄 QRS 波群,但亦可为宽 QRS 波群。

(1)一度房室传导阻滞伴窄 QRS 波群:常见于心房、房室结、希氏束内传导延迟,但亦见于希氏束下(双侧束支)传导延迟程度相等时。

(2)一度房室传导阻滞伴宽 QRS 波群:常见于希氏束下(双侧束支传导延迟程度不等),呈传导延迟较重侧束支传导阻滞型;但亦可为近端一度传导阻滞伴室内(束支)阻滞。

三、二度房室传导阻滞

二度房室传导阻滞是指部分 P 波不能下传心室(无 QRS 波群)。依能下传的 PR 间期特点分为两型:二度Ⅰ型和二度Ⅱ型。在二度房室传导阻滞中,阻滞程度通常用房室传导比例(即 P 波与其下传的 QRS 波群数目之比)表示,如 3:1 阻滞示每 3 个 P 波只有一个下传心室,两个不能下传。

(一)二度Ⅰ型房室传导阻滞

1.心电图表现

PR 间期呈进行性延长,直到 QRS 波群脱漏;脱漏后 PR 间期恢复,以后又逐渐延长重复出现,这种现象称为文氏现象(图 2-18)。房室传导比例常为 3:2、4:3 或 5:4 等。

典型的文氏现象的心电图特点(图 2-19)如下所述。

(1)PR 间期:①进行性延长,直至 QRS 波群脱漏结束文氏周期;②PR 间期的增量逐次减小。

(2)RR 间期:①RR 间期进行性缩短(因 PR 间期增量递减),至形成一个长 RR 间期结束文氏周期;②长 RR 间期(2 倍 PP 间期-各次 PR 增量之和)小于任一短 RR 间期(PP 间期+PR 增量)的 2 倍;③长 RR 间期后的第 1 个 RR 间期(PP 间期+最大 PR 增量)大于其前的第 1 个 RR 间期(PP 间期+最小 PR 间期增量)。文氏周期中 RR 间期的特点对没有 P 波(如交界性或室性心动过速合并外出阻滞)或 P 波不清楚的病例出现文氏现象的分析特别有用。

2.二度Ⅰ型房室传导阻滞发生部位和希氏束图表现

(1)阻滞部位:二度Ⅰ型房室传导阻滞多发生在房室结,也可发生在希氏束-浦肯野系统内(Narula 报道,房室结占 70%,希氏束占 7%,双侧束支水平占 21%)。后两者 PR 间期的递增量和总增加量均较前者小得多,这与房室结与希氏束-浦肯野系统的基本电生理特性有关(递减传导是房室结的电生理特性,而希浦系统中仅在疾病状态才发生)。阻滞区在房室结或希氏束内时QRS波群多正常(少数因伴束支传导阻滞而 QRS 波群增宽);而阻滞区在双侧束支水平时,几乎QRS 波群均增宽(呈束支传导阻滞)。

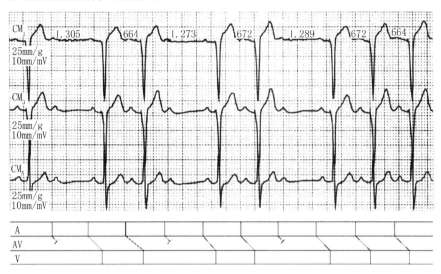

图 2-18 二度Ⅰ型房室传导阻滞

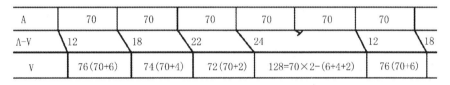

A	70	70	70	70	70	70
Λ-V	12	18	22	24	12	18
V	76(70+6)	74(70+4)	72(70+2)	128=70×2-(6+4+2)	76(70+6)	

图 2-19 二度Ⅰ型房室传导阻滞梯形图

(典型文氏周期 PR 间期与 RR 间期关系示意图)

(2)希氏束图表现:①阻滞部位在房室结,表现为 AH 间期进行性延长→A 后 HV 脱漏(HV间期正常,图 2-20);②阻滞部位在希氏束内表现为 HH′进行性延长→H 后 H′V 脱漏(H′V 正常);③希氏束下远端阻滞表现为 HV 间期进行性延长→H 后 V 脱漏。

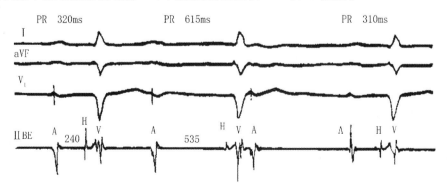

图 2-20 房室结水平二度Ⅰ型传导阻滞希氏束电图

3.诊断中应注意的问题

文氏现象多表现不典型;有时出现交替下传的文氏周期;可伴其他心电现象,需在诊断中加以注意。

(1)非典型文氏现象:据 Pablo 等观察自发的文氏周期中大部分不符合典型的文氏现象,特别是当房室传导比例超过 6∶5 时,常见非典型文氏现象的心电图表现。

心室漏搏前的 PR 间期意外地延长:①可能由于前一个激动在交界区内发生隐匿性折返。②亦可能是房室结双径路中快、慢径路的文氏现象(最后一次通过慢径路下传)。

心室连续出现二次漏搏,或漏搏后的第一个 PR 间期不恢复反而延长:多与隐匿传导有关,即文氏周期最后的一个 P 波虽未下传心室,但已进入房室交界区一定深度(隐匿传导),使交界区产生新的不应期。如随后的 P 波遇其有效不应期即可出现连续二次漏搏;遇其相对不应期,即可产生 PR 间期反而延长现象。

RR 间期不呈进行性缩短(PR 间期增量不呈进行性减小):PR 间期无规律变化多与交感神经和迷走神经张力变化有关,多见于窦性心律不齐,特别是在房室传导比例超过 6∶5 时容易出现。

文氏周期以反复心搏或反复性心动过速而结束:常见房室结双径路的病例。

(2)交替下传的文氏周期:在 2∶1 房室传导阻滞中下传的 PR 间期逐次延长,以连续 2～3 个 P 波不能下传而结束文氏周期。

发生机制:大多数交替下传的文氏周期是由于房室传导系统中存在着两个不同水平、不同程度的阻滞区:①如近端阻滞区为 2∶1 阻滞,远端阻滞区为文氏型时,则以 3 个 P 波连续受阻结束文氏周期(图 2-21A);②如近端阻滞区为文氏型,远端阻滞区为 2∶1,则以 2 个 P 波连续受阻结束文氏周期(图 2-21B)。

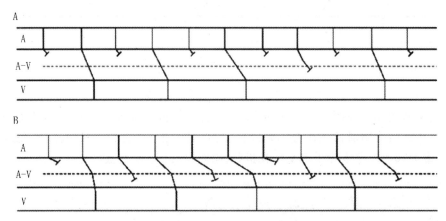

图 2-21　交替下传的文氏周期梯形图

A.近端 2∶1,远端文氏,以连续 3 个 P 波受阻结束文氏周期;B.近端文氏,远端 2∶1,以连续 2 个 P 波受阻结束文氏周期

临床意义:与心房频率有关。①窦性心律:在窦性心律时出现的交替下传的文氏周期,示房室传导路径存在两个阻滞区,致阻滞程度超过 2∶1 的更高程度房室传导阻滞。②房性心动过速:在应用洋地黄中出现,提示洋地黄过量。③心房扑动:心房扑动中交替下传的文氏周期较常见,无特殊临床意义。

(3)文氏型房室传导阻滞常伴发的心电现象,特点如下。

伴室内差异传导:文氏周期中第二个心搏易发生室内差异传导而呈现 QRS 波群畸形(因该心搏出现在长周期之后,符合长-短周期条件)。

伴逸搏-夺获形成二联律:3:2文氏周期伴逸搏干扰,可形成逸搏夺获二联律(图2-22)。

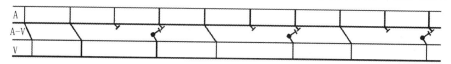

图2-22　3:2二度Ⅰ型房室传导阻滞伴逸搏干扰形成逸搏夺获二联律

伴隐匿传导(顿挫型3:2二度Ⅰ型房室传导阻滞):在3:2文氏周期中,当预期下传的第2个P波在交界区发生隐匿性传导时可表现为3:1房室传导阻滞(图2-23)。

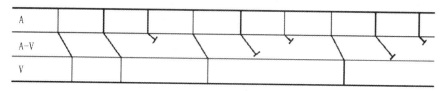

图2-23　3:2二度Ⅰ型房室传导阻滞伴隐匿性传导表现为3:1房室传导阻滞

(二)二度Ⅱ型房室传导阻滞

1.心电图表现

QRS波群有规律或不定时的漏搏,但所有能下传的PR间期恒定(多正常,少数可延长)。后者是Ⅱ型房室传导阻滞的特征,也是区别于二度Ⅰ型房室传导阻滞的标志(图2-24)。

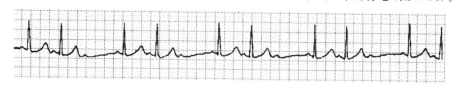

图2-24　二度Ⅱ型房室传导阻滞

阻滞程度不同,房室传导比例不同。常见的房室传导比例为2:1和3:1,轻者可呈3:2、4:3等。常将房室传导比例在3:1以上(含3:1)称为高度房室传导阻滞。

(1)2:1房室传导阻滞:2:1房室传导阻滞虽多见于Ⅱ型,但亦可为Ⅰ型,本身不能确定哪型,如记录到1次3:2传导(PR间期是否相同)或发现PR间期不等均有助鉴别。2:1阻滞部位可能发生在房室结(占33%),也可能发生在希浦系统(占67%)。在诊断中应注意:①2:1房室传导阻滞时,受阻的P波常重叠在T波中易误认为窦性心动过缓,此时T波变形(特别是V₁导联)有助于明确诊断。②2:1房室传导阻滞时,当逸搏间期<2倍PP间期,可能合并干扰引起不完全性房室分离,酷似高度(几乎完全性)房室传导阻滞,此时应仔细分析PP间期与逸搏间期的关系,结合此前有2:1阻滞的心电图,多不难识别(图2-25)。

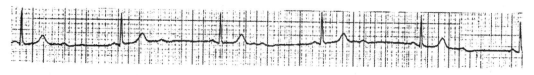

图2-25　2:1房室传导阻滞

(2)高度房室传导阻滞:高度房室传导阻滞多为Ⅱ型,但亦可为Ⅰ型。常出现逸搏,形成不完全性房室分离,此时注意心室夺获的PR间期是否固定不变有助于两型鉴别(图2-26,图2-27)。

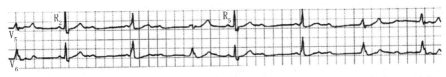

图 2-26　高度房室传导阻滞(一)

R_2 和 R_5 为窦性夺获下传心搏,RP 间期不同,下传的 PR 间期固定,示Ⅱ型房室传导阻滞

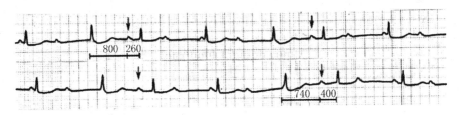

图 2-27　高度房室传导阻滞(二)

下传的 PR 间期不等(与 RP 成反比),示Ⅰ型房室传导阻滞

2.阻滞部位和希氏束电图表现

(1)阻滞部位:二度Ⅱ型房室传导阻滞的阻滞区几乎完全位于希浦系统(Narula 报道位希氏束中、下段占 35%,双束支水平占 65%),下传者约 1/3 为窄 QRS 波群,其余为宽 QRS 波群。

(2)希氏束电图表现:希氏束内二度Ⅱ型传导阻滞的特点是近端(H)与远端(H′)间歇性传导,下传的 AHH′V 间期固定,阻滞发生在 AH 后 H′V 脱漏(图 2-28)。希氏束下阻滞,则下传的 A-H~V 固定,阻滞发生在 AH 后 V 脱漏。

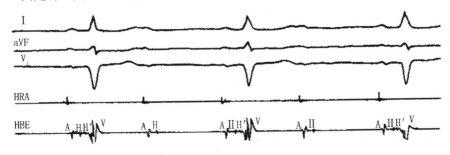

图 2-28　希氏束二度Ⅱ型传导阻滞的希氏束电图

3.二度Ⅰ型与二度Ⅱ型房室传导阻滞的鉴别诊断

二度Ⅰ型房室传导阻滞与Ⅱ型房室传导阻滞的临床意义不同,前者阻滞部位多在房室结,预后较好。而后者阻滞部位几乎均在希氏束-浦肯野系统内,易发展为完全性房室传导阻滞,伴晕厥发作,需要心脏起搏治疗。两者鉴别要点。

(1)有连续下传:下传心搏的 PR 间期是否固定,PR 间期固定是Ⅱ型的标志,反之为Ⅰ型。

(2)2∶1 和 3∶1 阻滞:虽多见Ⅱ型,但亦可为Ⅰ型,只有在较长的描记中(或前、后心电图中)记录到 3∶2 阻滞,依下传的 PR 间期是否相等,有助两者鉴别。

(3)高度房室传导阻滞伴逸搏形成不完全性房室分离:观察心室夺获心搏 PR 间期是否相等。相等为Ⅱ型;不等(RP 间期与 PR 间期成反比关系)为Ⅰ型。

(4)静脉注射阿托品:可抵消迷走神经影响,使房室结传导阻滞有所改善;而使希浦系统内的阻滞加重。

四、三度房室传导阻滞

三度房室传导阻滞是由于房室传导系统某部位的有效不应期极度延长(大于逸搏间期),所有的心房激动均不能下传心室而引起的完全性房室分离,亦称完全性房室传导阻滞。其阻滞部位可位于房室结、希氏束和双侧束支系统。

(一)三度房室传导阻滞的心电图表现

1.完全性房室分离

PP 间期和 RR 间期各有自己的规律,而 P 波与 QRS 波群无关,且心房率快于心室率。

2.心房激动

多为窦性心律,亦可分房性异位心律(心房颤动、心房扑动、房性心动过速等)。

3.心室激动

为缓慢匀齐的交界性或室性逸搏心律,逸搏心律的起源取决于阻滞部位。阻滞发生在房室结内,则为交界性逸搏,频率为 40～60 次/分钟,QRS 波群多正常(伴束支传导阻滞时宽大畸形);阻滞发生在希氏束以下则为室性逸搏心律,频率为 25～40 次/分钟,QRS 波群宽大畸形。阻滞部位越低,频率越慢、越畸形(图 2-29,图 2-30)。

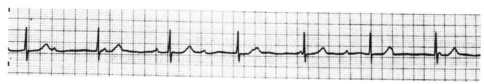

图 2-29　三度房室传导阻滞(交界区逸搏心律)

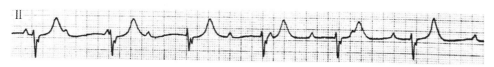

图 2-30　三度房室传导阻滞(室性逸搏心律)

(二)阻滞部位和希氏束电图表现

三度房室传导阻滞部位可位于房室结、希氏束内和希氏束下。

1.房室结内传导阻滞

较少见,多为先天性;亦见于急性下壁心肌梗死(多呈一过性)。希氏束电图示 A 与 HV 分离(HV 固定)。

2.希氏束内传导阻滞

希氏束电图示 AH(固定)与 H′V 分离(图 2-31)。

3.希氏束下传导阻滞

最常见,表现为 AH(固定)与 V 分离(图 2-32)。

(三)诊断中应注意的问题

房室分离是三度房室传导阻滞最基本的心电图表现,但房室分离不等同三度房室传导阻滞。房室分离包括干扰性房室分离、干扰＋阻滞引起的房室分离和三度房室传导阻滞引起的房室分离,诊断中应注意鉴别。

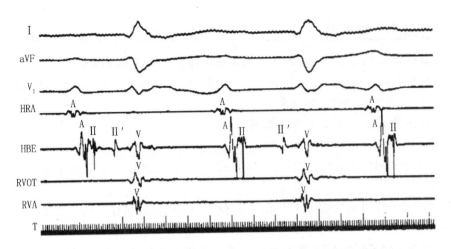

图 2-31　希氏束内三度房室传导阻滞 AH(固定)与 H′V(固定)分离

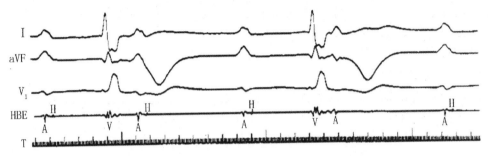

图 2-32　希氏束下三度房室传导阻滞 AH(固定)与 V 分离

1.干扰性房室分离

由于心室提早激动,使本能下传的 P 波因遇提早激动产生的生理不应期而不能下传。心电图特点:室率大于房率的房室分离。

2.阻滞＋干扰性房室分离

(1)室率大于房率符合干扰性房室分离,但具有房室传导阻滞表现:T 波结束后的 P 波仍不能下传心室(图 2-33)或下传的 PR 间期延长。

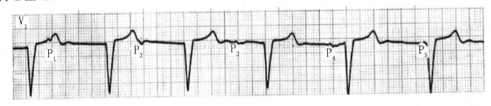

图 2-33　阻滞＋干扰性房室分离

干扰合并阻滞引起的房室分离室率快于房率符合干扰,出现在 T 波结束之后的 P 波(P3、P4)仍不能下传示存在阻滞

(2)室率小于房率符合阻滞,但如逸搏间期<2 倍 PP 间期,需改变 PP 间期与逸搏间期关系,有助于排除干扰引起阻滞程度加重的伪像(图 2-34)。为排除上述情况,有学者进一步提出三度房室传导阻滞严格的条件:①逸搏心率需<45 次/分钟;②逸搏周期≥2 倍 PP 间期;③房率<135 次/分钟(排除生理不应期的影响)。

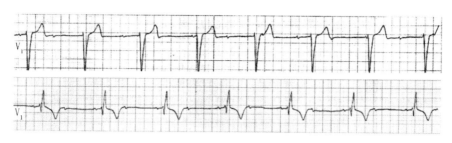

图 2-34　2∶1 房室传导阻滞并干扰致房室分离

A 图示完全性房室分离,房率(73 次/分钟)大于室率(44 次/分钟),心室为室性逸搏心律,酷似三度房室传导阻滞,但逸搏周期小于 2PP 间期;B 图为同日描记示 2∶1 房室传导阻滞,证实 A 图为 2∶1 房室传导阻滞伴干扰致完全性房室分离

五、阻滞部位的心电图初步分析

房室传导阻滞的预后和治疗,不仅取决于阻滞程度,更取决于阻滞部位(后者更重要),阻滞区的准确定位需借助希氏束电图,体表心电图只能依 QRS 波群形状和阻滞的类型加上某些病理因素和药物反应做出初步估计。

(一)一度房室传导阻滞

1.一度房室传导阻滞伴窄 QRS 波群

多见于房室结或希氏束内(尤其前者);但亦有例外,如双侧束支内同等程度的传导延迟。

2.一度房室传导阻滞伴宽 QRS 波群

多见于希氏束下传导阻滞;但亦可见于房室结一度传导阻滞伴束支传导阻滞(尤其 PR 间期延长比较明显>0.40 s时)。

(二)二度房室传导阻滞

1.二度Ⅰ型房室传导阻滞

多为房室结内传导阻滞;但亦可发生在希氏束内和双束支水平(发生率较低),如 PR 间期增量幅度很小时,提示可能发生在希浦系统内。

2.二度Ⅱ型房室传导阻滞

定位意义较肯定,阻滞区在希浦系统(大部分为双侧束支,少数发生在希氏束内)。

3.2∶1 和 3∶1 阻滞的房室传导阻滞

本身定位意义小。下传的 QRS 波群增宽,发生在双束支水平可能性大,但尚应结合临床、心电图变化和药物反应进一步分析。

(三)三度房室传导阻滞

1.逸搏心律 QRS 波群正常

示阻滞区在希氏束分叉以上包括房室结或希氏束。在希氏束水平阻滞:逸搏心率更慢(<40 次/分钟);运动或用阿托品后逸搏心率加快不明显(≤5 次/分钟);以往心电图常有二度Ⅱ型房室传导阻滞。

2.逸搏心律 QRS 波群增宽

大部分希氏束下阻滞;少数为三度房室结或希氏束阻滞伴束支传导阻滞。如发生三度阻滞前下传的 QRS 波群与逸搏相同是支持后者的有力证据;如宽大畸形的 QRS 波群不呈典型束支传导阻滞图形,或室率低于 35 次/分钟,或波形不稳定(伴同频率改变),或发生三度传导阻滞之前呈有交替性束支传导阻滞等均是支持前者的证据。

六、心房颤动时房室传导阻滞分析

心房颤动时 P 波消失,代之以 350～600 次/分钟不规则的 f 波,无法用上述房室传导阻滞的诊断标准判断,目前尚无统一标准。但在心房颤动中房室传导阻滞较窦性心律更为常见。

(一)心房颤动时的房室传导阻滞

1.生理性二度房室传导阻滞

(1)心房颤动时心房周期小于房室结生理有效不应期,生理性二度房室传导阻滞是房室结避免心室过快反应的保护机制。

(2)同时常由于伴隐匿性传导(特别是隐匿性传导连续出现时)及迷走神经张力影响,可引起长 RR 间期,易误认为二度房室传导阻滞。

2.病理性二度房室传导阻滞

(1)在持续和永久性心房颤动中二度房室传导阻滞有较高的发生率,并随心房颤动病程的持续而增加。

(2)对房室传导功能正常的心房颤动(仅有生理性二度房室传导阻滞),为控制心室率,临床需用药物减慢房室传导,将休息时心室率控制在 60～80 次/分钟(日常中等体力活动为 90～115 次/分钟)(但目前认为控制在 100 次/分钟以下就可以),造成药物性二度房室传导阻滞。特别是最近公布的 AFFIRM 和 RACE 试验结果,使心室率控制更受重视(已列入一线干预对策),而心室率得到满意控制的心房颤动均已有二度房室传导阻滞。

3.高度和三度房室传导阻滞

无论是病理性还是药物所致的高度或三度房室传导阻滞,均可由于心室率过缓而产生临床症状,严重时可发生晕厥,需及时调整治疗药物或安置心脏起搏器。

(二)心心房颤动动时房室传导阻滞分析

在心房颤动中生理性二度房室传导阻滞是房室结避免过快心室反应的保护机制。控制心室率是治疗的需要,而将心室率控制至理想程度时,均已有二度房室传导阻滞,所以对心房颤动患者,从临床角度,无必要诊断临床治疗需要的二度房室传导阻滞;亦无须与生理性二度房室传导阻滞鉴别。关键是如何识别需要警惕和治疗的高度和三度房室传导阻滞,对此诊断尚无统一标准,下列几点可供诊断。

1.三度房室传导阻滞

全部为缓慢室性或交界性逸搏心律,可诊断三度房室传导阻滞。

2.高度房室传导阻滞

下列三点提示需警惕和治疗的高度房室传导阻滞:①缓慢的室性或交界性逸搏≥心搏总数 50%;②平均心室率≤50 次/分钟;③平均心室率<60 次/分钟,伴 1.5 s 长 RR 间期,或伴室性(或交界性)逸搏多次出现,或伴有过缓心律失常的临床症状(黑蒙、晕厥)者。

临床心电图出现上述表现,应警惕晕厥发生,以及时调整治疗药物或安置心脏起搏器。

七、房室传导阻滞与临床

(一)病因

1.房室传导阻滞常见病因

急性心肌梗死、冠状动脉痉挛、病毒性心肌炎、心内膜炎、心肌病、急性风湿热、钙化性主动脉瓣狭窄、心脏肿瘤、先天性心血管病、原发性高血压、心脏手术、Lyme 病(螺旋体感染致心肌炎)、Chagas 病(原虫感染致心肌炎)、黏液性水肿等。Lev 病(心脏纤维支架的钙化)与 Lenegre 病(传导系统本身的原发性硬化变性疾病)可能是成人孤立性慢性心脏传导阻滞最常见的原因。

2.迷走神经张力影响

可引起一度和二度Ⅰ型房室传导阻滞,常见于运动员或少数正常人,多发生在夜间或卧位。

(二)临床表现与治疗

1.临床表现

一度房室传导阻滞通常无症状。二度房室传导阻滞可引起心悸与心搏脱漏。三度房室传导阻滞的症状取决于室率和伴随病变,症状包括乏力、头晕、晕厥、心绞痛、心力衰竭等,严重者可致猝死。

2.治疗

主要是对病因进行治疗。对房室传导阻滞本身一度和二度Ⅰ型心室率不慢者,无须特殊治疗;二度Ⅱ型和三度房室传导阻滞如心室率显著缓慢伴有明显症状或血流动力学障碍应予起搏治疗。阿托品可提高房室传导阻滞的心率,适用于阻滞位于房室结者;异丙肾上腺素适用于任何部位的房室传导阻滞,但对急性心肌梗死者慎用(因可能导致严重的室性心律失常)。上述药物仅适用于无心脏起搏条件的应急情况。

(李　明)

第六节　心房扑动与心房颤动

一、心房扑动

心房扑动简称房扑,是一种大折返的房性心律失常,因其折返环通常占据了心房的大部分区域,故房扑又称为大折返性房速。依其折返环解剖结构及心电图表现不同分为典型房扑(一型)及非典型房扑(二型)。典型房扑围绕三尖瓣环、终末嵴和欧氏嵴呈逆钟向或顺钟向折返;其他已知的、确定的房扑类型还包括围绕心房手术切开瘢痕的、心房特发性纤维化区域的、心房内其他解剖结构或功能性传导屏障的大折返,由于引起这些房扑的屏障多变,因此称为非典型房扑。

(一)病因

临床所见房扑较心房颤动为少。阵发性房扑可见于无器质性心脏病患者,而持续性房扑则多伴有器质性心脏病,如风湿性心脏病、冠心病、心肌病等。其他病因尚有房间隔缺损、肺栓塞、二尖瓣、三尖瓣狭窄或关闭不全,慢性心功能不全使心房扩大,以及涉及心脏的中毒性、代谢性疾病,如甲状腺功能亢进性心脏病、心包炎、乙醇中毒等,也可见于胸腔手术后、胸部外伤,甚至子宫内的胎儿亦可发生。少数患者病因不明。儿童持续发作心房扑动增加猝死的可能性。

(二)临床表现

临床表现为心悸、胸闷、乏力等症状。有些房扑患者症状较为隐匿,仅表现为活动时乏力。房扑可加重或诱发心力衰竭。

房扑可被看作是一种过渡性异常心电活动,常自行转复为窦性心律或进展为心房颤动,持续数月乃至数年的房扑十分罕见。房扑引发的系统栓塞少于心房颤动。颈动脉窦按摩一般可使房扑时心室率逐步成倍数减慢,但难以转复为窦性心律。一旦停止按摩,心室率即以相反的方式恢复如初。体力活动、增强交感神经张力或减弱副交感神经张力可成倍加快心室率。

体格检查:在颈静脉波中可见快速扑动波,如果扑动波与下传的 QRS 波群关系不变,则第一心音强度亦恒定不变。有时听诊可闻及心房收缩音。

(三)心电图表现

典型房扑的心房率通常为 250～350 次/分钟,基本心电图特征表现:①完全相同的规则的锯齿形扑动波(F 波)及持续的电活动(扑动波之间无等电位线);②心室律可规则或不规则;③QRS 波群形态多正常,当出现室内差异性传导或原先合并有束支传导阻滞时,QRS 波群增宽,形态异常。扑动波在 Ⅱ、Ⅲ、aVF 导联或 V₁ 导联中较清楚,按摩颈动脉窦或使用腺苷可暂时减慢心室反应,有助于看清扑动波。逆钟向折返的 F 波心电图特征为 Ⅱ、Ⅲ、aVF 导联呈负向,V₁ 导联呈正向,V₆ 导联呈负向(图 2-35);顺钟向折返的 F 波心电图特征则相反,表现为 Ⅱ、Ⅲ、aVF 导联呈正向,V₁ 导联呈负向,V₆ 导联呈正向。

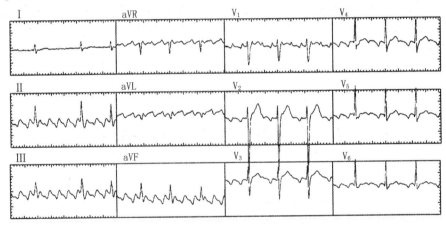

图 2-35　心房扑动

各导联 P 波消失,代之以规则的 F 波,以 Ⅱ、Ⅲ、aVF 和 V₁ 导联最为明显,

QRS 波群形态正常,F 波与 QRS 波群的比为(2～4):1

典型房扑的心室率可以呈以下几种情况。在未经治疗的患者,2:1 房室传导多见,心室率快而规则,此时心室率为心房率的一半;F 波和 QRS 波群有固定时间关系,通常以 4:1、6:1 较为多见,3:1、5:1 少见,心室率慢而规则;若房扑持续时心室率明显缓慢(除外药物影响),F 波和 QRS 波群无固定时间关系,心室率慢而规则,表明有完全性房室传导阻滞的存在;F 波和 QRS 波群无固定时间关系,通常以(2～7):1 传导,心室率不规则。儿童、预激综合征患者,偶见于甲亢患者,心房扑动可以呈 1:1 的形式下传心室,造成 300 次/分钟的心室率,从而产生严重症状。由于隐匿性传导的存在,RR 间期可出现长短交替。不纯房扑(或称扑动-颤动)心房率常快于单纯房扑,其 F 波形态及时限亦变化多样。在某些情况下,此种心电图特点提示心房电活动的不一致。例如,一侧心房为颤动样激动,同时另一侧心房可能被相对缓慢且规整的扑动样激动所控制。现已证实,房内传导时间延长是房扑发生的危险因素之一。

如上所述,由于非典型房扑的折返环(不依赖下腔静脉至三尖瓣环之间的峡部)变异性很大,因此非典型房扑的大折返心电图特征存在很大差异,心房率或 F 波形态各不相同。然而,非典

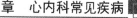

型房扑的 F 波频率通常与典型房扑相同,即 250～350 次/分钟。

(四)治疗

1.直流电复律

如果房扑患者有严重的血流动力学障碍或心力衰竭,应立即给予同步直流电复律,所需能量相对较低(50 J)。若电休克引起心房颤动,可用较高的能量再次进行电休克以求恢复窦性心律,或根据临床情况不予处理。少数患者在恢复窦性心律即刻有发生血栓栓塞的可能。

2.心房程序调搏

食管调搏或右心房导管快速心房起搏在大多数患者中可有效终止一型房扑或部分二型房扑,恢复窦性心律或转变为伴有较慢心室率的心房颤动,临床症状改善。

3.药物治疗

可选用胺碘酮、洋地黄、钙通道阻滞剂或β受体阻滞剂减慢房扑时的心室率,若心房扑动持续存在,可试用Ⅰa和Ⅰc类抗心律失常药物以恢复窦性心律和预防复发。小剂量(200 mg/d)胺碘酮也可预防复发。除非心房扑动时的心室率已被洋地黄、钙通道阻滞剂或β受体阻滞剂减慢,否则不应使用Ⅰ类和Ⅲ类抗心律失常药物,因上述药物有抗胆碱作用,且Ⅰ类抗心律失常药物能减慢 F 波频率,使房室传导加快,引起 1∶1 传导,使心室率加快。

4.射频消融

通过导管射频消融阻断三尖瓣环和下腔静脉之间的峡部,造成双向阻滞,对于治疗典型房扑十分有效,长期成功率达 90%～100%,目前已成为典型房扑首选治疗方法。其他类型的房扑消融治疗也很有效,但成功率略低于典型房扑,且各类型房扑消融治疗的成功率不同。

二、心房颤动

心房颤动房颤,是指心房无序除极、电活动丧失,产生快速无序的颤动波,导致心房无有效收缩,是最严重的心房电活动紊乱。有学者研究表明,30 岁以上患者 20 年内发生心房颤动的总概率为 2%,60 岁以后发病率显著增加,平均每 10 年发病率增加 1 倍。目前国内心房颤动的流行病学资料较少,一项对14 个自然人群心房颤动现状的大规模流行病学调查显示,心房颤动发生率为0.77%。在所有心房颤动患者中,心房颤动发生率按病因分类,非瓣膜性、瓣膜性和孤立性心房颤动所占比例分别为 65.2%、12.9%和21.9%。非瓣膜性心房颤动发生率明显高于瓣膜性心房颤动和孤立性心房颤动,其中 1/3 为阵发性心房颤动,2/3 为持续或永久性心房颤动。

(一)病因和发病机制

心房颤动的病因与房扑相似。阵发性心房颤动可见于无器质性心脏病患者,而持续性心房颤动则多伴有器质性心脏病,如高血压心脏病、风湿性心脏病、冠心病、心肌病等。其他病因尚有房间隔缺损,肺栓塞,二尖瓣、三尖瓣狭窄或关闭不全,慢性心功能不全使心房扩大,以及涉及心脏的中毒性、代谢性疾病,如甲状腺功能亢进性心脏病、心包炎、乙醇中毒等。亦可见于胸腔手术后、胸部外伤,甚至子宫内的胎儿亦可发生。少数患者病因不明,称为特发性心房颤动。

心房颤动的发生机制主要涉及两个方面。其一是心房颤动的触发因素,包括交感神经和副交感神经刺激、心动过缓、房性期前收缩或心动过速、房室旁路和急性心房牵拉等。其二是心房颤动发生和维持的基质,这是心房颤动发作和维持的必要条件,以心房有效不应期的缩短和心房扩张为特征的电重构和解剖重构是心房颤动持续的基质,重构变化可能有利于形成多发折返子波。此外,还与心房某些电生理特性变化有关,包括有效不应期离散度增加、局部阻滞、传导减慢和心肌束的分隔等。

随着对局灶驱动机制、心肌袖、电重构的认识,以及非药物治疗方法的不断深入,目前认为心房颤动是多种机制共同作用的结果。①折返机制:包括多发子波折返学说和自旋波折返假说。②触发机制:由于异位局灶自律性增强,通过触发和驱动机制发动和维持心房颤动,而绝大多数异位兴奋灶(90%以上)在肺静脉内,尤其是左、右上肺静脉。组织学上可看到肺静脉入口处的平滑肌细胞中有横纹肌成分,即心肌细胞呈袖套样延伸到肺静脉内,而且上肺静脉比下肺静脉的袖套样结构更宽、更完善,形成心肌袖。肺静脉内心肌袖是产生异位兴奋的解剖学基础。腔静脉和冠状静脉窦在胚胎发育过程中也可形成肌袖,并有可以诱发心房颤动的异位兴奋灶存在。异位兴奋灶也可以存在于心房的其他部位,包括界嵴、房室交界区、房间隔、Marshall韧带和心房游离壁等。③自主神经机制:心房肌的电生理特性不同程度地受自主神经系统的调节,自主神经张力改变在心房颤动中起着重要作用。部分学者称其为神经源性心房颤动,并根据发生机制的不同将其分为迷走神经性心房颤动和交感神经性心房颤动两类。前者多发生在夜间或餐后,尤其多见于无器质性心脏病的男性患者;后者多见于白昼,多由运动、情绪激动和静脉滴注异丙肾上腺素等诱发。迷走神经性心房颤动与不应期缩短和不应期离散性增高有关;交感神经性心房颤动则主要是由于心房肌细胞兴奋性增高、触发激动和微折返环形成。而在器质性心脏病中,心脏生理性的迷走神经优势逐渐丧失,交感神经性心房颤动更为常见。

(二)心房颤动的分类

临床上常根据病因、起病时间、心室率、自主神经作用、发生机制及部位等对心房颤动进行分类。然而,到目前为止仍没有一种分类方法能满足所有的要求。目前,临床上常将心房颤动分为初发心房颤动、阵发性心房颤动、持续性心房颤动、永久性心房颤动。

1.初发心房颤动

首次发现,不论其有无症状和能否自行复律。

2.阵发性心房颤动

持续时间<7 d,一般<48 h,多为自限性。

3.持续性心房颤动

持续时间>7 d,常不能自行复律,药物复律的成功率较低,常需电转复。

4.永久性心房颤动

复律失败或复律后24 h内又复发的心房颤动,可以是心房颤动的首发表现或由反复发作的心房颤动发展而来,对于持续时间较长、不适合复律或患者不愿意复律的心房颤动也归于此类。有些心房颤动患者不能获得准确的心房颤动病史,尤其是无症状或症状轻微者,常采用新近发生的或新近发现的心房颤动来命名,新近发生的心房颤动也可指心房颤动持续时间<24 h。心房颤动的一次发作事件是指发作持续时间>30 s。

(三)临床表现

心房颤动是临床上最为常见的心律失常之一。充血性心力衰竭、瓣膜性心脏病、卒中病史、左心房扩大、二尖瓣和主动脉瓣功能异常、经治疗的高血压及高龄是心房颤动发生的独立危险因素。阵发性心房颤动可见于器质性心脏病患者,尤其是在情绪激动时,或急性乙醇中毒、运动、手术后,但更多见于器质性心脏病患者。持续性心房颤动患者多有心血管疾病,最常见于二尖瓣病变、高血压性心脏病、房间隔缺损、冠心病、肺心病等。新近发生的心房颤动则应考虑甲状腺功能亢进等代谢性疾病。

心房无序的颤动失去了有效的收缩与舒张,心房泵血功能恶化或丧失,加之房室结对快速心房激动的递减传导,引起心室极不规则的反应。因此,心室律(率)紊乱、心功能受损和心房附壁血栓形成是心房颤动患者的主要病理生理特点。心房颤动可有症状,也可无症状,即使对于同一患者也是如此。心房颤动引起的症状由多种因素决定,包括发作时的心室率、心功能、伴随的疾病、心房颤动持续时间及患者感知症状的敏感性等。其危害主要有三方面:①引起胸闷、心悸、体力下降等症状;②降低心泵功能;③导致系统栓塞等严重并发症。严重时可出现低血压、心绞痛、急性肺水肿、昏厥甚至猝死。

大多数患者有心悸、呼吸困难、胸痛、疲乏、头晕和黑蒙等症状,由于心房钠尿肽的分泌增多还可引起多尿。部分心房颤动患者无任何症状,偶然的机会或者出现心房颤动的严重并发症如卒中、栓塞或心力衰竭时才被发现。有些患者有左心室功能不全的症状,可能继发于心房颤动时持续的快速心室率。晕厥并不常见,但却是一种严重的并发症,常提示存在窦房结功能障碍及房室传导功能异常、主动脉瓣狭窄、肥厚型心肌病、脑血管疾病或存在房室旁路等。

典型的心房颤动体征为心律绝对不规则、第一心音强弱不等、脉搏短绌。如果心房颤动患者心室率突然变得规整,应怀疑它可能转变成窦性心律、房性心动过速、下传比例固定的心房扑动或交界性、室性心动过速。

(四)心电图诊断

心房颤动的心电图特点:①P波消失,仅见心房电活动呈振幅不等、形态不一的小的不规则的基线波动,称为f波,频率为350~600次/分钟;②QRS波群形态和振幅略有差异,RR间期绝对不等。其原因在于大量心房冲动由于波振面的冲突而相互抵消或侵入房室结,使房室结对后来的冲动部分地不起反应,阻滞在房室交界区未下传到心室(即隐匿性传导,导致心室律不规则),此时决定心室反应速率的主要因素是房室结的不应期和最大起搏频率(图2-36)。

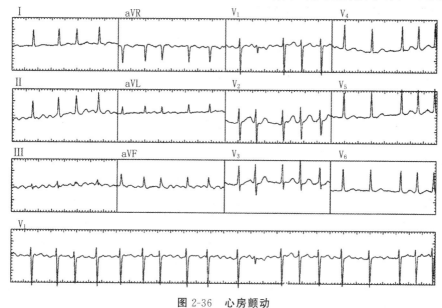

图2-36　心房颤动

各导联P波消失,代之以不规则的f波,以Ⅱ、Ⅲ、aVF和V₁导联为明显,QRS波群形态正常,RR间期绝对不等

心房颤动时的心室率取决于房室结的电生理特性、迷走神经和交感神经的张力水平,以及药物的影响等。在未经治疗的房室传导正常的患者,则伴有不规则的快速心室反应,心室率通常在

100～160次/分钟。当患者伴有预激综合征时,心房颤动的心室反应有时超过300次/分钟,可导致心室颤动。如果心房颤动合并房室传导阻滞,由于房室传导系统发生不同程度的传导障碍,可以出现长RR间期。心房颤动持续过程中,心室节律若快且规则(超过100次/分钟),提示交界性或室性心动过速;若慢且规则(30～60次/分钟),提示完全性房室传导阻滞。如出现RR间期不规则的宽QRS波群,常提示存在房室旁路前传或束支传导阻滞。当f波细微、快速而难以辨认时,经食管或心腔内电生理检查将有助诊断。

(五)治疗

心房颤动患者的治疗目标是减少血栓栓塞和控制症状。后者主要是控制心房颤动时的心室率和/或恢复及维持窦性心律。其治疗主要包括以下五方面。

1.复律治疗

对阵发性、持续性心房颤动和经选择的慢性心房颤动患者,转复为窦性心律是所希望的治疗终点。

初发48 h内的心房颤动多推荐应用药物复律,时间更长的则采用电复律。对于心房颤动伴较快心室率并且症状重、血流动力学不稳定的患者,包括伴有经房室旁路前传的心房颤动患者,则应尽早或紧急电复律。伴有潜在病因的患者,如甲亢、感染、电解质紊乱等,在病因未纠正前,一般不予复律。

(1)药物复律:新近发生的心房颤动用药物转复为窦性心律的成功率可达70%以上,但持续时间较长的心房颤动复律成功率较低。静脉注射依布利特复律的速度最快,用2 mg可使心房颤动在30 min内或以后的30～40 min转复为窦性心律,比静脉注射普鲁卡因胺或索他洛尔的疗效更好。依布利特的主要不良反应是尖端扭转型室性心动过速,对心动过缓、低钾血症、低镁血症、心室肥厚、心力衰竭者及女性患者应慎用。静脉应用普罗帕酮、普鲁卡因胺和胺碘酮也可复律。胺碘酮复律的速度较慢,虽然控制心室率的效果在给予300～400 mg时已达到,但静脉给药剂量≥1 g约需要24 h才能复律。对持续时间较短的心房颤动,Ⅰc类抗心律失常药物氟卡尼和普罗帕酮在2.5 h复律的效果优于胺碘酮,而氟卡尼和普罗帕酮的复律效果无差异。快速静脉应用艾司洛尔对复律心房颤动有效,而洋地黄制剂对复律无效。

目前,最常用于复律的静脉药物有普罗帕酮、胺碘酮和依布利特。静脉应用抗心律失常药物时应行心电监护。如有心功能不良或器质性心脏病,首选胺碘酮;如心功能正常或无器质性心脏病,可首选普罗帕酮,也可用氟卡尼或索他洛尔。对于症状不明显的心房颤动患者也可口服抗心律失常药物进行复律。

对新近发生的心房颤动采用药物复律,需要仔细分析患者的临床情况,对拟用的抗心律失常药物的药理特性要有充分了解。无器质性心脏病的心房颤动患者静脉应用或口服普罗帕酮是有效和安全的,而对有缺血性心脏病、左室射血分数降低、心力衰竭或严重传导障碍的患者,应该避免应用Ⅰc类药物。胺碘酮、索他洛尔和新Ⅲ类抗心律失常药物如依布利特和多菲利特,复律是有效的,但有少数患者(1%～4%)可能并发尖端扭转型室性心动过速,因此在住院期间进行复律较为妥当。对心房颤动电复律失败或早期复发的病例,在择期行电复律前应先应用胺碘酮、索他洛尔等药物以提高心房颤动复律的成功率。对心房颤动持续时间≥48 h或持续时间不明的患者,在复律前后均应常规应用华法林抗凝治疗。

(2)直流电复律。①体外直流电复律:体外(经胸)直流电复律对心房颤动转复为窦性心律十分有效和简便,并且只要操作得当则相对安全。主要的适应证是药物复律失败的阵发性或持续性心房颤动且必须维持窦性心律者,对于心室率快、症状重且有血流动力学恶化倾向的心房颤动患者常作为一线治疗。起始能量以 150～200 J 为宜,如复律失败,可用更高的能量。电复律必须与 R 波同步。心房颤动患者经适当的准备和抗凝治疗,电复律并发症很少,但也可发生包括体循环栓塞、室性期前收缩、非持续性或持续性室性心动过速、窦性心动过缓、低血压、肺水肿及暂时性 ST 段抬高等症状、体征。体外电复律对左心室功能严重损害的患者要十分谨慎,因为有发生肺水肿的可能。体外直流电复律的禁忌证包括洋地黄毒性反应、低钾血症、急性感染性或炎性疾病、未代偿的心力衰竭及未满意控制的甲状腺功能亢进等。恢复窦性心律后可进一步了解窦房结功能状况或房室传导情况。如果患者疑有房室传导阻滞或窦房结功能低下,电复律前应有预防性心室起搏的准备。②心内直流电复律:自 1993 年以来,复律的低能量(<20 J)心内电击技术已用于临床。该技术采用两个表面积大的导管电极,分别置于右心房(负极)和冠状静脉窦(正极)。其中一根电极导管也可置于左肺动脉作为正极,或者因冠状静脉窦插管失败作为替代(正极)。对心房颤动的各种亚组患者,包括体外直流电复律失败的心房颤动患者,复律的成功率可达 70%～89%。该技术也可用于对电生理检查或导管消融过程中发生的心房颤动进行复律,但放电必须与 R 波准确同步。③电复律与药物联合应用:对于反复发作的持续性心房颤动,约 25% 的患者电复律不能成功,或虽复律成功,但窦性心律仅能维持数个心动周期或数分钟后又转为心房颤动,另 25% 的患者复律成功后2周内复发。若电复律失败,可在应用抗心律失常药物后再次体外电复律,必要时考虑心内电复律。与电复律前给予安慰剂或频率控制药物比较,胺碘酮可提高电复律的成功率,复律后心房颤动复发的比例也降低。给予地尔硫䓬、氟卡尼、普鲁卡因胺、普罗帕酮和维拉帕米并不提高复律的成功率,对电复律成功后预防心房颤动复发的作用也不明确。有研究提示,在电复律前 28 d 给予胺碘酮或索他洛尔,两者对心房颤动自发复律和电复律的成功率效益相同($P=0.98$)。对心房颤动复律失败或早期复发的病例,推荐在择期复律前给予胺碘酮、索他洛尔。④植入型心房除颤器:心内直流电复律的研究已近 20 年,为了便于重复多次尽早复律,20 世纪90 年代初已研制出一种类似植入型心律转复除颤器(implantable card-ioverter defibril lator,ICD)的植入型心房除颤器(implantable atrial defibrillator,IAD)。IAD 发放低能量(<6 J)电击,以尽早有效地终止心房颤动,恢复窦性心律,尽可能减少患者的不适感觉。尽管动物试验和早期的临床经验表明,低能量心房内除颤对阵发性心房颤动、新近发生的心房颤动或慢性心房颤动患者都有较好的疗效(75%～80%),能减少心房颤动负荷和住院次数,但由于该技术为创伤性的治疗方法、费用昂贵,且不能预防复发,因此不推荐常规使用。

2.维持窦性心律

无论是阵发性还是持续性心房颤动,大多数心房颤动在转复成功后都会复发,因此,通常需要应用抗心律失常药物预防心房颤动复发以维持窦性心律。常选用 Ⅰa、Ⅰc 及 Ⅲ类(胺碘酮、索他洛尔)抗心律失常药物及导管消融预防复发。

在使用抗心律失常药物前,应注意检查有无心血管疾病和其他相关因素。首次发现的心房颤动、偶发心房颤动或可以耐受的阵发性心房颤动,很少需要预防性用药。β受体阻滞剂对仅在运动时发生的心房颤动比较有效。

在选择抗心律失常药物进行窦性心律的长期维持治疗时,首先要评估药物的有效性、安全性及耐受性。有研究提示,现有的抗心律失常药物在维持窦性心律中,虽可改善患者的症状,但有效性差,不良反应较多,且不降低总病死率。

在考虑疗效的同时,药物选择还需密切注意和妥善处理以下问题。

（1）对脏器的毒性作用。普罗帕酮、氟卡尼、索他洛尔、多菲利特、丙吡胺对脏器的毒性作用相对较低,若患者应用胺碘酮治疗,则需注意并尽可能防止胺碘酮对脏器的毒性作用。

（2）致心律失常作用。一般来说,在结构正常的心脏,Ⅰc类抗心律失常药物很少诱发室性心律失常。在有器质性心脏病的患者,致心律失常作用的发生率较高,其发生率及类型与所用药物和本身心脏病的类型有关。Ⅰ类抗心律失常药物一般应当避免在心肌缺血、心力衰竭和显著心室肥厚的情况下使用。选择药物的原则如下。①若无器质性心脏病,首选Ⅰc类抗心律失常药物;索他洛尔、多菲利特、丙吡胺和阿齐利特可作为第二选择。②若伴高血压,药物的选择与第一条相同。若伴有左心室肥厚,有可能引起尖端扭转型室性心动过速,故胺碘酮可作为第二选择。但对有显著心室肥厚(室间隔厚度≥14 mm)的患者,Ⅰ类抗心律失常药物不适宜使用。③若伴心肌缺血,避免使用Ⅰ类抗心律失常药物。可选择胺碘酮、索他洛尔,也可选择多菲利特与β受体阻滞剂合用。④若伴心力衰竭,应慎用抗心律失常药物,必要时可考虑应用胺碘酮或多菲利特,并适当加用β受体阻滞剂。⑤若合并预激综合征(WPW综合征),应首选对房室旁路行射频消融治疗。⑥对迷走神经性心房颤动,丙吡胺具有抗胆碱能活性,疗效肯定;不宜使用胺碘酮,因该药具有一定的β受体阻断作用,可加重该类心房颤动的发作。对交感神经性心房颤动,β受体阻滞剂可作为一线治疗药物,此外还可选用索他洛尔和胺碘酮。⑦对孤立性心房颤动可先试用β受体阻滞剂;普罗帕酮、索他洛尔和氟卡尼的疗效肯定;胺碘酮和多菲利特仅作为替代治疗。

在药物治疗过程中,若出现明显不良反应或患者要求停药,则应该停药;如药物治疗无效或效果不肯定,应及时停药。

鉴于目前已有的抗心律失常药物的局限性和现有导管消融研究的结果,在维持窦性心律方面经导管消融优于药物治疗。

3.控制过快的心室率

药物维持窦性心律和控制心室率的研究显示,没有发现控制心室率在死亡率和生活质量方面逊于维持窦性心律的治疗。主要原因可能是复律并维持窦性心律治疗过程中的风险,尤其是抗心律失常药物的不良反应,抵消了维持窦性心律所带来的益处,故在降低心房颤动复发率的同时并没有改善患者的预后。因此,长期用药时应评价抗心律失常药物的益处和风险。对于部分心房颤动患者而言,心室率控制后可显著减轻或消除症状,改善心功能,提高生活质量。控制心室率在以下情况下可作为一线治疗:①无转复窦性心律指征的持续性心房颤动;②心房颤动已持续数年,在没有其他方法干预的情况下(如经导管消融治疗),即使转复为窦性心律也很难维持;③抗心律失常药物复律和维持窦性心律的风险大于心房颤动本身;④心脏器质性疾病,如左心房内径大于55 mm、二尖瓣狭窄等,如未纠正,很难长期保持窦性节律。

控制心房颤动患者过快心室率,使患者静息时心室率维持在60～80次/分钟,运动时维持在90～115次/分钟,可采用洋地黄制剂、钙通道阻滞剂(地尔硫䓬、维拉帕米)及β受体阻滞剂单独应用或联合应用、某些抗心律失常药物。β受体阻滞剂是心房颤动时控制心室率的一线药物,钙通道阻滞剂如维拉帕米和地尔硫䓬也是常用的一线药物,对控制运动时快速心室率的效果比地高辛好,β受体阻滞剂和地高辛合用控制心室率的效果优于单独使用。洋地黄制剂(如地高辛)对控制静息时的心室率有效,但对控制运动时的心室率无效,仅用于伴有慢性心力衰竭的心房颤动患者,对其他心房颤动患者不单独作为一线药物。对伴有房室旁路前传的心心房颤动动患者,禁用钙通道阻滞剂、洋地黄制剂和β受体阻滞剂,因心房颤动时心房激动经房室结前传受到抑制

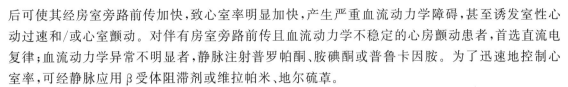

后可使其经房室旁路前传加快,致心室率明显加快,产生严重血流动力学障碍,甚至诱发室性心动过速和/或心室颤动。对伴有房室旁路前传且血流动力学不稳定的心房颤动患者,首选直流电复律;血流动力学异常不明显者,静脉注射普罗帕酮、胺碘酮或普鲁卡因胺。为了迅速地控制心室率,可经静脉应用β受体阻滞剂或维拉帕米、地尔硫䓬。

对于发作频繁、药物不能控制的快速心室率患者或不能耐受药物治疗且症状严重的患者,可考虑导管消融改良房室结以减慢心室率、消融房室结阻断房室传导后植入永久性人工心脏起搏器治疗。

4.抗凝治疗

心房颤动是卒中的独立危险因素,心房颤动患者发生卒中的危险是窦性心律者的5～6倍。在有血栓栓塞危险因素的心房颤动患者中,应用华法林进行抗凝治疗是目前唯一可明确改善患者预后的药物治疗手段。任何有血栓栓塞危险因素的心房颤动患者如无抗凝治疗禁忌证均应给予长期口服华法林治疗,并使其国际标准化比率(INR)维持在2.0～3.0,而最佳值为2.5左右,75岁以上患者的INR宜维持在2.0～2.5。INR<1.5不可能有抗凝效果;INR>3.0出血风险明显增加。对年龄<65岁无其他危险因素的心房颤动患者可不予以抗凝剂,65～75岁无危险因素的持续性心房颤动患者可给予阿司匹林300～325 mg/d预防治疗。

对阵发性或持续性心房颤动,如行复律治疗,当心房颤动持续时间在48 h以内,复律前不需要抗凝。当心房颤动持续时间不明或≥48 h,临床可有两种抗凝方案。一种是先开始华法林抗凝治疗,使INR达到2.0～3.0三个星期后复律。在3周有效抗凝治疗之前,不应开始抗心律失常药物治疗。另一种是行经食管超声心动图检查且静脉注射肝素,如果没有发现心房血栓,可进行复律。复律后肝素和华法林合用,直到INR≥2.0停用肝素,继续应用华法林。在转复为窦性心律后几周,患者仍然有全身性血栓栓塞的可能,不论心房颤动是自行转变为窦性心律还是经药物或直流电复律,均需再行抗凝治疗至少4周,复律后在短时间内心房的收缩功能尚未完全恢复。

华法林抗凝治疗可显著降低缺血性脑卒中的发生率,但应注意其出血性事件的危险,对每例患者应当评估风险/效益比。华法林初始剂量为2.5～3 mg/d,2～4 d起效,5～7 d达治疗高峰。因此,在开始治疗时应隔天监测INR,直到INR连续2次在目标范围内,然后每周监测2次,共1～2周。稳定后,每月复查2次。华法林剂量根据INR调整,如果INR低于1.5,则增加华法林的剂量,如高于3.0,则减少华法林的剂量。华法林剂量每次增减的幅度一般在0.625 mg/d以内,剂量调整后需重新监测INR。由于华法林的药代动力学受多种食物、药物、乙醇等的影响,因此,华法林的治疗需长期监测和随访,将INR控制在治疗范围内。

阿司匹林有预防血栓栓塞事件的作用,但其效果远比华法林差,仅应用于对华法林有禁忌证或者脑卒中的低危患者。因阿司匹林与华法林联合应用的抗凝作用并不优于单独应用华法林,而出血的危险却明显增加,因此不建议两者联用。氯吡格雷也可用于预防血栓形成,临床多用75 mg顿服,其优点是不需要监测INR,出血危险性低,但预防脑卒中的效益远不如华法林,即使氯吡格雷与阿司匹林合用,其预防卒中的作用也不如华法林。

5.非药物治疗

对一部分反复发作、症状较重而药物治疗效果不理想的患者,可选择进行非药物治疗,包括心房起搏、导管消融及心房除颤器等。

(李　明)

第七节　心室扑动与心室颤动

一、心电图诊断

心室扑动简称室扑,心电图表现为连续出现的畸形 QRS 波群,呈正弦波曲线,时限在 0.12 s 以上,无法分开 QRS 波与 T 波,也无法明确为负向波或为正向波。QRS 波频率常为 180～250 次/分钟,有时可低到 150 次/分钟,或高达 300 次/分钟;P 波看不到,QRS 波之间无等电位线;室扑常为暂时性,大多数转为室颤,也有些转为室速,或恢复为窦性心律(图 2-37)。

心室颤动简称室颤,是 P 波及 QRS-T 波消失,代之以形态和振幅均不规则的颤动波,形态极不一致。颤动波的电压低(振幅＜0.2 mV),往往是临终前的表现。颤动波之间无等电位线。颤动波的频率不等,多为 250～500 次/分钟,很慢的颤动波预示着心脏停搏即将发生(图 2-38)。

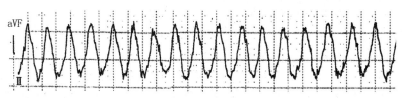

图 2-37　心室扑动

QRS 波群宽大畸形,呈正弦波曲线,无法分开 QRS 波与 T 波,QRS 波之间无等电位线

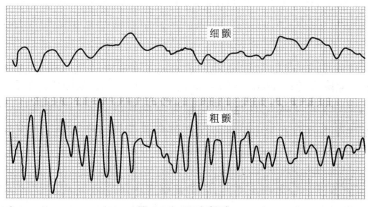

细颤

粗颤

图 2-38　心室颤动

QRS-T 波消失,代之以形态和振幅均不规则的颤动波

室扑应与阵发性室性心动过速相鉴别。后者心室率也常在 180 次/分钟左右,但 QRS 波清楚,波间有等电位线,QRS 波与 T 波之间可以分清且 QRS 波时限不如室扑长。室扑与室颤之间的区别也应注意,室扑波呈连续而规则的畸形波,而室颤波则为电压较小的完全不规则的频率快的波。

二、临床表现

发展为室扑及室颤者其典型表现为意识丧失或四肢抽搐后意识丧失。①抽搐:为全身性,持续时间长短不一,可达数分钟,多发生于室颤后 10 s 内;②心音消失:呼吸呈叹息样,以后呼吸停止,常发生在室颤后 20~30 s 内;③昏迷:常发生在室颤后 30 s 后;④瞳孔散大:多在室扑或室颤后 30~60 s 出现;⑤血压测不到。

室颤与室扑见于许多疾病的终末期,例如冠心病、心肌缺氧及药物中毒等。在发生室颤与室扑而被复苏的患者中,冠心病占 75%,但透壁心肌梗死只占 20%~30%。非梗死患者 1 年内又发生室颤者大约有 22%,2 年复发率为 40%。而心肌梗死并发室颤,1 年中复发率为 2%。R-on-T 性室性期前收缩是诱发室颤的重要因素,窦性心律明显减慢或加快都可促进室颤发生。射血分数低、室壁运动异常、有充血性心力衰竭病史、有心肌梗死史(但不在急性期)、有室性心律失常者,室颤与室扑难以复苏,病死率高。

三、治疗

治疗室扑、室颤应遵循基础生命支持和进一步循环支持的原则。

对于室颤及神志丧失的室扑患者应该即刻进行非同步直流电除颤,一般不需麻醉。先做电除颤后再行其他心肺复苏措施,以免耽误时间。如果已恢复窦性心律,但循环衰竭,血压低,应继续胸外按压及人工通气,并连续心电检测以防心律失常复发。循环衰竭后马上会发生代谢性酸中毒。如果心律失常在 30~60 s 内终止,则酸中毒不显著。如时间较长,常需用碳酸氢钠纠正酸中毒,但其应用不应该延迟肾上腺素或电除颤的应用。

(李 明)

第八节 急性冠状动脉综合征

急性冠状动脉综合征(ACS)指心血管疾病中急性发病的临床类型,包括 ST 段抬高型心肌梗死(STEMI)、非 ST 段抬高型心肌梗死(NSTEMI)和不稳定型心绞痛(UA)。近年来又将前者称为 ST 段抬高型 ACS,约占 1/4(包括小部分变异型心绞痛),后两者合称为非 ST 段抬高型 ACS,约占 3/4。它们主要涵盖了以往分类中的 Q 波型急性心肌梗死(AMI)、非 Q 波型 AMI 和不稳定型心绞痛。

一、不稳定型心绞痛和非 ST 段抬高型心肌梗死

UA 指介于稳定型心绞痛和急性心肌梗死之间的临床状态,包括了除稳定型劳力性心绞痛以外的初发型、恶化型劳力性心绞痛和各型自发性心绞痛。它是在粥样硬化病变的基础上,发生了冠状动脉内膜下出血、斑块破裂、破损处血小板与纤维蛋白凝集形成血栓、冠状动脉痉挛及远端小血管栓塞引起的急性或亚急性心肌供氧减少所致。它是 ACS 中的常见类型。若 UA 伴有血清心肌坏死标志物明显升高,此时可确立 NSTEMI 的诊断。

(一)发病机制

ACS 有着共同的病理生理学基础,即在冠状动脉粥样硬化的基础上,粥样斑块松动、裂纹或破裂,使斑块内高度致血栓形成的物质暴露于血流中,引起血小板在受损表面黏附、活化、聚集,形成血栓,导致病变血管完全性或非完全性闭塞。冠脉病变的严重程度,主要取决于斑块的稳定

性,与斑块的大小无直接关系。不稳定斑块具有如下特征:脂质核较大,纤维帽较薄,含大量的巨噬细胞和 T 淋巴细胞,血管平滑肌细胞含量较少。UA/NSTEMI 的特征是心肌供氧和需氧之间平衡失调,目前发现其最常见病因是心肌血流灌注减少,这是由于粥样硬化斑块破裂发生的非阻塞性血栓导致冠状动脉狭窄所致。血小板聚集和破裂斑块碎片导致的微血管栓塞,使得许多患者的心肌标志物释放。其他原因包括动力性阻塞(冠状动脉痉挛或收缩)、进行性机械性阻塞、炎症和/或感染、继发性 UA 即心肌氧耗增加或氧输送障碍的情况(包括贫血、感染、甲状腺功能亢进、心律失常、血液高黏滞状态或低血压等),实际上这 5 种病因相互关联。

(二)病理解剖

冠状动脉病变或粥样硬化斑块的慢性进展,即使可导致冠状动脉严重狭窄甚至完全闭塞,由于侧支循环的逐渐形成,通常不一定产生心肌梗死。若冠状动脉管腔未完全闭塞,仍有血供,临床上表现为 NSTEMI 即非 Q 波型心肌梗死或 UA,心电图仅出现 ST 段持续压低或 T 波倒置。如果冠脉闭塞时间短,累计心肌缺血<20 min,组织学上无心肌坏死,也无心肌酶或其他标志物的释出,心电图呈一过性心肌缺血改变,临床上就表现为 UA;如果冠脉严重阻塞时间较长,累计心肌缺血>20 min,组织学上有心肌坏死,血清心肌坏死标志物也会异常升高,心电图上呈持续性心肌缺血改变而无 ST 段抬高和病理性 Q 波出现,临床上即可诊断为 NSTEMI 或非 Q 波型心肌梗死。NSTEMI 虽然心肌坏死面积不大,但心肌缺血范围往往不小,临床上依然很高危;这可以是冠状动脉血栓性闭塞已有早期再通,或痉挛性闭塞反复发作,或严重狭窄的基础上急性闭塞后已有充分的侧支循环建立的结果。NSTEMI 时的冠脉内附壁血栓多为白血栓;也可能是由斑块成分或血小板血栓向远端栓塞所致。

(三)临床表现

(1)静息时或夜间发生心绞痛常持续 20 min 以上。

(2)新近发生的心绞痛(病程在 2 个月内)且程度严重。

(3)近期心绞痛逐渐加重(包括发作的频度、持续时间、严重程度和疼痛放射到新的部位)。发作时可有出汗、皮肤苍白湿冷、恶心、呕吐、心动过速、呼吸困难、出现第三心音或第四心音等表现。而原来可以缓解心绞痛的措施此时变得无效或不完全有效。UA 患者中约 20% 发生 NSTEMI 需通过血肌钙蛋白和心肌酶检查来判定。UA 和 NSTEMI 患者中很少有严重的左心室功能不全所致的低血压(心源性休克)发生。

(四)危险分层

由于不同的发病机制,造成不同类型 ACS 的近、远期预后有较大的差别,因此正确识别 ACS 的高危人群并给予及时和有效的治疗可明显改善其预后,这具有重要的临床意义。对于 ACS 的危险性评估遵循以下原则:首先是明确诊断,然后进行临床分类和危险分层,最终确定治疗方案。

1.高危非 ST 段抬高型 ACS 患者的评判标准

美国心脏病学会/美国心脏病协会(ACC/AHA)将具有以下临床或心电图情况中的 1 条作为高危非 ST 段抬高型 ACS 患者的评判标准。

(1)缺血症状在 48 h 内恶化。

(2)长时间进行性静息性胸痛(>20 min)。

(3)低血压,新出现杂音或杂音突然变化、心力衰竭,心动过缓或心动过速,年龄>75 岁。

(4)心电图改变:静息性心绞痛伴一过性 ST 段改变(>0.05 mV),新出现的束支传导阻滞,持续性室性心动过速。

(5)心肌标志物(TnI、TnT)明显增高($>0.1~\mu g/L$)。

2.中度危险性 ACS 患者的评判标准

中度危险为无高度危险特征但具备下列中的 1 条。

(1)既往心肌梗死、周围或脑血管疾病,或冠脉搭桥,既往使用阿司匹林。

(2)长时间($>20~min$)静息性胸痛已缓解,或过去 2 周内新发 CCS 分级Ⅲ级或Ⅳ级心绞痛,但无长时间($>20~min$)静息性胸痛,并有高度或中度冠状动脉疾病可能;夜间心绞痛。

(3)年龄>70岁。

(4)心电图改变:T 波倒置$>0.2~mV$,病理性 Q 波或多个导联静息 ST 段压低$<0.1~mV$。

(5)TnI 或 TnT 轻度升高(即$<0.1~\mu g/L$,但$>0.01~\mu g/L$)。

3.低度危险性 ACS 患者的评判标准

低度危险性为无上述高度、中度危险特征,但有下列特征。

(1)心绞痛的频率、程度和持续时间延长,诱发胸痛阈值降低,2 周至 2 个月内新发心绞痛。

(2)胸痛期间心电图正常或无变化。

(3)心脏标志物正常。近年来,在结合上述指标的基础上,将更为敏感和特异的心肌生化标志物用于危险分层,其中最具代表性的是心肌特异性肌钙蛋白、C-反应蛋白、高敏 C-反应蛋白(HsCRP)、脑钠肽(BNP)和纤维蛋白原。

(五)实验室检查和辅助检查

1.心电图检查

应在症状出现 10 min 内进行。UA 发作时心电图有一过性 ST 段偏移和/或波倒置;如心电图变化持续 12 h 以上,则提示发生 NSTEMI。NSTEMI 时不出现病理性 Q 波,但有持续性 ST 段压低$\geq 0.1~mV$(aVR 导联有时还有 V_1 导联则 ST 段抬高),或伴对称性 T 波倒置,相应导联的 R 波电压进行性降低,ST 段和 T 波的这种改变常持续存在。

2.心脏标志物检查

UA 时,心脏标志物一般无异常增高;NSTEMI 时,血 CK-MB 或肌钙蛋白常有明显升高。TnT 或 TnI 及 C-反应蛋白升高是协助诊断和提示预后较差的指标。

3.其他

需施行各种介入性治疗时,可先行选择性冠状动脉造影,必要时行血管内超声或血管镜检查,明确病变情况。

(六)诊断

对年龄>30岁的男性和>40岁的女性(糖尿病患者更年轻)主诉符合上述临床表现的心绞痛时应考虑 ACS,但须先与其他原因引起的疼痛相鉴别。随即进行一系列的心电图和心脏标志物的检测,以判别为 UA、NSTEMI 抑或是 STEMI。

(七)鉴别诊断

1.急性心包炎

尤其是急性非特异性心包炎,可有较剧烈而持久的心前区疼痛,心电图有 ST 段和 T 波变化。但心包炎患者在疼痛的同时或以前已有发热和血白细胞计数增高,疼痛常于深呼吸和咳嗽时加重,坐位前倾时减轻。体检可发现心包摩擦音。

2.急性肺动脉栓塞

肺动脉大块栓塞常可引起胸痛、咯血、气急和休克,但有右心负荷急剧增加的表现,如发绀、肺动脉瓣区第二心音亢进、三尖瓣区出现收缩期杂音、颈静脉充盈、肝大、下肢水肿等。发热和白细胞增多出现也较早,多在 24 h 内。心电图示电轴右偏,Ⅰ导联出现 S 波或原有的 S 波加深,Ⅲ导联出现 Q 波和 T 波倒置,aVR 导联出现高 R 波,胸导联过渡区向左移,右胸导联 T 波倒置等。血乳酸脱氢酶总值增高,但其同工酶和肌酸磷酸激酶不增高,D-二聚体可升高,其敏感性高但特异性差。肺部 X 线检查、放射性核素肺通气-灌注扫描、CT 和必要时选择性肺动脉造影有助于诊断。

3.急腹症

急性胰腺炎、消化性溃疡穿孔、急性胆囊炎、胆石症等,患者可有上腹部疼痛及休克,可能与 ACS 患者疼痛波及上腹部者混淆。但仔细询问病史和体格检查,不难作出鉴别。心电图检查和血清肌钙蛋白、心肌酶等测定有助于明确诊断。

4.主动脉夹层分离

以剧烈胸痛起病,颇似 ACS。但疼痛一开始即达高峰,常放射到背、肋、腹、腰和下肢,两上肢血压及脉搏可有明显差别,少数有主动脉瓣关闭不全,可有下肢暂时性瘫痪或偏瘫。X 线胸片示主动脉增宽,CT 或 MRI 主动脉断层显像及超声心动图探测到主动脉壁夹层内的液体,可确立诊断。

5.其他疾病

急性胸膜炎、自发性气胸、带状疱疹等心脏以外疾病引起的胸痛,依据特异性体征、X 线胸片和心电图特征不难鉴别。

(八)治疗

ACS 是内科急症,治疗结局主要受是否迅速诊断和治疗的影响,因此应及早发现和及早住院,并加强住院前的就地处理。UA 或 NSTEMI 的治疗目标是稳定斑块、治疗残余心肌缺血、进行长期的二级预防。溶栓治疗不宜用于 UA 或 NSTEMI。

1.一般治疗

UA 或 NSTEMI 患者应住入冠心病监护病室,卧床休息 12～24 h,给予持续心电监护。病情稳定或血运重建后症状控制,应鼓励患者早期活动。下肢做被动运动可防止静脉血栓形成。活动量的增加应循序渐进。应尽量对患者进行必要的解释和鼓励,使其能积极配合治疗而又解除焦虑和紧张,可以应用小剂量的镇静剂和抗焦虑药物,使患者得到充分休息和减轻心脏负担。保持大便通畅,便时避免用力,如便秘可给予缓泻剂。有明确低氧血症或存在左心室功能衰竭时才需补充氧气。在最初 2～3 d,饮食应以流质食物为主,以后随着症状减轻而逐渐增加粥、面条等及其他容易消化的半流质食物,宜少量多餐,钠盐和液体的摄入量应根据汗量、尿量、呕吐量及有无心力衰竭而做适当调节。

2.抗栓治疗

抗栓治疗可预防冠状动脉进一步血栓形成、促进内源性纤溶活性溶解血栓和减少冠状动脉狭窄程度,从而可减少事件进展的风险和预防冠状动脉完全阻塞的进程。

(1)抗血小板治疗:主要药物包括以下几种。

环氧化酶抑制剂:阿司匹林可降低 ACS 患者的短期和长期病死率。若无禁忌证,ACS 患者入院时都应接受阿司匹林治疗,起始负荷剂量为 160～325 mg(非肠溶制剂),首剂应嚼碎,加快其吸收,以便迅速抑制血小板激活状态,以后改用小剂量维持治疗。除非对阿司匹林过敏或有其他禁忌证外,主张长期服用小剂量75～100 mg/d维持。

二磷酸腺苷(ADP)受体拮抗剂:氯吡格雷和噻氯匹定能拮抗血小板 ADP 受体,从而抑制血小板聚集,可用于对阿司匹林不能耐受患者的长期口服治疗。氯吡格雷起始负荷剂量为300 mg,以后75 mg/d维持;噻氯匹定起效较慢,不良反应较多,已少用。对于非 ST 段抬高型 ACS 患者不论是否行介入治疗,阿司匹林加氯吡格雷均为常规治疗,应联合应用12个月,对于放置药物支架的患者这种联合治疗时间应更长。

血小板膜糖蛋白Ⅱb/Ⅲa(GPⅡb/Ⅲa)受体拮抗剂:激活的 GPⅡb/Ⅲa 受体与纤维蛋白原结合,形成在激活血小板之间的桥梁,导致血小板血栓形成。阿昔单抗是直接抑制 GPⅡb/Ⅲa 受体的单克隆抗体,在血小板激活起重要作用的情况下,特别是患者进行介入治疗时,该药多能有效地与血小板表面的GPⅡb/Ⅲa受体结合,从而抑制血小板的聚集;一般使用方法是先静脉注射冲击量0.25 mg/kg,然后10 µg/(kg·h)静脉滴注 12～24 h。合成的该类药物还包括替罗非班和依替巴肽。以上 3 种GPⅡb/Ⅲa受体拮抗剂静脉制剂均适用于 ACS 患者急诊 PCI(首选阿昔单抗,因目前其安全性证据最多),可明显降低急性和亚急性血栓形成的发生率,如果在 PCI 前6 h内开始应用该类药物,疗效更好。若未行 PCI,GPⅡb/Ⅲa 受体拮抗剂可用于高危患者,尤其是心脏标志物升高或尽管接受合适的药物治疗症状仍持续存在或两者兼而有之的患者。GPⅡb/Ⅲa受体拮抗剂应持续应用24～36 h,静脉滴注结束之前进行血管造影。

(2)抗凝治疗:除非有禁忌证(如活动性出血或已应用链激酶或复合纤溶酶链激酶),所有患者应在抗血小板治疗的基础上常规接受抗凝治疗,抗凝治疗药物的选择应根据治疗策略及缺血和出血事件的风险。常用抗凝药包括普通肝素、低分子量肝素、磺达肝癸钠和比伐芦定。

3.抗心肌缺血治疗

(1)硝酸酯类药物:硝酸酯类药物可选择口服,舌下含服,经皮肤或经静脉给药。硝酸甘油为短效硝酸酯类,对有持续性胸部不适、高血压、急性左心衰竭的患者,在最初 24～48 h 的治疗中,静脉内应用有利于控制心肌缺血发作。先给予舌下含服 0.3～0.6 mg,继以静脉滴注,开始5～10 µg/min,每 5～10 min 增加 5～10 µg,直至症状缓解或平均压降低 10%但收缩压不低于 12.0 kPa(90 mmHg)。目前推荐静脉应用硝酸甘油的患者症状消失 24 h 后,就改用口服制剂或应用皮肤贴剂。药物耐受现象可能在持续静脉应用硝酸甘油24～48 h 内出现。由于在 NSTEMI 患者中未观察到硝酸酯类药物具有减少病死率的临床益处,因此在长期治疗中此类药物应逐渐减量至停用。

(2)镇痛剂:如硝酸酯类药物不能使疼痛迅速缓解,应立即给予吗啡,10 mg 稀释成 10 mL,每次 2～3 mL静脉注射。哌替啶 50～100 mg 肌内注射,必要时经 1～2 h 再注射 1 次,以后每 4～6 h 可重复应用,注意呼吸功能的抑制。给予吗啡后如出现低血压,可仰卧或静脉滴注生理盐水来维持血压,很少需要用升压药。如出现呼吸抑制,应给予纳洛酮 0.4～0.8 mg。有使用吗啡禁忌证(低血压和既往过敏史)者,可选用哌替啶替代。疼痛较轻者可用罂粟碱,30～60 mg肌内注射或口服。

(3)β受体阻滞剂:β受体阻滞剂可用于所有无禁忌证(如心动过缓、心脏传导阻滞、低血压或哮喘)的 UA 和 NSTEMI 患者,可减少心肌缺血发作和心肌梗死的发展。使用β受体阻滞剂的方案如下:①首先排除有心力衰竭、低血压[收缩压<12.0 kPa(90 mmHg)]、心动过缓(心率<60 次/分钟)或有房室传导阻滞(P-R 间期>0.24 s)的患者;②给予美托洛尔,静脉推注每次5 mg,

共 3 次;③每次推注后观察 2~5 min,如果心率<60 次/分钟或收缩压<13.3 kPa(100 mmHg),则停止给药,静脉注射美托洛尔的总量为 15 mg;④如血流动力学稳定,末次静脉注射后 15 min,开始改为口服给药,每 6 小时 50 mg,持续 2 d,以后渐增为 100 mg,2 次/天。作用极短的 β 受体阻滞剂艾司洛尔静脉注射 50~250 μg/(kg·min),安全而有效,甚至可用于左心功能减退的患者,药物作用在停药后 20 min 内消失,用于有 β 受体阻滞剂相对禁忌证,而又希望减慢心率的患者。β 受体阻滞剂的剂量应调整到患者安静时,心率为 50~60 次/分钟。

(4)钙通道阻滞剂:钙通道阻滞剂与 β 受体阻滞剂一样能有效地减轻症状。但所有的大规模临床试验表明,钙通道阻滞剂应用于 UA,不能预防急性心肌梗死的发生或降低病死率,目前仅推荐用于全量硝酸酯和 β 受体阻滞剂之后仍有持续性心肌缺血的患者或对 β 受体阻滞剂有禁忌的患者,应选用心率减慢型的非二氢吡啶类钙通道阻滞剂。对心功能不全的患者,应用 β 受体阻滞剂后再加用钙通道阻滞剂应特别谨慎。

(5)血管紧张素转换酶抑制剂(ACEI):近年来一些临床研究显示,对 UA 和 NSTEMI 患者,短期应用 ACEI 并不能获得更多的临床益处。但长期应用对预防再发缺血事件和死亡有益。因此除非有禁忌证(如低血压、肾衰竭、双侧肾动脉狭窄和已知的过敏),所有 UA 和 NSTEMI 患者都可选用 ACEI。

(6)调脂治疗:所有 ACS 患者应在入院 24 h 之内评估空腹血脂谱。近年来的研究表明,他汀类药物可以稳定斑块,改善内皮细胞功能,因此如无禁忌证,无论血基线 LDL-C 水平和饮食控制情况如何,均建议早期应用他汀类药物,使 LDL-C 水平降至<800 g/L。常用的他汀类药物有辛伐他汀 20~40 mg/d、普伐他汀 10~40 mg/d、氟伐他汀 40~80 mg/d、阿托伐他汀 10~80 mg/d 或瑞舒伐他汀 10~20 mg/d。

4.血运重建治疗

(1)经皮冠状动脉介入术(PCI):UA 和 NSTEMI 的高危患者,尤其是血流动力学不稳定、心脏标志物显著升高、顽固性或反复发作心绞痛伴有动态 ST 段改变、有心力衰竭或危及生命的心律失常者,应早期行血管造影术和 PCI。PCI 能改善预后,尤其是同时应用 GPⅡb/Ⅲa 受体拮抗剂时。对中危患者及有持续性心肌缺血证据的患者,PCI 可以识别致病的病变、评估其他病变的范围和左心室功能。对中高危患者,PCI 或 CABG 具有明确的潜在益处。但对低危患者,不建议进行常规的介入性检查。

(2)冠状动脉旁路移植术(CABG):对经积极药物治疗而症状控制不满意及高危患者(包括持续 ST 段压低、cTnT 升高等),应尽早(72 h 内)进行冠状动脉造影,根据下列情况选择治疗措施:①严重左冠状动脉主干病变(狭窄>50%),应及时行外科手术治疗。②有多支血管病变,且有左心室功能不全(LVEF<50%)或伴有糖尿病者,应进行 CABG。③有两支血管病变合并左前降支近段严重狭窄和左心室功能不全(LVEF<50%)或无创性检查显示心肌缺血的患者,建议施行 CABG。④对 PCI 效果不佳或强化药物治疗后仍有缺血的患者,建议施行 CABG。⑤弥漫性冠状动脉远端病变的患者,不适合行 PCI 或 CABG。

二、ST 段抬高型心肌梗死

(一)病理解剖

若冠状动脉管腔急性完全闭塞,血供完全停止,导致所供区域心室壁心肌透壁性坏死,临床上表现为典型的 STEMI,即传统的 Q 波型心肌梗死。在冠状动脉闭塞后 20~30 min,受其供血的心肌即有少数坏死,开始了 AMI 的病理过程。2 h 后绝大部分心肌呈凝固性坏死,心肌间质则充血、水肿,伴多量炎性细胞浸润。以后,坏死的心肌纤维逐渐溶解,形成肌溶灶,随后渐有肉芽组织形成。坏死组织经 1～2 周开始吸收,并逐渐纤维化,在经 6～8 周进入慢性期形成瘢痕而愈合,称为陈旧性或愈合性心肌梗死。瘢痕大者可逐渐向外凸出而形成室壁膨胀瘤。梗死附近心肌的血供随侧支循环的建立而逐渐恢复。病变可波及心包出现反应性心包炎,波及心内膜引起附壁血栓形成。在心腔内压力的作用下,坏死的心壁可破裂(心脏破裂),破裂可发生在心室游离壁、乳头肌或心室间隔处。

心肌梗死时冠脉内血栓既有白血栓(富含血小板),又有红血栓(富含纤维蛋白和红细胞)。STEMI 的闭塞性血栓是白、红血栓的混合物,从堵塞处向近端延伸部分为红血栓。

(二)病理生理

1.左心室功能

冠状动脉急性闭塞时相关心肌依次发生 4 种异常收缩形式:①运动同步失调,即相邻心肌节段收缩时相不一致;②收缩减弱,即心肌缩短幅度减小;③无收缩;④反常收缩,即矛盾运动,收缩期膨出。于梗死部位发生功能异常同时,正常心肌在早期出现收缩增强。由于非梗死节段发生收缩加强,使梗死区产生矛盾运动。然而,非梗死节段出现代偿性收缩运动增强,对维持左心室整体收缩功能的稳定有重要意义。若非梗死区有心肌缺血,即"远处缺血"存在,则收缩功能也可降低,主要见于非梗死区域冠脉早已闭塞,供血主要依靠此次心肌梗死相关冠脉者。同样,若心肌梗死区心肌在此次冠脉闭塞以前就已有冠脉侧支循环形成,则对于心肌梗死区乃至左心室整体收缩功能的保护也有重要意义。

2.心室重塑

心肌梗死致左心室节段和整体收缩、舒张功能降低的同时,机体启动了交感神经系统兴奋、肾素血管紧张素-醛固酮系统激活和 Frank-Starling 等代偿机制,一方面通过增强非梗死节段的收缩功能、增快心率、代偿性增加已降低的每搏输出量(SV)和心排血量(CO),并通过左心室壁伸展和肥厚增加左心室舒张末容积(LVEDV)进一步恢复 SV 和 CO,降低升高的左心室舒张末期压(LVEDP);但另一方面,也同时开启了左心室重塑的过程。

心肌梗死发生后,左心室腔大小、形态和厚度发生变化,总称为心室重塑。重构过程反过来影响左心室功能和患者的预后。重构是左心室扩张和非梗死心肌肥厚等因素的综合结果,使心室变形(球形变)。除了梗死范围以外,另两个影响左心室扩张的重要因素是左心室负荷状态和梗死相关动脉的通畅程度。左心室压力升高有导致室壁张力增加和梗死扩张的危险,而通畅的梗死区相关动脉可加快瘢痕形成,增加梗死区组织的修复,减少梗死的扩展和心室扩张的危险。

(三)临床表现

1.诱发因素

本病在春、冬季发病较多,与气候寒冷、气温变化大有关,常在安静或睡眠时发病,以清晨6 时至午间 12 时发病最多。大约有 1/2 的患者能查明诱发因素,如剧烈运动、过重的体力劳动、创伤、情绪激动、精神紧张或饱餐、急性失血、出血性或感染性休克,主动脉瓣狭窄、发热、心动过速等引起的心肌耗氧增加、血供减少都可能是心肌梗死的诱因。在变异型心绞痛患者中,反复发作的冠状动脉痉挛也可发展为 AMI。

2.先兆

半数以上患者在发病前数天有乏力、胸部不适,活动时心悸、气急、烦躁、心绞痛等前驱症状,其中以新发生心绞痛(初发型心绞痛)或原有心绞痛加重(恶化型心绞痛)为最突出。心绞痛发作较以往频繁、性质较剧、持续较久、硝酸甘油疗效差、诱发因素不明显;疼痛时伴有恶心、呕吐、大汗和心动过速,或伴有心功能不全、严重心律失常、血压大幅度波动等;同时心电图示 ST 段一过性明显抬高(变异型心绞痛)或压低,T 波倒置或增高,应警惕近期内发生心肌梗死的可能。发现先兆及时积极治疗,有可能使部分患者避免发生心肌梗死。

3.症状

(1)疼痛:是最先出现的症状,疼痛部位和性质与心绞痛相同,但常发生于安静或睡眠时,疼痛程度较重,范围较广,持续时间可长达数小时或数天,休息或含用硝酸甘油片多不能缓解,患者常烦躁不安、出汗、恐惧,有濒死之感。在我国,1/6~1/3 的患者疼痛的性质及部位不典型,如位于上腹部,常被误认为胃溃疡穿孔或急性胰腺炎等急腹症;位于下颌或颈部,常被误认为牙病或骨关节病。部分患者无疼痛,多为糖尿病患者或老年人,一开始即表现为休克或急性心力衰竭;少数患者在整个病程中都无疼痛或其他症状,而事后才发现患过 MI。

(2)全身症状:主要是发热,伴有心动过速、白细胞增高和血细胞沉降率增快等,由坏死物质吸收所引起。一般在疼痛发生后 24~48 h 出现,程度与梗死范围常呈正相关,体温一般在 38 ℃上下,很少超过 39 ℃,持续 1 周左右。

(3)胃肠道症状:约 1/3 有疼痛的患者,在发病早期伴有恶心、呕吐和上腹胀痛,与迷走神经受坏死心肌刺激和心排血量降低组织灌注不足等有关;肠胀气也不少见;重症者可发生呃逆(以下壁心肌梗死多见)。

(4)心律失常:见于 75%~95% 的患者,多发生于起病后 1~2 周,尤以 24 h 内最多见。各种心律失常中以室性心律失常为最多,尤其是室性期前收缩;如室性期前收缩频发(每分钟 5 次以上),成对出现,心电图上表现为多源性或落在前一心搏的易损期时,常预示即将发生室性心动过速或心室颤动。冠状动脉再灌注后可能出现加速性室性自主心律与室性心动过速,多数历时短暂,自行消失。室上性心律失常则较少,阵发性心房颤动比心房扑动和室上性心动过速更多见,多发生在心力衰竭患者中。窦性心动过速的发生率为 30%~40%,发病初期出现的窦性心动过速多为暂时性,持续性窦性心动过速是梗死面积大、心排血量降低或左心功能不全的反映。各种程度的房室传导阻滞和束支传导阻滞也较多,严重者发生完全性房室传导阻滞。发生完全性左束支传导阻滞时 MI 的心电图表现可被掩盖。前壁 MI 易发生室性心律失常。下壁(膈面)MI 易发生房室传导阻滞,其阻滞部位多在房室束以上,预后较好。前壁 MI 而发生房室传导阻滞时,往往是多个束支同时发生传导阻滞的结果,其阻滞部位在房室束以下,且常伴有休克或心力衰竭,预后较差。

(5)低血压和休克:疼痛期血压下降常见,可持续数周后再上升,但常不能恢复以往的水平,未必是休克。如疼痛缓解而收缩压低于 10.7 kPa(80 mmHg),患者烦躁不安、面色苍白、皮肤湿冷、脉细而快、大汗淋漓、尿量减少(<20 mL/h)、神志迟钝,甚至昏厥者,则为休克的表现。休克多在起病后数小时至 1 周内发生,见于 20% 的患者,主要是心源性,为心肌广泛(40% 以上)坏死、心排血量急剧下降所致,神经反射引起的周围血管扩张为次要的因素,有些患者还有血容量不足的因素参与。严重的休克可在数小时内致死,一般持续数小时至数天,可反复出现。

(6)心力衰竭:主要是急性左心衰竭,可在起病最初数天内发生或在疼痛、休克好转阶段出现,为梗死后心脏舒缩力显著减弱或不协调所致,发生率为 20%~48%。患者出现呼吸困难、咳嗽、发绀、烦躁等,严重者可发生肺水肿或进而发生右心衰竭的表现,出现颈静脉怒张、肝肿痛和水肿等。右心室 MI 者,一开始即可出现右心衰竭的表现。

4.体征

AMI 时心脏体征可在正常范围内,体征异常者大多数无特征性:心脏可有轻至中度增大;心率增快或减慢;心尖区第一心音减弱,可出现第三心音或第四心音奔马律。前壁心肌梗死的早期,可能在心尖区和胸骨左缘之间扪及迟缓的收缩期膨出,是由心室壁反常运动所致,常在几天至几周内消失。有 10%～20% 的患者在发病后 2～3 d 出现心包摩擦音,多在 1～2 d 消失,少数持续 1 周以上。发生二尖瓣乳头肌功能失调者,心尖区可出现粗糙的收缩期杂音;发生心室间隔穿孔者,胸骨左下缘出现响亮的收缩期杂音,常伴震颤。右心室梗死较重者可出现颈静脉怒张,深吸气时更为明显。除发病极早期可出现一过性血压增高外,几乎所有患者在病程中都会有血压降低,起病前有高血压者,血压可降至正常;起病前无高血压者,血压可降至正常以下且可能不再恢复到起病之前的水平。

(四)并发症

并发症可分为机械性、缺血性、栓塞性和炎症性。

1.机械性并发症

(1)心室游离壁破裂:3% 的 MI 患者可发生心室游离壁破裂,是心脏破裂最常见的一种,占 MI 患者死亡的 10%。心室游离壁破裂常在发病 1 周内出现,早高峰在 MI 后 24 h 内,晚高峰在 MI 后 3～5 d。早期破裂与胶原沉积前的梗死扩展有关,晚期破裂与梗死相关室壁的扩展有关。心脏破裂多发生在第一次 MI、前壁梗死、老年和女性患者中。其他危险因素包括 MI 急性期的高血压、既往无心绞痛和心肌梗死、缺乏侧支循环、心电图上有 Q 波、应用糖皮质激素或非甾体抗炎药、MI 症状出现后 14 h 以后的溶栓治疗。心室游离壁破裂的典型表现包括持续性心前区疼痛、心电图 ST-T 改变、迅速进展的血流动力学衰竭、急性心脏压塞和电机械分离。心室游离壁破裂也可为亚急性,即心肌梗死区不完全或逐渐破裂,形成包裹性心包积液或假性室壁瘤,患者能存活数月。

(2)室间隔穿孔:比心室游离壁破裂少见,有 0.5%～2% 的 MI 患者会发生室间隔穿孔,常发生于 AMI 后 3～7 d。AMI 后,胸骨左缘突然出现粗糙的全收缩期杂音或可触及收缩期震颤,或伴有心源性休克和心力衰竭,应高度怀疑室间隔穿孔,此时应进一步作 Swan-Ganz 导管检查与超声心动图检查。

(3)乳头肌功能失调或断裂:乳头肌功能失调总发生率可高达 50%,二尖瓣乳头肌因缺血、坏死等使收缩功能发生障碍,造成不同程度的二尖瓣脱垂或关闭不全,心尖区出现收缩中晚期喀喇音和吹风样收缩期杂音,第二心音可不减弱,可引起心力衰竭。轻症者可以恢复,其杂音可以消失。乳头肌断裂极少见,多发生在二尖瓣后内乳头肌,故在下壁 MI 中较为常见。后内乳头肌大多是部分断裂,可导致严重二尖瓣反流伴有明显的心力衰竭;少数完全断裂者则发生急性二尖瓣大量反流,造成严重的急性肺水肿,约 1/3 的患者迅速死亡。

(4)室壁膨胀瘤:或称室壁瘤。绝大多数并发于 STEMI,多累及左心室心尖部,发生率为 5%～20%。为在心室腔内压力影响下,梗死部位的心室壁向外膨出而形成。见于 MI 范围较大的患者,常于起病数周后才被发现。发生较小室壁瘤的患者可无症状与体征;但发生较大室壁瘤的患者,可出现顽固性充血性心力衰竭及复发性、难治的致命性心律失常。体检可发现心浊音界扩大,心脏搏动范围较广泛或心尖抬举样搏动,可有收缩期杂音。

2.缺血性并发症

(1)梗死延展:指同一梗死相关冠状动脉供血部位的 MI 范围的扩大,可表现为心内膜下 MI 转变为透壁性 MI 或 MI 范围扩大到邻近心肌,多有梗死后心绞痛和缺血范围的扩大。梗死延展多发生在 AMI 后的 2～3 周,多数原梗死区相应导联的心电图有新的梗死性改变且 CK 或肌钙蛋白升高时间延长。

(2)再梗死:指 AM 4 周后再次发生的 MI,既可发生在原来梗死的部位,也可发生在任何其他心肌部位。如果再梗死发生在 AMI 后 4 周内,则其心肌坏死区一定受另一支有病变的冠状动脉所支配。通常再梗死发生在与原梗死区不同的部位,诊断多无困难;若再梗死发生在与原梗死区相同的部位,尤其是 NSTEM 地再梗死、反复多次的灶性梗死,常无明显的或特征性的心电图改变,可使诊断发生困难,此时迅速上升且又迅速下降的酶学指标如 CK-MB 比肌钙蛋白更有价值。CK-MB 恢复正常后又升高或超过原先水平的 50% 对再梗死具有重要的诊断价值。

3.栓塞性并发症

MI 并发血栓栓塞主要是指心室附壁血栓或下肢静脉血栓破碎脱落所致的体循环栓塞或肺动脉栓塞。左心室附壁血栓形成在 AMI 患者中较多见,尤其是在急性大面积前壁 MI 累及心尖部时,其发生率可高达 60% 左右,而体循环栓塞并不常见,国外一般发生率在 10% 左右,我国一般在 2% 以下。附壁血栓的形成和血栓栓塞多发生在梗死后的第 1 周内。最常见的体循环栓塞为脑卒中,也可产生肾、脾或四肢等动脉栓塞;若栓子来自下肢深部静脉,则可产生肺动脉栓塞。

4.炎症性并发症

(1)早期心包炎:发生于 MI 后 1～4 d,发生率约为 10%。早期心包炎常发生在透壁性 MI 患者中,是梗死区域心肌表面心包并发纤维素性炎症所致。临床上可出现一过性的心包摩擦音,伴有进行性加重的胸痛,疼痛随体位而改变。

(2)后期心包炎(心肌梗死后综合征或 Dressier 综合征)发病率为 1%～3%,于 MI 后数周至数月内出现,并可反复发生。其发病机制迄今尚不明确,推测为自身免疫反应所致;而 Dressier 认为它是一种变态反应,是肌体对心肌坏死物质所形成的自身抗原的变态反应。临床上可表现为突然起病,发热,胸膜性胸痛,白细胞计数升高和血沉增快,心包或胸膜摩擦音可持续 2 周以上,超声心动图常可发现心包积液,少数患者可伴有少量胸腔积液或肺部浸润。

(五)实验室和辅助检查

1.心电图检查

(1)特征性改变。在面向透壁心肌坏死区的导联上出现以下改变。①宽而深的 Q 波(病理性 Q 波)。②ST 段抬高呈弓背向上型。③T 波倒置,往往宽而深,两支对称;在背向梗死区的导联上则出现相反的改变,即 R 波增高,ST 段压低,T 波直立并增高。

(2)动态性改变:①起病数小时内,可尚无异常,或出现异常高大、两支不对称的 T 波。②数小时后,ST 段明显抬高,弓背向上,与直立的 T 波连接,形成单向曲线。数小时到 2 d 内出现病理性 Q 波(又称Q波型 MI),同时 R 波减低,为急性期改变。Q 波在 3～4 d 稳定不变,以后 70%～80% 永久存在。③如不进行治疗干预,ST 段抬高持续数天至 2 周,逐渐回到基线水平,T 波则变为平坦或倒置,是为亚急性期改变。④数周至数月以后,T 波呈 V 形倒置,两支对称,波谷尖锐,为慢性期改变,T 波倒置可永久存在,也可在数月到数年内逐渐恢复。

2.心脏标志物测定

(1)血清酶学检查。以往用于临床诊断 MI 的血清酶学指标包括肌酸磷酸激酶(CK 或

CPK)及其同工酶 CK-MB、天门冬酸氨基转移酶(AST,曾称 GOT)、乳酸脱氢酶(LDH)及其同工酶,但因 AST 和 IDH 分布于全身许多器官,对 MI 的诊断特异性较差,目前临床已不推荐应用。MI 发病后,血清酶活性随时相而变化。CK 在起病 6 h 内增高,24 h 内达高峰,经 3～4 d 恢复正常。

(2)心肌损伤标志物测定:在心肌坏死时,除了血清心肌酶活性的变化外,心肌内含有的一些蛋白质类物质也会从心肌组织内释放出来,并出现在外周循环血液中,因此可作为心肌损伤的判定指标。这些物质主要包括肌钙蛋白和肌红蛋白。肌钙蛋白(Tn)是肌肉组织收缩的调节蛋白,心肌肌钙蛋白(cTn)与骨骼肌中的 Tn 在分子结构和免疫学上是不同的,因此它是心肌所独有,具有很高的特异性。

3.放射性核素心肌显影

利用坏死心肌细胞中的钙离子能结合放射性锝焦磷酸盐或坏死心肌细胞的肌凝蛋白可与其特异性抗体结合的特点,静脉注射^{99m}Tc-焦磷酸盐或^{111}In-抗肌凝蛋白单克隆抗体进行"热点"显像;利用坏死心肌血供断绝和瘢痕组织中无血管以至^{201}Tl 或^{99m}Tc-MIBI 不能进入细胞的特点,静脉注射这些放射性核素进行"冷点"显像;均可显示 MI 的部位和范围。前者主要用于急性期,后者用于慢性期。用门电路 γ 闪烁显像法进行放射性核素心腔造影(常用^{99m}Tc 标记的红细胞或清蛋白),可观察心室壁的运动和左室射血分数。有助于判断心室功能,判断梗死后造成的室壁运动失调和室壁瘤。

(六)诊断

WHO 的 AMI 诊断标准依据典型的临床表现、特征性的心电图改变、血清心肌坏死标志物水平动态改变,3 项中具备 2 项特别是后 2 项即可确诊,一般并不困难。无症状的患者,诊断较困难。凡年老患者突然发生休克、严重心律失常、心力衰竭、上腹胀痛或呕吐等表现而原因未明者,或原有高血压而血压突然降低且无原因可寻者,都应想到 AMI 的可能。此外有较重而持续较久的胸闷或胸痛者,即使心电图无特征性改变,也应考虑本病的可能,都宜先按 AMI 处理,并在短期内反复进行心电图观察和血清肌钙蛋白或心肌酶等测定,以确定诊断。当存在左束支传导阻滞图形时,MI 的心电图诊断较困难,因它与 STEMI 的心电图变化相类似,此时,与 QRS 波同向的 ST 段抬高和至少 2 个胸导联 ST 段抬高>5 mm,强烈提示 MI。一般来说,有疑似症状并新出现的左束支传导阻滞应按 STEMI 来治疗。无病理性 Q 波的心内膜下 MI 和小的透壁性或非透壁性或微型 MI。

(七)预后

STEMI 的预后与梗死范围的大小、侧支循环产生的情况、有无其他疾病并存及治疗是否及时有关。总病死率约为 30%,住院病死率约为 10%,发生严重心律失常、休克或心力衰竭者病死率尤高,其中休克患者病死率可高达 80%。死亡多在第 1 周内,尤其是在数小时内。出院前或出院 6 周内进行负荷心电图检查,运动耐量好不伴有心电图异常者预后良好,运动耐量差者预后不良。MI 长期预后的影响因素中主要为患者的心功能状况、梗死后心肌缺血及心律失常、梗死的次数和部位及患者的年龄、是否合并高血压和糖尿病等。AMI 再灌注治疗后梗死相关冠状动脉再通与否是影响 MI 急性期良好预后和长期预后的重要独立因素。

(八)治疗

1.再灌注治疗

及早再通闭塞的冠状动脉,使心肌得到再灌注,挽救濒死的心肌或缩小心肌梗死的范围,是一种关键的治疗措施。它还可极有效地解除疼痛。

(1)溶栓治疗:纤维蛋白溶解(纤溶)药物被证明能减小冠脉内血栓,早期静脉应用溶栓药物能提高 STEAMI 患者的生存率,其临床疗效已被公认,故明确诊断后应尽早用药,来院至开始用药时间应<30 min。而对于非 ST 段抬高型 ACS,溶栓治疗不仅无益反而有增加 AMI 的倾向,因此标准溶栓治疗目前仅用于 STEAMI 患者。

(2)介入治疗:直接经皮冠状动脉介入术(PCI)是指 AMI 的患者未经溶栓治疗直接进行冠状动脉血管成形术,其中支架植入术的效果优于单纯球囊扩张术。近年试用冠脉内注射自体干细胞希望有助于心肌的修复。目前直接 PCI 已被公认为首选的最安全有效的恢复心肌再灌注的治疗手段,梗死相关血管的开通率高于药物溶栓治疗,尽早应用可恢复心肌再灌注,降低近期病死率,预防远期的心力衰竭发生,尤其对来院时发病时间已超过 3 h 或对溶栓治疗有禁忌的患者。一般要求患者到达医院至球囊扩张时间<90 min。在适宜于做 PCI 的患者中,PCI 之前应给予抗血小板药和抗凝治疗。

(3)冠状动脉旁路移植术(CABG)。下列患者可考虑进行急诊 CABG:①实行了溶栓治疗或PCI 后仍有持续的或反复的胸痛;②冠状动脉造影显示高危冠状动脉病变(左冠状动脉主干病变);③有 MI 并发症如室间隔穿孔或乳头肌功能不全所引起的严重二尖瓣反流。

2.其他药物治疗

(1)抗血小板治疗:抗血小板治疗能减少 STEMI 患者的主要心血管事件(死亡、再发致死性或非致死性 MI 和卒中)的发生,因此除非有禁忌证,所有患者应给予本项治疗。

(2)抗凝治疗:除非有禁忌证,所有 STEMI 患者无论是否采用溶栓治疗,都应在抗血小板治疗的基础上常规接受抗凝治疗。抗凝治疗能建立和维持梗死相关动脉的通畅,并能预防深静脉血栓形成、肺动脉栓塞及心室内血栓形成。

(3)硝酸酯类药物:对于有持续性胸部不适、高血压、大面积前壁 MI、急性左心衰竭的患者,在最初24~48 h 的治疗中,静脉内应用硝酸甘油有利于控制心肌缺血发作,缩小梗死面积,降低短期甚至可能长期病死率。

(4)β受体阻滞剂:MI 发生后最初数小时内静脉注射β受体阻滞剂可通过缩小梗死面积、降低再梗死率、降低室颤的发生率和病死率而改善预后。无禁忌证的 STEMI 患者应在 MI 发病的12 h 内开始β受体阻滞剂治疗。

(5)血管紧张素转换酶抑制剂(ACEI):近来大规模临床研究发现,ACEI 如卡托普利、雷米普利、群多普利拉等有助于改善恢复期心肌的重构,减少 AMI 的病死率,减少充血性心力衰竭的发生,特别是对前壁 MI 或心力衰竭或心动过速的患者。因此,除非有禁忌证,所有 STEMI 患者都可选用 ACEI。

(6)钙通道阻滞剂:非二氢吡啶类钙通道阻滞剂维拉帕米或地尔硫草用于急性期 STEMI,除了能控制室上性心律失常,对减少梗死范围或心血管事件并无益处。因此不建议对 STEMI 患者常规应用非二氢吡啶类钙通道阻滞剂。但非二氢吡啶类钙通道阻滞剂可用于硝酸酯和β受体阻滞剂之后仍有持续性心肌缺血或心房颤动伴心室率过快的患者。血流动力学表现在 KillipⅡ级以上的 MI 患者应避免应用非二氢吡啶类钙通道阻滞剂。

3.心力衰竭治疗

治疗取决于病情的严重性。病情较轻者,给予襻利尿剂(如静脉注射呋塞米 20~40 mg,每天 1 次或2次),它可降低左心室充盈压,一般即可见效。病情严重者,可应用血管扩张剂(如静脉注射硝酸甘油)以降低心脏前负荷和后负荷。治疗期间,常通过带球囊的右心导管(Swan-Ganz 导管)监测肺动脉楔压。只要体动脉收缩压持续＞13.3 kPa(100 mmHg),即可用 ACEI。开始治疗最好给予小剂量卡托普利 3.125～6.25 mg,每 4～6 h 一次;如能耐受,则逐渐增加剂量。一旦达到最大剂量(卡托普利的最大剂量为 50 mg,每天3次),即用长效 ACEI(如福辛普利、赖诺普利、雷米普利)取代作为长期应用。如心力衰竭持续在 NYHA 心功能分级 Ⅱ级或Ⅱ级以上,应加用醛固酮拮抗剂。

4.并发症治疗

对于有附壁血栓形成者,抗凝治疗可减少栓塞的危险,如无禁忌证,治疗开始即静脉应用足量肝素,随后给予华法林 3～6 个月,使 INR 维持在 2～3。当左心室扩张伴弥漫性收缩活动减弱、存在室壁膨胀瘤或慢性心房颤动时,应长期应用抗凝药和阿司匹林。室壁膨胀瘤形成伴左心室衰竭或心律失常时可行外科切除术。AMI 时 ACEI 的应用可减轻左心室重塑和降低室壁膨胀瘤的发生率。并发心室间隔穿孔、急性二尖瓣关闭不全都可导致严重的血流动力改变或心律失常,宜积极采用手术治疗,但手术应延迟至 AMI 后 6 周以上,因此时梗死心肌可得到最大程度的愈合。如血流动力学不稳定持续存在,尽管手术死亡危险很高,也宜早期进行。急性的心室游离壁破裂外科手术的成功率极低,几乎都是致命的。假性室壁瘤是左心室游离壁的不完全破裂,可通过外科手术修补。心肌梗死后综合征严重病例必须用其他非甾体抗炎药(NSAIDs)或皮质类固醇短程冲击治疗,但大剂量 NSAIDs 或皮质类固醇的应用不宜超过数天,因它们可能干扰 AMI 后心室肌的早期愈合。肩手综合征可用理疗或体疗。

5.康复和出院后治疗

出院后最初 3～6 周体力活动应逐渐增加。鼓励患者恢复中等量的体力活动(步行、体操、太极拳等)。如 AMI 后 6 周仍能保持较好的心功能,则绝大多数患者都能恢复其所有正常的活动。与生活方式、年龄和心脏状况相适应的有规律的运动计划可降低缺血事件发生的风险,增强总体健康状况。对患者的生活方式提出建议,进一步控制危险因素,可改善患者的预后。

(李　明)

第九节　急性心力衰竭

急性心力衰竭(AHF)是临床医师面临的最常见的心脏急症之一。许多国家随着人口老龄化及急性心肌梗死患者存活率的升高,慢性心力衰竭患者的数量快速增长,同时也增加了心功能失代偿患者的数量。AHF 60％～70％ 是由冠心病所致,尤其是在老年人。在年轻患者,AHF 的原因更多见于扩张型心肌病、心律失常、先天性或瓣膜性心脏病、心肌炎等。

AHF 患者预后不良。急性心肌梗死伴有严重心力衰竭患者病死率非常高,12 个月的病死率 30％。据报道,急性肺水肿院内病死率为 12％,1 年病死率 40％。

2008 年欧洲心脏病学会更新了急性和慢性心力衰竭指南。2010 年中华医学会心血管病分会公布了我国急性心力衰竭诊断和治疗指南。

一、急性心力衰竭的临床表现

AHF是指由于心脏功能异常而出现的急性临床发作。无论既往有无心脏病病史，均可发生。心功能异常可以是收缩功能异常，亦可为舒张功能异常，还可以是心律失常或心脏前负荷和后负荷失调。它通常是致命的，需要紧急治疗。

急性心力衰竭可以在既往没有心功能异常者首次发病，也可以是慢性心力衰竭（CHF）的急性失代偿。急性心力衰竭患者的临床表现如下。

(一)基础心血管疾病的病史和表现

大多数患者有各种心脏病的病史，存在引起急性心力衰竭的各种病因。老年人中的主要病因为冠心病、高血压和老年性退行性心瓣膜病，而在年轻人中多由风湿性心瓣膜病、扩张型心肌病、急性重症心肌炎等所致。

(二)诱发因素

常见的诱因：①慢性心力衰竭药物治疗缺乏依从性；②心脏容量超负荷；③严重感染，尤其是肺炎和败血症；④严重颅脑损害或剧烈的精神心理紧张与波动；⑤大手术后；⑥肾功能减退；⑦急性心律失常如室性心动过速（室速）、心室颤动（室颤）、心房颤动（房颤）或心房扑动（房扑）伴快速心室率、室上性心动过速及严重的心动过缓等；⑧支气管哮喘发作；⑨肺栓塞；⑩高心排血量综合征，如甲状腺功能亢进危象、严重贫血等；⑪应用负性肌力药物如维拉帕米、地尔硫䓬、β受体阻滞剂等；⑫应用非类固醇消炎药；⑬心肌缺血；⑭老年急性舒张功能减退；⑮吸毒；⑯酗酒；⑰嗜铬细胞瘤。这些诱因使心功能原来尚可代偿的患者骤发心力衰竭，或者使已有心力衰竭的患者病情加重。

(三)早期表现

原来心功能正常的患者出现急性失代偿的心力衰竭（首发或慢性心力衰竭急性失代偿）伴有急性心力衰竭的症状和体征，出现原因不明的疲乏或运动耐力明显降低及心率增加15～20次/分钟，可能是左心功能降低的最早期征兆。继续发展可出现劳力性呼吸困难、夜间阵发性呼吸困难、睡觉需用枕头抬高头部等，检查可发现左心室增大、闻及舒张早期或中期奔马律、肺动脉第二音亢进、两肺尤其肺底部有细湿啰音，还可有干性啰音和哮鸣音，提示已有左心功能障碍。

(四)急性肺水肿

起病急骤，病情可迅速发展至危重状态。突发的严重呼吸困难、端坐呼吸、喘息不止、烦躁不安并有恐惧感，呼吸频率可达30～50次/分钟；频繁咳嗽并咯出大量粉红色泡沫样血痰；听诊心率快，心尖部常可闻及奔马律；双肺满布湿啰音和哮鸣音。

(五)心源性休克

主要表现如下。

(1)持续低血压，收缩压降至12.0 kPa（90 mmHg）以下，或原有高血压的患者收缩压降幅≥8.0 kPa（60 mmHg），且持续30 min以上。

(2)组织低灌注状态，可有：①皮肤湿冷、苍白和发绀，出现紫色条纹；②心动过速＞110次/分钟；③尿量显著减少（＜20 mL/h），甚至无尿；④意识障碍，常有烦躁不安、激动焦虑、恐惧和濒死感；收缩压低于9.3 kPa（70 mmHg），可出现抑制症状如神志恍惚、表情淡漠、反应迟钝，逐渐发展至意识模糊甚至昏迷。

(3)血流动力学障碍：肺毛细血管楔压（PCWP）≥2.4 kPa（18 mmHg），心排血指数（CI）≤36.7 mL/(s·m²)[≤2.2 L/(min·m²)]。

(4)低氧血症和代谢性酸中毒。

二、急性心力衰竭严重程度分级

主要分级有 Killip 法（表 2-6）、Forrester 法（表 2-7）和临床程度分级（表 2-8）三种。Killip 法主要用于急性心肌梗死患者，分级依据临床表现和胸部 X 线的结果。

表 2-6　急性心肌梗死的 Killip 法分级

分级	症状与体征
Ⅰ	无心力衰竭
Ⅱ	有心力衰竭，两肺中下部有湿啰音，占肺野下 1/2，可闻及奔马律。胸部 X 线检查有肺淤血
Ⅲ	严重心力衰竭，有肺水肿，细湿啰音遍布两肺（超过肺野下 1/2）
Ⅳ	心源性休克、低血压［收缩压＜12.0 kPa(90 mmHg)］、发绀、出汗、少尿

注：1 mmHg≈0.133 kPa。

表 2-7　急性心力衰竭的 Forrester 法分级

分级	PCWP(mmHg)	CI[mL/(s・m²)]	组织灌注状态
Ⅰ	≤18	＞36.7	无肺淤血，无组织灌注不良
Ⅱ	＞18	＞36.7	有肺淤血
Ⅲ	＜18	≤36.7	无肺淤血，有组织灌注不良
Ⅳ	＞18	≤36.7	有肺淤血，有组织灌注不良

注：PCWP，肺毛细血管楔压；CI，心排血指数，其法定单位[mL/(s・m²)]与旧制单位[L/(min・m²)]的换算因数为 16.67。1 mmHg≈0.133 kPa。

表 2-8　急性心力衰竭的临床程度分级

分级	皮肤	肺部啰音
Ⅰ	干、暖	无
Ⅱ	湿、暖	有
Ⅲ	干、冷	无/有
Ⅳ	湿、冷	有

Forrester 分级依据临床表现和血流动力学指标，可用于急性心肌梗死后 AHF，最适用于首次发作的急性心力衰竭。临床程度的分类法适用于心肌病患者，它主要依据临床发现，最适用于慢性失代偿性心力衰竭。

三、急性心力衰竭的诊断

AHF 的诊断主要依据症状和临床表现，同时辅以相应的实验室检查，如 ECG、胸部 X 线检查、生化标志物、多普勒超声心动图等，诊断的流程如图 2-39 所示。

在急性心力衰竭患者，需要系统地评估外周循环、静脉充盈、肢端体温。

在心力衰竭失代偿时，右心室充盈压通常可通过中心静脉压评估。AHF 时中心静脉压升高应谨慎分析，因为在静脉顺应性下降合并右心室顺应性下降时，即便右心室充盈压很低也会出现中心静脉压的升高。

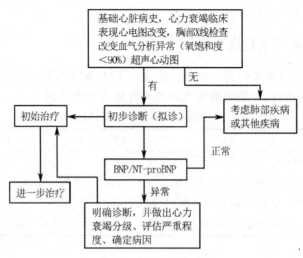

图 2-39　急性心力衰竭的诊断流程

左心室充盈压可通过肺部听诊评估,肺部存在湿啰音常提示左心室充盈压升高。进一步的确诊、严重程度的分级及随后可出现的肺淤血、胸腔积液应进行胸部 X 线检查。左心室充盈压的临床评估常被迅速变化的临床征象所误导。应进行心脏的触诊和听诊,了解有无室性和房性奔马律(S_3,S_4)。

四、实验室检查及辅助检查

(一)心电图(ECG)检查

急性心力衰竭时 ECG 多有异常改变。ECG 可以辨别节律,可以帮助确定 AHF 的病因及了解心室的负荷情况。这在急性冠脉综合征中尤为重要。ECG 还可了解左、右心室/心房的劳损情况,有无心包炎及既往存在的病变(如左、右心室的肥大)。心律失常时应分析 12 导联心电图,同时应进行连续的 ECG 监测。

(二)胸部 X 线检查及影像学检查

对于所有 AHF 的患者,胸部 X 线检查和其他影像学检查宜尽早完成,以便及时评估已经存在的肺部和心脏病变(心脏的大小及形状)及肺淤血的程度。它不但可以用于明确诊断,还可用于了解随后的治疗效果。胸部 X 线检查还可用作左心衰竭的鉴别诊断,除外肺部炎症或感染性疾病。胸部 CT 或放射性核素扫描可用于判断肺部疾病和诊断大的肺栓塞。CT、经食管超声心动图可用于诊断主动脉夹层。

(三)实验室检查

AHF 时应进行一些实验室检查。动脉血气分析可以评估氧合情况(PaO_2)、通气情况($PaCO_2$)、酸碱平衡(pH)和碱缺失,在所有严重 AHF 患者应进行此项检查。脉搏血氧测定及潮气末二氧化碳测定等无创性检测方法可以替代动脉血气分析,但不适用于低心排血量及血管收缩性休克状态。静脉血氧饱和度(如颈静脉内)的测定对于评价全身的氧供需平衡很有价值。

血浆脑钠尿肽(B 型钠尿肽,BNP)是在心室室壁张力增加和容量负荷过重时由心室释放的,现在已用于急诊室呼吸困难的患者作为排除或确立心力衰竭诊断的指标。BNP 对于排除心力衰竭有着很高的阴性预测价值。如果心力衰竭的诊断已经明确,升高的血浆 BNP 和 N 末端脑

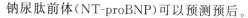

钠尿肽前体(NT-proBNP)可以预测预后。

（四）超声心动图检查

超声心动图对于评价基础心脏病变及与 AHF 相关的心脏结构和功能改变是极其重要的，同时对急性冠脉综合征也有重要的评估值。

多普勒超声心动图应用于评估左右心室的局部或全心功能改变、瓣膜结构和功能、心包病变、急性心肌梗死的机械性并发症和比较少见的占位性病变。通过多普勒超声心动图测定主动脉或肺动脉的血流时速曲线可以估测心排血量。多普勒超声心动图还可估计肺动脉压力(三尖瓣反流射速)，同时可监测左心室前负荷。

（五）其他检查

在涉及与冠状动脉相关的病变，如不稳定型心绞痛或心肌梗死时，血管造影是非常重要的，现已明确血运重建能够改善预后。

五、急性心力衰竭患者的监护

急性心力衰竭患者应在进入急诊室后就尽快地开始监护，同时给予相应的诊断性检查以明确基础病因。

（一）无创性监护

在所有的危重患者，必须监测的项目有血压、体温、心率、呼吸、心电图。有些实验室检查应重复做，如电解质、肌酐、血糖及有关感染和代谢障碍的指标。必须纠正低钾或高钾血症。如果患者情况恶化，这些指标的监测频率也应增加。

1.心电监测

在急性失代偿阶段 ECG 的监测是必需的(监测心律失常和 ST 段变化)，尤其是心肌缺血或心律失常是导致急性心力衰竭的主要原因时。

2.血压监测

开始治疗时维持正常的血压很重要，其后也应定时测量(如每 5 分钟测量 1 次)，直到血管活性药、利尿药、正性肌力药剂量稳定时。在并无强烈的血管收缩和不伴有极快心率时，无创性自动袖带血压测量是可靠的。

3.血氧饱和度监测

脉搏血氧计是测量动脉氧与血红蛋白结合饱和度的无创性装置(SaO_2)。通常从联合血氧计测得的 SaO_2 的误差在 2% 之内，除非患者处于心源性休克状态。

4.心排血量和前负荷

可应用多普勒超声的方法监测。

（二）有创性监测

1.动脉置管

置入动脉导管的指征是因血流动力学不稳定需要连续监测动脉血压或需进行多次动脉血气分析。

2.中心静脉置管

中心静脉置管联通了中心静脉循环，所以可用于输注液体和药物，也可监测中心静脉压(CVP)及静脉氧饱和度(SvO_2，上腔静脉或右心房处)，后者用以评估氧的运输情况。

在分析右心房压力时应谨慎，避免过分注重右心房压力，因为右心房压力几乎与左心房压力无关,因此也与 AHF 时的左心室充盈压无关。CVP 也会受到重度三尖瓣关闭不全及呼气末正压通气(PEEP)的影响。

3.肺动脉导管

肺动脉导管(PAC)是一种漂浮导管,用于测量上腔静脉(SVC)、右心房、右心室、肺动脉压力、肺毛细血管楔压及心排血量。现代导管能够半连续性地测量心排血量及混合静脉血氧饱和度、右心室舒张末容积和射血分数。

虽然置入肺动脉导管用于急性左心衰的诊断通常不是必需的,但对于伴发有复杂心肺疾病的患者,它可以用来鉴别是心源性机制还是非心源性机制。对于二尖瓣狭窄、主动脉瓣关闭不全、高气道压或左心室僵硬(如左心室肥厚、糖尿病、纤维化、使用正性肌力药、肥胖、缺血)的患者,肺毛细血管楔压并不能真实反映左心室舒张末压。

建议 PAC 用于对传统治疗未产生预期疗效的血流动力学不稳定的患者,以及合并淤血和低灌注的患者。在这些情况下,置入肺动脉导管以保证左心室最恰当的液体负荷量,并指导血管活性药物和正性肌力药的使用。

六、急性心力衰竭的治疗

(一)临床评估

对患者均应根据上述各种检查方法及病情变化做出临床评估,包括:①基础心血管疾病;②急性心力衰竭发生的诱因;③病情的严重程度和分级,并估计预后;④治疗的效果。此种评估应多次和动态进行,以调整治疗方案。

(二)治疗目标

(1)控制基础病因和矫治引起心力衰竭的诱因:应用静脉和/或口服降压药物以控制高血压;选择有效抗生素控制感染;积极治疗各种影响血流动力学的快速性或缓慢性心律失常;应用硝酸酯类药物改善心肌缺血。糖尿病伴血糖升高者应有效控制血糖水平,又要防止出现低血糖。对血红蛋白含量<60 g/L 的严重贫血者,可输注浓缩红细胞悬液或全血。

(2)缓解各种严重症状。①低氧血症和呼吸困难:采用不同方式的吸氧,包括鼻导管吸氧、面罩吸氧及无创或气管插管的呼吸机辅助通气治疗。②胸痛和焦虑:应用吗啡。③呼吸道痉挛:应用支气管解痉药物。④淤血症状:利尿药有助于减轻肺淤血和肺水肿,也可缓解呼吸困难。

(3)稳定血流动力学状态,维持收缩压≥12.0 kPa(90 mmHg),纠正和防止低血压可应用各种正性肌力药物。血压过高者的降压治疗可选择血管扩张药物。

(4)纠正水、电解质紊乱和维持酸碱平衡。

(5)保护重要脏器如肺、肾、肝和大脑,防止功能损害。

(6)降低死亡危险,改善近期和远期预后。

(三)急性心力衰竭的处理流程

急性心力衰竭确诊后,即按图 2-40 的流程处理。初始治疗后症状未获明显改善或病情严重者应行进一步治疗。

1.急性心力衰竭的一般处理

(1)体位:静息时明显呼吸困难者应半卧位或端坐位,双腿下垂以减少回心血量,降低心脏前负荷。

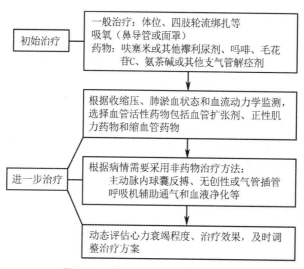

图 2-40　急性心力衰竭的处理流程

（2）四肢交换加压：四肢轮流绑扎止血带或血压计袖带,通常同一时间只绑扎三肢,每隔15～20 min 轮流放松一肢。血压计袖带的充气压力应较舒张压低 1.3 kPa(10 mmHg),使动脉血流仍可顺利通过,而静脉血回流受阻。此法可降低前负荷,减轻肺淤血和肺水肿。

（3）吸氧：适用于低氧血症和呼吸困难明显(尤其指端血氧饱和度＜90％)的患者。应尽早采用,使患者 SaO_2≥95％(伴 COPD 者 SaO_2＞90％),可采用不同的方式。①鼻导管吸氧:低氧流量(1～2 L/min)开始,如仅为低氧血症,动脉血气分析未见二氧化碳潴留,可采用高流量给氧6～8 L/min。酒精吸氧可使肺泡内的泡沫表面张力降低而破裂,改善肺泡的通气。方法是在氧气通过的湿化瓶中加 50％～70％乙醇或有机硅消泡剂,用于肺水肿患者。②面罩吸氧:适用于伴呼吸性碱中毒患者。必要时还可采用无创性或气管插管呼吸机辅助通气治疗。

（4）做好救治的准备工作:至少开放 2 条静脉通道,并保持通畅。必要时可采用深静脉穿刺置管,以随时满足用药的需要。血管活性药物一般应用微量泵泵入,以维持稳定的速度和正确的剂量。固定和维护好漂浮导管、深静脉置管、心电监护的电极和导联线、鼻导管或面罩、导尿管及指端无创血氧仪测定电极等。保持室内适宜的温度、湿度,灯光柔和,环境幽静。

（5）饮食:进易消化食物,避免一次大量进食,在总量控制下,可少量多餐(6～8 次/天)。应用襻利尿药情况下不要过分限制钠盐摄入量,以避免低钠血症,导致低血压。利尿药应用时间较长的患者要补充多种维生素和微量元素。

（6）出入量管理:肺淤血、体循环淤血及水肿明显者应严格限制饮水量和静脉输液速度,对无明显低血容量因素(大出血、严重脱水、大汗淋漓等)者的每天摄入液体量一般宜在 1 500 mL 以内,不要超过2 000 mL。保持每天水出入量负平衡约为 500 mL/d,严重肺水肿者的水负平衡为1 000～2 000 mL/d,甚至可达 3 000～5 000 mL/d,以减少水钠潴留和缓解症状。经3～5 d,如淤血、水肿明显消退,应减少水负平衡量,逐渐过渡到出入水量大体平衡。在水负平衡下应注意防止发生低血容量、低血钾和低血钠等。

2.药物治疗

（1）AHF 时吗啡及其类似物的使用:吗啡一般用于严重 AHF 的早期阶段,特别是患者不安和呼吸困难时。吗啡能够使静脉扩张,也能使动脉轻度扩张,并降低心率。应密切观察疗效和呼吸抑制的不良反应。伴明显和持续低血压、休克、意识障碍、COPD等患者禁忌使用。老年患者慎用或减量。也可应用哌替啶50～100 mg肌内注射。

（2）AHF治疗中血管扩张药的使用：对大多数AHF患者，血管扩张药常作为一线药，它可以用来开放外周循环，降低前及后负荷。

硝酸酯类药物：急性心力衰竭时此类药在不减少每搏心排血量和不增加心肌氧耗情况下能减轻肺淤血，特别适用于急性冠状动脉综合征伴心力衰竭的患者。临床研究已证实，硝酸酯类静脉制剂与呋塞米合用治疗急性心力衰竭有效；应用大剂量硝酸酯类药物联合小剂量呋塞米的疗效优于单纯大剂量的利尿药。静脉应用硝酸酯类药物应十分小心滴定剂量，经常测量血压，防止血压过度下降。硝酸甘油静脉滴注起始剂量5～10 $\mu g/min$，每5～10 min递增5～10 $\mu g/min$，最大剂量100～200 $\mu g/min$；亦可每10～15 min喷雾一次（400 μg），或舌下含服，每次0.3～0.6 mg。硝酸异山梨酯静脉滴注剂量5～10 mg/h，亦可舌下含服，每次2.5 mg。

硝普钠（SNP）：适用于严重心力衰竭。临床应用宜从小剂量10 $\mu g/min$开始，可酌情逐渐增加剂量至50～250 $\mu g/min$。由于其强效降压作用，应用过程中要密切监测血压，根据血压调整合适的维持剂量。长期使用时其代谢产物（硫代氰化物和氰化物）会产生毒性反应，特别是在严重肝肾衰竭的患者应避免使用。减量时，硝普钠应该缓慢减量，并加用口服血管扩张药，以避免反跳。AHF时硝普钠的使用尚缺乏对照试验，而且在AMI时使用，病死率增高。在急性冠脉综合征所致的心力衰竭患者，因为SNP可引起冠脉窃血，故在此类患者中硝酸酯类的使用优于硝普钠。

奈西立肽：这是一类新的血管扩张药肽类，近期被用以治疗AHF。它是人脑钠尿肽（BNP）的重组体，是一种内源性激素物质。它能够扩张静脉、动脉、冠状动脉，由此降低前负荷和后负荷，在无直接正性肌力的情况下增加心排血量。慢性心力衰竭患者输注奈西立肽对血流动力学产生有益的作用，可以增加钠排泄，抑制肾素-血管紧张素-醛固酮和交感神经系统。它和静脉使用硝酸甘油相比，能更有效地促进血流动力学改善，并且不良反应更少。该药临床试验的结果尚不一致。近期的两项研究（VMAC和PROACTION）表明，该药的应用可以带来临床和血流动力学的改善，推荐应用于急性失代偿性心力衰竭。国内一项Ⅱ期临床研究提示，该药较硝酸甘油静脉制剂能够更显著降低PCWP，缓解患者的呼吸困难。应用方法：先给予负荷剂量1 500 $\mu g/kg$，静脉缓慢推注，继以0.0075～0.0150 $\mu g/(kg \cdot min)$静脉滴注；也可不用负荷剂量而直接静脉滴注。疗程一般3 d，不建议超过7 d。

乌拉地尔：该药具有外周和中枢双重扩血管作用，可有效降低血管阻力，降低后负荷，增加心排血量，但不影响心率，从而减少心肌耗氧量。适用于高血压心脏病、缺血性心肌病（包括急性心肌梗死）和扩张型心肌病引起的急性左心衰竭；可用于CO降低、PCWP>2.4 kPa（18 mmHg）的患者。通常静脉滴注100～400 $\mu g/min$，可逐渐增加剂量，并根据血压和临床状况予以调整。伴严重高血压者可缓慢静脉注射12.5～25.0 mg。

应用血管扩张药的注意事项。下列情况下禁用血管扩张药物：①收缩压<12.0 kPa（90 mmHg），或持续低血压并伴症状尤其有肾功能不全的患者，以避免重要脏器灌注减少；②严重阻塞性心瓣膜疾病患者，例如主动脉瓣狭窄、二尖瓣狭窄患者，有可能出现显著的低血压，应慎用；③梗阻性肥厚型心肌病。

（3）急性心力衰竭时血管紧张素转化酶抑制剂（ACEI）的使用：ACEI在急性心力衰竭中的应用仍存在诸多争议。急性心力衰竭的急性期、病情尚未稳定的患者不宜应用。急性心肌梗死后的急性心力衰竭可以试用,但须避免静脉应用,口服起始剂量宜小。在急性期病情稳定48 h后逐渐加量,疗程至少为6周,不能耐受ACEI者可以应用ARB。

在心排血量处于边缘状况时,ACE抑制剂应谨慎使用,因为它可以明显降低肾小球滤过率。当联合使用非类固醇消炎药,以及出现双侧肾动脉狭窄时,不能耐受ACE抑制剂的风险增加。

(4)利尿药使用注意事项如下。

适应证:AHF和失代偿心力衰竭的急性发作,伴有液体潴留的情况是应用利尿药的指征。利尿药缓解症状的益处及其在临床上被广泛认可,无须再进行大规模的随机临床试验来评估。

作用效应:静脉使用襻利尿药也有扩张血管效应,在使用早期(5~30 min)它在降低肺阻抗的同时也降低右心房压和肺毛细血管楔压。如果快速静脉注射大剂量(>1 mg/kg)时,就有反射性血管收缩的可能。它与慢性心力衰竭时使用利尿药不同,在严重失代偿性心力衰竭使用利尿药能使容量负荷恢复正常,可以在短期内减少神经内分泌系统的激活。特别是在急性冠脉综合征的患者,应使用低剂量的利尿药,最好已给予扩血管治疗。

实际应用:静脉使用襻利尿药(如呋塞米、托拉塞米),它有强效快速的利尿效果,在AHF患者优先考虑使用。在入院前就可安全使用,应根据利尿效果和淤血症状的缓解情况来选择剂量。开始使用负荷剂量,然后继续静脉滴注呋塞米或托拉塞米,静脉滴注比一次性静脉注射更有效。噻嗪类和螺内酯可以联合襻利尿药使用,低剂量联合使用比高剂量使用一种药更有效,而且继发反应也更少。将襻利尿药和多巴酚丁胺、多巴胺或硝酸盐联合使用也是一种治疗方法,它比仅仅增加利尿药更有效,不良反应也更少。

不良反应、药物的相互作用:虽然利尿药可安全地用于大多数患者,但它的不良反应也很常见,甚至可威胁生命。它们包括:神经内分泌系统的激活,特别是肾素-血管紧张素-醛固酮系统和交感神经系统的激活;低血钾、低血镁和低氯性碱中毒可能导致严重的心律失常;可以产生肾毒性及加剧肾衰竭。过度利尿可过分降低静脉压、肺毛细血管楔压及舒张期灌注,由此导致每搏输出量和心排血量下降,特别见于严重心力衰竭和以舒张功能不全为主的心力衰竭或缺血所致的右心室功能障碍。

(5)β受体阻滞剂使用注意事项如下。

适应证和基本原理:目前尚无应用β受体阻滞剂治疗AHF,改善症状的研究。相反,在AHF时是禁止使用β受体阻滞剂的。急性心肌梗死后早期肺部啰音超过基底部的患者,以及低血压患者均被排除在应用β受体阻滞剂的临床试验之外。急性心肌梗死患者没有明显心力衰竭或低血压,使用β受体阻滞剂能限制心肌梗死范围,减少致命性心律失常,并缓解疼痛。

当患者出现缺血性胸痛对阿片制剂无效、反复发生缺血、高血压、心动过速或心律失常时,可考虑静脉使用β受体阻滞剂。在Gothenburg美托洛尔研究中,急性心肌梗死后早期静脉使用美托洛尔或安慰剂,接着口服治疗3个月。美托洛尔组发展为心力衰竭的患者明显减少。如果患者有肺底部啰音的肺淤血征象,联合使用呋塞米,美托洛尔治疗可产生更好的疗效,降低病死率和并发症。

实际应用:当患者伴有明显急性心力衰竭,肺部啰音超过基底部时,应慎用β受体阻滞剂。对出现进行性心肌缺血和心动过速的患者,可以考虑静脉使用美托洛尔。

但是,对急性心肌梗死伴发急性心力衰竭患者,病情稳定后,应早期使用β受体阻滞剂。对于慢性心力衰竭患者,在急性发作稳定后(通常4 d后),应早期使用β受体阻滞剂。

在大规模临床试验中,比索洛尔、卡维地洛或美托洛尔的初始剂量很小,然后逐渐缓慢增加到目标剂量。应个体化增加剂量。β受体阻滞剂可能过度降低血压,减慢心率。一般原则:在服用β受体阻滞剂的患者由于心力衰竭加重而住院,除非必须用正性肌力药物维持,否则应继续服用β受体阻滞剂。但如果疑为β受体阻滞剂剂量过大(如有心动过缓和低血压)时,可减量继续用药。

(6)正性肌力药:此类药物适用于低心排血量综合征,如伴症状性低血压或CO降低伴有循环淤血的患者,可缓解组织低灌注所致的症状,保证重要脏器的血液供应。血压较低和对血管扩张药物及利尿药不耐受或反应不佳的患者尤其有效。使用正性肌力药有潜在的危害性,因为它能增加耗氧量、增加钙负荷,所以应谨慎使用。

对于失代偿的慢性心力衰竭患者,其症状、临床过程和预后很大程度上取决于血流动力学。所以,改善血流动力学参数成为治疗的目的。在这种情况下,正性肌力药可能有效,甚至挽救生命。但它改善血流动力学参数的益处,部分被它增加心律失常的危险抵消了。而且在某些病例,由于过度增加能量消耗引起心肌缺血和心力衰竭的慢性进展。但正性肌力药的利弊比率,不同的药并不相同。对于那些兴奋 β_1 受体的药物,可以增加心肌细胞内钙的浓度,可能有更高的危险性。有关正性肌力药用于急性心力衰竭治疗的对照试验研究较少,特别对预后的远期效应的评估更少。

洋地黄类:此类药物能轻度增加CO和降低左心室充盈压;对急性左心衰竭患者的治疗有一定帮助。一般应用毛花苷C 0.2~0.4 mg缓慢静脉注射,2~4 h后可以再用0.2 mg,伴快速心室率的心房颤动患者可酌情适当增加剂量。

多巴胺:小剂量<2 $\mu g/(kg\cdot min)$ 的多巴胺仅作用于外周多巴胺受体,直接或间接降低外周阻力。在此剂量下,对于肾脏低灌注和肾衰竭的患者,它能增加肾血流量、肾小球滤过率、利尿和增加钠的排泄,并增强对利尿药的反应。大剂量>2 $\mu g/(kg\cdot min)$ 的多巴胺直接或间接刺激β受体,增加心肌的收缩力和心排血量。当剂量>5 $\mu g/(kg\cdot min)$ 时,它作用于α受体,增加外周血管阻力。此时,虽然它对低血压患者很有效,但它对AHF患者可能有害,因为它增加左心室后负荷,增加肺动脉压和肺阻力。

多巴胺可以作为正性肌力药[>2 $\mu g/(kg\cdot min)$]用于AHF伴有低血压的患者。当静脉滴注低剂量≤2~3 $\mu g/(kg\cdot min)$ 时,它可以使失代偿性心力衰竭伴有低血压和尿量减少的患者增加肾血流量,增加尿量。但如果无反应,则应停止使用。

多巴酚丁胺:多巴酚丁胺的主要作用在于通过刺激 β_1 受体和 β_2 受体产生剂量依赖性的正性变时、正性变力作用,并反射性地降低交感张力和血管阻力,其最终结果依个体而不同。小剂量时,多巴酚丁胺能产生轻度的血管扩张反应,通过降低后负荷而增加射血量。大剂量时,它可以引起血管收缩。心率通常呈剂量依赖性增加,但增加的程度弱于其他儿茶酚胺类药物。但在心房颤动的患者,心率可能增加到难以预料的水平,因为它可以加速房室传导。全身收缩压通常轻度增加,但也可能不变或降低。心力衰竭患者静脉滴注多巴酚丁胺后,观察到尿量增多,这可能是它提高心排血量而增加肾血流量的结果。

多巴酚丁胺用于外周低灌注(低血压,肾功能下降)伴或不伴有淤血或肺水肿、使用最佳剂量的利尿药和扩血管剂无效时。

多巴酚丁胺常用来增加心排血量。它的起始静脉滴注速度为2~3 $\mu g/(kg\cdot min)$,可以逐渐增加到20 $\mu g/(kg\cdot min)$。无须负荷量。静脉滴注速度根据症状、尿量反应或血流动力学监测结果来调整。它的血流动力学作用和剂量成正比,在静脉滴注停止后,它的清除也很快。

在接受β受体阻滞剂治疗的患者,需要增加多巴酚丁胺的剂量,才能恢复它的正性肌力作用。

单从血流动力学看,多巴酚丁胺的正性肌力作用增加了磷酸二酯酶抑制剂(PDEI)作用。PDEI和多巴酚丁胺的联合使用能产生比单一用药更强的正性肌力作用。

长时间地持续静脉滴注多巴酚丁胺(48 h以上)会出现耐药,部分血流动力学效应消失。长时间应用应逐渐减量。

静脉滴注多巴酚丁胺常伴有心律失常发生率的增加,可来源于心室和心房。这种影响呈剂量依赖性,可能比使用PDEI时更明显。在使用利尿药时应及时补钾。心动过速时使用多巴酚丁胺要慎重,多巴酚丁胺静脉滴注可以促发冠心病患者的胸痛。现在还没有关于AHF患者使用多巴酚丁胺的对照试验,一些试验显示它增加不利的心血管事件。

磷酸二酯酶抑制剂:米力农和依诺昔酮是两种临床上使用的Ⅲ型磷酸二酯酶抑制剂(PDEI)。在AHF时,它们能产生明显的正性肌力、松弛性及外周扩血管效应,由此增加心排血量和搏出量,同时伴随有肺动脉压、肺毛细血管楔压的下降,全身和肺血管阻力下降。它在血流动力学方面,介于纯粹的扩血管剂(如硝普钠)和正性肌力药(如多巴酚丁胺)之间。因为它们的作用部位远离β受体,所以在使用β受体阻滞剂的同时,PDEI仍能够保留其效应。

Ⅲ型PDEI用于低灌注伴或不伴有淤血,使用最佳剂量的利尿药和扩血管剂无效时应用。

当患者在使用β受体阻滞剂时,和/或对多巴酚丁胺没有足够的反应时,Ⅲ型PDEIs可能优于多巴酚丁胺。

由于其过度的外周扩血管效应可引起的低血压,静脉推注较静脉滴注时更常见。有关PDEI治疗对AHF患者的远期疗效目前数据尚不充分,但人们已提高了对其安全性的重视,特别是在缺血性心脏病心力衰竭患者。

左西孟旦:这是一种钙增敏剂,通过结合于心肌细胞上的肌钙蛋白C促进心肌收缩,还通过介导ATP敏感的钾通道而发挥血管舒张作用和轻度抑制磷酸二酯酶的效应。其正性肌力作用独立于β肾上腺素能刺激,可用于正接受β受体阻滞剂治疗的患者。左西孟旦的乙酰化代谢产物,仍然具有药理活性,半衰期约80 h,停药后作用可持续48 h。

临床研究表明,急性心力衰竭患者应用本药静脉滴注可明显增加CO和每搏输出量,降低PCWP、全身血管阻力和肺血管阻力;冠心病患者不会增加病死率。用法:首剂12～24 μg/kg静脉注射(>10 min),继以0.1 μg/(kg·min)静脉滴注,可酌情减半或加倍。对于收缩压<13.3 kPa(100 mmHg)的患者,不需要负荷剂量,可直接用维持剂量,以防止发生低血压。

在比较左西孟旦和多巴酚丁胺的随机对照试验中,已显示左西孟旦能改善呼吸困难和疲劳等症状,并产生很好的结果。不同于多巴酚丁胺的是,当联合使用β受体阻滞剂时,左西孟旦的血流动力学效应不会减弱,甚至会更强。

在大剂量使用左西孟旦静脉滴注时,可能会出现心动过速、低血压,对收缩压<11.3 kPa(85 mmHg)的患者不推荐使用。在与其他安慰剂或多巴酚丁胺比较的对照试验中显示,左西孟旦并没有增加恶性心律失常的发生率。

3.非药物治疗

(1)IABP:临床研究表明,这是一种有效改善心肌灌注同时又降低心肌耗氧量和增加CO的治疗手段。

IABP的适应证:①急性心肌梗死或严重心肌缺血并发心源性休克且不能由药物治疗纠正;

②伴血流动力学障碍的严重冠心病(如急性心肌梗死伴机械并发症);③心肌缺血伴顽固性肺水肿。

IABP的禁忌证:①存在严重的外周血管疾病;②主动脉瘤;③主动脉瓣关闭不全;④活动性出血或其他抗凝禁忌证;⑤严重血小板缺乏。

(2)机械通气。急性心力衰竭者行机械通气的指征:①出现心跳、呼吸骤停而进行心肺复苏时;②合并Ⅰ型或Ⅱ型呼吸衰竭。机械通气的方式有下列两种。

无创呼吸机辅助通气:这是一种无须气管插管、经口/鼻面罩给患者供氧、由患者自主呼吸触发的机械通气治疗。分为持续气道正压通气(CPAP)和双相间歇气道正压通气(BiPAP)两种模式。作用机制:通过气道正压通气可改善患者的通气状况,减轻肺水肿,纠正缺氧和二氧化碳潴留,从而缓解Ⅰ型或Ⅱ型呼吸衰竭。适用对象:Ⅰ型或Ⅱ型呼吸衰竭患者经常规吸氧和药物治疗仍不能纠正时应及早应用。主要用于呼吸频率≤25次/分钟、能配合呼吸机通气的早期呼吸衰竭患者。在下列情况下应用受限:不能耐受和合作的患者、有严重认知障碍和焦虑的患者、呼吸急促(频率>25次/分钟)、呼吸微弱和呼吸道分泌物多的患者。

气道插管和人工机械通气:应用指征为心肺复苏时、严重呼吸衰竭经常规治疗不能改善者,尤其是出现明显的呼吸性和代谢性酸中毒并影响到意识状态的患者。

(3)血液净化治疗要点如下。

机制:此法不仅可维持水、电解质和酸碱平衡,稳定内环境,还可清除尿毒症毒素(肌酐、尿素、尿酸等)、细胞因子、炎症介质及心脏抑制因子等。治疗中的物质交换可通过血液滤过(超滤)、血液透析、连续血液净化和血液灌流等来完成。

适应证:本法对急性心力衰竭有益,但并非常规应用的手段。出现下列情况之一时可以考虑采用:①高容量负荷如肺水肿或严重的外周组织水肿且对襻利尿药和噻嗪类利尿药抵抗;②低钠血症(血钠<110 mmol/L)且有相应的临床症状,如神志障碍、肌张力减退、腱反射减弱或消失、呕吐及肺水肿等,在上述两种情况应用单纯血液滤过即可;③肾功能进行性减退,血肌酐>500 μmol/L或符合急性血液透析指征的其他情况。

不良反应和处理:建立体外循环的血液净化均存在与体外循环相关的不良反应,如生物不相容、出血、凝血、血管通路相关并发症、感染、机器相关并发症等。应避免出现新的内环境紊乱,连续血液净化治疗时应注意热量及蛋白的丢失。

(4)心室机械辅助装置:急性心力衰竭经常规药物治疗无明显改善时,有条件者可应用此种技术。此类装置有体外膜式氧合(ECMO)、心室辅助泵(如可置入式电动左心辅助泵、全人工心脏)。根据急性心力衰竭的不同类型,可选择应用心室辅助装置,在积极纠治基础心脏病的前提下,短期辅助心脏功能,可作为心脏移植或心肺移植的过渡。ECMO可以部分或全部代替心肺功能。临床研究表明,短期循环呼吸支持(如应用ECMO)可以明显改善预后。

(谢　恒)

第十节　舒张性心力衰竭

心力衰竭是一个包括多种病因和发病机制的临床综合征。其中,舒张性心力衰竭(DHF)是近 20 年才得到研究和认识的一类心力衰竭。其主要特点是,有典型的心力衰竭的临床症状、体征和实验室检查证据(如胸部 X 线检查肺淤血表现),而超声心动图等影像检查显示左室射血分数(LVEF)正常,并除外了瓣膜病和单纯右心衰竭。研究发现,DHF 患者约占所有心力衰竭患者的 50%。与收缩性心力衰竭(SHF)比较,DHF 有更长的生存期,而且两者的治疗措施不尽相同。

一、病因特点

DHF 通常发生于年龄较大的患者,女性比男性发病率和患病率更高。最常发生于高血压患者,特别是有严重心肌肥厚的患者。冠心病也是常见病因,特别是由一过性缺血发作造成的可逆性损伤及急性心肌梗死早期,心肌顺应性急剧下降,左心室舒张功能损害。DHF 还见于肥厚型心肌病、糖尿病性心肌病、心内膜弹力纤维增生症、浸润型心肌病(如心肌淀粉样变性)等。DHF 急性发生常由血压短期内急性升高和快速心率的心房颤动发作引起。DHF 与 SHF 可以合并存在,这种情况见于冠心病心力衰竭,既可以因心肌梗死造成的心肌丧失或急性缺血发作导致心肌收缩力急剧下降而致 SHF,也可以由非扩张性的纤维瘢痕替代了正常的可舒张心肌组织,心室的顺应性下降而引起 DHF。长期慢性 DHF 的患者,如同 SHF 患者一样,逐渐出现劳动耐力、生活质量下降。瓣膜性心脏病同样会引起左心室舒张功能异常,特别是在瓣膜病的早期,表现为舒张时间延长,心肌僵硬度增加,甚至换瓣术后的部分患者,舒张功能不全也会持续数年之久,即使此刻患者的收缩功能正常。通常所说的 DHF 是不包括瓣膜性心脏病等的单纯 DHF。

二、病理生理特点

心脏的舒张功能取决于心室肌的主动松弛和被动舒张的特性。被动舒张特性的异常通常是由心脏的质量增加和心肌内的胶原网络变化共同导致的,心肌主动松弛性的异常与各种原因造成的细胞内钙离子调节异常有关。其结果是心肌的顺应性下降,左心室充盈时间变化,左心室舒张末压增加,表现为左心室舒张末压力与容量的关系曲线变得更加陡直。在这种情况下,中心血容量、静脉张力或心房僵硬度的轻度增加,或它们共同增加即可导致左心房或肺静脉压力骤然增加,甚至引起急性肺水肿。

心率对舒张功能有明显影响,心率增快时心肌耗氧量增加,同时使冠状动脉灌注时间缩短,即使在没有冠心病的情况下,也可引起缺血性舒张功能不全。心率过快时舒张期缩短,使心肌松弛不完全,心室充盈压升高,产生舒张功能不全。

舒张功能不全时的血流动力学改变和代偿机制:舒张功能不全时舒张中晚期左心室内压力升高,左心室充盈受限,虽然射血分数正常,但每搏输出量降低,心排血量减少。左心房代偿性收缩增强,以增加左心室充盈。长期代偿结果是左心房内压力增加,左心房逐渐扩大,到一定程度时发生心房颤动。在前、后负荷突然增加,急性应激,快速心房颤动等使左心室充盈压突然升高时,发生急性失代偿心力衰竭,出现急性肺淤血、水肿,表现出急性心力衰竭的症状和体征。

舒张功能不全的患者,不论有无严重的心力衰竭临床表现,其劳动耐力均是下降的,主要有两个原因:一是左心室舒张压和肺静脉压升高,导致肺的顺应性下降,这可引起呼吸做功增加或呼吸困难的症状;二是运动时心排血量不能充分代偿性增加,结果导致下肢和辅助呼吸肌的显著乏力。这一机制解释了较低的运动耐力和肺毛细血管楔压(PCWP)变化之间的关系。

三、临床表现

舒张性心力衰竭的临床表现与收缩性心力衰竭近似,主要为肺循环淤血和体循环淤血的症状和体征,如劳动耐力下降,劳力性呼吸困难,夜间阵发性呼吸困难,颈静脉怒张,淤血性肝大和下肢水肿等。胸部 X 线检查可显示肺淤血,甚至肺水肿的改变。超声心动图显示 LVEF＞50％和左心室舒张功能减低的证据。

四、诊断

对于有典型的心力衰竭的临床表现,而超声心动图显示左室射血分数正常(LVEF＞50％)或近乎正常(LVEF 40％～50％)的患者,在除外了瓣膜性心脏病、各种先天性心脏病、各种原因的肺心病、高动力状态的心力衰竭(严重贫血、甲状腺功能亢进、动静脉瘘等)、心脏肿瘤、心包缩窄或心脏压塞等疾病后,可初步诊断为舒张性心力衰竭,并在进一步检查获得左心室舒张功能不全的证据后,确定舒张性心力衰竭的诊断。

超声心动图在心力衰竭的诊断中起着重要的作用,因为物理检查、心电图、胸部 X 线检查等都不能够提供用于鉴别收缩或舒张功能不全的证据。超声心动图所测的左室射血分数正常(LVEF＞50％)或近乎正常(LVEF 40％～50％)是诊断 DHF 的必需条件。超声心动图能够简便、快速地用于鉴别诊断,如明确是否有急性二尖瓣、主动脉瓣反流或缩窄性心包炎等。

多普勒超声能够测量心内的血流速度,这有助于评价心脏的舒张功能。在正常窦性心律条件下,穿过二尖瓣的血流频谱从左心房到左心室有两个波形:E 波反映左心室舒张早期充盈,A 波反映舒张晚期心房的收缩。因为跨二尖瓣的血流速度有赖于二尖瓣的跨瓣压差,E 波的速率受到左心室性期前收缩期舒张和左心房压力的影响。而且有研究发现,仅在轻度舒张功能不全时可以看出 E/A＜1,一旦患者的舒张功能达到中度或严重损害,则由于左心房压的显著升高,其超声的表现仍为 E/A＞1,近似于正常的图像。由此也可以看出,二尖瓣标准的血流模式对容量状态(特别是左心房压)极度敏感,但是这一速率的变化图像还是能够部分反映左心室的舒张功能(特别是在轻度左心室舒张功能减低时)。其他评价舒张功能的无创检测方法有:多普勒超声评价由肺静脉到左心房的血流状态,组织多普勒显像能够直接测定心肌长度的变化速率。而对于缺血性心脏病患者,心导管技术则可以反映左心室充盈压的增高,在实际应用中,更适合于由心绞痛发作诱发的心力衰竭患者的评价。

DHF 的诊断标准目前还不完全统一。美国心脏病学会和美国心脏病协会(ACC/AHA)建议的诊断标准:有典型的心力衰竭症状和体征,同时超声心动图显示患者没有心脏瓣膜异常,左室射血分数正常。欧洲心脏病学会建议 DHF 的诊断应当符合下面 3 个条件:①有心力衰竭的证据;②左心室收缩功能正常或轻度异常;③左心室松弛、充盈、舒张性或舒张僵硬度异常的证据。欧洲心力衰竭工作组和 ACC/AHA 使用的术语"舒张性心力衰竭"有别于广义的"有正常射血分数的心力衰竭",后者包括了急性二尖瓣反流和其他原因的循环充血状态。

在实际工作中,临床医师诊断 DHF 时常常面临挑战。主要是要取得心力衰竭的临床证据,其中,胸部 X 线检查在肺水肿的诊断中有很高的价值。血浆 BNP 和 NT-proBNP 的检测也有重要诊断价值,心源性呼吸困难患者的血浆 BNP 水平升高,尽管有资料显示,DHF 患者的 BNP 水平增加不如 SHF 患者的增加显著。

五、治疗

DHF 的治疗目的同其他各种心力衰竭,即缓解心力衰竭的症状,减少住院次数,增加运动耐量,改善生活质量和预后。治疗措施也同其他心力衰竭,包括三方面的内容:①对症治疗,缓解肺循环和体循环淤血的症状和体征。②针对病因和诱因的治疗,即积极治疗导致 DHF 的危险因素或原发病,如高血压、左心室肥厚、冠心病、心肌缺血、糖尿病及心动过速等,对阻止或延缓 DHF 的进展至关重要。③针对病理生理机制的治疗。在具体的治疗方法上 DHF 有其自己的特点。

(一)急性期治疗

在急性肺水肿时,可以给予氧疗(鼻导管或面罩吸氧)、吗啡、静脉用利尿药和硝酸甘油。需要注意的是,对于 DHF 患者过度利尿可能会导致严重的低血压,因为 DHF 时左心室舒张压与容量的关系呈一个陡直的曲线。如果有严重的高血压,则有必要使用硝普钠等血管活性药物。如果有缺血发作,则使用硝酸甘油和相关的药物治疗。心动过速能够导致心肌耗氧量增加和降低冠状动脉的灌注时间,容易导致心肌缺血,即使是在非冠心病患者;还可因缩短了舒张时间而使左心室的充盈受损,所以,在舒张功能不全的患者,快心室率的心房颤动常常会导致肺水肿和低血压,在一些病例中需要进行紧急心脏电复律。预防心动过速的发生或降低患者的心率,可以积极应用 β 受体阻滞剂(如比索洛尔、美托洛尔和卡维地洛)或非二氢吡啶类钙通道阻滞药(如地尔硫草),剂量依据患者的心率和血压调整,这点与 SHF 时不同,因为 SHF 时 β 受体阻滞剂要谨慎应用、逐渐加量,并禁用非二氢吡啶类钙通道阻滞药。对大多数 DHF 患者,无论是在急性期与慢性期都不能从正性肌力药物治疗中获益。重组人脑钠尿肽(rh-BNP)是近年来用于治疗急性心力衰竭疗效显著的药物,它具有排钠利尿和扩展血管的作用,对那些急性发作或加重的 SHF 的临床应用收到了肯定的疗效。但对 DHF 的临床研究尚不多。从药理作用上看,它有促进心肌早期舒张的作用,加上排钠利尿、减轻肺淤血的作用,对 DHF 的急性发作可收到显著效果。

(二)长期药物治疗

1.血管紧张素转化酶抑制剂(ACEI)和血管紧张素 Ⅱ 受体阻断药(ARB)

ACEI 和 ARB 不但可降低血压,而且对心肌局部的 RAAS 也有直接的作用,可减轻左心室肥厚,改善心肌松弛性。非常适合用于治疗高血压合并的 DHF,在血压降低程度相同时,ACEI 和 ARB 减轻心肌肥厚的程度优于其他抗高血压药物。

2.β 受体阻滞剂

β 受体阻滞剂具有降低心率和负性肌力作用。对左心室舒张功能障碍有益的可能机制:①降低心率可使舒张期延长,改善左心室充盈,增加舒张期末容积。②负性肌力作用可降低耗氧量,改善心肌缺血及心肌活动的异常非均一性。③抑制交感神经的血管收缩作用,降低心脏后负荷,也可改善冠状动脉的灌注。④能阻止通过儿茶酚胺引起的心肌损害和灶性坏死。已有研究证明,此类药物可使左心室容积-压力曲线下移,具有改善左心室舒张功能的作用。

目前认为,β 受体阻滞剂对改善舒张功能最主要的作用来自减慢心率和延长舒张期。在具体应用时可以根据患者的具体情况选择较大的初始剂量和较快地增加剂量。这与 SHF 有明显的不同。在 SHF 患者,β 受体阻滞剂的机制是长期应用后上调 β 受体,改善心肌重塑,应从小剂量开始,剂量调整需要 2~4 周。应用 β 受体阻滞剂时一般将基础心率维持在 60~70 次/分钟。

3.钙通道阻滞药

可减低细胞质内钙浓度,改善心肌的舒张和舒张期充盈,并能减轻后负荷和心肌肥厚,在扩张血管降低血压的同时可改善心肌缺血,维拉帕米和地尔硫䓬等还可通过减慢心率而改善心肌的舒张功能。因此在DHF的治疗中,钙通道阻滞药发挥着重要的作用。这与SHF不同,由于钙通道阻滞药有一定程度的负性肌力作用而不宜应用于SHF的治疗。

4.利尿药

通过利尿能减轻水钠潴留,减少循环血量,降低肺及体循环静脉压力,改善心力衰竭症状。当舒张性心力衰竭为代偿期时,左心房及肺静脉压增高虽为舒张功能障碍的结果,但同时也是其重要的代偿机制,可以缓解因心室舒张期充盈不足所致的舒张期末容积不足和心排血量的减少,从而保证全身各组织的基本血液供应。如此时过量使用利尿药,可能加重已存在的舒张功能不全,使其由代偿转为失代偿。当DHF患者出现明显充血性心力衰竭的临床表现并发生肺水肿时,利尿药则可通过减少部分血容量使症状得以缓解。

5.血管扩张药

由于静脉血管扩张药能扩张静脉,使回心血量及左心室舒张期末容积减小,故对代偿期DHF可能进一步降低心排血量;而对容量负荷显著增加的失代偿期患者,可减轻肺循环、体循环压力,缓解充血症状。动脉血管扩张药能有效地降低心脏后负荷,对周围血管阻力增加的患者(如高血压心脏病)可能有效改善心室舒张功能,但对左心室流出道梗阻的肥厚型心肌病患者可能加重梗阻,使心排血量进一步减少。因此,扩张剂的应用应结合实际病情并慎重应用。

6.正性肌力药物

由于单纯DHF患者的左室射血分数通常正常,因而正性肌力药物没有应用的指征,而且有使舒张性心功能不全恶化的危险,尤其是在老年急性失代偿DHF患者中。例如,洋地黄类药物通过抑制Na^+-K^+-ATP酶,并通过Na^+-Ca^{2+}交换的机制增加细胞内钙离子浓度,在心脏收缩期增加能量需求,而在心脏舒张期增加钙负荷,可能会促进舒张功能不全的恶化。DIG研究的数据也显示,在使用地高辛过程中,与心肌缺血及室性心律失常相关的终点事件增加。对于那些伴有快室率心房颤动的DHF患者,应用洋地黄是有指征也有益处的。因为可以通过控制心室率改善肺充血及心排血量。

7.抗心律失常药物

心律失常,特别是快速性心律失常对DHF患者的血流动力学常产生很大影响,故预防心律失常的发生对DHF患者有重要意义:①快速心律失常增加心肌氧耗,减少冠状动脉供血时间,从而可诱发心肌缺血,加重DHF,在左心室肥厚者尤为重要;②舒张期缩短使心肌舒张不完全,导致舒张期心室内容量相对增加;③DHF患者,左心室舒张速度和心率呈相对平坦甚至负性关系,当心率增加时,舒张速度不增加甚至减慢,从而引起舒张末期压力增加。因此当DHF患者伴有心律失常时,应根据其不同的病因和病情特点来选用抗心律失常药物。

8.其他药物

抑制心肌收缩的药物如丙吡胺,具有较强的负性肌力作用,可用于左心室流出道梗阻的肥厚型心肌病。此药缩短射血时间,增加心排血量,降低左心室舒张期末压。多数患者长期服用此药有效。丙吡胺的另一个作用是抗心律失常,而严重肥厚型心肌病患者,尤其是静息时有流出道梗阻者,常有心律失常,此时丙吡胺可达到一举两得的效果。

目前,我们尚无充分的随机临床试验来评价不同药物对CHF或其他心血管事件的疗效,也没有充分的证据说明某一单药或某一组药物比其他的优越。已经建议,将那些有生物学效应的药物用于 DHF 的治疗,治疗心动过速和心肌缺血,如 β 受体阻滞剂或非二氢吡啶类钙通道阻滞药;逆转左心室重塑,如利尿药和血管紧张素转化酶抑制剂;减轻心肌纤维化,如螺内酯;阻断肾素-血管紧张素-醛固酮系统的药物能够产生这样一些生物学效应,还需要更多的资料来说明这些生物学效应能够降低心力衰竭的危险。

　　总之,在现阶段,对于 DHF 的发病机制、病理生理、直到诊断和治疗还需要有更多的临床试验和实验证据来不断完善。

(谢　恒)

第十一节　慢性收缩性心力衰竭

　　慢性收缩性心力衰竭传统称之为充血性心力衰竭,是指心脏由于收缩和舒张功能严重低下或负荷过重,使泵血明显减少,不能满足全身代谢需要而产生的临床综合征,出现动脉系统供血不足和静脉系统淤血甚至水肿,伴有神经内分泌系统激活的表现。心力衰竭根据其产生机制可分为收缩功能(心室泵血功能)衰竭和舒张功能(心室充盈功能)衰竭两大类;根据病变的解剖部位可分为左心衰竭、右心衰竭和全心衰竭;根据心排血量(CO)高低可分为低心排血量心力衰竭和高心排血量心力衰竭;根据发病情况可分为急性心力衰竭和慢性心力衰竭。临床上为了评价心力衰竭的程度和疗效,将心功能分为 4 级,即纽约心脏病协会(NYHA)心功能分级如下。

　　Ⅰ级:体力活动不受限制。日常活动不引起过度乏力、呼吸困难和心悸。

　　Ⅱ级:体力活动轻度受限。休息时无症状,日常活动即引起乏力、心悸、呼吸困难。

　　Ⅲ级:体力活动明显受限。休息时无症状,轻于日常活动即可引起上述症状。

　　Ⅳ级:体力活动完全受限。不能从事任何体力活动,休息时亦有症状,稍有体力活动即加重。

　　其中,心功能Ⅱ、Ⅲ、Ⅳ级临床上分别代表轻、中、重度心力衰竭,而心功能Ⅰ级可见于心脏疾病所致左心室收缩功能低下(LVEF≤40%)而临床无症状者,也可以是心功能完全正常的健康人。

一、慢性左心衰竭

　　慢性左心衰竭是指由于左心室心肌病变或负荷增加引起的慢性心力衰竭。通常是由于大面积心肌急慢性损伤、缺血和/或梗死产生心室重塑致左心室进行性扩张伴收缩功能进行性(或急性)降低所致,临床以动脉系统供血不足和肺淤血甚至肺水肿为主要表现。心功能代偿时,症状较轻,可慢性起病,急性失代偿时症状明显加重,通常起病急骤,在有(或无)慢性心力衰竭基础上突发急性左心衰竭肺水肿。病理生理和血流动力学特点为每搏输出量(SV)和心排血量(CO)明显降低,肺毛细血管楔压(PCWP)或左心室舒张末压(LVEDP)异常升高 $[\geqslant 3.3\ \text{kPa}(25\ \text{mmHg})]$,伴交感神经系统和肾素-血管紧张素-醛固酮系统(RAAS)为代表的神经内分泌系统的激活。高心排血量心力衰竭时 SV、CO 不降低。

(一)病因

　　(1)冠状动脉粥样硬化性心脏病(简称冠心病),大面积心肌缺血、梗死或顿抑,或反复多次小面积缺血、梗死或顿抑,或慢性心肌缺血冬眠时。

(2)高血压心脏病。

(3)中、晚期心肌病。

(4)重症心肌炎。

(5)中、重度心脏瓣膜病如主动脉瓣和/或二尖瓣的狭窄和/或关闭不全。

(6)中、大量心室或大动脉水平分流的先天性或后天性心脏病如室间隔缺损、破裂、穿孔、主肺动脉间隔缺损、动脉导管未闭(PDA)和主动脉窦瘤破裂。

(7)高动力性心脏病,如甲亢、贫血、脚气病和动静脉瘘。

(8)急性肾小球肾炎和输液过量等。

(9)大量心包积液心脏压塞时(属"极度"的舒张性心力衰竭范畴)。

(10)严重肺动脉高压或合并急性肺栓塞,右心室压迫左心室致左心室充盈受阻时(也属"极度"舒张性心力衰竭范畴)。

(二)临床表现

1.症状

呼吸困难是左心衰竭的主要症状,是由于肺淤血或肺水肿所致。程度由轻至重表现:轻度时活动中气短乏力、不能平卧或平卧后咳嗽,咳白色泡沫痰,坐起可减轻或缓解;重度时夜间阵发性呼吸困难、端坐呼吸、心源性哮喘和急性肺水肿。急性肺水肿时多伴咳粉红色泡沫痰或咯血(二尖瓣狭窄时),易致低氧血症和二氧化碳潴留而并发呼吸衰竭,同时伴随心悸、头晕、嗜睡(二氧化碳潴留时)或烦躁等体循环动脉供血不足的症状,严重时可发生休克、晕厥甚至猝死。

2.体征

轻中度时,高枕卧位。出汗多、面色苍白、呼吸增快、血压升高、心率增快($\geqslant 100$ 次/分钟)、心脏扩大、第一心音减弱、心尖部可闻及 S_3 奔马律,肺动脉瓣区第二心音亢进,若有瓣膜病变可闻及二尖瓣、主动脉瓣和三尖瓣区的收缩期或舒张期杂音。两肺底或满肺野可闻及细湿啰音或水泡音;吸气时明显,呼气时可伴哮鸣音(心源性哮喘时)。慢性左心衰竭患者可伴有单侧或双侧胸腔积液和双下肢水肿。脉细速,可有交替脉,严重缺氧时肢端可有发绀。严重急性失代偿左心衰竭时端坐呼吸、大汗淋漓、焦虑不安、呼吸急促(> 30 次/分钟);两肺满布粗湿啰音或水泡音(肺水肿时)伴口吐鼻喷粉红色泡沫痰,初起时常伴有哮鸣音,甚至有哮喘(心源性哮喘时)存在。血压升高或降低甚至休克,此时病情非常危重,只有紧急抢救才有望成功。稍有耽搁,患者就可能随时死亡。

(三)实验室检查

1.心电图(ECG)检查

窦性心动过速,可见二尖瓣 P 波、V_1 导联 P 波终末电势增大和左心室肥大劳损等反映左心房、左心室肥厚,扩大及与所患心脏病相应的变化;可有左、右束支传导阻滞和室内传导阻滞;急性、陈旧性梗死或心肌大面积严重缺血,以及多种室性或室上性心律失常等表现。少数情况下,上述 ECG 表现可不特异。

2.胸部 X 线检查

心影增大,心胸比例增加,左心房、左心室或全心扩大,尤其是肺淤血、间质性肺水肿(Kerley B 线、叶间裂积液)和肺泡性肺水肿,是诊断左心衰竭的重要依据。慢性心力衰竭时可有上、下腔静脉影增宽,以及胸腔积液等表现。

3.超声多普勒心动图检查

可见左心房、室扩大或全心扩大,或有左心室室壁瘤存在;左心室整体或节段性收缩运动严重低下,左室射血分数(LVEF)严重降低(≤40%);左心室壁厚度可变薄或增厚。有病因诊断价值;重度心力衰竭时,反映 SV 的主动脉瓣区的血流频谱也降低;也可发现二尖瓣或主动脉瓣严重狭窄或反流,或在心室或大动脉水平的心内分流,或大量心包积液,或严重肺动脉高压巨大右心室压迫左心室等左心衰竭时的解剖和病理生理基础,对左心衰竭有重要的诊断和鉴别诊断价值。

4.血气分析

早期可有低氧血症伴呼吸性碱中毒(过度通气),后期可伴呼吸性酸中毒(二氧化碳潴留)。血常规、生化全套和心肌酶学可有明显异常,或正常范围。

(四)诊断和鉴别诊断

依据临床症状、体征、结合胸部 X 线有典型肺淤血和肺水肿的征象伴心影增大及超声心动图左心室扩大(内径≥55 mm)和 LVEF 降低(<40%)典型改变,诊断慢性左心衰竭和急性左心衰肺水肿并不难;难的是对慢性左心衰竭的病因诊断,特别是对"扩张型"心肌病的病因诊断,需确定原发性、缺血性、高血压性、酒精性、围生期、心动过速性、药物性、应激性、心肌致密化不全和右心室致心律失常性心肌病等病因。通过结合病史、ECG、超声心动图、核素心肌显像、心脏 CT和磁共振成像(MRI)等影像检查综合分析和判断,多能够鉴别。心内膜心肌活检对此帮助不大。同时,也可确定或除外"肥厚型"和"限制型"心肌病的诊断。

心源性哮喘与肺源性哮喘的鉴别十分重要,不可回避。根据肺内"水"与"气"的差别,可在肺部叩诊、X 线检查和湿啰音"有或无"上充分显现,加上病史不同,可得以鉴别。

(五)治疗

急性左心衰竭通常起病急骤,病情危重而变化迅速,需给予紧急处理。治疗目标是迅速纠正低氧和异常血流动力学状态;消除肺淤血、肺水肿;增加 SV、CO,从而增加动脉系统供血。治疗原则为加压给纯氧、静脉给予吗啡、利尿、扩血管(包括连续舌下含服硝酸甘油 2~3 次)和强心。

经过急救处理,多数患者病情能迅速有效控制,并在半小时左右渐渐平稳,呼吸困难减轻,增快心率渐减慢,升高的血压缓缓降至正常范围,两肺湿啰音渐减少或消失,血气分析恢复正常范围,直到 30 min 左右可排尿 500~1 000 mL。病情平稳后,治疗诱因,防止反弹,继续维持上述治疗并调整口服药(参照慢性左心衰竭的治疗方案),继续心电、血压和血氧饱和度监测,必要时选用抗生素预防肺部感染。最终应治疗基础心脏病。

慢性左心衰竭的治疗参见全心衰竭治疗。

二、慢性右心衰竭

慢性右心衰竭是由于右心室病变或负荷增加引起的慢性心力衰竭。以肺动脉血流减少和体循环淤血或水肿为表现。大多数右心衰竭是由左侧心力衰竭发展而来,两者共同形成全心衰竭。其病理生理和血流动力学特点为右心室心排血量降低,右心室舒张末压或右心房压异常升高。

(一)病因

(1)各种原因的左心衰竭。

(2)急、慢性肺动脉栓塞。

(3)慢性支气管炎、肺气肿并发慢性肺源性心脏病。

(4)原发性肺动脉高压。

(5)先天性心脏病包括肺动脉瓣狭窄(PS)、法洛四联症、三尖瓣下移畸形、房室间隔缺损和艾森门格综合征。

(6)右心室扩张型、肥厚型和限制型或闭塞型心肌病。

(7)右心室心肌梗死。

(8)三尖瓣狭窄或关闭不全。

(9)大量心包积液。

(10)缩窄性心包炎。

(二)临床表现

1.症状

主要是由于体循环和腹部脏器淤血引起的症状,如食欲缺乏、恶心、呕吐、腹胀、腹泻、右上腹痛等,伴有心悸、气短、乏力等心脏病和原发病的症状。

2.体检

颈静脉充盈、怒张,肝大伴压痛、肝颈静脉反流征(+),双下肢或腰骶部水肿、腹水或胸腔积液,可有周围性发绀和黄疸。心率快、可闻及与原发病有关的心脏杂音,第二心音可亢进或降低(如肺动脉瓣狭窄或法洛四联症),若不伴左心衰竭和慢性阻塞性肺疾病合并肺部感染时,通常两肺呼吸音清晰或无干、湿啰音。

(三)实验室检查

1.ECG 检查

显示 P 波高尖、电轴右偏、aVR 导联 R 波为主,V_1 导联 R/S>1,右束支传导阻滞等右心房、室肥厚扩大及与所患心脏病相应的变化,可有多种形式的房、室性心律失常与传导阻滞及室内传导阻滞,可有 QRS 波群低电压。有肺气肿时可出现顺钟向转位。

2.胸部 X 线检查

显示右心房、室扩大和肺动脉段凸(有肺动脉高压时)或凹(如肺动脉瓣狭窄或法洛四联症)等与所患心脏病相关的形态变化;可见上、下腔静脉增宽和胸腔积液征;若无左心衰竭存在,则无肺淤血或肺水肿征象。

3.超声多普勒心动图检查

可见右心房、室扩大或增厚,肺动脉增宽和高压,心内解剖异常,三尖瓣和肺动脉瓣狭窄或关闭不全及心包积液等与所患心脏病有关的解剖和病理生理的变化。

4.心导管检查

必要时做心导管检查,显示中心静脉压增高(>15 cmH$_2$O)。

(四)诊断与鉴别诊断

依据体循环淤血的临床表现,结合胸部 X 线检查肺血正常或减少伴右心房室影增大和超声心动图右心房室扩张或右心室肥厚伴或不伴肺动脉压升高的典型征象,诊断不难。病因诊断的鉴别需要结合临床和多种影像学检查综合判断而定。

(五)治疗

(1)慢性右心衰竭的治疗关键是原发病和基础心脏病的治疗。

(2)抗心力衰竭的治疗参见全心衰竭部分。

三、全心衰竭

全心衰竭是指左、右心力衰竭同时存在的心力衰竭。全心衰竭几乎都是由左心衰竭缓慢发展而来,即先有左心衰竭,然后出现右心衰竭;也不除外极少数情况下是由于左、右心室病变同时或先后导致左、右心衰竭并存之可能。一般来说,全心衰竭的病程多属慢性。其病理生理和血流动力学特点为左心室、右心室心排血量均降低、体、肺循环均淤血或水肿伴神经内分泌系统激活。

(一)病因

(1)同左心衰竭(参见慢性左心衰竭)。

(2)不除外极少数情况下有右心衰竭的病因(参见慢性右心衰竭)并存。

(二)临床表现

1.症状

先有左心衰竭的症状(见左心衰竭),随后逐渐出现右心衰竭的症状(见右心衰竭);由于右心衰竭时,右心排血量下降能减轻肺淤血或肺水肿,故左心衰竭症状可随右心衰竭症状的出现而减轻。

2.体检

既有左心衰竭的体征(见慢性左心衰竭),又有右心衰竭的体征(见慢性右心衰竭)。全心衰竭时,由于右心衰竭存在,左心衰竭的体征可因肺淤血或水肿的减轻而减轻。

(三)检查

1.ECG 检查

显示反映左心房、左心室肥厚扩大为主或左、右房室均肥厚扩大(见左、右心力衰竭)和所患心脏病的相应变化,以及多种形式的房、室性心律失常,房室传导阻滞、束支传导阻滞和室内传导阻滞图形。可有 QRS 波群低电压。

2.胸部 X 线检查

心影普大或以左心房、左心室增大为主及与所患心脏病相关的形态变化;可见肺淤血、肺水肿(左心衰竭),上、下腔静脉增宽和胸腔积液(右心衰竭)。

3.超声多普勒心动图检查

可见左、右心房和心室均增大或以左心房、左心室扩大为主,左心室整体和节段收缩功能低下,LVEF 降低($<40\%$),并可显示与所患心肌、瓣膜和心包疾病相关的解剖和病理生理的特征性改变。

4.心导管检查(必要时)

肺毛细血管楔压(左心衰竭时)和中心静脉压(右心衰竭)均增高,分别>2.4 kPa(18 mmHg)和>0.1 kPa(15 cmH$_2$O)。

(四)诊断和鉴别诊断

同左、右心衰竭。

(五)治疗

和左心衰竭一样,全心衰竭治疗的基本目标是减轻或消除体、肺循环淤血或水肿,增加每搏输出量和心排血量,改善心功能;最终目标不仅要改善症状,提高生活质量,而且要阻止心室重塑和心衰进展,提高生存率。这不仅需要改善心衰的血流动力学,也要阻断神经内分泌异常激活不良效应。治疗原则为利尿、扩血管、强心并使用神经内分泌阻滞剂。治疗措施如下。

（1）去除心力衰竭诱因。

（2）体力和精神休息。

（3）严格控制静脉和口服液体入量，适当（无须严格）限制钠盐摄入（应用利尿药者可放宽限制），低钠患者还应给予适量咸菜或直接补充氯化钠治疗纠正。

（4）急性失代偿时，给予呼吸机加压吸纯氧和静脉缓慢推注吗啡 3 mg（必要时可重复 1～2 次）。

（5）利尿药：能减轻或消除体、肺循环淤血或水肿，同时可降低心脏前负荷，改善心功能。可选用噻嗪类如氢氯噻嗪 25～50 mg，每天 1 次；襻利尿药，如呋塞米 20～40 mg，每天 1 次；利尿效果不好者可选用布美他尼（丁尿胺）1～2 mg，每天 1 次；或托拉塞米（伊迈格）20～40 mg，每天 1 次；也可选择以上两种利尿药，每两天交替使用，待心力衰竭完全纠正后，可酌情减量并维持。利尿必须补钾，可给缓释钾 1.0 g，每天 2～3 次，与传统保钾利尿药合用，如螺内酯 20～40 mg，每天 1 次；或氨苯蝶啶 25～50 mg，每天 1 次；也应注意低钠低氯血症的预防（不必过分严格限盐），利尿期间仍应严格控制入量直至心力衰竭得到纠正时。螺内酯 20～40 mg，每天 1 次，作为醛固酮拮抗剂，除有上述保钾作用外，更有拮抗肾素-血管紧张素-醛固酮系统（RAS）的心脏毒性和间质增生作用，能作为神经内分泌阻滞剂阻滞心室重塑，延缓心力衰竭进展。RALES 研究显示，螺内酯能使中重度心力衰竭患者的病死率在血管紧张素转化酶抑制剂（ACEI）和 β 受体阻滞剂基础上再降低 27%，因此，已成为心力衰竭治疗的必用药。需特别注意的是，螺内酯若与 ACEI 合用时，潴钾作用较强，为预防高钾血症发生，口服补钾量应酌减或减半，并监测血钾水平和肾功能。螺内酯特有的不良反应是男性乳房发育症，伴有疼痛感，停药后可消失。

（6）血管扩张药：首选血管紧张素转化酶抑制剂（ACEI），除扩血管作用外，还能拮抗心力衰竭时肾素-血管紧张素-醛固酮系统（RAS）激活的心脏毒性作用，从而延缓心室重塑和心力衰竭的进展，降低了心力衰竭患者的病死率 27%，是慢性心力衰竭患者的首选药，可选用卡托普利、依那普利、贝那普利、赖那普利和雷米普利等，从小剂量开始渐加至目标剂量，如卡托普利 6.25～50 mg，每天 3 次；依那普利 2.5～10 mg，每天 2 次。不良反应除降低血压外，还有剧烈咳嗽。若因咳嗽不能耐受时，可换用血管紧张素 II 受体（AT₁）拮抗剂，如氯沙坦 12.5～50 mg，每天 2 次，或缬沙坦 40～160 mg，每天 1 次。若缺血性心力衰竭有心肌缺血发作时，可加用硝酸酯类如亚硝酸异山梨酯 10～20 mg，6 h 1 次，或单硝酸异山梨醇 10～20 mg，每天 2～3 次；若合并高血压和脑卒中史，可加用钙通道阻滞药如氨氯地平 2.5～10 mg，每天 1 次。历史上使用的小动脉扩张剂，如肼屈嗪，α₁ 受体阻断药，如哌唑嗪不再用于治疗心力衰竭。服药期间，应密切观察血压变化，并根据血压水平来调整用药剂量。

中、重度心力衰竭时可同时应用硝普钠或酚妥拉明或乌拉地尔静脉滴注（见左心衰竭），心力衰竭好转后停用并酌情增加口服血管扩张药的用量。

（7）正性肌力药：轻度心力衰竭患者，可给予地高辛 0.125～0.25 mg，每天 1 次，口服维持，对中、重度心力衰竭患者，可短期加用正性肌力药物，如静脉内给去乙酰毛花苷注射液、多巴酚丁胺、多巴胺和磷酸二酯酶抑制剂，如氨力农或米力农（见左心衰竭）等。

（8）β 受体阻滞剂：能拮抗和阻断心力衰竭时的交感神经系统异常激活的心脏毒性作用，从而延缓心室重塑和心力衰竭的进展。大规模临床试验显示，β 受体阻滞剂能使心力衰竭患者的病死率降低 35%～65%，故也是治疗心力衰竭之必选，只是应在心力衰竭血流动力学异常得到纠正并稳定后使用，应从小剂量开始，渐渐（每周或每 2 周加量 1 次）加量至所能耐受的最大剂

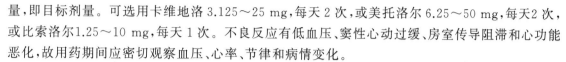

量,即目标剂量。可选用卡维地洛 3.125～25 mg,每天 2 次,或美托洛尔 6.25～50 mg,每天 2 次,或比索洛尔 1.25～10 mg,每天 1 次。不良反应有低血压、窦性心动过缓、房室传导阻滞和心功能恶化,故用药期间应密切观察血压、心率、节律和病情变化。

(9)支气管解痉:对伴有支气管痉挛或喘鸣的患者,应用间羟异丙肾上腺素或氨茶碱 0.1 g,每天 3 次。

(10)经过上述治疗一段时间(1～2 周)后,临床效果不明显甚至出现恶化者,应按难治性心力衰竭处理。

四、难治性心力衰竭

严重的慢性心力衰竭患者,经上述常规利尿药、血管扩张药、血管紧张素转化酶抑制剂和正性肌力药物积极治疗后,心力衰竭症状和体征无明显改善甚至恶化,称为难治性心力衰竭。其血流动力学特征是严重的肺和体循环的淤血、水肿和 SV、CO 的降低。难治性心力衰竭的处理重点如下。

(一)纠治引起难治性心力衰竭的原因

(1)重新评价并确定引起心力衰竭的心脏病病因,给予纠治。如甲状腺功能亢进或减退、贫血、脚气病、先天性心脏病、瓣膜病、心内膜炎、风湿热等。可通过特殊的内科或外科治疗而得以纠治。

(2)重新评价并确定引起心力衰竭的病理生理机制,有针对性地治疗。如确定以收缩性心力衰竭抑或舒张性心力衰竭为主,前负荷过重抑或后负荷过重为主,有无严重心律失常等。

(3)寻找使心力衰竭加重或恶化的诱因,并加以纠治。如肺部感染、肺栓塞、泌尿系统感染、电解质平衡失调、药物的不良反应等。

(4)重新评价已用的治疗措施到位与否,给予加强治疗。如洋地黄剂量是否不足或过量;积极利尿和过分限盐引起了低血钾、低血钠和低血氯使利尿更加困难;是否应用了抑制心肌的或使液体潴留的药物;是否患者饮水或入量过多或未按医嘱服药等。极个别患者出现高血钠、高血氯,机制不明,可能还是摄入或补充氯化钠过多所导致。

(二)加强治疗措施

1.严格控制液体入量,并加强利尿

24 h 总入量宜控制在＜1 500 mL,尿量＞1 500 mL,并使 24 h 出、入量呈负平衡(出大于入)并维持 3～5 d,将体内潴留的钠和水充分排出体外,以逐渐消除严重的肺水肿和组织水肿。每天出、入量负平衡的程度应依据临床和床旁胸部 X 线检查所示肺水肿的程度而定,间质性肺水肿应负 500～1 000 mL,肺泡性肺水肿应负 1 000～1 500 mL,极重度肺泡性肺水肿(大白肺)时 24 h 负平衡 1 500～2 000 mL 也不为过。经 3～5 d 的加强利尿治疗,临床上肺水肿或组织水肿均能明显地减轻或消失,以床旁胸部 X 线检查显示肺水肿渐渐减轻或消退的影像为治疗目标和评价标准。加强利尿期间,尿量多时应补钾,可给缓释钾 1.0 g,每天 3 次,也可以 0.3% 左右浓度静脉补钾;尤其特别注意低钠和低氯的预防(不必过分限盐)。若出现低钠(＜130 mmol/L)和低氯(＜90 mmol/L)血症,则利尿效果不好,可使心力衰竭加重,故必须先给予纠正(3%NaCl 100 mL 静脉内缓慢输注),再同时加强利尿,既要纠正低氯和低钠血症,又要排出体内潴留的水和钠。需要强调的是,严格控制液体总入量,比出大于入量的负平衡对于难治性心力衰竭患者的心功能保护更重要。因为患者保持负 500 mL 液体平衡不变,若入量严格控制在 24 h 内＜1 500 mL

(出量＞2 000 mL)和控制入量＞3 000 mL(出量＞3 500 mL)对心功能的容量负荷完全不同,前者可使心脏去前负荷减轻,而后者则会大大加重心脏前负荷。

2.给予合理足量的血管扩张药治疗

以静脉扩张剂(硝酸酯类)和动脉扩张剂(硝普钠、基因重组脑钠尿肽(BNP)、ACEI 和 α 受体阻滞剂(如酚妥拉明和乌拉地尔)联合应用并给予足量治疗[将血压控制在 13.3～14.7/8.0～9.3 kPa(100～110/60～70 mmHg)],才能充分降低心室前、后负荷,既能大大降低 PCWP 和 LVEDP,又能明显增加 SV 和 CO,达到最佳血流动力学效果。多数患者的心力衰竭会明显好转。

3.加用正性肌力药物

适用于左心室功能严重低下,上述治疗效果差的严重的心力衰竭患者。可使用多巴酚丁胺[5～10 μg/(kg·min)]＋硝普钠(10～50 μg/min)或 α 受体阻滞剂酚妥拉明或乌拉地尔持续静脉滴注,通过正性肌力和降低外周阻力的作用能显著增加 SV 和 CO,同时降低 PCWP 和 LVEDP,明显改善心功能,使心力衰竭明显好转。对于尿量偏少(非低钠和低氯血症所致)或血压偏低[≤12.0/8.0 kPa(90/60 mmHg)]的重症心力衰竭伴心源性休克患者,应改用多巴胺[3～15 μg/(kg·min)]＋小剂量硝普钠(5～30 μg/min)或 α 受体阻滞剂联合持续静脉滴注,除能改善心功能外,还可升压、增加肾血流量并改善组织灌注。

4.血流动力学监测指导治疗

适用上述积极治疗依然反应差的重症心力衰竭患者。依据 PCWP、CO 和外周阻力等重要血流动力学指标调整用药方案。若 PCWP 高[＞2.4 kPa(18 mmHg)],应加强利尿并使用静脉扩张剂如硝酸酯类,降低左心室充盈压,减轻肺水肿;若 CO 低(＜5.0 L/min)且外周阻力高(＞1 400 dyn·s/cm^5)应用动脉扩张剂,如硝普钠、重组 BNP 或 α 受体阻滞剂(酚妥拉明或乌拉地尔),降低外周阻力,增加 CO,改善心功能;若 CO 低(＜5.0 L/min),而外周阻力正常(1 000～1 200 dyn·s/cm^5),则应使用正性肌力药物,如多巴酚丁胺或多巴胺,增加心肌收缩力,增加 CO;若 PCWP 高,CO 低,外周阻力高和动脉血压低[＜10.7 kPa(80 mmHg)],已是心源性休克时,则应在多巴胺升压和正性肌力作用的基础上,联合应用动、静脉血管扩张药和利尿药。必要时应考虑插入主动脉内球囊泵(IABP)给予循环支持。

5.纠正低钠、低氯血症

对于严重肺水肿或外周组织水肿而利尿效果不佳者,若是由于严重稀释性低钠血症(＜130 mmol/L)和低氯血症(＜90 mmol/L)所致,则应在补充氯化钠(每天 3 g 口服或严重时静脉内给予)的基础上应用大剂量的襻利尿药(呋塞米 100～200 mg,布美他尼 1～3 mg)静脉注射或静脉滴注,边纠正稀释性低钠、低氯血症,边加强利尿效果,可望排出过量水潴留,使心力衰竭改善。对出现少尿或无尿伴有急性肾衰竭,药物治疗难以见效者,可考虑用血液超滤或血液透析或腹膜透析治疗。

6.气管插管和呼吸机辅助呼吸

对严重肺水肿伴严重低氧血症[吸氧状态下 PO$_2$＜6.7 kPa(50 mmHg)]和/或二氧化碳潴留[PCO$_2$＞6.7 kPa(50 mmHg)],药物治疗不能纠正者,应尽早使用,既可纠正呼吸衰竭,又有利于肺水肿的治疗与消退。

7.纠正快速心律失常

对伴有快速心律失常如心房颤动、心房扑动心室率快者,可用胺碘酮治疗。

8.左心辅助治疗

对左心室心功能严重低下,心力衰竭反复发作,药物治疗难以好转的患者,有条件可考虑行体外膜式氧合(ECMO)、左心辅助治疗,为心脏移植术做准备。

（谢　恒）

第十二节　心　包　炎

一、急性心包炎

急性心包炎是一种以心包膜急性炎症病变为特点的临床综合征。

(一)病因

(1)急性非特异性。

(2)感染:细菌(包括结核分枝杆菌)、病毒、真菌、寄生虫、立克次体。

(3)肿瘤:原发性、继发性。

(4)自身免疫和结缔组织病:风湿热及其他结缔组织病如系统性红斑狼疮、结节性动脉炎、类风湿关节炎等;心脏损伤后(心肌梗死后综合征、心包切开后综合征)、血清病。

(5)内分泌、代谢异常:尿毒症、黏液性水肿、胆固醇性、痛风。

(6)邻近器官疾病:急性心肌梗死、胸膜炎。

(7)先天性异常:心包缺损、心包囊肿。

(8)其他:外伤、放疗、药物等。

(二)病理

急性心包炎根据病理变化可分为纤维蛋白性和渗液性心包炎。心包渗出液体无明显增加时为急性纤维蛋白性心包炎,渗出液增多时称渗液性心包炎。渗液可分为浆液纤维蛋白性、浆液血性、化脓性和出血性几种,多为浆液纤维蛋白性。液体量为$100\sim500\ mL$,也可多达$2\sim3\ L$。心包渗液一般在数周至数月内吸收,但也可发生脏层和壁层的粘连。增厚而逐渐形成慢性心包炎。

(三)诊断

1.症状

(1)胸痛:心前区呈锐痛或钝痛,随体位改变、深呼吸、吞咽而加剧,常放射到左肩、背部或上腹部。病毒性者多伴胸膜炎,心前区疼痛剧烈。

(2)呼吸困难:是心包渗液时最突出的症状。在心脏压塞时,可有端坐呼吸、呼吸浅而快、身躯前倾、发绀等。

(3)全身症状:随病变而异。结核性者起病缓慢,低热、乏力、食欲缺乏等。化脓性者起病急,高热及中毒症状严重。病毒性者常有上呼吸道感染及其他病毒感染的表现。

2.体征

(1)心包摩擦音:是纤维蛋白性心包炎的重要体征,呈抓刮样音调,粗糙,以胸骨左缘第3、第4肋间及剑突下最显著,前倾坐位较易听到。心包摩擦音是一种由心房、心室收缩和心室舒张早期3个成分所组成的三相摩擦音,也可仅有心室收缩早期所组成的双相摩擦音。心包渗液增多时消失,但如心包两层之间仍有摩擦,则仍可听到摩擦音。

(2)心包积液引起的相应体征:心包积液在 300 mL 以上者心浊音界向两侧扩大且随体位而改变。平卧时心底浊音区增宽,坐位时下界增宽,心尖冲动减弱或消失,或位于心浊音界左缘之内侧,心音遥远,心率快。大量心包积液可压迫左肺引起左下肺不张,于左肩胛下叩诊浊音,并可听到支气管呼吸音,即左肺受压征(Ewart 征)。如积液迅速积聚,可发生急性心脏压塞。患者气促加剧、面色苍白、发绀、心排血量显著下降,产生休克。若不及时解除心脏压塞,可迅速致死;如积液较慢,可形成慢性心脏压塞,表现为发绀、颈静脉怒张、肝大、腹水、皮下水肿、脉压小,常有奇脉。

(四)辅助检查

1.化验检查

感染性者常有白细胞计数增加及血沉增快等炎性反应。

2.X 线检查

一般渗液>200 mL 时可出现心影;向两侧扩大,积液多时心影呈烧瓶状,心脏搏动减弱或消失,肺野清晰。

3.心电图检查

主要由心外膜下心肌受累而引起。

(1)常规 12 导联(除 aVR 导联及 V_1 导联外)皆出现 ST 抬高,呈弓背向下。

(2)一至数天后 ST 段回到基线,出现 T 波低平以至倒置。

(3)T 波改变持续数周至数月,逐渐恢复正常,有时保留轻度异常。

(4)心包积液时可有 QRS 波群低电压。

(5)心脏压塞或大量渗液时可见电交替。

(6)无病理性 Q 波。

4.超声心动图检查

M 型超声心动图中,右心室前壁与胸壁之间或左心室后壁之后与肺组织之间均可见液性暗区。二维超声心动图中很容易见有液性暗区,并且还有助于观察心包积液量的演变。

5.放射性核素心腔扫描

用 ^{99m}Tc肌内注射后进行心脏血池扫描,正常人心血池扫描图示心影大小与 X 线心影基本相符,心包积液时心血池扫描心影正常而 X 线心影明显增大。两者心影横径的比值小于 0.75。

6.心包穿刺

(1)证实心包积液的存在,检查其外观和进行有关的实验室检查,如细菌培养,寻找肿瘤细胞,渗液的细胞分类,解除心脏压塞症状等。

(2)心包腔内注入抗生素,化疗药物。心包穿刺主要指征是心脏压塞和未能明确病因的渗液性心包炎。

7.心包活检

心包活检主要指征为病因不明确而持续时间较长的心包积液,可以通过心包组织学、细菌学等检查以明确病因。

(五)鉴别诊断

1.心脏扩大

心包积液与心脏扩大的鉴别见表 2-9。

表 2-9　心包积液与心脏扩大的鉴别

项目	心包积液	心脏扩大
心尖冲动	不明显或于心浊音内侧	与心浊音界一致
奇脉	常有	无
心音及杂音	第一心音远,一般无杂音(风湿性例外)	心音较清晰,常有杂音或奔马律
X 线检查	心影呈三角形,肺野清晰	心影呈球形,肺野淤血
心电图	Q-T 间期多正常或缩短或有电交替	Q-T 间期延长,心肌病变者常伴有室内传导阻滞,左心室肥大,心律失常多见
超声心动图	有心包积液征象,心腔大小正常	无心包积液征象,心腔多扩大
放射性核素扫描	心腔扫描大小正常,而 X 线片心影大	心腔大小与 X 线片心影大体一致
心包穿刺	见心包积液	不宜心包穿刺

2.急性心肌梗死

心包炎者年龄较轻,胸痛之同时体温、白细胞即升高、血沉加快;而急性心肌梗死常在发病后期48～72 h出现体温、白细胞计数升高、血沉加快。此外,心包炎时多数导联 ST 段抬高,且弓背向下,无对应导联 ST 段压低,ST 段恢复等电位线后 T 波才开始倒置,亦无 Q 波。心肌酶谱仅轻度升高且持续时间较长。

3.早期复极综合征

本综合征心电图中抬高的 ST 段与急性心包炎早期的心电图改变易混淆,前者属正常变异。以下有助于鉴别,早期复极时 ST 段抬高很少超过 2 mm,在 aVR 及 V_1 导联中 ST 段常不压低,运动后抬高的ST 段可转为正常,在观察过程中不伴有 T 波演变。

(六)治疗

1.一般对症治疗

患者卧床休息,直至疼痛及发热等症状消退;解除心脏压迫和对症处理,疼痛剧烈时可给予镇痛剂如阿司匹林 325 mg,每 4 小时 1 次,吲哚美辛(消炎痛)25 mg,每 4 小时 1 次等。心包积液量多时,行心包穿刺抽液以解除压迫症状。

2.心包穿刺

心包穿刺以解除心脏压塞症状和减轻大量渗液引起的压迫症状,并向心脏内注入治疗药物。

3.心包切开引流

心包切开引流用于心包穿刺引流不畅的化脓性心包炎。

4.心包切除术

心包切除术主要指征为急性非特异性心包炎有反复发作,以致长期致残。

(七)常见几种不同病因的急性心包炎

1.急性非特异性心包炎

急性非特异性心包炎是一种浆液纤维蛋白性心包炎,病因尚未完全肯定。病毒感染和感染后发生变态反应可能是主要病因,起病前 1～8 周常有呼吸道感染史。

(1)临床表现:起病多急骤,表现为心前区或胸骨后疼痛,为剧烈的刀割样痛,也可有压榨痛或闷痛。有发热,体温在于 4 h 内达 39 ℃ 或更高,为稽留热或弛张热。其他症状有呼吸困难、咳嗽、无力、食欲缺乏等。心包摩擦音是最重要的体征。心包渗液少量至中等量,很少发生心脏压塞。部分患者合并肺炎或胸膜炎。

(2)实验室检查:白细胞计数正常或中度升高,心包积液呈草黄色或血性,以淋巴细胞居多,心包液细菌培养阴性。X线检查示有心影增大或伴有肺浸润或胸膜炎改变。心电图有急性心包炎表现。病毒所致者,血清或心包积液的补体结合实验效价常增高。

(3)治疗:本病能自愈,但可多次反复发作。无特异性治疗方法,以对症治疗为主,如休息,止痛剂给予水杨酸钠制剂或吲哚美辛,肾上腺皮质激素可抑制本病急性期,如有反复发作,应考虑心包切除。

2.结核性心包炎

有5%～10%的结核患者发生结核性心包炎,占所有急性心包炎的7%～10%,在缩窄性心包炎的比例更大。结核性心包炎常由纵隔淋巴结结核、肺或胸膜结核直接蔓延而来,或经淋巴、血行播散而侵入心包。

(1)临床表现:①起病缓慢,不规则发热。②胸痛不明显,心包摩擦音较少见,心包积液量较多,易致心脏压塞。③病程长,易演变为慢性缩窄性心包炎。

(2)实验室检查:①心包积液多呈血性,积液内淋巴细胞占多数。②涂片、培养及动物接种有时可发现结核分枝杆菌。③结核菌素试验阳性对本病诊断有一定帮助。

(3)治疗:①急性期卧床,增加营养。②抗结核治疗一般用链霉素、异烟肼及对氨基水杨酸钠联合治疗,疗程为1.5～2年,亦可用异烟肼5 mg/(kg·d)、乙胺丁醇25 mg/(kg·d)及利福平10 mg/(kg·d)联合治疗。③常用肾上腺皮质激素4～6周,逐渐停药,减少渗出或粘连。④有心脏压塞征象者,应进行心包穿刺,抽液后可向心包腔内注入链霉素及激素。⑤若出现亚急性渗液缩窄性心包炎表现或有心包缩窄趋势者,应尽早做心包切除。

3.化脓性心包炎

化脓性心包炎主要致病菌为葡萄球菌、革兰阳性杆菌、肺炎球菌等。多为邻近的胸内感染直接蔓延如肺炎、脓胸、纵隔炎等,也可由血行细菌播散,如败血症等,或心包穿刺性损伤带入细菌。偶可因膈下脓肿或肝脓肿蔓延而来。

(1)临床表现:为高热伴严重毒血症,胸痛,心包摩擦音,部分患者可出现心脏压塞。发病后2～12周易发展为缩窄性心包炎。

(2)实验室检查:白细胞总数明显升高,血和心包液细菌培养阳性,心包液呈脓性,中性粒细胞占多数。

(3)治疗:①针对病原菌选择抗生素,抗生素用量要足,并在感染被控制后维持2周。②应及早做心包切开引流。

4.肿瘤性心包炎

心包的原发性肿瘤主要为间皮瘤且较少见。转移性肿瘤较多见,主要来自支气管和乳房的肿瘤,淋巴瘤和白血病也可侵犯心包。

(1)临床表现:为心包摩擦音、心包渗液的体征,渗液为血性,渗液抽走后又迅速产生,可引起心脏压塞。预后极差。

(2)实验室检查:心包渗液中寻找肿瘤细胞可以确诊。

(3)治疗:包括用心包穿刺术、心包切开术,甚至心包切除术以解除心脏压塞及心包内滴注抗癌药。

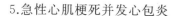

5.急性心肌梗死并发心包炎

透壁性心肌梗死累及心包时可引起心包炎,多呈纤维蛋白性,偶有少量渗液。临床发生率7％～16％,常在梗死后2～4 h发生,出现胸痛及短暂而局限的心包摩擦音,心电图示ST段再度升高,但无与心肌梗死部位方向相反的导联ST段压低。治疗以对症处理为主,予以吲哚美辛、阿司匹林等,偶需要用肾上腺皮质激素。

6.心脏损伤后综合征

心脏损伤后综合征包括心包切开术后综合征、心脏创伤后综合征及心肌梗死后综合征,一般症状于心脏损伤后2～3周或数月出现,反复发作,每次发作1～4周,可能为自身免疫性疾病,也可能与病毒感染有关。

(1)临床表现:有发热、胸痛、心包炎、胸膜炎渗液和肺炎等。白细胞计数总数增高,血沉加快,半数患者有心包摩擦音,也可有心包渗液。症状有自限性,预后良好,但易复发,每次1周至数周。心脏压塞常见。

(2)治疗:并有心包积液或胸腔积液者,需穿刺抽液。发热胸痛者可用吲哚美辛,重症患者可予以肾上腺皮质激素,有较好效果。

7.风湿性心包炎

风湿性心包炎为风湿性全心炎的一部分,常伴有其他风湿病的临床表现,胸痛及心包摩擦音多见,心脏可有杂音,心包积液量少,多呈草绿色。抗链"O"滴定度及血清黏蛋白增高,血沉增快,抗风湿治疗有效。愈后可有心包粘连,一般不发展为缩窄性心包炎。

8.尿毒症性心包炎

尿毒症性心包炎是急、慢性肾功能不全的晚期并发症,发生率为40％～50％,通常为纤维蛋白性,少数为浆液纤维蛋白性或血性,机制不明。

(1)临床表现:一般无症状,或有发热、胸痛。心包摩擦音多见,如心包积液量多也可导致心脏压塞。

(2)治疗:除按肾衰竭处理外,对无症状且未充分透析者应加强血液透析,对疑出血性心包炎者应采用局部肝素化或改行腹膜透析,以防心脏压塞。如经充分透析,心包积液反见增多者应暂停透析。对心包炎可给予吲哚美辛25 mg,一日3次,部分患者可奏效。对大量心包积液者应予心包穿刺引流,或留置导管作持续引流24～72 h,并向心包注入不易吸收的肾上腺皮质激素——羟氟烯索50 mg也有效。若上述治疗仍不能解除心脏压塞,应考虑做心包胸膜开窗术。已发展成为亚急性或慢窄性心包炎者,在尿毒症基本控制以后,应考虑心包切除术。

9.放射性心包炎

约5％接受4 000 rad照射的胸部或纵隔肿瘤患者,数月或数年后可患放射性心包炎,尤以霍奇金病中发病率为高。通常表现为急性纤维蛋白性心包炎、心包积液、亚急性渗出缩窄性心包炎或慢性缩窄性心包炎。心肌、心内膜也可受损,发展为纤维化,也可伴发肺炎及胸膜炎。放疗所致心包积液可予激素治疗,有心脏压塞者应做心包穿刺。若出现反复心脏压塞或缩窄性心包炎,应施行心包切除。

10.胆固醇性心包炎

胆固醇性心包炎常见于甲状腺功能减退、类风湿关节炎、结核病或其他原因所致高胆固醇血症,也可发生于特发性(非特异性)心包炎。发生机制未明,可能是心包表面细胞坏死,释放出细胞内胆固醇;或心包积血,红细胞溶解,释放出胆固醇;也可能因心包炎影响,减少了心包淋巴引流,使胆固醇的回吸收减少所致。心包渗液中胆固醇含量高,可有胆固醇结晶析出,胆固醇可刺激心包,使渗液增加,心包增厚。临床上表现为缓慢发展的非缩窄性大量积液(除非是血性积液),心包积液混浊而闪光,但也可澄清。胆固醇结晶使渗液呈金黄色。治疗应针对病因,多数患者需做心包切除。由黏液水肿所致者给予甲状腺片,从小剂量始,每天15 mg,以后每1～2周增加15～30 mg,平均每天量为120～180 mg,待症状改善,基础代谢正常后减量维持。

二、慢性心包炎

急性心包炎以后,可在心包上留下瘢痕粘连和钙质沉着。多数患者只有轻微的疤痕形成和疏松的或局部的粘连,心包无明显的增厚,不影响心脏的功能,称为慢性粘连性心包炎。部分患者心包渗液长期存在,形成慢性渗出性心包炎,主要表现为心包积液,预后良好。少数患者由于形成坚厚的瘢痕组织,心包失去伸缩性,明显地影响心脏的收缩和舒张功能,称为缩窄性心包炎,它包括典型的慢性缩窄性心包炎和在心包渗液的同时已发生心包缩窄的亚急性渗液性缩窄性心包炎,后者在临床上既有心脏压塞又有心包缩窄的表现,并最终演变为典型的慢性缩窄性心包炎。

(一)病因

部分由结核性、化脓性和非特异性心包炎引起,也见于心包外伤后或类风湿关节炎的患者。有许多缩窄性心包炎患者虽经心包病理组织检查也不能确定其病因。心包肿瘤和放疗也偶可引起本病。

(二)发病机制及病理改变

在慢性缩窄性心包炎中,心包脏层和壁层广泛粘连增厚和钙化,心包腔闭塞成为一个纤维瘢痕组织外壳,紧紧包住和压迫整个心脏和大血管根部,也可以局限在心脏表面的某些部位,如在房室沟或主动脉根部形成环状缩窄。在心室尤其在右心室表面,疤痕往往更坚厚,常为0.2～2 cm或更厚。在多数患者中,瘢痕组织主要由致密的胶原纤维构成,呈斑点状或片状玻璃样变性,因此不能找到提示原发病变的特征性变化。有些患者则心包内尚可找到结核性或化脓性的肉芽组织。

由于时常发现外有纤维层包裹、内为浓缩血液成分和体液存在,提示心包内出血是形成心包缩窄的重要因素。心脏外形正常或较小,心包病变常累及贴近其下的心肌。缩窄的心包影响心脏的活动和代谢,有时导致心肌萎缩、纤维变性、脂肪浸润和钙化。

(三)临床表现

缩窄性心包炎的起病常隐袭。心包缩窄的表现出现于急性心包炎后数月至数十年,一般为2～4年。在缩窄发展的早期,体征常比症状显著,即使在后期,已有明显的循环功能不全的患者也可能仅有轻微的症状。

1.症状

劳累后呼吸困难常为缩窄性心包炎的最早期症状,是由于心排血量相对固定,在活动时不能相应增加所致。后期可因大量的胸腔积液、腹水将膈抬高和肺部充血,以致休息时也发生呼吸困难,甚至出现端坐呼吸。大量腹水和肿大的肝脏压迫腹内脏器,产生腹部膨胀感。此外可有乏力、食欲缺乏、眩晕、衰弱、心悸、咳嗽、上腹疼痛、水肿等。

2.体征

(1)心脏本身的表现:心浊音界正常或稍增大。心尖冲动减弱或消失,心音轻而远,这些表现与心脏活动受限制和心排血量减少有关。第二心音的肺动脉瓣成分可增强。部分患者在胸骨左缘第三四肋间可听到一个在第二心音后 0.1 s 左右的舒张早期额外音(心包叩击音),性质与急性心包炎有心脏压塞时相似。心率常较快。心律一般是窦性,可出现期前收缩、心房颤动、心房扑动等异位心律。

(2)心脏受压的表现:颈静脉怒张、肝大、腹水、胸腔积液、下肢水肿等与心脏舒张受阻,使心排血量减少,导致水、钠潴留,从而使血容量增加,以及静脉回流受阻使静脉压升高有关。缩窄性心包炎常有大量腹水,而且较皮下水肿出现得早,与一般心力衰竭有所不同。一些患者可发生胸腔积量,有时出现奇脉,心排血量减少使动脉收缩压降低,静脉淤血,反射性引起周围小动脉痉挛使舒张压升高,因此脉压变小。

(四)影像、心电图及导管检查

1.X 线检查

心脏阴影大小正常或稍大,心影增大可能由于心包增厚或伴有心包积液,左右心缘正常弧弓消失,呈平直僵硬,心脏搏动减弱,上腔静脉明显增宽,部分患者心包有钙化呈蛋壳状。此外,可见心房增大。

2.心电图检查

多数有低电压,窦性心动过速,少数可有心房颤动,多个导联 T 波平坦或倒置。有时 P 波增宽或增高呈"二尖瓣型 P 波"或"肺型 P 波"表现,左、右心房扩大,也可有右心室肥厚。

3.超声心动图检查

可见右心室前壁或左心室后壁振幅变小,若同时有心包积液,则可发现心包壁层增厚程度。

4.心导管检查

右心房平均压升高,压力曲线呈"M"形或"W"形,右心室压力升高,压力曲线呈舒张早期低垂及舒张晚期高原的图形,肺毛细血管楔压也升高。

(五)诊断

有急性心包炎病史,伴有体、肺循环淤血的症状和体征,而无明显心脏增大,脉压小,有奇脉,X 线显示心包钙化,诊断并不困难。

(六)鉴别诊断

本病应与肝硬化门静脉高压症及充血性心力衰竭相鉴别。肝硬化有腹水及下肢水肿,但无静脉压增高及颈静脉怒张等。充血性心力衰竭者多有心瓣膜病的特征性杂音及明显心脏扩大而无奇脉,超声心动图及 X 线检查有助鉴别。

限制型心肌病的血流动力学改变与缩窄性心包炎相似,故其临床表现与钙化的缩窄性心包炎极为相似,很难鉴别,其鉴别要点可参见表 2-10。

(七)治疗

应及早施行心包剥离术。如病程过久,心肌常有萎缩和纤维变性,影响手术的效果。因此,只要临床表现为心脏进行性受压,用单纯心包渗液不能解释,或在心包渗液吸收过程中心脏受压重征象越来越明显,或在进行心包腔注气术时发现壁层心包显著增厚,或磁共振显像显示心包增厚和缩窄,如心包感染已基本控制,就应及早争取手术。结核性心包炎患者应在结核活动已静止后考虑手术,以免过早手术造成结核的播散。如结核尚未稳定,但心脏受压症状明显加剧时,可在积极抗结核治疗下进行手术。手术中心包应尽量剥离,尤其两心室的心包必须彻底剥离。因心脏长期受到束缚,心肌常有萎缩和纤维变性,所以,手术后心脏负担不应立即过重,应逐渐增加活动量。静脉补液必须谨慎,否则会导致急性肺水肿。由于萎缩的心肌恢复较慢,因此,手术成功的患者常在术后经 4～6 个月才逐渐出现疗效。

表 2-10　缩窄性心包炎和限制性心肌病的鉴别

鉴别项目	缩窄性心包炎	限制型心肌病
疲劳和呼吸困难	逐渐发生,后来明显	一开始就明显
吸气时颈静脉扩张	有	无
心尖冲动	常不明显	常扪及
奇脉	常有	无
二尖瓣与三尖瓣关闭不全杂音	无	常有
舒张期杂音	在第二心音之后较早出现,较响,为舒张早期额外音(心包叩击音)	在第二心音之后较迟出现,较轻,为第三心音,常可听到第四、六心音
X 线	心脏轻度增大,常见心包钙化	心脏常明显增大,无心包钙化,可有心内膜钙化
心电图	QRS 波群低电压和广泛性 T 波改变,可有心房颤动或提示左心房肥大的 P 波改变	可有波群低电压和广泛性 T 波改变,有时出现异常 Q 波,常有房室和心室内传导阻滞(特别是左束支传导阻滞)和心室肥大劳损,也有心房颤动
收缩时间间期测定	正常	异常(PEP 延长,LVET 缩短,PEP/LVET 比值增大)
超声心电图		
心房显著扩大	不常见	常见
舒张早期二尖瓣血流速率	有明显的呼吸变化	随呼吸变化极小
彼此相反的心室充盈	有	无
血流动力学检查		
左、右室舒张末期压	相等,相差≤0.7 kPa(5 mmHg)	>0.7 kPa(5 mmHg)
右室收缩压	≤0.7 kPa(5 mmHg)	>6.6 kPa(50 mmHg)
右室舒张末期压	大于 1/3 右心室收缩压	<1/3 右心室收缩压
计算机化断层显像	心包增厚	心包正常
心内膜心肌活组织检查	正常	异常
洋地黄治疗反应	静脉压不变	静脉压下降

　　手术前应改善患者一般情况,严格休息,低盐饮食,使用利尿剂或抽除胸腔积液和腹水,必要时给以少量多次输血。有心力衰竭或心房颤动的患者可适应应用洋地黄类药物。

(八)预后

　　如能及早进行心包的彻底剥离手术,大部分患者可获满意的效果。少数患者因病程较久,有明显心肌萎缩和心源性肝硬化等严重病变,则预后较差。

(谢　恒)

第三章　内分泌科常见疾病

第一节　甲状腺功能亢进症

甲状腺功能亢进症(简称甲亢)是指由于甲状腺本身或甲状腺以外的多种原因引起的甲状腺激素增多,进入循环血中,作用于全身的组织和器官,造成机体的神经、循环、消化等各系统的兴奋性增高和代谢亢进为主要表现的疾病的总称。甲亢是内分泌系统的常见病和多发病。本病可发生于任何年龄,从新生儿到老年人均可能患甲亢,但最多见于中青年女性。

甲亢的病因较复杂,其中以 Graves 病(GD)最多见,又称毒性弥漫性甲状腺肿,是一种伴甲状腺激素分泌增多的器官特异性自身免疫性疾病,约占所有甲亢患者的 85%;其次为亚急性甲状腺炎伴甲亢和结节性甲状腺肿伴甲亢;其他少见的病因有垂体性甲亢、碘甲亢等。本节主要讨论 Graves 病。

一、病因及发病机制

GD 的发病机制和病因未明,一般认为它是以遗传易患性为背景,在精神创伤、感染等应激因素作用下,诱发体内的免疫系统功能紊乱,"禁忌株"细胞失控,Ts 细胞减弱了对 Th 细胞的抑制,特异 B 细胞在特异 Th 细胞辅助下产生异质性免疫球蛋白(自身抗体)而致病。可作为这些自身抗体的组织抗原或抗原成分很多,主要有 TSH、TSH 受体、Tg、甲状腺 TPO 等。

二、病理

(一)甲状腺

甲状腺多呈不同程度的弥漫性、对称性肿大或伴峡部肿大。质软至韧,包膜表面光滑、透亮,也可不平或呈分叶状。甲状腺内血管增生、充血,使其外观呈鲜牛肉色或猪肝色。滤泡增生明显,呈立方形或高柱状,并可形成乳头状皱褶突入滤泡腔内,腔内胶质常减少或消失。细胞核位于底部,可有分裂象。高尔基器肥大,内质网发育良好,有较多核糖体,线粒体常增多。凡此均提示滤泡上皮功能活跃,处于 TH 合成和分泌功能亢进状态。

(二)眼

浸润性突眼者的球后组织中常有脂肪浸润,纤维组织增生,黏多糖和糖胺聚糖沉积,透明质酸增多,淋巴细胞及浆细胞浸润。眼肌纤维增粗、纹理模糊,肌纤维透明变性、断裂及破坏,肌细胞内黏多糖亦增多。

（三）双下肢对称性胫前黏液性水肿

双下肢对称性胫前黏液性水肿少见。病变皮肤切片在光镜下可见黏蛋白样透明质酸沉积，伴多数带颗粒的肥大细胞、吞噬细胞和内质网粗大的成纤维细胞浸润；电镜下可见大量微纤维伴糖蛋白及酸性糖胺聚糖沉积。

（四）其他

骨骼肌、心肌有类似上述眼肌的改变，但较轻。久病者或重度甲亢患者肝内可有脂肪浸润、灶状或弥漫性坏死、萎缩，门静脉周围纤维化乃至肝硬化。颈部、支气管及纵隔淋巴结增大较常见，脾亦可增大。少数病例可有骨质疏松。

三、临床表现

女性多见，男女之比为 1:（4～6），各年龄组均可发病，以 20～40 岁为多。临床表现不一，老年和儿童患者的临床表现常不典型，典型病例表现三联症。

（一）甲状腺激素分泌过多综合征

1.高代谢综合征

由于 T_3、T_4 分泌过多和交感神经兴奋性增高，促进物质代谢，氧化加速使产热、散热明显增多，患者常有疲乏无力、怕热多汗，皮肤温暖潮湿、体重锐减、低热（危象时可有高热）等。

2.心血管系统

患者可有心悸、胸闷、气短、心动过速，严重者可导致甲亢性心脏病。查体时可见：①心动过速，常为窦性，休息及熟睡时心率仍快。②心尖区第一心音亢进，常有收缩期杂音，偶在心尖部可听到舒张期杂音。③心律失常以期前收缩、心房颤动多见，房扑及房室传导阻滞少见。④可有心脏肥大、扩大及心力衰竭。⑤由于收缩压上升、舒张压下降、脉压增大，有时出现水冲脉、毛细血管搏动等周围血管征。

3.精神、神经系统

患者易激动、烦躁、失眠、多言多动、记忆力减退。有时出现幻觉，甚而表现为亚躁狂症或精神分裂症。偶尔表现为寡言、抑郁者，以老年人多见。可有双手及舌平伸细震颤，腱反射亢进。

4.消化系统

患者常有食欲亢进、多食消瘦、大便频繁。老年患者可有食欲缺乏、厌食。重者可有肝大及肝功能异常，偶有黄疸。

5.肌肉骨骼系统

部分患者可有甲亢性肌病、肌无力及肌萎缩，多见于肩胛与骨盆带肌群。周期性瘫痪多见于青年男性患者，原因不明。

6.内分泌系统

早期血 ACTH、皮质醇及 24 h 尿 17-羟皮质类固醇（17-羟）升高，继而受过多 T_3、T_4 抑制而下降，皮质醇半衰期缩短。

7.生殖系统

女性常有月经减少或闭经，男性有阳痿，偶有乳腺发育。

8.血液和造血系统

周围血液中，淋巴细胞绝对值和百分比及单核细胞增多，但白细胞总数偏低。血小板寿命缩

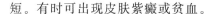

短。有时可出现皮肤紫癜或贫血。

(二)甲状腺肿

绝大多数患者有程度不等的弥漫性、对称性甲状腺肿大,随吞咽动作上下运动;质软、无压痛、久病者较韧;肿大程度与甲亢轻重无明显关系;左、右叶上下极可扪及细震颤,可闻及收缩期吹风样或连续性收缩期增强的血管杂音,为诊断本病的重要体征。极少数无甲状腺肿大或甲状腺位于胸骨后纵隔内。甲状腺肿大压迫气管、食管及喉返神经时,出现气短、进食哽噎及声音嘶哑。

(三)眼征

GD 患者中,有 25%~50% 伴有眼征,其中突眼为重要而较特异的体征之一。突眼多与甲亢同时发生,但亦可在甲亢症状出现前或甲亢经药物治疗后出现,少数仅有突眼而缺少其他临床表现。按病变程度可分为单纯性(干性、良性、非浸润性)和浸润性(水肿性、恶性)突眼两类。

1.非浸润性突眼

非浸润性突眼占大多数,无症状,主要因交感神经兴奋和 TH 的 β 肾上腺素能样作用致眼外肌群和提上睑肌张力增高有关,球后及眶内软组织改变不大,突眼度<18 mm,经治疗常可恢复,预后良好。眼征有以下几种。①Dalrymple 征:眼裂增大。②Stellwag 征:瞬目减少。③Mobius 征:双眼聚合能力欠佳。④Von Graefe 征:眼向下看时巩膜外露。⑤Joffroy 征:眼向上看时前额皮肤不能皱起。

2.非浸润性突眼

非浸润性突眼较少见,症状明显,多发生于成年患者,由于眼球后软组织水肿和浸润所致,预后较差。除上述眼征更明显外,往往伴有眼睑肿胀肥厚,结膜充血水肿。患者畏光、复视、视力减退、阅读时易疲劳、异物感、眼胀痛或刺痛、流泪,眼球肌麻痹而视野缩小、斜视、眼球活动度减少甚至固定。突眼度一般>19 mm,左右突眼度常不等。由于突眼明显,不能闭合,结膜及角膜经常暴露,尤其是睡眠时易受外界刺激而引起充血、水肿,继而感染。

四、实验室检查

(一)血清甲状腺激素测定

1.血清总三碘甲状腺原氨酸(TT$_3$)

TT$_3$ 浓度常与 TT$_4$ 的改变平行,但在甲亢初期与复发早期,TT$_3$ 上升往往很快,约 4 倍于正常;而 TT$_4$ 上升较缓,仅为正常的 2.5 倍,故测定 TT$_3$ 为早期 GD、治疗中疗效观察及停药后复发的敏感指标,亦是诊断 T$_3$ 型甲亢的特异指标。但应注意老年淡漠型甲亢或久病者 TT$_3$ 可不高。

2.血总甲状腺素(TT$_4$)

TT$_4$ 是判定甲状腺功能最基本的筛选指标,在估计患者甲状腺激素结合球蛋白 TBG 正常情况下,TT$_4$ 的增高提示甲亢。甲亢患者 TT$_4$ 升高受 TBG 影响,而 TBG 又受雌激素、妊娠、病毒性肝炎等影响而升高,受雄激素、低蛋白血症(严重肝病、肾病综合征)、泼尼松等的影响而下降,分析时必须注意。

3.血清游离甲状腺素(FT$_4$)及游离 T$_3$(FT$_3$)

不受血 TBG 影响,能直接反映甲状腺功能。其敏感性和特异性均明显高于 TT$_4$ 和 TT$_3$,含量极微,正常值因检查机构而有不同。

4.血清反 T_3(rT_3)

rT_3 无生物活性,是 T_4 在外周组织的降解产物,其血浓度的变化与 T_3、T_4 维持一定比例,尤其是与 T_4 的变化一致,可作为了解甲状腺功能的指标。

(二)促甲状腺激素(TSH)

甲状腺功能改变时,TSH 的波动较 T_3、T_4 更迅速而显著,故血中 TSH 是反映下丘脑-垂体-甲状腺轴功能的敏感指标。尤其是对亚临床型甲亢和亚临床型甲减的诊断有重要意义。垂体性甲亢升高,甲状腺性甲亢正常或降低。

(三)甲状腺摄[131]I率

本法诊断甲亢的符合率达 90%。正常值:3 h,5%～25%;24 h,20%～45%,高峰出现在 24 h。甲亢患者摄[131]I率增强,3 h>25%,24 h>45%,且高峰前移。缺碘性甲状腺肿摄[131]I率也可增高,但一般无高峰前移,可做 T_3 抑制试验鉴别。影响摄[131]I率的因素如下。①使摄[131]I率升高的因素:长期服用女性避孕药。②使摄[131]I率降低的因素:多种食物及含碘药物(包括中药)、抗甲状腺药物、溴剂、利舍平(利血平)、保泰松、对氨基水杨酸、甲苯磺丁脲等。做本测定前应停用上述药物、食物 2 个月以上。孕妇和哺乳期妇女禁用。

(四)促甲状腺激素释放激素(TRH)兴奋试验

GD 时血 T_3、T_4 增高,反馈抑制 TSH,故 TSH 细胞不被 TRH 兴奋。如静脉注射 TRH 200 μg 后 TSH 有升高反应,可排除甲亢;若 TSH 不增高(无反应),则支持甲亢的诊断。本试验因在体外进行测定 TSH,无须将核素引入人体,故不良反应少,对年老有冠心病或甲亢性心脏病者较 T_3 抑制试验安全。

(五)T_3 抑制试验

T_3 抑制试验主要用于鉴别甲状腺肿伴摄[131]I率增高系由甲亢或是单纯性甲状腺肿所致;也曾用于长期抗甲状腺药物治疗后,预测停药后复发可能性的参考。方法:先测定基础摄[131]I率后,口服 T_3 20 μg,每天 3 次,连续6 d(或甲状腺片 60 mg,每天 3 次,连服 8 d),然后再测摄[131]I率。对比两次结果,正常人及单纯性甲状腺肿患者摄[131]I率下降 50% 以上;甲亢患者不被抑制,故摄[131]I的下降<50%。伴有冠心病、甲亢性心脏病或严重甲亢者禁用本项试验,以免诱发心律失常、心绞痛或甲状腺危象。

(六)甲状腺自身抗体测定

未经治疗的 GD 患者血 TSAb 阳性检出率可达 80%～100%,有早期诊断意义,对判断病情活动、是否复发也有价值;还可以作为治疗后停药的重要指标。有 50%～90% 的 GD 患者血中可检出 TGAb 和/或 TPOAb,但滴度较低。如长期持续阳性且滴度较高,提示患者有进展为自身免疫性甲减的可能。

(七)影像学检查

超声、放射性核素扫描、CT、MRI 等可根据需要选用。

五、诊断及鉴别诊断

(一)诊断

根据临床表现三联征及实验室检查,诊断并不困难。但早期轻型、老年人、小儿表现不典型,尤其是淡漠型甲亢应特别注意。

（二）鉴别诊断

1.单纯性甲状腺肿

无甲亢症状。摄^{131}I率虽也增高但高峰不前移。T_3抑制试验可被抑制。T_3正常或偏高，T_4正常或偏低，TSH正常或偏高。TRH兴奋试验正常。血TSAb、TGAb和TPOAb阴性。

2.神经症

神经、精神症状相似，但无高代谢症状群、突眼及甲状腺肿，甲状腺功能正常。

3.其他疾病

以消瘦、低热为主要表现者，应与结核、恶性肿瘤鉴别；腹泻者应与慢性结肠炎鉴别；心律失常应与冠心病、风湿性心脏病鉴别；淡漠型甲亢应与恶性肿瘤、消耗病鉴别；突眼应与眶内肿瘤、慢性肺心病等相鉴别。

六、治疗

一般治疗是解除精神紧张和负担，避免情绪波动。确诊后应适当卧床休息并给予对症、支持疗法。忌碘饮食，补充足够热量和营养如蛋白、糖类及各种维生素。有交感神经兴奋、心动过速者可用普萘洛尔（心得安）、利舍平等；如失眠，可给地西泮（安定）、氯氮䓬（利眠宁）。甲亢的治疗，常用方法如下。

（一）控制甲亢的基本方法
（1）抗甲状腺药物治疗。

（2）放射性碘治疗。

（3）手术治疗。

（二）抗甲状腺药物治疗

疗效较肯定；一般不引起永久性甲减；方便、安全、应用最广。

1.常用药物

（1）硫脲类：甲硫氧嘧啶和丙硫氧嘧啶（PTU）。

（2）咪唑类：甲巯咪唑（他巴唑，MMI）和卡比马唑（甲亢平）。

2.作用机制

通过抑制过氧化物酶活性，使无机碘氧化为活性碘而作用于碘化酪氨酸减少，阻止甲状腺激素合成，丙硫氧嘧啶还可以抑制T_4在周围组织中转化为T_3，故首选用于严重病例或甲状腺危象。

3.适应证

病情轻、甲状腺呈轻至中度肿大者；年龄在20岁以下，或孕妇、年迈体弱或合并严重心、肝、肾疾病等而不宜手术者；术前准备；作为放射性^{131}I治疗前后的辅助治疗；甲状腺次全切除后复发而不宜用^{131}I治疗者。

4.剂量用法与疗程

长程治疗分为初治期、减量期及维持期，按病情轻重决定剂量。

（1）初治期：丙硫氧嘧啶或甲硫氧嘧啶：300～450 mg/d，甲巯咪唑或卡比马唑：30～40 mg/d，分2～3次口服。至症状缓解或T_3、T_4恢复正常时即可减量。

（2）减量期：每2～4周减量1次，丙硫氧嘧啶或甲硫氧嘧啶每次减50～100 mg/d，甲巯咪唑或卡比马唑每次减5～10 mg/d，待症状完全消除，体征明显好转后再减至最小维持量。

(3)维持期:丙硫氧嘧啶或甲硫氧嘧啶 50～100 mg/d,甲巯咪唑或卡比马唑 5～10 mg/d,维持1.5～2 年,必要时还可以在停药前将维持量减半。疗程中除非有较严重的反应,一般不宜中断,并定期随访疗效。

5.治疗中注意事项

(1)如经治疗症状缓解但甲状腺肿大及突眼却加重时,抗甲状腺药物应酌情减量,并加用甲状腺片,每天 30～60 mg。可能由于抗甲状腺药物过量,T_3、T_4 减少后对 TSH 反馈抑制减弱,故 TSH 分泌增多促使甲状腺增生、肥大。

(2)注意抗甲状腺药物不良反应:粒细胞减少与药疹甲巯咪唑较丙硫氧嘧啶常见,初治时每周化验白细胞总数、白细胞分类,以后每 2～4 周 1 次。常见于开始服药 2～3 个月。当白细胞低于 $4×10^9$/L 时应注意观察,试用升白细胞药物如维生素 B_4、利血生、鲨肝醇、脱氧核糖核酸,必要时可采用泼尼松。如出现突发的粒细胞缺乏症(对药物的变态反应),常表现咽痛、发热、乏力、关节酸痛等时,应紧急处理并停药。有些患者用抗甲状腺药物后单有药疹,一般不必停药,可给抗组胺药物,必要时可更换抗甲状腺药物种类,目前临床用药中丙硫氧嘧啶出现药疹者较少,但应该特别警惕出现剥脱性皮炎、中毒性肝炎等,一旦出现,应停药抢救。

(3)停药问题:近年来认为完成疗程后尚须观察,TRAb 或 TSI 免疫抗体明显下降者方可停药以免复发。

(三)放射性碘治疗

1.放射性碘治疗甲亢作用机制

利用甲状腺高度摄取和浓集碘的能力及 ^{131}I 释放出 β 射线对甲状腺的毁损效应(β 射线在组织内的射程约为 2 mm,电离辐射仅限于甲状腺局部而不累及毗邻组织),破坏滤泡上皮而减少 TH 分泌。另外,也抑制甲状腺内淋巴细胞的抗体生成,加强了治疗效果。

2.适应证

(1)中度甲亢、年龄在 25 岁以上者。

(2)对抗甲状腺药有过敏等反应而不能继用,或长期治疗无效,或治疗后复发者。

(3)合并心、肝、肾等疾病不宜手术,或术后复发,或不愿手术者。

(4)非自身免疫性家族性毒性甲状腺肿者。

(5)某些高功能结节者。

3.禁忌证

(1)妊娠、哺乳期妇女(^{131}I 可透过胎盘和进入乳汁)。

(2)年龄在 25 岁以下者。

(3)严重心、肝、肾衰竭或活动性肺结核者。

(4)外周血白细胞在 $3×10^9$/L 以下或中性粒细胞低于 $1.5×10^9$/L 者。

(5)重症浸润性突眼症。

(6)甲状腺不能摄碘者。

(7)甲状腺危象。

4.方法与剂量

根据甲状腺估计重量和最高摄 ^{131}I 率推算剂量。一般主张每克甲状腺组织一次给予 ^{131}I 70～100 μCi(1 Ci=$3.7×10^{10}$ Bq)放射量。甲状腺重量的估计有 3 种方法:①触诊法。②X 线检查。③甲状腺显像。

5.治疗前注意事项

不能机械采用公式计算剂量,应根据病情轻重、过去治疗情况、年龄、甲状腺有无结节、^{131}I在甲状腺的有效半衰期长短等全面考虑;服^{131}I前 2～4 周应避免用碘剂及其他含碘食物或药物;服^{131}I前如病情严重,心率超过 120 次/分,血清 T_3、T_4 明显升高者宜先用抗甲状腺药物及普萘洛尔治疗,待症状减轻方可用放射性^{131}I治疗。最好服抗甲状腺药物直到服^{131}I前 2～3 d 再停,然后做摄^{131}I率测定,接着采用^{131}I治疗。

6.疗效

一般治疗后 2～4 周症状减轻,甲状腺缩小,体重增加,60％以上的患者 3～4 个月可治愈。如半年后仍未缓解,可进行第二次治疗,且于治前先用抗甲状腺药物控制甲亢症状。

7.并发症

(1)甲状腺功能减退。分暂时性和永久性甲减两种。早期由于腺体破坏,后期由于自身免疫反应所致。一旦发生均需用 TH 替代治疗。

(2)突眼的变化不一。多数患者的突眼有改善,部分患者无明显变化,极少数患者的突眼恶化。

(3)放射性甲状腺炎。见于治疗后 7～10 d,个别可诱发危象。故必须在^{131}I治疗前先用抗甲状腺药物治疗。

(4)致癌问题。^{131}I治疗后癌发生率并不高于一般居民的自然发生率。但由于年轻患者对电离辐射敏感,有报道婴儿和儿童时期颈都接受过 X 线治疗者甲状腺癌的发生率高,故年龄在25 岁以下者应选择其他治疗方法。

(5)遗传效应。经^{131}I治疗后有报道可引起染色体变异,但仍在探讨中,并须长期随访观察方能得出结论。为保证下一代及隔代子女的健康,将妊娠期列为^{131}I治疗的禁忌证是合理的。

(四)手术治疗

甲状腺次全切除术的治愈率可达 70％以上,但可引起多种并发症,有的病例于术后多年仍可复发,或出现甲状腺功能减退症。

1.适应证

(1)中、重度甲亢,长期服药无效,停药后复发,或不愿长期服药者。

(2)甲状腺巨大,有压迫症状者。

(3)胸骨后甲状腺肿伴甲亢者。

(4)结节性甲状腺肿伴甲亢者。

2.禁忌证

(1)较重或发展较快的浸润性突眼者。

(2)合并较重的心、肝、肾、肺疾病,不能耐受手术者。

(3)妊娠早期(第 3 个月前)及晚期(第 6 个月后)。

(4)轻症可用药物治疗者。

3.术前准备

先抗甲状腺药物治疗达下列指标者方可进行术前服药:①症状减轻或消失;②心率恢复到80～90 次/分以下;③T_3、T_4 恢复正常;④BMR＜＋20％。达到上述指标者开始进行术前服用复方碘溶液。服法:3～5 滴/次,每天服 3 次,逐日增加 1 滴直至 10 滴/次,维持 2 周。作用:减轻甲状腺充血、水肿,使甲状腺质地变韧,方便手术并减少出血。近年来,使用普萘洛尔或普萘洛尔与碘化物联合使用作术前准备,疗效迅速,一般于术前及术后各服 1 周。

4.手术并发症

(1)出血:须警惕引起窒息,严重时须气管切开。

(2)局部伤口感染。

(3)喉上与喉返神经损伤,引起声音嘶哑。

(4)甲状旁腺损伤或切除,引起暂时性或永久性手足抽搐。

(5)突眼加重。

(6)甲状腺功能减退症。

(7)甲状腺危象。

(五)高压氧治疗

1.治疗机制

(1)高压氧治疗可以迅速增加各组织供氧,甲亢患者因甲状腺素增多,机体各组织代谢旺盛、耗氧量增加,要求心脏收缩力增强、心率加快,增加心排血量为组织运送更多氧气和营养物质。心率加快、血压升高结果增加心肌的耗氧量。患者进行高压氧治疗可以迅速增加各组织的氧气供应,减轻心脏负担;高压氧治疗可以减慢心率,降低心肌耗氧量。

(2)高压氧治疗可以减低机体的免疫能力,减少抗体的产生、减少淋巴细胞的数量。

(3)高压氧治疗可以改善大脑皮质的神经活动,改善自主神经功能,稳定患者情绪。调整机体免疫功能。

(4)有试验证明,高压氧治疗可以调整甲状腺素水平,不论甲状腺素水平高或低,经高压氧治疗均有恢复正常水平的趋势。

2.治疗方法

(1)治疗压力不宜过高 1.8～2 ATA、每次吸氧 60 min、每天 1 次、连续 1～2 个疗程。

(2)配合药物治疗。

(3)甲状腺危象患者可在舱内进行高压氧治疗同时配合药物治疗。

(4)甲状腺手术前准备,行高压氧治疗可减少甲状腺血流量。

七、应急措施

(1)当患者出现明显呼吸困难、发绀、抽搐、昏迷、血压下降、心律失常等情况时,提示有急性呼吸衰竭的可能,立即建立人工气道,行气管插管或气管切开,保持呼吸道通畅,加压给氧,监测生命体征的变化,同时保持静脉液路通畅。

(2)一旦呼吸停止,应立即行人工呼吸、气管插管,调用呼吸机进行合理的机械通气。

八、健康教育

(1)给患者讲述疾病的有关知识,如药物、输血治疗的目的、氧气吸入的重要性,使患者主动配合治疗。

(2)保持良好的情绪,保证充足的休息和睡眠,以促进身体恢复。

(3)康复期注意营养,适当户外活动,提高机体抵抗力。

(4)对恶性肿瘤坚持化疗者和病理产科患者再次怀孕者,应特别注意监测 DIC 常规,血小板计数,注意出血倾向,以及时就诊。

(张盛然)

第二节 甲状腺功能减退症

甲状腺功能减退症(简称甲减)是指组织的甲状腺激素作用不足或缺如的一种病理状态,即甲状腺激素合成、分泌或生物效应不足所致的一组内分泌疾病。甲减的发病率有地区及种族的差异。碘缺乏地区的发病率明显较碘供给充分地区高。女性甲减较男性多见,且随年龄增加,其患病率上升。新生儿甲减发生率约为1/4 000,青春期甲减发病率降低,其患病率随着年龄上升,在年龄>65岁的人群中,显性甲减的患病率为2%~5%。甲减为较常见的内分泌疾病,且常首先求治于非专科医师。

一、病因

99%以上的甲减为原发性甲减,仅不足1%的病例为TSH缺乏引起。原发性甲减绝大多数系由自身免疫性(桥本)甲状腺炎、甲状腺放射性碘治疗或甲状腺手术导致。

二、分类

临床上,按甲减起病时年龄分类可分下列三型。
(1)功能减退始于胎儿期或出生不久的新生儿者,称呆小病(又称克汀病)。
(2)功能减退始于发育前儿童期者,称幼年甲状腺功能减退症,严重时称幼年黏液性水肿。
(3)功能减退始于成人期者,称甲状腺功能减退症,严重者称黏液性水肿。

三、发病机制

(一)呆小病(克汀病)
呆小病有地方性及散发性两种。

1.地方性呆小病

地方性呆小病多见于地方性甲状腺肿流行区,因母体缺碘,供应胎儿的碘不足,以致甲状腺发育不全和激素合成不足。此型甲减对迅速生长中胎儿的神经系统特别是大脑发育危害极大,造成不可逆性的神经系统损害。

2.散发性呆小病

散发性呆小病见于各地,病因不明。母亲既无缺碘又无甲状腺肿等异常,推测其原因有以下几方面。

(1)甲状腺发育不全或缺如:①患儿甲状腺本身生长发育缺陷;②母体在妊娠期患某种自身免疫性甲状腺病,血清中存在抗甲状腺抗体,经血行通过胎盘而入胎儿破坏胎儿部分或全部甲状腺;③母体妊娠期服用抗甲状腺药物或其他致甲状腺肿物质,阻碍了胎儿甲状腺发育和激素合成。

(2)甲状腺激素合成障碍:常有家族史,激素合成障碍主要有五型。①甲状腺摄碘功能障碍:可能由于参与碘进入细胞的"碘泵"发生障碍影响碘的浓集。②碘的有机化过程障碍,又可包括过氧化物酶缺陷,此型甲状腺摄碘力强,但碘化物不能被氧化为活性碘,致不能碘化酪氨酸和碘化酶缺陷。③碘化的酪氨酸不能形成单碘及双碘酪氨酸。碘化酪氨酸耦联缺陷:甲状腺已生成的单碘及双碘酪氨酸发生耦联障碍,以致甲状腺素(T_4)及三碘甲状腺原氨酸(T_3)合成减少。④碘化酪氨酸脱碘缺陷:由于脱碘酶缺乏,游离的单碘及双碘酪氨酸不能脱碘而大量存在于血中不能再被腺体利用,并从尿中大量排出,间接引起碘的丢失过多。甲状腺球蛋白合成与分解异常:酪氨酸残基的碘化及由碘化酪氨酸残基形成 T_3、T_4 的过程,都是在完整的甲状腺球蛋白分子中进行。⑤甲状腺球蛋白异常,可致 T_3、T_4 合成减少。并可产生不溶于丁醇的球蛋白,影响 T_3、T_4 的生物效能。甲状腺球蛋白的分解异常可使周围血液中无活性的碘蛋白含量增高。

未经治疗的呆小病造成儿童期和青春期的生长迟滞、智力受损和代谢异常,显然,早期诊断和治疗是极为重要的。

(二)幼年甲状腺功能减退症

病因与成人患者相同。

(三)成年甲状腺功能减退症

病因可分为甲状腺激素缺乏、促甲状腺激素缺乏和末梢组织对甲状腺激素不应症三大类。

1.由于甲状腺本身病变致甲状腺激素缺乏

由于甲状腺本身病变致甲状腺激素缺乏即原发性甲减。其中部分病例病因不明,又称"特发性",较多发生甲状腺萎缩,约为甲减发病率的 5%。大部分病例有以下比较明确的原因:①甲状腺的手术切除,或放射性碘或放射线治疗后。②甲状腺炎:与自身免疫有关的慢性淋巴细胞性甲状腺炎后期为多,亚急性甲状腺炎引起者罕见。③伴甲状腺肿或结节的功能减退:慢性淋巴细胞性甲状腺炎多见,偶见于侵袭性纤维性(Reidel)甲状腺炎,可伴有缺碘所致的结节性地方性甲状腺肿和散在性甲状腺肿。④腺内广泛病变:多见于晚期甲状腺癌和转移性肿瘤,较少见于甲状腺结核、淀粉样变、甲状腺淋巴瘤等。⑤药物:抗甲状腺药物治疗过量;摄入碘化物(有机碘或无机碘)过多;使用阻碍碘化物进入甲状腺的药物如过氯酸钾、硫氰酸盐、间苯二酚(雷琐辛)、对氨基水杨酸钠(PAS)、保泰松、碘胺类药物、硝酸钴、碳酸锂等,甲亢患者经外科手术或 ^{131}I 治疗后对碘化物的抑制甲状腺激素合成及释放作用常较敏感,故再服用含碘药物则易发生甲减。

2.由于促甲状腺激素不足

由于促甲状腺激素不足可分为垂体性与下丘脑性两种。

(1)由于腺垂体功能减退使促甲状腺激素(TSH)分泌不足所致,又称为垂体性(或继发性)甲减。

(2)由于下丘脑疾病使促甲状腺激素释放激素(TRH)分泌不足所致,又称为下丘脑性(或三发性)甲减。

3.末梢性(周围性)甲减

末梢性甲减是指末梢组织甲状腺激素不应症,即甲状腺激素抵抗。临床上常可见一些有明显的甲减的症状,但甲状腺功能检查结果则与之相矛盾。病因有二:①由于血中存在甲状腺激素结合抗体,从而导致甲状腺激素不能发挥正常的生物效应。②由于周围组织中的甲状腺激素受体数目减少、受体对甲状腺激素的敏感性减退导致周围组织对甲状腺激素的效应减少。

甲状腺激素抵抗的主要原因是外周组织对甲状腺激素的敏感性降低。正常情况下,T_3 和 T_4 可抑制性地反馈作用于垂体,具有活性的 T_3 抵达外周组织与甲状腺激素受体结合产生生物效应。甲状腺激素抵抗时由于垂体对甲状腺激素的敏感性降低,其负反馈受抑,导致 TSH 升高,结果甲状腺激素分泌增加,作用于外周不敏感的组织出现甲减症状,而抵抗不明显的组织则出现甲亢表现。

四、病理

(一)呆小病

散发性者除激素合成障碍一类甲状腺呈增生肿大外,多数在甲状腺部位或舌根仅有少许滤泡组织,甚至完全缺如。地方性甲状腺肿呈萎缩或肿大,腺体内呈局限性上皮增生及退行性变。腺垂体常较大,部分病例示蝶鞍扩大,切片中 TSH 细胞肥大。此外,可有大脑发育不全,脑萎缩,骨成熟障碍等。

(二)黏液性水肿

原发性者甲状腺呈显著萎缩,腺泡大部分被纤维组织所替代,兼有淋巴细胞浸润,残余腺泡上皮细胞矮小,泡内胶质含量极少。放射线治疗后甲状腺的改变与原发性者相似。慢性甲状腺炎者腺体大多有淋巴细胞、浆细胞浸润且增大,后期可纤维化而萎缩,服硫脲类药物者腺体增生肥大,胶质减少而充血。继发于垂体功能减退者垂体有囊性变或纤维化,甲状腺腺体缩小,腺泡上皮扁平,腔内充满胶质。

甲状腺外组织的病理变化包括皮肤角化,真皮层有黏液性水肿,细胞间液中积聚多量透明质酸、黏多糖、硫酸软骨素和水分,引起非凹陷性水肿。内脏细胞间液中有相似情况,称内脏黏液性水肿。浆膜腔内有黏液性积液。全身肌肉不论骨骼肌、平滑肌或心肌都可有肌细胞肿大、苍白,肌浆纤维断裂且有空泡变性和退行性病灶,心脏常扩大,间质水泡伴心包积液。肾脏可有基底膜增厚从而出现蛋白尿。

五、临床表现

甲减可影响全身各系统,其临床表现并不取决于甲减的病因而是与甲状腺激素缺乏的程度有关。

(一)呆小病

病因繁多,于出生时常无特异表现,出生后数周内出现症状。共同的表现有皮肤苍白,增厚,多皱褶,多鳞屑。口唇厚,舌大且常外伸,口常张开多流涎,外貌丑陋,面色苍白或呈蜡黄,鼻短且上翘,鼻梁塌陷,前额多皱纹,身材矮小,四肢粗短,手常呈铲形,脐疝多见,心率缓慢,体温偏低,其生长发育均低于同年龄者,当成年后常身材矮小。各型呆小病可有的特殊表现如下。

1.先天性甲状腺发育不全

腺体发育异常的程度决定其症状出现的早晚及轻重。腺体完全阙如者,症状可出现于出生后 1～3 个月且较重,无甲状腺肿。如尚有残留或异位腺体时,多数在 6 个月至 2 岁出现典型症状,且可伴代偿性甲状腺肿大。

2.先天性甲状腺激素合成障碍

病情因各种酶缺乏的程度而异。一般是在新生儿期症状不显,后逐渐出现代偿性甲状腺肿,且多为显著肿大。典型的甲状腺功能减退可出现较晚,可称为甲状腺肿性呆小病,可能为常染色体隐性遗传。在碘有机化障碍过程中除有甲状腺肿和甲状腺功能减退症状外,常伴有先天性神经性聋哑,称 Pendred 综合征。这两型多见于散发性呆小病者,其母体不缺碘且甲状腺功能正常,胎儿自身虽不能合成甲状腺激素但能从母体得到补偿。故不致造成神经系统严重损害,出生后 3 个月以上,母体赋予的甲状腺激素已耗竭殆尽,由于本身甲状腺发育不全或缺如或由于激素合成障碍,使体内甲状腺激素缺乏处于很低水平,出现显著的甲状腺功能减退症状,但智力影响却较轻。

3.先天性缺碘

先天性缺碘多见于地方性呆小病。因母体患地方性甲状腺肿,造成胎儿期缺碘,在胎儿及母体的甲状腺激素合成均不足的情况下,胎儿神经系统发育所必需的酶[如尿嘧啶核苷二磷酸(UDP)等]生成受阻或活性降低,造成胎儿神经系统严重且不可逆的损害和出生后永久性的智力缺陷和听力、语言障碍,但出生后患者的甲状腺在供碘好转的情况下,能加强甲状腺激素合成,故甲状腺功能减退症状不明显,这种类型又称为"神经型"呆小病。

4.母体怀孕期服用致甲状腺肿制剂或食物

母体怀孕期服用致甲状腺肿制剂或食物如卷心菜、大豆、对氨基水杨酸、硫脲类、间苯二酚、保泰松及碘等,这些食物中致甲状腺肿物质或药物能通过胎盘,影响甲状腺功能,出生后引起一过性甲状腺肿大,甚至伴有甲状腺功能减退,此型临床表现轻微,短暂,常不被发现,如妊娠期口服大量碘剂且历时较长,碘化物通过胎盘可导致新生儿甲状腺肿,巨大者可产生初生儿窒息死亡,故妊娠妇女不可用大剂量碘化物。哺乳期中碘亦可通过乳汁进入婴儿体内引起甲状腺肿伴甲减。

(二)幼年黏液性水肿

临床表现随起病年龄而异,幼儿发病者除体格发育迟缓和面容改变不如呆小病显著外,余均和呆小病相似。较大儿童及青春期发病者,大多似成人黏液性水肿,但伴有不同程度的生长阻滞,青春期延迟。

(三)成人甲状腺功能减退及黏液性水肿

临床表现取决于起病的缓急、激素缺乏的速度及程度,且与个体对甲状腺激素减少的反应差异性有一定关系,故严重的甲状腺激素缺乏时临床症状也可轻微。轻型者症状较轻或不典型;重型者累及的系统广泛,称黏液性水肿。现今严重甲减患者较以往少见,该术语常用以描述甲减表现的皮肤和皮下组织黏液性水肿这一体征。临床型甲减的诊断标准应具备不同程度的临床表现及血清 T_3、T_4 的降低,尤其是血清 T_4 和 FT_4 的降低为临床型甲减的一项客观实验室指标。临床上无或仅有少许甲减症状,血清 FT_3 及 FT_4 正常而 TSH 水平升高,此种情况称为"亚临床甲减",需根据 TSH 测定和/或 TRH 试验确诊,可进展至临床型甲减,伴有甲状腺抗体阳性和/或甲状腺肿者进展机会较大。

成人甲状腺功能减退最早症状是出汗减少、怕冷、动作缓慢、精神萎靡、疲乏、嗜睡、智力减退、胃口欠佳、体重增加、大便秘结等。当典型症状出现时有下列表现。

1.低基础代谢率症状群

疲乏、行动迟缓、嗜睡、记忆力明显减退且注意力不集中,因周围血液循环差和能量产生降低以致异常怕冷、无汗及体温低于正常。

2.黏液性水肿面容

面部表情可描写为"淡漠""愚蠢""假面具样""呆板",甚至"白痴"。面颊及眼睑虚肿,垂体性黏液性水肿有时颜面胖圆,犹如满月。面色苍白,贫血或带黄色或陈旧性象牙色。有时可有颜面皮肤发绀。由于交感神经张力下降对 Müller 肌的作用减弱,故眼睑常下垂形或眼裂狭窄。部分患者有轻度突眼,可能和眼眶内球后组织有黏液性水肿有关,但对视力无威胁。鼻、唇增厚,舌大而发声不清,言语缓慢,音调低嘎,头发干燥、稀疏、脆弱,睫毛和眉毛脱落(尤以眉梢为甚),男性胡须生长缓慢。

3.皮肤

苍白或因轻度贫血及甲状腺激素缺乏使皮下胡萝卜素变为维生素 A 及维生素 A 生成视黄醛的功能减弱，以致高胡萝卜素血症，加以贫血肤色苍白，因而常使皮肤呈现特殊的蜡黄色，且粗糙少光泽，干而厚、冷、多鳞屑和角化，尤以手、臂、大腿为明显，且可有角化过度的皮肤表现。有非凹陷性黏液性水肿，有时下肢可出现凹陷性水肿。皮下脂肪因水分的积聚而增厚，致体重增加，指甲生长缓慢、厚脆，表面常有裂纹。腋毛和阴毛脱落。

4.精神神经系统

精神迟钝，嗜睡，理解力和记忆力减退。目力、听觉、触觉、嗅觉均迟钝，伴有耳鸣，头晕。有时可呈神经质或可发生妄想、幻觉、抑郁或偏狂。严重者可有精神失常，呈木僵、痴呆，昏睡状。偶有小脑性共济失调。还可有手足麻木，痛觉异常，腱反射异常。脑电图可异常。脑脊液中蛋白质可增加。

5.肌肉和骨骼

肌肉松弛无力，主要累及肩、背部肌肉，也可有肌肉暂时性强直、痉挛、疼痛或出现齿轮样动作，腹背肌及腓肠肌可因痉挛而疼痛，关节也常疼痛，骨质密度可增高。少数病例可有肌肉肥大。发育期间骨龄常延迟。

6.心血管系统

心率降低，心音低弱，心排血量减低，由于组织耗氧量和心排血量的减低相平行，故心肌耗氧量减少，很少发生心绞痛和心力衰竭。一旦发生心力衰竭，因洋地黄在体内的半衰期延长，且由于心肌纤维延长伴有黏液性水肿故疗效常不佳且易中毒。心电图可见 ST-T 改变等表现。严重甲减者全心扩大，常伴有心包积液。久病者易并发动脉粥样硬化及冠心病，发生心绞痛和心律不齐。如没有合并器质性心脏病，甲减本身的心脏表现可以在甲状腺激素治疗后得到纠正。

7.消化系统

胃欲缺乏、厌食、腹胀、便秘、鼓肠，甚至发生巨结肠症及麻痹性肠梗阻。因有抗胃泌素抗体存在，患者可伴胃酸缺乏。

8.呼吸系统

由于肥胖、黏液性水肿、胸腔积液、贫血及循环系统功能差等综合因素可导致肺泡通气量不足及二氧化碳麻醉现象。阻塞性睡眠呼吸暂停常见，可以在甲状腺激素治疗后得到纠正。

9.内分泌系统

血皮质醇常正常、尿皮质醇可降低，ACTH 分泌正常或降低，ACTH 兴奋反应延迟，但无肾上腺皮质功能减退的临床表现。长期患本病且病情严重者，可能发生垂体和肾上腺功能降低，在应激或快速甲状腺激素替代治疗时加速产生。长期患原发性甲减者垂体常常增大，可同时出现催乳素增高及溢乳。交感神经的活性降低，可能与血浆环腺苷酸对肾上腺素反应降低有关，肾上腺素的分泌率及血浆浓度正常，而去甲肾上腺素的相应功能增加，β-肾上腺素能的受体在甲减时可能会减少。胰岛素降解率下降且患者对胰岛素敏感性增强。LH 分泌量及频率峰值均可下降，血浆睾酮和雌二醇水平下降。严重时可致性欲减退和无排卵。

10.泌尿系统及水、电解质代谢

肾血流量降低，肾小球基底膜增厚可出现少量蛋白尿，水利尿试验差，水利尿作用不能被可的松而能被甲状腺激素所纠正。由于肾脏排水功能受损，导致组织水潴留。Na^+ 交换增加，可出现低血钠,但 K^+ 的交换常属正常。血清 Mg^{2+} 可增高,但交换的 Mg^{2+} 和尿 Mg^{2+} 的排出率降低。血清钙、磷正常,尿钙排泄下降,粪钙排泄正常,粪、尿磷排泄正常。

11.血液系统

甲状腺激素缺乏使造血功能遭到抑制,红细胞生成素减少,胃酸缺乏使铁及维生素 B_{12} 吸收障碍,加之月经过多以致患者中 2/3 可有轻、中度正常色素或低色素小红细胞型贫血,少数有恶性贫血(大红细胞型)。血沉可增快。Ⅷ 和 Ⅸ 因子的缺乏导致机体凝血机制减弱,故易有出血倾向。

12.昏迷

昏迷为黏液性水肿最严重的表现,多见于年老长期未获治疗者。大多是在冬季寒冷时发病,受寒及感染是最常见的诱因,其他如创伤、手术、麻醉、使用镇静剂等均可促发。昏迷前常有嗜睡病史,昏迷时四肢松弛,反射消失,体温很低(可在 33 ℃ 以下),呼吸浅慢,心动过缓,心音微弱,血压降低,休克,并可伴发心、肾衰竭,常威胁生命。

六、辅助检查

(一)间接依据

1.基础代谢率降低

基础代谢率常在 35%~45%,有时可达 70%。

2.血脂

常伴高胆固醇血症和高 LDL 血症。三酰甘油也可增高。

3.心电图检查

心电图检查示低电压、窦性心动过缓、T 波低平或倒置,偶有 PR 间期延长及 QRS 波时限增加。

4.X 线检查

骨龄的检查有助于呆小病的早期诊断。X 线片上骨骼的特征:成骨中心出现和成长迟缓(骨龄延迟);骨骺与骨干的愈合延迟;成骨中心骨化不均匀呈斑点状(多发性骨化灶)。95% 呆小病患者蝶鞍的形态异常。7 岁以上患儿蝶鞍常呈圆形增大,经治疗后蝶鞍可缩小;7 岁以下患儿蝶鞍表现为成熟延迟,呈半圆形,后床突变尖,鞍结节扁平。心影于胸片上常弥漫性为双侧增大,超声检查示心包积液,治后可完全恢复。

5.脑电图检查

某些呆小病者脑电图有弥漫性异常,频率偏低,节律不齐,有阵发性双侧 Q 波,无 α 波,表现为脑中枢功能障碍。

(二)直接依据

1.血清 TSH 和 T_3、T_4

血清 TSH 和 T_3、T_4 是最有用的检测项目,测定 TSH 对甲减有极重要意义,较 T_4、T_3 为大。甲状腺性甲减,TSH 可升高;而垂体性或下丘脑性甲减常偏低,也可在正常范围或轻度升高,可伴有其他腺垂体激素分泌低下。除消耗性甲减及甲状腺激素抵抗外,不管何种类型甲减,血清总 T_4 和 FT_4 均低下。轻症患者血清 T_3 可在正常范围,重症患者可以降低。部分患者血清 T_3 正常而 T_4 降低,这可能是甲状腺在 TSH 刺激下或碘不足情况下合成生物活性较强的 T_3 相对增多,或周围组织中的 T_4 较多地转化为 T_3 的缘故。因此 T_4 降低而 T_3 正常可视为较早期诊断甲减的指标之一。亚临床型甲减患者血清 T_3、T_4 可均正常。此外,在患严重疾病且甲状腺功能正常的患者及老年正常人中,血清 T_3 可降低故 T_4 浓度在诊断上比 T_3 浓度更为重要。由于总 T_3、T_4 可受 TBG 的影响,故可测定 FT_3、FT_4 协助诊断。

2.甲状腺吸[131]碘率

甲状腺吸[131]碘率明显低于正常,常为低平曲线,而尿中[131]I 排泄量增加。

3.反 T_3(rT_3)

在甲状腺性及中枢性甲减中降低,在周围性甲减中可能增高。

4.促甲状腺激素(TSH)兴奋试验

进行 TSH 兴奋试验以了解甲状腺对 TSH 刺激的反应。如用 TSH 后摄碘率不升高,提示病变原发于甲状腺,故对 TSH 刺激不发生反应。

5.促甲状腺激素释放激素试验(TRH 兴奋试验)

如 TSH 原来正常或偏低者,在 TRH 刺激后引起升高,并呈延迟反应,表明病变在下丘脑。如 TSH 为正常低值至降低,正常或略高而 TRH 刺激后血中 TSH 不升高或呈低(弱)反应,表明病变在垂体或为垂体 TSH 贮备功能降低。如 TSH 原属偏高,TSH 刺激后更明显,表示病变在甲状腺。

6.抗体测定

怀疑甲减由自身免疫性甲状腺炎所引起时,可测定甲状腺球蛋白抗体(TGA)、甲状腺微粒体抗体(MCA)和甲状腺过氧化酶抗体(TPOAb),其中,以 TPOAb 的敏感性和特异性较高。

七、诊断

甲减的诊断包括确定功能减退、病变定位及查明病因 3 个步骤。

呆小病的早期诊断和治疗可避免或尽可能减轻永久性智力发育缺陷。婴儿期诊断本病较困难,应细微观察其生长、发育、面貌、皮肤、饮食、睡眠、大便等各方面情况,以及时进行有关的实验室检查。尽可能行新生儿甲状腺功能筛查。黏液性水肿典型病例诊断不难,但早期轻症及不典型者常与贫血、肥胖、水肿、肾病综合征、月经紊乱等混淆,需测定甲状腺功能以鉴别。一般来说,TSH 增高伴 FT_4 低于正常即可诊断原发性甲减,T_3 价值不大。下丘脑性和垂体性甲减则靠 FT_4 降低诊断。TRH 兴奋试验有助于定位病变在下丘脑还是垂体。中枢性甲减的患者常可合并垂体其他激素分泌缺乏,如促性腺激素及促肾上腺皮质激素缺乏。明确 ACTH 缺乏继发的肾上腺皮质功能低下症尤其重要,甲状腺激素替代治疗不可先于可的松替代治疗。

对于末梢性甲减的诊断有时不易,患者有临床甲减征象而血清 T_4 浓度增高为主要实验室特点,甲状腺摄[131]I 率可增高,用 T_4、T_3 治疗疗效不显著,提示受体不敏感。部分患者可伴有特征性面容、聋哑、点彩样骨骺,不伴有甲状腺肿大。

八、治疗

(一)呆小病

及时诊断,治疗越早,疗效越好。初生期呆小病最初口服三碘甲状腺原氨酸 5 μg 每 8 小时 1 次及左甲状腺素钠(LT_4)25 $\mu g/d$,3 d 后,LT_4 增加至 37.5 $\mu g/d$,6 d 后 T_3 改至 2.5 μg,每 8 小时 1 次。在治疗进程中 LT_4 逐渐增至每天 50 μg,而 T_3 逐渐减量至停用。或单用 LT_4 治疗,首量 25 $\mu g/d$ 以后每周增加 25 $\mu g/d$,经 3~4 周至 100 $\mu g/d$,以后进增缓慢,使血清 T_4 保持 9~

$12\ \mu g/dL$，如临床疗效不满意，可剂量略加大。年龄为 9 个月至 2 岁的婴幼儿每天需要 $50\sim$ $150\ \mu g\ LT_4$，如果其骨骼生长和成熟没有加快，甲状腺激素应增加。TSH 值有助于了解治疗是否适当，从临床症状改善来了解甲减治疗的情况比测定血清 T_4 更为有效。治疗应持续终身。儿童甲减完全替代 LT_4 剂量可达 $4\ \mu g/(kg \cdot d)$。

(二)幼年黏液性水肿

幼年黏液性水肿治疗与较大的呆小病患儿相同。

(三)成人黏液性水肿

成人黏液性水肿用甲状腺激素替代治疗效果显著，并需终身服用。使用的药物制剂有合成甲状腺激素及从动物甲状腺中获得的含甲状腺激素的粗制剂。

1.左甲状腺素钠(LT_4)

LT_4 替代治疗的起始剂量及随访间期可因患者的年龄、体重、心脏情况及甲减的病程及程度而不同。一般应从小剂量开始，常用的起始剂量为 LT_4 每天 $1\sim2$ 次，每次口服 $25\ \mu g$，之后逐步增加，每次剂量调整后一般应在 $6\sim8$ 周后检查甲状腺功能以评价剂量是否适当，原发性甲减患者在 TSH 降至正常范围后 6 个月复查一次，之后随访间期可延长至每年一次。一般每天维持量为 $100\sim150\ \mu g\ LT_4$，成人甲减完全替代 LT_4 剂量为 $1.6\sim1.8\ \mu g/(kg \cdot d)$。甲状腺激素替补尽可能应用 LT_4，LT_4 在外周脱碘持续产生 T_3，更接近生理状态。

2.干甲状腺片

从每天 $20\sim40\ mg$ 开始，根据症状缓解情况和甲状腺功能检查结果逐渐增加。因其起效较 LT_4 快，调整剂量的间隔时间可为数天。已用至 $240\ mg$ 而不见效者，应考虑诊断是否正确或为周围型甲减。干甲状腺片由于含量不甚稳定，故一般不首先推荐。

3.三碘甲状腺原氨酸(T_3)

T_3 $20\sim25\ \mu g$ 相当于干甲状腺片 $60\ mg$。T_3 每天剂量为 $60\sim100\ \mu g$。T_3 的作用比 LT_4 和甲状腺片制剂快而强，但作用时间较短。不宜作为甲减的长期治疗，且易发生医源性甲亢，老年患者对 T_3 的有害作用较为敏感。

4.T_4 和 T_3 的混合制剂

T_4 和 T_3 按 $4:1$ 的比例配成合剂或片剂，其优点是有近似内生性甲状腺激素的作用。年龄较轻不伴有心脏疾病者，初次剂量可略偏大，剂量递增也可较快。

由于血清 T_3、T_4 浓度的正常范围较大，甲减患者病情轻重不一，对甲状腺激素的需求及敏感性也不一致，故治疗应个体化。甲状腺激素替补疗法的原则要强调"早""适量起始""正确维持""注意调整"等。

甲减应早期使用甲状腺激素治疗，包括绝大多数的亚临床期患者。甲状腺功能的纠正有助于改善血脂。对甲减伴有甲状腺肿大者还有助于抑制其肿大。甲状腺激素替补要力求做到"正确"维持剂量。轻度不足不利于症状完全消除和生化指标的改善；轻度过量可致心、肝、肾、骨骼等靶器官的功能改变。随着甲减病程的延长，甲状腺激素的替补量会有所变化，应及时评估，酌情调整剂量。

腺垂体功能减退且病情较重者，为防止发生肾上腺皮质功能不全，甲状腺激素的治疗应在皮质激素替代治疗后开始。

老年患者剂量应酌情减少。伴有冠心病或其他心脏病史及有精神症状者，甲状腺激素更应从小剂量开始，并应更缓慢递增。如导致心绞痛发作，心律不齐或精神症状，应及时减量。周围型甲减治疗较困难可试用较大剂量 T_3。

甲减导致心脏症状者除非有充血性心力衰竭一般不必使用洋地黄,在应用甲状腺制剂后心脏体征及心电图改变等均可逐渐消失。

黏液性水肿患者对胰岛素、镇静剂、麻醉剂甚敏感,可诱发昏迷,故使用宜慎。

对于治疗效果不佳的患者及 18 岁以下、妊娠、伴其他内分泌疾病、伴心血管疾病、伴甲状腺肿大或结节等情况的患者建议转至内分泌专科治疗。

(四)黏液性水肿昏迷的治疗

(1)甲状腺制剂:由于甲状腺片及 T_4 作用太慢,故必须选用快速作用的三碘甲状腺原氨酸(T_3)。开始阶段,最好用静脉注射制剂(D,L-三碘甲状腺原氨酸),首次 $40\sim120\ \mu g$,以 T_3 每 6 小时静脉注射 $5\sim15\ \mu g$,直至患者清醒改为口服。如无此剂型,可将三碘甲状腺原氨酸片剂研细加水鼻饲,每 $4\sim6\ h$ 1 次,每次 $20\sim30\ \mu g$。无快作用制剂时可采用 T_4,首次剂量 $200\sim500\ \mu g$ 静脉注射,以后静脉注射 $25\ \mu g$,每 6 小时 1 次或每天口服 $100\ \mu g$。也有人主张首次剂量 T_4 $200\ \mu g$ 及 T_3 $50\ \mu g$ 静脉注射,以后每天静脉注射 T_4 $100\ \mu g$ 及 T_3 $25\ \mu g$。也可采用干甲状腺片,每 $4\sim6\ h$ 1 次,每次 $40\sim60\ mg$,初生儿剂量可稍大,以后视病情好转递减,有心脏病者,起始宜用较小量,为一般用量的 $1/5\sim1/4$。

(2)给氧保持气道通畅:必要时可气管切开或插管,保证充分的气体交换。

(3)保暖:用增加被褥及提高室温等办法保暖,室内气温调节要逐渐递增,以免耗氧骤增对患者不利。

(4)肾上腺皮质激素:每 $4\sim6\ h$ 给氢化可的松 $50\sim100\ mg$,清醒后递减或撤去。

(5)积极控制感染。

(6)升压药:经上述处理血压不升者,可用少量升压药,但升压药和甲状腺激素合用易发生心律失常。

(7)补给葡萄糖液及复合维生素 B,但补液量不能过多,以免诱发心力衰竭。

经以上治疗,若 24 h 左右病情有好转,则 1 周后可逐渐恢复。若 24 h 后不能逆转,则多数不能挽救。

(五)特殊情况处理

1.老年患者

老年甲减患者可无特异性的症状和体征,且症状极轻微或不典型,包括声音嘶哑、耳聋、精神错乱、痴呆、运动失调、抑郁、皮肤干燥或脱发等。60 岁以上女性甲减发生率甚高,建议对可疑者常规测定 TSH。

2.妊娠

多数甲减患者在妊娠期需增加 LT_4 剂量。孕期应密切监测以确保 TSH 浓度适当,并根据 TSH 浓度调整 LT_4 用量。分娩后 LT_4 即应恢复妊娠前水平,并应对其血清 TSH 浓度进行随访。

3.亚临床甲减

对于 TSH>$10\ \mu IU/mL$ 的患者宜使用小剂量 LT_4 使 TSH 控制在 $0.3\sim3.0\ \mu IU/mL$,TSH 升高但不超过 $10\ \mu IU/mL$ 患者的替代治疗尚存在不同意见,但一般认为对甲状腺自身抗体阳性和/或甲状腺肿大者也应当治疗。若不应用 LT_4,则应定期随访。

九、预防

预防极其重要。地方性甲状腺肿流行区,孕妇应供应足够碘化物。妊娠合并 Graves 病用硫脲类药物治疗者,应尽量避免剂量过大。妊娠合并甲亢禁用放射性[131]I 治疗,诊断用的示踪剂避免口服,但可做体外试验。目前在国内地方性甲状腺肿流行区,由于大力开展了碘化食盐及碘油等防治工作,呆小病已非常少见。

(张盛然)

第三节 糖 尿 病

糖尿病(CDM)是一组由遗传和环境因素相互作用而引起的临床综合征。因胰岛素分泌绝对或相对不足及靶组织细胞对胰岛素敏感性降低,引起糖、蛋白质、脂肪、水和电解质等一系列代谢紊乱。临床以高血糖为主要表现,多数情况下会同时合并脂代谢异常和高血压等,久病可引起多个系统损害。病情严重或应激时可发生急性代谢紊乱如酮症酸中毒等。

糖尿病患者的心血管危险是普通人群的 4 倍,超过 75% 的糖尿病患者最终死于心血管疾病。NCEP ATPⅢ认为,糖尿病是冠心病的等危症;有学者甚至认为糖尿病是"代谢性血管病"。

一、分类

(一)胰岛素依赖型糖尿病

该型多发生于青幼年。临床症状较明显,有发生酮症酸中毒的倾向,胰岛素分泌缺乏,需终身用胰岛素治疗。

(二)非胰岛素依赖型糖尿病

非胰岛素依赖型糖尿病多发生于 40 岁以后的中、老年人。临床症状较轻,无酮症酸中毒倾向,胰岛素水平可正常、轻度降低或高于正常,分泌高峰延迟。部分肥胖患者可出现高胰岛素血症,非肥胖者有的胰岛素分泌水平低,需用胰岛素治疗。

(三)其他特殊类型的糖尿病

其他特殊类型的糖尿病包括以下 3 种。

(1)B 细胞遗传性缺陷:①家族有 3 代或更多代的成员在 25 岁以前发病,呈常染色体显性遗传,临床症状较轻,无酮症酸中毒倾向,称青年人中成年发病型糖尿病(简称 MODY)。②线粒体基因突变糖尿病。

(2)内分泌病。

(3)胰腺外分泌疾病等。

(四)妊娠糖尿病(CDM)

CDM 指在妊娠期发生的糖尿病。

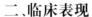

二、临床表现

(一)代谢紊乱综合征

多尿、多饮、多食、体重减轻(三多一少),部分患者外阴瘙痒、视物模糊。胰岛素依赖型 DM 起病急,病情较重,症状明显;非胰岛素依赖型 DM 起病缓慢,病情相对较轻或出现餐后反应性低血糖。反应性低血糖是由于糖尿病患者进食后胰岛素分泌高峰延迟,餐后 3～5 h 血浆胰岛素水平不适当地升高,其所引起的反应性低血糖可成为这些患者的首发表现。患者首先出现多尿,继而出现口渴、多饮、食欲亢进,但体重减轻,形成典型的"三多一少"表现。患者可有皮肤瘙痒,尤其是外阴瘙痒。高血糖可使眼房水、晶状体渗透压改变而引起屈光改变致视物模糊。患者可出现诸多并发症和伴发病、反应性低血糖等。

(二)糖尿病自然病程

1.胰岛素依赖型糖尿病

胰岛素依赖型糖尿病多于 30 岁以前的青少年期起病,起病急,症状明显,有酮症倾向,患者对胰岛素敏感。在患病初期经胰岛素治疗后,部分患者胰岛功能有不同程度的改善,胰岛素用量可减少甚至停用,称蜜月期。蜜月期一般不超过 1 年。10～15 年及 15 年以上长期高血糖患者,可出现慢性并发症。强化治疗可减低或延缓并发症的发生。

2.非胰岛素依赖型糖尿病

非胰岛素依赖型糖尿病多发生于 40 岁以上中、老年人,患者多肥胖,起病缓慢,病情轻,口服降糖药物有效,对胰岛素不敏感;但在长期的病程中,胰岛 β 细胞功能逐渐减退,以至需要胰岛素治疗。

(三)并发症

1.急性并发症

(1)糖尿病酮症酸中毒(DKA)是糖尿病的急性并发症。多发生于胰岛素依赖型糖尿病患者,也可发生在非胰岛素依赖型糖尿病血糖长期控制不好者。其病因有感染,饮食不当,胰岛素治疗中断或不足,应激情况如创伤、手术、脑血管意外、麻醉、妊娠和分娩等。有时可无明显的诱因,多见于胰岛素的作用下降。患者表现为原有的糖尿病症状加重,尤其是口渴和多尿明显,胃肠道症状、乏力、头痛、萎靡、酸中毒深大呼吸,严重脱水、血压下降、心率加快、嗜睡、昏迷。少数患者既往无糖尿病史,还有少数患者有剧烈腹痛、消化道出血等表现。

(2)高渗性非酮症糖尿病昏迷(HNDC):简称高渗性昏迷,是糖尿病急性代谢紊乱的表现之一,多发生在老年人。可因各种原因导致大量失水,发生高渗状态,病情危重。患者易并发脑血管意外、心肌梗死、心律失常等并发症,病死率高达 40%～70%。有些患者发病前无糖尿病史。常见的诱因有感染、急性胃肠炎、胰腺炎、血液或腹膜透析、不合理限制水分、脑血管意外、某些药物如糖皮质激素、利尿、输入大量葡萄糖液或饮用大量含糖饮料等。患者的早期表现为原有糖尿病症状逐渐加重,可有呕吐,腹泻,轻度腹痛,食欲缺乏,恶心,尿量减少,无尿,呼吸加速,表情迟钝、神志淡漠,不同程度的意识障碍;随后可出现嗜睡、木僵、幻觉、定向障碍、昏睡以至昏迷。患者体重明显下降,皮肤黏膜干燥,皮肤弹性差,眼压低、眼球软,血压正常或下降,脉搏细速,腱反射可减弱。并发脑卒中时,有不同程度的偏瘫、失语、眼球震颤、斜视、癫痫样发作、反射常消失、前庭功能障碍,有时有幻觉。

(3)感染:糖尿病患者常发生疖、痈等皮肤化脓性感染,可反复发生,有时可引起败血症或脓毒血症;尿路感染中以肾盂肾炎和膀胱炎最常见,尤其是多见于女性患者,反复发作可转为慢性;皮肤真菌感染,如足癣也常见;真菌性阴道炎和巴氏腺炎是女性糖尿病患者常见并发症,多为白念珠菌感染所致;糖尿病合并肺结核的发生率较高,易扩展播散形成空洞,下叶病灶较多见。

2.慢性并发症

(1)大血管病变:大、中动脉粥样硬化主要侵犯主动脉、冠状动脉、大脑动脉、肾动脉和肢体外周动脉等,临床上引起冠心病、缺血性或出血性脑血管病、高血压,肢体外周动脉粥样硬化常以下肢动脉病变为主,表现为下肢疼痛、感觉异常和间歇性跛行,严重者可导致肢体坏疽。

(2)糖尿病视网膜病变:是常见的并发症,其发病率随年龄和糖尿病的病程增长而增加,病史超过10年者,半数以上有视网膜病变,是成年人失明的主要原因。此外,糖尿病还可引起白内障、屈光不正、虹膜睫状体炎。

(3)糖尿病肾病:又称肾小球硬化症,病史常超过10年以上。胰岛素依赖型DM患者30%～40%发生肾病,是主要死因;非胰岛素依赖型糖尿病患者约20%发生肾病,在死因中列在心、脑血管病变之后。

(4)糖尿病神经病变:糖尿病神经病变常见于40岁以上血糖未能很好控制和病程较长的糖尿病患者。但有时糖尿病性神经病变也可以是糖尿病的首发症状,也可在糖尿病初期或经治疗后血糖控制比较满意的情况下发生。

(5)糖尿病足(肢端坏疽):在血管、神经病变的基础上,肢端缺血,在外伤、感染后可发生肢端坏疽。糖尿病患者的截肢率是非糖尿病者的25倍。

三、诊断

(一)辅助检查

1.尿糖测定

尿糖阳性是诊断线索,肾糖阈升高时(并发肾小球硬化症)尿糖可阴性。肾糖阈降低时(妊娠),尿糖可阳性。尿糖定性检查和24 h尿糖定量可判断疗效,指导调整降糖药物。

2.血葡萄糖(血糖)测定

血糖测定常用葡萄糖氧化酶法测定。空腹静脉正常血糖 3.3～5.6 mmol/L(全血)或3.9～6.4 mmol/L(血浆、血清)。血浆、血清血糖比全血血糖高 1.1 mmol/L。

3.葡萄糖耐量试验

葡萄糖耐量试验有口服和静脉注射2种。当血糖高于正常值但未达到诊断糖尿病标准者,须进行口服葡萄糖耐量试验(OGTT)。成人口服葡萄糖75 g,溶于250～300 mL水中,5 min内饮完,2 h后再测静脉血血糖含量。儿童按 1.75 g/kg 计算。

4.糖化血红蛋白 A1(GHbA1)

其量与血糖浓度呈正相关且为不可逆反应,正常人 HbA1c 为3%～6%。病情控制不良的DM患者 GHbA1c 较高。因红细胞在血液循环中的寿命约为120 d,因此 GHbA1 测定反映取血前8～12周的血糖状况,是糖尿病患者病情监测的指标。

5.血浆胰岛素和C-肽测定

血浆胰岛素和C-肽测定有助于了解胰岛B细胞功能和指导治疗。①血胰岛素水平测定:正常人口服葡萄糖后,血浆胰岛素在30～60 min达高峰,为基础值的5～10倍,3～4 h恢复基础水平。②C-肽:正常人基础血浆 C-肽水平约为 0.4 nmol/L。C-肽水平在刺激后则升高5～6倍。

6.尿酮体测定

尿酮体测定对新发病者尿酮体阳性胰岛素依赖型糖尿病的可能性大。

7.其他

血脂、肾功能、电解质及渗透压、尿微量清蛋白测定等应列入常规检查。

(二)诊断要点

1.糖尿病的诊断标准

首先确定是否患糖尿病,然后对被做出糖尿病诊断者在排除继发性等特殊性糖尿病后,做出胰岛素依赖型或非胰岛素依赖型的分型,并对有无并发症及伴发病做出判定。我国糖尿病学会采纳的诊断标准如下。①空腹血浆葡萄糖(FBG):低于 6.0 mmol/L 为正常,FBG 不低于 6.1 mmol/L且低于 7.0 mmol/L(126 mg/dL)为空腹葡萄糖异常(IFG),FBG 不低于 7.0 mmol/L暂时诊断为糖尿病。②服糖后 2 h 血浆葡萄糖水平(P2hBG):低于 7.8 mmol/L 为正常,P2hBG 不低于7.8 mmol/L且低于 11.1 mmol/L 为糖耐量减低(IGT),P2hBG 不低于 11.1 mmol/L暂时诊断为糖尿病。③糖尿病的诊断:标准症状+随机血糖不低于 11.1 mmol/L,或 FPG 不低于 7.0 mmol/L,或 OGTT 中 P2hBG 不低于11.1 mmol/L;症状不典型者,需另一天再次证实。

作为糖尿病和正常血糖之间的中间状态,糖尿病前期(中间高血糖)人群本身即是糖尿病的高危人群。及早发现和处置糖尿病和糖尿病前期高危人群的心血管危险,对预防糖尿病和心血管疾病具有双重价值。因此,OGTT 应是具有心血管危险因素和已患心血管病个体的必查项目,以便早期发现糖尿病前期和糖尿病,早期进行干预治疗,以减少心血管事件发生。

2.糖尿病酮症酸中毒的诊断条件

(1)尿糖、尿酮体强阳性。

(2)血糖明显升高,多数在 500 mg/dL(28.9 mmol/L)左右,有的高达 600~1 000 mg/(33.3~55.6 mmol/L)。

(3)血酮体升高,多大于50 mg/dL(4.8 mmol/L),有时高达 300 mg/dL。

(4)CO_2 结合力降低,pH 小于 7.35,碳酸氢盐降低,阴离子间隙增大,碱剩余负值增大。

(5)血钾正常或偏低,血钠、氯偏低,血尿素氮和肌酐常偏高。血浆渗透压正常或偏高。

(6)白细胞计数升高,如合并感染时则更高。

3.鉴别诊断

(1)其他原因所致的尿糖阳性:肾性糖尿由肾糖阈降低致尿糖阳性,血糖及 OGTT 正常。甲亢、胃空肠吻合术后,因碳水化合物在肠道吸收快,餐后0.5~1 h 血糖过高,出现糖尿,但 FBG 和P2hBG 正常;弥漫性肝病,肝糖原合成、储存减少,进食后 0.5~1 h 血糖高出现糖尿,但 FBG 偏低,餐后2~3 h血糖正常或低于正常;急性应激状态时胰岛素对抗激素分泌增加,糖耐量降低,出现一过性血糖升高,尿糖阳性,应激过后可恢复正常;非葡萄糖的糖尿如果糖、乳糖、半乳糖可与班氏试剂中的硫酸铜呈阳性反应,但葡萄糖氧化酶试剂特异性较高,可加以区别;大量维生素 C、水杨酸盐、青霉素、丙磺舒也可引起尿糖假阳性反应。

(2)药物对糖耐量的影响:噻嗪类利尿药、呋塞米、糖皮质激素、口服避孕药、阿司匹林、吲哚美辛、三环类抗抑郁药等可抑制胰岛素释放或对抗胰岛素的作用,引起糖耐量降低,血糖升高,尿糖阳性。

(3)继发性糖尿病:肢端肥大症或巨人症、皮质醇增多症、嗜铬细胞瘤分别因生长激素、皮质醇、儿茶酚胺分泌过多,对抗胰岛素而引起继发性糖尿病。久用大量糖皮质激素可引起类固醇糖尿病。通过病史、体检、实验室检查,不难鉴别。

(4)除外其他原因所致的酸中毒或昏迷,才能诊断糖尿病酮症酸中毒或高渗性非酮症糖尿病昏迷。

四、治疗

治疗原则为早期、长期、综合、个体化。基本措施为糖尿病教育、饮食治疗、体育锻炼、降糖药物治疗和病情监测。

(一)饮食治疗

饮食治疗是糖尿病治疗的基础疗法,也是糖尿病治疗成功与否的关键。目前主张平衡膳食,掌握好每天进食的总热量、食物成分、规律的餐次安排等,应严格控制和长期执行。饮食治疗的目标是维持标准体重,纠正已发生的代谢紊乱,减轻胰腺负担。饮食控制的方法如下。

1.制订总热量

理想体重(kg)=身高(cm)-105。计算每天所需总热量(成年人),根据休息、轻度、中度、重度体力活动分别给予 $104.6\sim125.52$ kJ/kg,$125.52\sim146.44$ kJ/kg,$146.44\sim167.36$ kJ/kg,不低于 167.36 kJ/kg(40 kcal/kg)的热量。儿童、孕妇、乳母、营养不良和消瘦及伴消耗性疾病者应酌情增加,肥胖者酌减,使患者体重恢复至理想体重的 $\pm5\%$。

2.按食品成分转为食谱三餐分配

根据生活习惯、病情和药物治疗的需要安排。可按每天分配为1/5、2/5、2/5 或 1/3、1/3、1/3;也可按 4 餐分为 1/7、2/7、2/7、2/7。在使用降糖药过程中,按血糖变化再作调整,但不能因降糖药物剂量过大,为防止发生低血糖而增加饮食的总热量。

3.注意事项

(1)糖尿病患者食物选择原则:少食甜食、油腻食品,多食含纤维多的蔬菜、粗粮,在血糖控制好的前提下可适当进食一些新鲜水果,以补充维生素,但应将热量计算在内。

(2)糖尿病与饮酒:非糖尿病患者长期饮酒易发生神经病变,糖尿病患者长期饮酒可加重神经病变,并可引起肝硬化,胰腺炎及多脏器损坏。对戒酒困难者在血糖控制好和无肝肾病变的前提下可少量饮酒,一般白酒低于 100 g(2 两),啤酒低于 200 mL。

(二)体育锻炼

运动能促进血液循环,降低非胰岛素依赖型糖尿病患者的体重,提高胰岛素敏感性,改善胰岛素抵抗,改善糖代谢,降低血脂,减少血栓形成,改善心肺功能,促进全身代谢。运动形式有行走、慢跑、爬楼梯、游泳、骑自行车、跳舞、打太极拳等有氧运动,每周 $3\sim5$ 次,每次 30 min 以上。胰岛素依赖型糖尿病患者接受胰岛素治疗时,常波动于相对胰岛素不足和胰岛素过多之间。在胰岛素相对不足时进行运动可使肝葡萄糖输出增多,血糖升高,游离脂肪酸(FFA)和酮体生成增加;在胰岛素相对过多时,运动使肌肉摄取和利用葡萄糖增加,肝葡萄糖生成降低,甚至诱发低血糖。因此对胰岛素依赖型糖尿病患者运动宜在餐后进行,运动量不宜过大。总之,体育锻炼应个体化。

(三)药物治疗

目前临床应用的药物有六大类,即磺酰脲类(SU)、双胍类、α-葡萄糖苷酶抑制药、噻唑烷二酮类(TZD)、苯甲酸衍生物类、胰岛素。

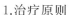

1.治疗原则

胰岛素依赖型糖尿病一经诊断,则需用胰岛素治疗。非胰岛素依赖型糖尿病患者经饮食控制后如血糖仍高,则需用药物治疗。出现急性并发症者则需急症处理;出现慢性并发症者在控制血糖的情况下对症处理。

2.磺酰脲类

目前因第一代药物不良反应较大,低血糖发生率高,已较少使用,主要选用第二代药物。

(1)用药方法:一般先从小剂量开始,1～2片/天,根据病情可逐渐增量,最大剂量为6～8片/天。宜在餐前半小时服用。格列本脲作用较强,发生低血糖反应较重,老年人、肾功不全者慎用。格列齐特和格列吡嗪有增强血纤维蛋白溶解活性、降低血液黏稠度等作用,有利于延缓糖尿病血管并发症的发生。格列喹酮的代谢产物由胆汁排入肠道,很少经过肾排泄,适用于糖尿病肾病患者。格列苯脲是新一代磺酰脲类药物,作用可持续1 d,服用方便,1次/天;它不产生低血糖,对心血管系统的影响较小。格列吡嗪控释片(瑞易宁)1次/天口服,该药可促进胰岛素按需分泌,提高外周组织对胰岛素的敏感性,显著抑制肝糖的生成,有效降低全天血糖,不增加低血糖的发生率,不增加体重,不干扰脂代谢,不影响脂肪分布;与二甲双胍合用疗效增强。

(2)药物剂量:格列本脲,每片2.5 mg,2.5～15 mg/d,分2～3次服;格列吡嗪,每片5 mg,5～30 mg/d,分2～3次服;格列吡嗪控释片(瑞易宁),每片5 mg,5～20 mg/d,1次/天;格列齐特,每片80 mg,80～240 mg/d,分2～3次服;格列喹酮,每片30 mg,30～180 mg/d,分2～3次服;格列苯脲,每片1 mg,1～4 mg/d,1次/天。

3.双胍类

(1)常用的药物剂量:肠溶二甲双胍,每片0.25 g,0.5～1.5 g/d,分2～3次口服;二甲双胍,每片0.5 g,0.85～2.55 g/d,分1～2次口服,剂量超过2.55 g/d时,最好随三餐分次口服。

(2)用药方法:二甲双胍开始时用小剂量,餐中服,告知患者有可能出现消化道反应,经一段时间有可能减轻、消失;按需逐渐调整剂量,以不超过2 g/d肠溶二甲双胍或2.55 g/d二甲双胍(格华止)为度;老年人减量。

4.α-葡萄糖苷酶抑制药

用药方法:常用药物如阿卡波糖(拜糖平),开始剂量50 mg,3次/天,75～300 mg/d;倍欣0.2 mg,3次/天,与餐同服。合用助消化药、制酸药、胆盐等可削弱效果。

5.胰岛素增敏(效)药

胰岛素增敏(效)药包括罗格列酮、吡格列酮等,属于噻唑烷二酮类口服降糖药。

(1)吡格列酮。①用药方法:口服1次/天,初始剂量为15 mg,可根据病情加量直至45 mg/d。肾功能不全者不必调整剂量。②本品不适于胰岛素依赖型糖尿病、糖尿病酮症酸中毒的患者,禁用于对本品过敏者。活动性肝病者不应使用本品。水肿和心功能分级NYHA Ⅲ～Ⅳ患者不宜使用本品。本品不宜用于儿童。用药过程中若ALT水平持续超过3倍正常上限或出现黄疸,应停药。联合使用其他降糖药有发生低血糖的危险。③常见不良反应有头痛、背痛、头晕、乏力、恶心、腹泻等,偶有增加体重和肌酸激酶升高的报道。

(2)罗格列酮。①用药方法:起始剂量为4 mg/d,单次服用;经12周治疗后,如需要可加量至8 mg/d,1次/天或2次/天服用。②临床适应证及注意事项同吡格列酮,但本品的肝不良反应少。

6.胰岛素

(1)适应证包括以下几方面:胰岛素依赖型糖尿病;糖尿病酮症酸中毒、高渗性昏迷和乳酸性酸中毒伴高血糖时;合并重症感染、消耗性疾病、视网膜病变、肾病变、神经病变、急性心肌梗死、脑血管意外;因伴发病需外科治疗的围术期;妊娠和分娩;非胰岛素依赖型糖尿病患者经饮食及口服降糖药治疗未获得良好控制;全胰腺切除引起的继发性糖尿病。

(2)临床常用胰岛素制剂包括超短效胰岛素、人胰岛素类似物,无免疫原性,低血糖发生率低;短效胰岛素(R);中效胰岛素(中性鱼精蛋白锌胰岛素 NPH);预混胰岛素(30R、50R);长效胰岛素(鱼精蛋白锌胰岛素 PZI)。

五、糖尿病酮症酸中毒

(一)概述

糖尿病酮症酸中毒(DKA)为最常见的糖尿病急症。酮体包括 β 羟丁酸、乙酰乙酸和丙酮。糖尿病加重时,胰岛素绝对缺乏,三大代谢紊乱,不但血糖明显升高,而且脂肪分解增加,脂肪酸在肝脏经 β 氧化产生大量乙酰辅酶 A,由于糖代谢紊乱,草酰乙酸不足,乙酰辅酶 A 不能进入三羧酸循环氧化供能而缩合成酮体;同时由于蛋白合成减少,分解增加,血中生糖、生酮氨基酸均增加,使血糖、血酮进一步升高。DKA 分为几个阶段:①早期血酮升高称酮血症,尿酮排出增多称酮尿症,统称为酮症。②酮体中 β 羟丁酸和乙酰乙酸为酸性代谢产物,消耗体内储备碱,初期血 pH 正常,属代偿性酮症酸中毒,晚期血 pH 下降,为失代偿性酮症酸中毒。③病情进一步发展,出现神志障碍,称糖尿病酮症酸中毒昏迷。目前本症延误诊断和缺乏合理治疗而造成死亡的情况仍较常见。

1.诱因

T1DM 患者有自发 DKA 倾向,T1DM 患者在一定诱因作用下也可发生 DKA。常见诱因有感染、胰岛素治疗中断或不适当减量、饮食不当、各种应激如创伤、手术、妊娠和分娩等,有时无明显诱因。其中20%～30%的患者无糖尿病病史。

2.病理生理

(1)酸中毒:β 羟丁酸、乙酰乙酸及蛋白质分解产生的有机酸增加,循环衰竭、肾脏排出酸性代谢产物减少导致酸中毒。酸中毒可使胰岛素敏感性降低;组织分解增加,K^+ 从细胞内逸出;抑制组织氧利用和能量代谢。严重酸中毒使微循环功能恶化,降低心肌收缩力,导致低体温和低血压。当血 pH 降至 7.2 以下时,刺激呼吸中枢引起呼吸加深加快;低至 7.1～7.0 时,可抑制呼吸中枢和中枢神经功能、诱发心律失常。

(2)严重失水:严重高血糖、高血酮和各种酸性代谢产物引起渗透压性利尿,大量酮体从肺排出又带走大量水分,厌食、恶心、呕吐使水分大量减少,从而引起细胞外失水;血浆渗透压增加,水从细胞内向细胞外转移引起细胞内失水。

(3)电解质平衡紊乱:渗透性利尿同时使钠、钾、氯、磷酸根等大量丢失,厌食、恶心、呕吐使电解质摄入减少,引起电解质代谢紊乱。胰岛素作用不足,物质分解增加、合成减少,钾离子(K^+)从细胞内逸出导致细胞内失钾。由于血液浓缩、肾功能减退时 K^+ 滞留及 K^+ 从细胞内转移到细胞外,因此血钾浓度可正常甚或增高,掩盖体内严重缺钾。随着治疗过程中补充血容量(稀释作用),尿量增加、K^+ 排出增加,以及纠正酸中毒及应用胰岛素使 K^+ 转入细胞内,可发生严重低血钾,诱发心律失常,甚至心搏骤停。

(4)携带氧系统失常:红细胞向组织供氧的能力与血红蛋白和氧的亲和力有关,可由血氧离解曲线来反映。DKA时红细胞糖化血红蛋白(GHb)增加及2,3-二磷酸甘油酸(2,3-DPG)减少,使血红蛋白与氧亲和力增高,血氧离解曲线左移。酸中毒时,血氧离解曲线右移,释放氧增加(Bohr效应),起代偿作用。若纠正酸中毒过快,失去这一代偿作用,而血GHb仍高,2,3-DPG仍低,可使组织缺氧加重,引起脏器功能紊乱,尤以脑缺氧加重、导致脑水肿最为重要。

(5)周围循环衰竭和肾功能障碍:严重失水,血容量减少和微循环障碍未能及时纠正,可导致低血容量性休克。肾灌注量减少引起少尿或无尿,严重者发生急性肾衰竭。

(6)中枢神经功能障碍:严重酸中毒、失水、缺氧、体循环及微循环障碍可导致脑细胞失水或水肿、中枢神经功能障碍。此外,治疗不当如纠正酸中毒时给予碳酸氢钠不当导致反常性脑脊液酸中毒加重,血糖下降过快或输液过多过快、渗透压不平衡可引起继发性脑水肿并加重中枢神经功能障碍。

(二)临床表现

早期"三多一少"症状加重;酸中毒失代偿后,病情迅速恶化,疲乏、食欲缺乏、恶心、呕吐,多尿、口干、头痛、嗜睡,呼吸深快,呼气中有烂苹果味(丙酮);后期严重失水,尿量减少、眼眶下陷、皮肤黏膜干燥、血压下降、心率加快,四肢厥冷;晚期不同程度意识障碍,反射迟钝、消失,昏迷。感染等诱因引起的临床表现可被DKA的表现所掩盖。少数患者表现为腹痛,酷似急腹症。

(三)诊断

1.辅助检查

(1)尿:尿糖强阳性、尿酮阳性,当肾功能严重损害而肾阈增高时尿糖和尿酮可减少或消失。可有蛋白尿和管型尿。

(2)血:血糖增高,一般为16.7~33.3 mmol/L(300~600 mg/dL),有时可达55.5 mmol/L(1 000 mg/dL)以上。血酮体升高,正常低于0.6 mmol/L,高于1.0 mmol/L为高血酮,高于3.0 mmol/L提示酸中毒。血β羟丁酸升高。血实际HCO_3^-和标准HCO_3^-降低,CO_2结合力降低,酸中毒失代偿后血pH下降;剩余碱负值增大,阴离子间隙增大,与HCO_3^-降低大致相等。血钾初期正常或偏低,尿量减少后可偏高,治疗后若补钾不足可严重降低。血钠、血氯降低,血尿素氮和肌酐常偏高。血浆渗透压轻度上升。部分患者即使无胰腺炎存在,也可出现血清淀粉酶和脂肪酶升高,治疗后数天内降至正常。即使无合并感染,也可出现白细胞数及中性粒细胞比例升高。

2.诊断要点

早期诊断是决定治疗成败的关键,临床上对于原因不明的恶心、呕吐、酸中毒、失水、休克、昏迷的患者,尤其是呼吸有酮味(烂苹果味)、血压低而尿量多者,不论有无糖尿病病史,均应想到本病的可能性。立即查尿糖、尿酮,同时抽血查血糖、血酮、β羟丁酸、尿素氮、肌酐、电解质、血气分析等以肯定或排除本病。

3.鉴别诊断

(1)其他类型糖尿病昏迷:低血糖昏迷、高血糖高渗状态、乳酸性酸中毒。

(2)其他疾病所致昏迷:脑膜炎、尿毒症、脑血管意外等。部分患者以DKA作为糖尿病的首发表现,某些病例因其他疾病或诱发因素为主诉,有些患者DKA与尿毒症或脑卒中共存等使病情更为复杂,应注意辨别。

(四)防治

治疗糖尿病,使病情得到良好控制,以及时防治感染等并发症和其他诱因,是主要的预防措施。

对早期酮症患者,仅需给予足量短效胰岛素及口服补充液体,严密观察病情,定期查血糖、血酮,调整胰岛素剂量;对酮症酸中毒甚至昏迷患者应立即抢救,根据临床情况和血糖、血酮、尿糖、尿酮测定做出初步诊断后即开始治疗,治疗前必须同时抽血送生化检验。

治疗原则:尽快补液以恢复血容量、纠正失水状态,降低血糖,纠正电解质及酸碱平衡失调,同时积极寻找和消除诱因,防治并发症,降低病死率。

1.补液

补液是治疗的关键环节。只有在有效组织灌注改善、恢复后,胰岛素的生物效应才能充分发挥。通常使用生理盐水。输液量和速度的掌握非常重要,DKA 失水量可达体重 10% 以上,一般根据患者的体重和失水程度估计已失水量,开始时输液速度较快,在 1～2 h 输入 0.9% 氯化钠 1 000～2 000 mL,前 4 h 输入所计算失水量 1/3 的液体,以便尽快补充血容量,改善周围循环和肾功能。如治疗前已有低血压或休克,快速输液不能有效升高血压,应输入胶体溶液并采用其他抗休克措施。以后根据血压、心率、每小时尿量、外周循环情况及有无发热、吐泻等决定输液量和速度,老年患者及有心肾疾病患者必要时监测中心静脉压,一般每 4～6 h 输液 1 000 mL。24 h 输液量应包括已失水量和部分继续失水量,一般为 4 000～6 000 mL,严重失水者可达 6 000～8 000 mL。开始治疗时不能给予葡萄糖液,当血糖下降至13.9 mmol/L(250 mg/dL)时改用 5% 葡萄糖液,并按每 2～4 g 葡萄糖加入 1 U 短效胰岛素。有建议配合使用胃管灌注温 0.9% 氯化钠或温开水,但不宜用于有呕吐、胃肠胀气或上消化道出血者。

2.胰岛素治疗

目前,均采用小剂量(短效)胰岛素治疗方案,即每小时给予每千克体重 0.1 U 胰岛素,使血清胰岛素浓度恒定达到 100～200 μU/mL,这已有抑制脂肪分解和酮体生成的最大效应及相当强的降低血糖效应,而促进钾离子运转的作用较弱。通常将短效胰岛素加入生理盐水中持续静脉滴注(应另建输液途径),亦可间歇静脉注射,剂量均为每小时每千克体重 0.1 U。重症患者(指有休克和/或严重酸中毒和/或昏迷者)应酌情静脉注射首次负荷剂量 10～20 U 胰岛素。血糖下降速度一般以每小时约降低 3.9～6.1 mmol/L(70～110 mg/dL)为宜,每 1～2 h 复查血糖,若在补足液量的情况下 2 h 后血糖下降不理想或反而升高,提示患者对胰岛素敏感性较低,胰岛素剂量应加倍。当血糖降至 13.9 mmol/L 时开始输入 5% 葡萄糖溶液,并按比例加入胰岛素,此时仍需每 4～6 h 复查血糖,调节输液中胰岛素的比例及每 4～6 h 皮下注射一次胰岛素 4～6 U,使血糖水平稳定在较安全的范围内。病情稳定后过渡到胰岛素常规皮下注射。

3.纠正电解质及酸碱平衡失调

本症酸中毒主要由酮体中酸性代谢产物引起,经输液和胰岛素治疗后,酮体水平下降,酸中毒可自行纠正,一般不必补碱。严重酸中毒影响心血管、呼吸和神经系统功能,应给予相应治疗,但补碱不宜过多、过快,补碱指征为血 pH<7.1,HCO_3^- 5 mmol/L。应采用等渗碳酸氢钠(1.25%～1.4%)溶液。给予碳酸氢钠 50 mmol/L,即将 5% 碳酸氢钠 84 mL 加注射用水至300 mL 配成 1.4% 等渗溶液,一般仅给 1～2 次。若不能通过输液和应用胰岛素纠正酸中毒,而补碱过多过快,可产生不利影响,包括脑脊液反常性酸中毒加重、组织缺氧加重、血钾下降和反跳性碱中毒等。

DKA患者有不同程度失钾,失钾总量达300～1 000 mmol。如上所述,治疗前的血钾水平不能真实反映体内缺钾程度,补钾应根据血钾和尿量:治疗前血钾低于正常,立即开始补钾,头2～4 h通过静脉输液每小时补钾13～20 mmol/L(相当于氯化钾1.0～1.5 g);血钾正常、尿量大于40 mL/h,也立即开始补钾;血钾正常、尿量低于30 mL/h,暂缓补钾,待尿量增加后再开始补钾;血钾高于正常,暂缓补钾。头24 h内可补氯化钾达6～8 g或8 g以上,部分稀释后静脉输入、部分口服。治疗过程中定时监测血钾和尿量,调整补钾量和速度。病情恢复后仍应继续口服钾盐数天。

4.处理诱发病和防治并发症

在抢救过程中要注意治疗措施之间的协调及从一开始就重视防治重要并发症,特别是脑水肿和肾衰竭,维持重要脏器功能。

(1)休克:如休克严重且经快速输液后仍不能纠正,应详细检查并分析原因,如确定有无合并感染或急性心肌梗死,给予相应措施。

(2)严重感染:本症常见诱因,亦可继发于本症之后。因DKA可引起低体温和血白细胞数升高,故不能以有无发热或血常规改变来判断,应积极处理。

(3)心力衰竭、心律失常:年老或合并冠状动脉病变(尤其是急性心肌梗死),补液过多可导致心力衰竭和肺水肿,应注意预防。可根据血压、心率、中心静脉压、尿量等调整输液量和速度,酌情应用利尿药和正性肌力药。血钾过低、过高均可引起严重心律失常,宜用心电图监护,以及时治疗。

(4)肾衰竭:是本症主要死亡原因之一,与原来有无肾病变、失水和休克程度、有无延误治疗等密切相关。强调注意预防,治疗过程中密切观察尿量变化,以及时处理。

(5)脑水肿:病死率甚高,应着重预防、早期发现和治疗。脑水肿常与脑缺氧、补碱不当、血糖下降过快等有关。如经治疗后,血糖有所下降,酸中毒改善,但昏迷反而加重,或虽然一度清醒,但烦躁、心率快、血压偏高、肌张力增高,应警惕脑水肿的可能。可给予地塞米松(同时观察血糖,必要时加大胰岛素剂量)、呋塞米。在血浆渗透压下降过程中出现的可给予清蛋白。慎用甘露醇。

(6)胃肠道表现:因酸中毒引起呕吐或伴有急性胃扩张者,可用1.25%碳酸氢钠溶液洗胃,清除残留食物,预防吸入性肺炎。

六、高血糖高渗状态

(一)概述

高血糖高渗状态(HHS)是糖尿病急性代谢紊乱的另一临床类型,以严重高血糖、高血浆渗透压、脱水为特点,无明显酮症酸中毒患者常有不同程度的意识障碍或昏迷。"高血糖高渗状态"与以前所称"高渗性非酮症性糖尿病昏迷"略有不同,因为部分患者并无昏迷,部分患者可伴有酮症。多见于老年糖尿病患者,原来无糖尿病病史,或仅有轻度症状,用饮食控制或口服降糖药治疗。

诱因为引起血糖增高和脱水的因素:急性感染、外伤、手术、脑血管意外等应激状态,使用糖皮质激素、免疫抑制剂、利尿剂、甘露醇等药物,水摄入不足或失水,透析治疗,静脉高营养疗法等。有时在病程早期因误诊而输入大量葡萄糖液或因口渴而摄入大量含糖饮料可诱发本病或使病情恶化。

（二）临床表现

本病起病缓慢，最初表现为多尿、多饮，但多食不明显或反而食欲缺乏，以致常被忽视。渐出现严重脱水和神经精神症状，患者反应迟钝、烦躁或淡漠、嗜睡，逐渐陷入昏迷、抽搐，晚期尿少甚至无尿。就诊时呈严重脱水、休克，可有神经系统损害的定位体征，但无酸中毒样大呼吸。与 DKA 相比，失水更为严重、神经精神症状更为突出。

（三）诊断

1.辅助检查

实验室检查：血糖达到或超过 33.3 mmol/L（一般为 33.3～66.8 mmol/L），有效血浆渗透压达到或超过 320 mmol/L（一般为 320～430 mmol/L）可诊断本病。血钠正常或增高。尿酮体阴性或弱阳性，一般无明显酸中毒（二氧化碳结合力高于 15 mmol/L），借此与 DKA 鉴别，但有时两者可同时存在[有效血浆渗透压(mmol/L)＝2×(Na$^+$＋K$^+$)＋血糖（均以 mmol/L 计算)]。

2.诊断要点

本症病情危重、并发症多，病死率高于 DKA，强调早期诊断和治疗。临床上凡遇原因不明的脱水、休克、意识障碍及昏迷均应想到本病可能性，尤其是血压低而尿量多者，不论有无糖尿病史，均应进行有关检查以肯定或排除本病。

（四）治疗

治疗原则同 DKA。本症失水比 DKA 更为严重，可达体重 10%～15%，输液要更为积极小心，24 h 补液量可达 6 000～10 000 mL。关于补液的种类和浓度，目前多主张治疗开始时用等渗溶液如 0.9%氯化钠，因大量输入等渗液不会引起溶血，有利于恢复血容量，纠正休克，改善肾血流量，恢复肾脏调节功能。休克患者应另予血浆或全血。如无休克或休克已纠正，在输入生理盐水后血浆渗透压高于 350 mmol/L，血钠高于 155 mmol/L，可考虑输入适量低渗溶液如 0.45%或 0.6%氯化钠。视病情可考虑同时给予胃肠道补液。当血糖下降至 16.7 mmol/L 时开始输入 5%葡萄糖液并按每 2～4 g 葡萄糖加入 1 U 胰岛素。应注意高血糖是维护患者血容量的重要因素，如血糖迅速降低补液不足，将导致血容量和血压进一步下降。胰岛素治疗方法与 DKA 相似，静脉注射胰岛素首次负荷量后，继续以每小时每千克体重 0.05～0.1 U 的速率静脉滴注胰岛素，一般来说本症患者对胰岛素较敏感，因而胰岛素用量较小。补钾要更及时，一般不补碱。应密切观察从脑细胞脱水转为脑水肿的可能，患者可一直处于昏迷状态，或稍有好转后又陷入昏迷，应密切注意病情变化，以及早发现和处理。

（张盛然）

第四节 肥 胖 症

肥胖症是指身体脂肪的过度堆积，以及体重的超重。在健康的个体中，女性身体脂肪约为体重量 25%，男性约为 18%。身体质量指数（BMI），即体重(kg)/身高(m)^2，与身体脂肪高度相关，因此目前国际上常常使用 BMI 来作为评估肥胖症水平的指标，一般认为 BMI 为 20～25 kg/m^2 代表健康体重，轻度超重的定义是 BMI 为 25～30 kg/m^2，或者体重在正常体重的上限与高于正常体重上限（根据标准身高－体重表）的 20%之间；而 BMI 高于 30 kg/m^2，或者体重高于正常体上限的 20%,被定义为肥胖症。BMI 高于 30 kg/m² 意味着患病风险极大地增高。肥胖症与神经性厌食和神经性贪食相比较不属于精神类疾病,但是属于医学类疾病。

在美国大约有 35% 的女性和 31% 的男性显著超重(BMI≥27 kg/m²);如果以 BMI 超过 25 kg/m² 来定义肥胖症,可能现在肥胖的美国人多于不肥胖的;如果以 BMI 超过 30 kg/m² 来定义肥胖症,则有 11% 的女性和 8% 的男性有肥胖症。目前在美国,肥胖症的患病率至少是 20 世纪早期的 3 倍。

社会经济地位与肥胖症密切相关,在美国,社会经济地位低的女性肥胖症的患病率是社会经济地位高的女性的 6 倍。无论是男性还是女性,体重在 25～44 岁增加是最明显的。怀孕可能导致女性体重大大增加,如果一个女性接连怀孕,她们的体重平均会比上一次怀孕约有 2.5 kg 的增长。在 50 岁以后,男性的体重趋于稳定,在 60～74 岁,甚至会出现轻微下降;女性则相反,体重的持续增长会持续到 60 岁,在 60 岁以后才会开始下降。

一、病因学

肥胖症是一个复杂的多因素疾病,涉及生物、社会、心理等方面因素。在今天,大多数研究者认为肥胖者是能量平衡障碍,即能量摄入与消耗的障碍;肥胖症也是与某个基因结构有关的疾病,而这个基因结构是通过文化和环境的影响来被调整的。

(一)生物学因素

1.遗传因素

遗传因素在肥胖症中起着重要作用。双生子研究和寄养子研究均显示遗传因素对患肥胖症有重要影响。大约 80% 的肥胖患者都有肥胖症家族史;80% 的肥胖父母的下一代都是肥胖子女,父母其中之一是肥胖者,他们中 40% 的下一代有肥胖,而父母都很苗条的,只有 10% 的下一代是肥胖者。这些均提示了遗传的作用。虽然有研究发现肥胖基因能调节体重和身体脂肪的储存,但迄今为止,还未发现肥胖症特异的遗传标志物。

2.神经生物学

中枢神经系统,特别是外侧下丘脑存在"摄食中枢"或者"饥饿中枢",可以根据能量需求的改变来调节食物摄取的量,并以此来维持体内脂肪的基线储存量。动物试验发现,用电刺激动物的外侧下丘脑,已经吃饱了的动物又重新开始吃食物;损毁了大白鼠两侧的外侧下丘脑,结果发现动物拒绝吃东西。

饱足感与饥饿感对食物摄取起着调控作用,参与肥胖症的发病。饱足感是一种当饥饿被满足后的感觉。人会在就餐结束时停止进食是因为他们已经补充了那些耗尽的营养,来自已经被吸收的食物的新陈代谢的信号通过血液被携带到大脑,大脑信号激活了可能位于下丘脑的受体细胞,从而产生了饱足感。5-羟色胺、多巴胺和去甲肾上腺素的功能紊乱通过下丘脑参与调节进食行为,其他涉及的激素因子可能包括促肾上腺皮质激素释放因子(CRF)、神经肽 Y、促性腺激素释放激素和促甲状腺激素。当重要营养物质耗尽,新陈代谢信号强度下降,便产生饥饿感。嗅觉系统对饱足感可能起着重要作用,实验显示通过使用一个充满特殊气味的吸入器使鼻子里的嗅球受到食物气味的强烈刺激,从而产生出对食物的饱足感。

有一种脂肪细胞产生的激素称为瘦素,是脂肪的自动调节器。当血液瘦素浓度低时,更多的脂肪被消耗,而当瘦素浓度高时,脂肪消耗较少。

(二)心理社会因素

尽管心理、社会因素是肥胖症发展的重要因素,但是这些因素如何导致肥胖症至今尚不清楚。饮食调节机制易受环境影响,文化、家庭和个体心理活动因素都影响着肥胖症的发展。

肥胖症与文化有着密切的关系,随着全球化的进展和经济飞速发展导致生活节奏加快、人们压力增大、活动锻炼时间明显减少,而快餐文化的迅速发展及餐馆餐饮消费的增多,使得当今社会肥胖症日益增多。躯体活动明显减少是作为公共卫生问题的肥胖症日趋增多的一个主要因素,原因是躯体活动不足限制了能量的消耗、而摄食却不一定会相应减少。

特殊的家族史、生活事件、人格结构或是潜意识冲突都可能导致肥胖症。有很多肥胖的患者因为在他们的成长环境里可以看到很多的过量进食例子,所以他们学会了用过量摄食作为应对情绪紊乱及各种心理问题的一种方式。

(三)其他因素

有很多临床疾病会导致肥胖症。肾上腺皮质功能亢进与特征性的脂肪分配有关(水牛型肥胖症);黏液水肿与体重增加有关,尽管并非恒定;其他神经内分泌障碍,包括脑性肥胖症(Frohlich's综合征),是以肥胖症及性与骨骼的异常为特征。

不少精神药物会导致体重增加。在非典型抗精神药物中,奥氮平、氯氮平、利培酮和喹硫平常见的不良反应即为体重增加;在心境稳定剂中,锂盐、丙戊酸盐和卡马西平也会引起体重增加;长期使用选择性5-羟色胺再摄取抑制剂也能导致体重增加。

二、临床特征

(一)心理和行为障碍

肥胖症的心理和行为障碍分成两类:进食行为紊乱和情绪紊乱。肥胖症患者的进食模式存在很大的差异,最常见的是,肥胖者经常抱怨他们不能限制自己进食,并且很难获得饱足感。一些肥胖者甚至不能区分饥饿和其他烦躁不安的状态,并且当他们心情不好时就会吃东西。

肥胖症患者不会出现明显的或者过度的病理心理学。通过对那些已经做过胃旁路术的严重肥胖患者的研究发现,对他们最多见的精神科诊断是重性抑郁障碍。但是,在肥胖症患者中重性抑郁障碍的患病率并不高于普通人群。自我贬低自己的体像尤其是见于那些从童年期就开始肥胖的人,这可能是由于对肥胖人群长期的社会偏见所致。有些研究反应肥胖者因病感觉羞耻和社会偏见在教育和就业问题上遭遇到不公正待遇。很多肥胖者在试图节食的过程中会出现焦虑和抑郁。

(二)生理障碍

肥胖会对生理功能产生很大的影响,产生一系列的医学并发症。

当体重增加时血液循环会负担过重,严重肥胖者可能会发生充血性心力衰竭;高血压和肥胖症高度关联;肥胖症患者的低密度脂蛋白水平升高,而高密度脂蛋白水平下降,低水平高密度脂蛋白可能是增加肥胖症心血管疾病风险的机制之一。如果一个人是上半身体脂肪增加、而非下半身,很可能与糖尿病的发生相关联。严重肥胖症患者肺功能受损非常严重,包括肺换气不足、高碳酸血症、缺氧和嗜睡(即肥胖肺心综合征),且肥胖肺心综合征的病死率很高。肥胖症可能会恶化骨关节炎及因皮肤伸张、擦烂和棘皮症而引起皮肤病问题。肥胖妇女存在产科风险,易患毒血症和高血压。

肥胖症还与一些癌症有关联。肥胖男性患前列腺癌和结肠直肠癌的比率更高,肥胖女性患胆囊癌、乳腺癌、宫颈癌、子宫癌和卵巢癌的比率更高。研究发现肥胖症通过影响雌激素分泌而导致子宫内膜癌和乳腺癌的产生和恶化。

三、诊断与鉴别诊断

(一)诊断

肥胖症的诊断主要根据 BMI 或体重:BMI 高于 30 kg/m²,或者体重高于正常体重上限的20%,被诊断为肥胖症。

(二)鉴别诊断

1.其他综合征

夜间进食综合征的患者会在晚餐后过度进食,他们是被充满压力的生活环境而促发的,一旦得了往往就会每天反复发生,直到压力缓解。

暴食综合征(贪食症)被定义为在短时间里突然强迫性地摄取大量食物,通常随后伴有严重的不安和自责。暴食也可以表现为是一种应激反应。与夜间进食综合征比起来,暴食综合征的暴食发作并不是定时的,而且常常与特定的促发环境紧密相连。

肥胖肺心综合征(匹克威克综合征)是当一个人的体重超过理想体重的100%,并伴有呼吸和心血管疾病时才被认为患有肥胖肺心综合征。

2.躯体变形障碍(畸形恐惧症)

一些肥胖者感觉他们的身体畸形、令人厌恶,并且感觉他人对他们带有敌意和厌恶。这种感觉是与他们的自我意识及社会功能受损紧密相连。情绪健康的肥胖者没有体像障碍,只有少数神经质的肥胖者才有体像障碍。该躯体变形障碍主要局限于从儿童期就已经肥胖的人,而在这些儿童期就肥胖的人中间,也仅有少于一半的人患躯体变形障碍。

四、病程和预后

肥胖症的病程是进展性的。减轻体重的预后很差,那些体重明显减轻的患者,90%最终体重再增加;儿童期就开始肥胖的患者预后特别差;青少年发病的肥胖症患者,往往更严重、更难治,与情绪紊乱的联系也比成人肥胖症更紧密。肥胖症的预后取决于肥胖产生的医学并发症。

肥胖症对患者健康有着不良影响,与心血管疾病、高血压[血压高于 21.3/12.7 kPa(160/95 mmHg)]、高胆固醇血症(血胆固醇高于 6.5 mmol/L)、由遗传决定的糖尿病特别是2 型糖尿病(成年起病或非胰岛素依赖型糖尿病)等一系列疾病有关。根据美国健康协会的资料,肥胖的男性无论抽不抽烟,都会由于结肠、直肠和前列腺癌症而比正常体重的男性有更高的病死率。肥胖的女性会由于胆囊、胆管、乳腺、子宫(包括子宫颈和子宫内膜)和卵巢的癌症而比正常女性有更高的病死率。研究指出一个超重的人其体重越重,死亡的概率就越大。对那些极端肥胖的人,即体重为理想体重的 2 倍,减轻体重可能是挽救他们生命的方法,这些患者可能会出现心肺衰竭,特别是在睡觉的时候(睡眠呼吸暂停综合征)。

五、治疗

存在广泛的精神病理学如焦虑障碍、抑郁障碍的肥胖者,在节食过程中有过情绪紊乱病史的及正处于中年危机的肥胖者,应该尝试减肥,并最好在专业人员严格的督导下进行。

(一)节食

减肥的基础很简单——通过摄入低于消耗减少热量摄入。减少热量摄入的最简单方式就是建立一个低热量的饮食方式,包含那些易获得食物的均衡节食计划可获得最佳长期效果。对大多数人来说,最满意的节食计划通常的食物数量参照标准的节食书上可获得的食物营养价值表,这样节食可以最大机会地长期保持体重的持续减少。

禁食计划一般用于短期减肥,但经常会引发一些疾病,包括直立性低血压、钠利尿和氮平衡的破坏。酮体生成节食是高蛋白、高脂肪的节食方式,用于促进减肥,但这种节食会增高胆固醇浓度并且会导致酮症,产生恶心、高血压和嗜睡等反应。无论各种节食方式多么有效,他们大多数都很乏味,所以当一个节食者停止节食并回到以前的饮食习惯,会刺激他们加倍地过度进食。

一般而言,减肥的最好方式就是有一个含有 4 602~5 021 kJ 的均衡饮食方案。这种节食方案可以长期执行,但必须另外补充维生素,特别是铁、叶酸、锌和维生素 B_6。

(二)锻炼

增加躯体活动常常被推荐为一种减肥养生法。因为多数形式的躯体活动所消耗的热量直接与体重成一定比例,所以做同样多的运动肥胖的人比正常体重的人消耗更多的热量。而且,以前不活动的人增加躯体活动事实上可能还会减少食物摄入。锻炼也有助于维持体重的减低。

(三)药物疗法

各种用于治疗肥胖症的药物中,有些药物效果较好,如安非他明、右旋安非他明、苄非他明、苯二甲吗啡、苯丁胺、马吲哚等。药物治疗有效是因为它会抑制食欲,但是在使用几周后可能会产生对该作用的耐受。

奥利斯特是一个选择性胃和胰腺脂肪酶抑制剂减肥药,这种抑制剂用于减少饮食中脂肪(这种脂肪会通过粪便排泄出来)的吸收。它通过外围机制起作用,所以一般不影响中枢神经系统(即心跳加快、口干、失眠等),而大多数减肥药都会影响中枢神经系统。奥斯利特主要的不良反应是肠胃道不良反应。该药可以长期使用。

西布曲明是一种 β 苯乙胺,它抑制 5-羟色胺和去甲肾上腺素的再摄取(在一定范围内还抑制多巴胺),用于减肥,长期使用可以维持体重减轻。

(四)外科手术

那些可引发食物吸收不良或者减少胃容量的外科手术方法已经用于显著肥胖者。胃旁路术是一个通过横切或者固定胃大弯或胃小弯而使胃变小的手术。胃成形术使胃的入口变小从而使食物通过变慢。尽管会出现呕吐、电解质紊乱和梗阻,但是手术的结果还是成功的。抽脂术(脂肪切除术)一般是为了美容,而对长期的减肥并没有用。

(五)心理治疗

精神动力性心理治疗以内省为取向,可能对一些患者有效,但没有证据表明揭示过度进食的无意识原因可以改变肥胖者以过度进食来应对压力的症状。在成功的心理治疗和成功的减肥后的几年里,多数患者在遇到压力时还会继续过度进食,而且,许多肥胖者似乎特别容易过度依赖一个治疗师,在心理治疗结束过程中可能会发生紊乱的退行。

行为矫正已经是最成功的心理治疗法,并被认为是治疗肥胖症的选择。患者通过指导会认识到与吃有关的外界线索,并且在特定环境中保持每天的进食量,比如在看电影、看电视或处于焦虑、抑郁等某种情绪状态之下时。患者也会通过教导发展出新的进食模式,比如慢吃,细嚼慢咽,吃饭时不看书,两餐间不吃东西或不坐下就不吃东西。操作性条件治疗通过奖励比如表扬或新衣服来强化减肥,也已经使减肥获得成功。

团体治疗有助于保持减肥动机,有助于提高对已经减肥成功的成员的认同,并且可以提供有关营养方面的教育。

(六)综合治疗

一个管理肥胖症患者的真正全面的方法是以设备(如新陈代谢测量室)和人(如营养学家和锻炼生理学家)为核心;但是这些都很难获得。设计高质量的项目时,要有容易获得的资源(如治疗手册),以及合理运用锻炼、心理治疗和药物治疗相结合的综合方法。决定使用哪种心理治疗或体重管理方法是一项重要环节,并且与患者一起来决定哪些资源的结合可以控制体重将是最合适的方式。

(张盛然)

第五节 原发性醛固酮增多症

一、概述

原发性醛固酮增多症(简称原醛症)是指肾上腺皮质发生病变(大多为腺瘤,少数为增生)使醛固酮分泌增多,导致水、钠潴留,血容量扩张,从而抑制了肾素-血管紧张素系统,以高血压、低血钾、肌无力、夜尿多为主要临床表现的一种综合征。

原醛症的主要病理生理变化为醛固酮分泌增多,肾素活性被抑制,引起高血压、低血钾、肌无力、周期性瘫痪,血钠浓度升高,细胞外液增多,尿钾排出相对地过多,二氧化碳结合力升高,尿pH为中性或碱性。原醛症患者之所以醛固酮分泌增多,肾上腺皮质腺瘤是一个主要原因,而且占原醛症病因的大多数,其次是增生,再其次是癌。

二、诊断要点

(一)临床表现

1.高血压

高血压为最早出现的症状,一般不呈恶性演变,但随病情进展血压渐高,大多数在22.7/13.3 kPa(170/100 mmHg)左右,高时可达28.0/17.3 kPa(210/130 mmHg)。

2.神经肌肉功能障碍

(1)肌无力及周期性瘫痪较为常见,一般来说,血钾越低,肌肉受累越重,常见诱因为劳累或服用氯噻嗪、呋塞米等促进排钾的利尿药。瘫痪多累及下肢,严重时累及四肢,也可发生呼吸、吞咽困难。瘫痪时间短者数小时,长者数天或更久;补钾后瘫痪即暂时缓解,但常复发。

(2)肢端麻木、手足抽搐。在低钾严重时,由于神经肌肉应激性降低,手足抽搐可较轻或不出现,而在补钾后,手足抽搐往往明显。

3.肾脏表现

(1)因大量失钾,肾小管上皮细胞空泡变性,浓缩功能减退,伴多尿,尤其是夜尿多,继发口渴、多饮。

(2)常易并发尿路感染。

4.心脏表现

(1)心电图呈低血钾图形:R-T 间期延长,T 波增宽、降低或倒置,U 波明显,T、U 波相连或成驼峰状。

(2)心律失常:较常见者为期前收缩或阵发性室上性心动过速,严重时可发生心脏颤动。

(二)实验室检查

1.血、尿生化检查

(1)低血钾:大多数患者血钾低于正常,一般在 2~3 mmol/L,严重者更低。低血钾往往呈持续性,也可为波动性,少数患者血钾正常。

(2)高血钠:血钠一般在正常高限或略高于正常。

(3)碱血症:血 pH 和二氧化碳结合力为正常高限或略高于正常。

(4)尿钾高:在低血钾条件下(低于 3.5 mmol/L),每天尿钾仍在 25 mmol 以上。

(5)尿钠排出量较摄入量为少或接近平衡。

2.尿液检查

(1)尿 pH 为中性或偏碱性。

(2)尿常规检查可有少量蛋白质。

(3)尿比重较为固定而减低,往往在 1.010~1.018,少数患者呈低渗尿。

3.醛固酮测定

(1)尿醛固酮排出量:正常人在普食条件下,均值为 21.4 mmol/24 h,范围在 9.4~35.2 nmol/L(放免法),本症中高于正常。

(2)血浆醛固酮:正常人在普食条件下(含 Na 160 mmol/d,K 60 mmol/d)平衡 7 d 后,上午 8 时卧位血浆醛固酮为(413.3±180.3)pmol/L,患者明显升高。

醛固酮分泌的多少与低血钾程度有关,血钾甚低时,醛固酮增高常不明显,此因低血钾对醛固酮的分泌有抑制作用。另一特征是血浆肾素-血管紧张素活性降低,而且在用利尿剂和直立体位兴奋后也不能显著升高。若为继发性醛固酮增多症,则以肾素-血管紧张素活性高于正常为特征。

4.肾素、血管紧张素 Ⅱ 测定

患者血肾素、血管紧张素 Ⅱ 基础值降低,有时在可测范围下。正常参考值前者为(0.55±0.09)pg/(mL·h),后者为(26.0±1.9)pg/mL。经肌内注射呋塞米(0.7 mg/kg 体重)并在取立位 2 h 后,正常人血肾素、血管紧张素 Ⅱ 较基础值增加数倍,兴奋参考值分别为(3.48±0.52)pg/(mL·h)及(45.0±6.2)pg/mL。原醛症患者兴奋值较基础值只有轻微增加或无反应。醛固酮瘤中肾素、血管紧张素受抑制程度较特发性原醛症更显著。

5.24 h 尿 17-酮类固醇及 17-羟皮质类固醇

24 h 尿 17-酮类固醇及 17-羟皮质类固醇一般正常。

6.螺内酯试验

螺内酯可拮抗醛固酮对肾小管的作用,每天 320~400 mg(微粒型),分 3~4 次口服,历时 1~2 周,可使本症患者的电解质紊乱得到纠正,血压往往有不同程度的下降。如低血钾和高血压是由肾脏疾病所引起者,则螺内酯往往不起作用。此试验有助于证实高血压、低血钾是由于醛固酮过多所致,但不能据之鉴别为原发性或继发性。

7.低钠、高钠试验

(1)对疑有肾脏病的患者,可作低钠试验(每天钠摄入限制在 20 mmol),本症患者在数天内尿钠下降到接近摄入量,同时低血钾、高血压减轻,而肾脏患者因不能有效地潴钠,可出现失钠、脱水。低血钾、高血压则不易纠正。

(2)对病情轻、血钾降低不明显的疑似本症患者,可行高钠试验,每天摄入钠 240 mmol/L。若为轻型原发性醛固酮增多症,则低血钾变得更明显。对血钾已明显降低的本症患者,不宜行此试验。

三、诊断标准

(一)临床症状

(1)高血压。

(2)低钾血症。

(3)四肢麻痹,手足抽搐,多饮多尿。

(二)检查所见

(1)血浆肾素活性(PRA)受抑制及下述任何一项刺激试验无反应。①呋塞米 40~60 mg 静脉注射,立位 30~120 min。②减盐食(10 mmol/d)4 d,再保持立位 4 h。

(2)血浆醛固酮浓度(PAC)或尿醛固酮排泄量增多。

(3)尿 17-羟皮质类固醇及 17-酮类固醇排泄量正常。

(4)肾上腺肿瘤定位诊断:①腹膜后充气造影;②肾上腺静脉造影;③肾上腺扫描(^{131}I-胆固醇、CT);④肾上腺或肾静脉血中醛固酮含量测定。

四、鉴别诊断

对于有高血压、低血钾的患者,除本症外,还要考虑以下一些疾病。

(1)原发性高血压患者因其他原因如服用氯噻嗪、呋塞米或慢性腹泻等而导致低血钾者。

(2)肾缺血而引起的高血压,如急进性原发性高血压、肾动脉狭窄性高血压,患这些疾病的一部分患者可因继发性醛固酮增多而合并低血钾,但患者的血压一般较本症患者更高,进展更快,可伴有明显的视网膜损害。此外,此组高血压患者往往有急进性肾衰竭的临床表现,伴氮质血症、酸中毒等。肾动脉狭窄患者中部分可听到肾区血管杂音,放射性肾图、静脉肾盂造影、分测肾功能显示一侧肾功能减退。这类患者血浆肾素活性高,对鉴别诊断甚重要。

(3)失盐性肾病(失钾性肾病):通常由于慢性肾盂肾炎所致,往往有高血压、低血钾,患者肾功能损害较明显,尿钠排出量较高,常伴有脱水。血钠不高反而偏低,无碱中毒,往往呈酸中毒。低钠试验显示肾不能保留钠。

(4)分泌肾素的肾小球旁细胞的肿瘤(肾素瘤):分泌大量肾素,可引起高血压、低血钾。但患者的年龄较轻,而高血压严重,血浆肾素活性甚高,血管造影可显示肿瘤。

(5)肾上腺其他疾病:皮质醇增多症,尤以腺癌和异位 ACTH 综合征所致者,可伴明显低血钾,临床症状可助鉴别诊断。

(6)先天性 11β 羟类固醇脱氢酶(11βHSD)缺陷为近年确认的一种新病种。临床表现近似原发性醛固酮增多症,包括严重高血压、明显的低血钾性碱中毒,多见于儿童和青年人。可发生抗维生素 D 的佝偻病,此由于盐皮质激素所致高尿钙。此病用螺内酯治疗有效,用地塞米松治疗

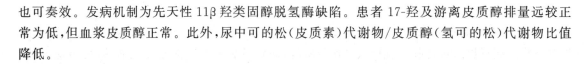

也可奏效。发病机制为先天性11β羟类固醇脱氢酶缺陷。患者17-羟及游离皮质醇排量远较正常为低,但血浆皮质醇正常。此外,尿中可的松(皮质素)代谢物/皮质醇(氢可的松)代谢物比值降低。

五、诊断提示

(1)因早期症状常表现为单一血压升高而易误诊,此病所致高血压占所有高血压症的0.4%～2%,多为轻-中度高血压。它可早于低血钾症状2～4年出现。作出原发性高血压诊断应慎重,凡是小于40岁的高血压患者或用一般降压药物治疗效果不佳,或伴有肌无力时应警惕本病的可能性。应常规检查血钾、24 h尿钾排泄量、肾上腺B超检查。

(2)低钾所致发作性肌无力、肌麻痹易与周期性瘫痪混淆,对于低血钾者,应仔细寻找低钾原因,在确立周期性瘫痪诊断时应慎重。尤其是在补钾过程中出现抗拒现象者应警惕此病。

(3)原醛症的定位诊断CT准确性更高;B超强调采用多个切面探查,CT扫描时则强调薄层增强扫描(3～5 mm),范围应包括整个肾上腺。

六、治疗

原发性醛固酮增多症的治疗分手术治疗及药物治疗两方面。

(一)手术治疗

如系醛固酮瘤,单侧腺瘤者术后可使65%患者完全治愈,其余患者也可获好转。如双侧肾上腺皮质增生患者,螺内酯(安体舒通)治疗效果不佳,则肾上腺全切除或次全切除也不能使血压下降。临床上诊断为特醛症的,经肾上腺手术后其醛固酮分泌过多可能得到纠正,低肾素活性仍存在,血压可能有所下降,但达不到正常水平。有时高血压仍持续不降。因此不少人主张,这一类型的醛固酮增多症不适合肾上腺外科手术。

(二)药物治疗

对肾上腺皮质增生所致的原醛症,近年来趋向于用药物治疗。

(1)螺内酯可能是治疗醛固酮分泌增多症患者最有效的药,它作为竞争抑制剂,竞争与醛固酮有关的细胞溶质受体,因此,在靶组织上有对抗盐皮质激素的作用。螺内酯也是一种抗雄激素和孕激素的药物,这可以解释它的许多不良反应,性欲减退、乳房痛和男子女性型乳房可发生在50%或更多的男性。而月经过多和乳房痛可发生于服药妇女。这样,不良反应将有碍于螺内酯的长期使用,特别是年轻的男女,螺内酯的剂量范围从每天50 mg一次到每天100 mg两次。

(2)药物如咪吡嗪或氨苯蝶啶也可以对抗醛固酮对肾小管的作用,这些制剂是通过抑制钠的重吸收和钾的排泄,通过对肾小管细胞的直接作用,而不是竞争醛固酮的受体。这可以解释为什么氨苯蝶啶和咪吡嗪比螺内酯的抗高血压作用要小。

(3)钙通道阻滞剂,如硝基吡啶也是醛固酮增多症患者有效的药物,它除了抗高血压作用外,还可减少醛固酮的生成。

(4)氨鲁米特(氨基导眠能)也可抑制醛固酮的合成,治疗原醛症有一定疗效。

(张盛然)

第六节 继发性醛固酮增多症

继发性醛固酮增多症(简称继醛症)是由于肾上腺外的原因引起肾素-血管紧张素系统兴奋,肾素分泌增加,导致醛固酮继发性的分泌增多,并引起相应的临床症状,如高血压、低血钾和水肿等。

一、病因

(一)有效循环血量下降所致肾素活性增多的继醛症
(1)各种失盐性肾病:如多种肾小球肾炎、肾小管酸中毒等。
(2)肾病综合征。
(3)肾动脉狭窄性高血压和恶性高血压。
(4)肝硬化合并腹水及其他肝脏疾病。
(5)充血性心力衰竭。
(6)特发性水肿。

(二)肾素原发性分泌增多所致继醛症
(1)肾小球旁细胞增生(Bartter 综合征)Gitelman 综合征。
(2)肾素瘤(球旁细胞瘤)。
(3)血管周围细胞瘤。
(4)肾母细胞瘤。

二、病理生理特点

(一)肾病综合征、失盐性肾脏疾病
由于缺钠和低蛋白血症,有效循环血量减少,球旁细胞压力下降,使肾素-血管紧张素系统激活,导致肾上腺皮质球状带分泌醛固酮增加。

(二)肾动脉狭窄
肾动脉狭窄时,入球小动脉压力下降,刺激球旁细胞分泌肾素。

(三)醛固酮
85%在肝脏代谢分解,当患有肝硬化时,对醛固酮的清除能力下降,血浆醛固酮半衰期延长,有30 min延长至60~90 min。同时由于腹水的存在,刺激球旁细胞肾素分泌增多,两者均可导致患者醛固酮水平明显增高。

(四)特发性水肿
特发性水肿是由于不明原因的水盐代谢紊乱所致,水肿所产生的有效循环血量下降刺激肾素分泌增多,导致醛固酮水平增高。

(五)心力衰竭
心力衰竭可以使醛固酮的清除能力下降且有效循环血量不足,均可兴奋肾素-血管紧张素系统,使醛固酮的分泌增加。

(六)Batter 综合征(BS)

BS 是常染色体显性遗传疾病,是 Batter 于 1969 年首次报道的一组综合征,主要表现为高血浆肾素活性、高血浆醛固酮水平、低血钾、低血压或正常血压、水肿、碱中毒等。病理显示患者的肾小球旁细胞明显增多,主要是肾近曲小管或髓襻升支对氯离子的吸收发生障碍,并伴有镁、钙的吸收障碍,使钠、钾离子重吸收被抑制,引起体液和钾离子丢失,导致肾素分泌增加和继发性醛固酮增多;前列腺素产生过盛;血管壁对血管紧张素Ⅱ反应缺陷;肾源性失钠、失钾;血管活性激素失调。目前临床上将 BS 分为 3 型,具体如下。

1.经典型

幼年或儿童期发病,有多尿、烦渴、乏力、遗尿(夜尿增多),有呕吐、脱水,肌无力,肌肉痉挛,手足搐搦,生长发育障碍。不治疗者可出现身材矮小。尿钙正常或增高,肾脏无钙质沉着。

2.新生儿型

新生儿型指多发病于新生儿,也可在出生前被诊断。胎儿羊水过多,胎儿生长受限,大多婴儿为早产。出生后几周可有发热、脱水,严重时可危及生命。部分患儿伴有面部畸形,生长发育障碍,肌无力,癫痫,低血压、多饮、多尿。儿童早期被诊断前通常有严重的电解质紊乱和相应的症状。常因高尿钙,早期即有肾脏钙质沉着。

3.变异型

变异型即 Gitelman 综合征(GS)。发病年龄较晚,多在青春期后或成年起病,症状轻。有肌无力,肌肉麻木,心悸,手足搐搦。生长发育不受影响。部分患者无症状,可有多饮、多尿症状,但不明显。部分患者有软骨钙质沉积,表现为受累关节肿胀疼痛。是 BS 的一个亚型,但目前也有人认为 GS 是一个独立的疾病。

(七)Gitelman 综合征(GS)

1966 年,Gitelman 等报道了 3 例不同于 BS 的生化特点的一种疾病,除了有低血钾性代谢性碱中毒等外,还伴有低血镁、低尿钙、高尿镁。血总钙和游离钙正常。尿钙肌酐比(尿钙/尿肌酐)≤0.12,而 BS 患者尿钙肌酐比大于 0.12。GS 患者 100% 有低血镁,尿镁增多,绝大多数 PGE_2 为正常。

(八)肾素瘤

肿瘤起源于肾小球旁细胞,也称血管周细胞瘤。肿瘤分泌大量肾素,可引起高血压和低血钾。本病的特点:①患者年龄轻,但高血压严重。②有醛固酮增多症的表现,有低血钾。③肾素活性明显增加,尤其是肿瘤一侧肾静脉血中。④血管造影可显示肿瘤。

(九)药源性醛固酮增多症

甘草内含有甘草次酸,具有潴钠排钾作用。服用大量甘草者,可并发高血压、低血钾、血浆肾素低、醛固酮的分泌受抑制。

三、临床表现

继发性醛固酮症由多种疾病引起,各有其本身疾病的临床表现,下述为本症相关的表现。

(一)水肿

原有疾病无水肿,出现继醛症时一般不引起水肿,因为有钠代谢"脱逸"现象。原有疾病有水肿(如肝硬化),发生继醛症可使水肿和钠潴留加重,因为这些患者钠代谢不出现"脱逸"现象。

（二）高血压

因各种原因引起肾缺血,导致肾素-血管紧张素-醛固酮增加,高血压发生。分泌肾素的肿瘤患者,血压高为主要的临床表现。而肾小球旁细胞增生的患者,血压不高为其特征。其他继醛症患者血压变化不恒定。

（三）低血钾

继醛症的患者往往都有低血钾。

四、实验室检查与特殊检查

(1)血清钾为 1.0～3.0 mmol/L,血浆肾素活性多数明显增高,在 27.4～45.0 ng/(dL·h)〔正常值为1.02～1.75 ng/(dL·h)〕;血浆醛固酮明显增高。

(2)24 h 尿醛固酮增高。

(3)肾上腺动脉造影,目的是了解有否肿瘤压迫情况。

(4)B 超探查对肾上腺增生或肿瘤有价值。

(5)肾上腺 CT 扫描,磁共振检查是目前较先进的方法,以了解肿瘤的部位及大小。

(6)肾穿刺,了解细胞形态,能确定诊断。

五、治疗

（一）手术治疗

手术切除肾素分泌瘤后,可使血浆高肾素活性、高醛固酮症、高血压和低血钾性碱中毒所致的临床症状恢复正常。

（二）药物治疗

1.维持电解质的稳定

低钾的患者补充钾盐是简单易行的方法,口服或静脉输注或肛内注入。手足搐搦或肌肉痉挛者可给予补钙、补镁。

2.抗醛固酮药物

螺内酯剂量根据病情调整,一般每天用量 60～200 mg。螺内酯可以拮抗醛固酮作用,在远曲小管和集合管竞争抑制醛固酮受体,增加水和 Na^+、Cl^- 的排泄,从而减少 K^+、H^+ 的排出。

3.血管紧张素转换酶抑制药

ACEI 应用较广,它可有效抑制肾素-血管紧张素-醛固酮系统,阻断 ATⅠ向 ATⅡ转化,有效抑制血管收缩,减少醛固酮分泌,帮助预防 K^+ 丢失。同时还可降低蛋白尿、降高血压等作用。

4.非甾体抗炎药

吲哚美辛应用较广,它可抑制 PG 的排泄,并有效抑制 PG 刺激的肾素增高,保持血压对血管紧张素的反应性。另外,还有改善患儿生长发育的作用。GS 患者因 PGE_2 为正常,故吲哚美辛 GS 无效。

六、预后

BS 和 GS 两者均不可治愈,多数患者预后较好,可正常生活,但需长期服药。

（张盛然）

第四章　老年病科常见疾病

第一节　老年心律失常

老年心律失常(ECA)是一种常见的疾病,主要有各种期前收缩、心动过速、心房颤动与扑动、各种房室传导阻滞及病态窦房结构综合征等。1990 年 Manyari 等报道,无心脏疾病的 60 岁以上老年人中,74%有房性心律失常,64%有室性心律失常。同时,老年人各种心血管疾病的发生率增高,更易发生致命性心律失常,其中室性心律失常最常见。

一、期前收缩

期前收缩是在心脏基本节律中出现一个或几个期外收缩,按其起源可以分为室上性(房性与交界性)与室性期前收缩。

(一)病因
(1)期前收缩可发生于无器质性心脏病的正常老年人,称为功能性期前收缩。

(2)期前收缩常见于冠心病、高血压性心脏病、风湿性心脏病、肺源性心脏病、心肌病与心肌炎等器质性心脏病及嗜铬细胞瘤、甲状腺功能亢进等疾病。老年人以冠心病、高血压最常见。

(3)可见于电解质紊乱,如低血钾。

(4)药物作用或中毒,如洋地黄、奎尼丁、肾上腺素等。

(5)心导管检查与心脏手术等机械性刺激。

(二)分型
1.室上性期前收缩

(1)概述:房性期前收缩 P 波提前出现,形态异于窦性 P 波,QRS 形态多正常,有时伴室内差异性传导,房室交界性期前收缩 QRS 提前出现,形态多为正常,P 波多掩盖于 QRS 中,或出现在 QRS 前。PR 间期小于0.12 s,在 Ⅱ、Ⅲ、AVF 导联 P 波倒置,此即逆行性 P 波,或出现在 QRS 波之后,PR＜0.12秒。老年人室上性期前收缩较常见。部分患者发展成房性心动过速和心房颤动。

(2)治疗:①室上性期前收缩无明显症状且对患者血流动力学影响甚微者,可以不治疗。②由于情绪激动及烟酒过度引起的期前收缩,应去除诱因,口服地西泮等镇静剂。③患者症状明显,心功能尚可,可以口服维拉帕米(异搏定)40～80 mg,每天 3 次,或口服 β_1 受体阻滞剂如美托

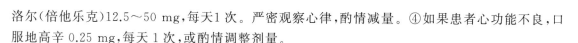

洛尔(倍他乐克)12.5～50 mg,每天1次。严密观察心律,酌情减量。④如果患者心功能不良,口服地高辛 0.25 mg,每天 1 次,或酌情调整剂量。

2.室性期前收缩

(1)概述:室性期前收缩 QRS 波群宽大畸形并提前出现。其前无相关 P 波。其后常有完全性代偿间歇期。室性期前收缩可以单个出现。也可以成对出现。或呈二联律、三联律及并行心律形式出现。

(2)治疗:①无明显症状的功能性期前收缩不必治疗。②室性期前收缩引起心悸、胸闷等临床症状者。可以口服美西律(慢心律)0.1～0.2 g,每天 3 次,或普罗帕酮(心律平)0.15 g,每天 3 次,或胺碘酮 0.2 g,每天3次,达到总量5 g 后减量维持。③洋地黄过量引起的室性期前收缩,应立即停用洋地黄,并采取补钾治疗,必要时静脉缓慢推注苯妥英钠。④下述室性期前收缩对血流动力学影响较大,因为可能发展成室性心动过速或心室颤动,故应予以高度重视,严重器质性心脏病,尤其是患急性心肌梗死,严重心脏病瓣膜病患者;心功能不良,射血分数低于40%者;临床症状明显,有眩晕、黑蒙或晕厥者;心电图:室性期前收缩呈 Lown 3 级以上表现者(多源、成对、连续 3 个以上或有 R-on-T 现象);心肺复苏后出现室性期前收缩者;心电图伴有 QT 间期延长者。

紧急控制室性期前收缩可以推注利多卡因 50～100 mg。有效后以 1～4 mg/min 速度维持滴注。或将普罗帕酮 70 mg 加入 50%葡萄糖 20 mL 中滴注。或缓慢静脉注射 10%硫酸镁 10～20 mL。

二、心动过速

(一)窦性心动过速

1.概述

窦性心律超过 100 次/分钟者称之为窦性心动过速,最高可达 180 次/分钟。窦性心动过速时症状轻重不一,一般只有心率超过 140 次/分钟才需治疗,但二尖瓣狭窄及冠心病患者轻度窦性心动过速就可以引起明显症状,应及早治疗。再则健康老年人,最好心率随着年龄的增大而降低,平均心率在老年人也有下降的趋势,因此老年人出现窦性心动过速时,常比年轻人的症状更明显,常需要处理。

2.治疗

(1)若无明显的心肺功能不全,首选 β 受体阻滞剂,如阿替洛尔每次使用 6.25～12.5 mg。每天 1～2 次。

(2)心力衰竭引起的窦性心动过速,口服地高辛 0.25 mg,每天 1 次,或者静脉注射毛花苷 C 0.2～0.4 mg。

(二)阵发性室上性心动过速

1.概述

阵发性室上性心动过速(PSVT)心率 150～250 次/分钟,节律齐整;QRS 波一般不增宽;偶尔合并束支阻滞。PSVT 包括以下 7 种类型。

(1)窦房结折返性心动过速(SNRT)。

(2)心房内折返性心动过速(LART)。

(3)心房自律性心动过速(AAT)。

(4)房室结折返性心动过速(AVNRT)慢快型。

(5)房室结折返性心动过速(AVNRT)快慢型。

(6)预激综合征房室折返性心动过速(AVRT)顺向型。

(7)预激综合征房室折返性心动过速(AVRT)逆向型。

2.病因

PSVT常见于无器质性心脏病患者,近年来认为预激综合征及房室结双通道是PSVT常见原因,少数情况下PSVT可合并先天性心脏病,风湿性心脏病或冠心病。心房自律性心动过速可见于冠心病及洋地黄中毒等情况,在老年人较多见。

3.治疗

(1)终止PSVT发作:①刺激迷走神经的方法仍为首选措施,但老年人应以刺激咽部为宜,不宜按压颈动脉窦及眼球,否则可能导致心跳、呼吸停止。②如上述方法无效且患者无心力衰竭及低血压,可首选维拉帕米5~10 mg加入50%葡萄糖20 mL中,缓慢静脉注射,或用普罗帕酮70~150 mg加入50%葡萄糖20 mL中,静脉注射。③如患者有心力衰竭,可用毛花苷C 0.4~0.8 mg加入50%葡萄糖20 mL静脉推注,但是预激综合征合并心房颤动者。禁用毛花苷C和维拉帕米。④如果血压低,可用去氧肾上腺素(新福林)5 mg或甲氧明10 mg加入5%葡萄糖100 mL中静脉滴注,使血压升至17.3~20.0 kPa,反射性刺激迷走神经而使PSVT终止。但应慎用。⑤对于血压低心功能不良的PSVT患者或预激综合征合并逆向AVRT心房颤动患者,可用直流电转复。

(2)防止PSVT复发:①患者本人应掌握1~2种兴奋迷走神经而终止发作的方法,如刺激咽喉催吐、憋气等。②频繁发作期间可以口服维拉帕米(异搏定)40~80 mg,每天3次,或普罗帕酮0.15 g。每天3次,以防止发作。③近年来,电消融治疗各型PSVT效果良好,成功率可达90%,并发症少,已迅速推广普及。

三、室性心动过速

(一)概述

老年人室性心动过速有随年龄增高的趋势。据报告,健康老年人的室性期前收缩的发生率为64%~90%。其中62%~80%为多源性。

室性心动过速是危险性心律失常,可致血流动力学严重障碍,心排血量减少,从而出现心力衰竭或休克,或者转变成心室颤动而致命。

室性心动过速可分为单形性与多形性两种。单形性室速是3~6个室性期前收缩连续出现。QRS波宽大畸形,但形态基本一致,在其中可见融合波与窦性夺获,使QRS波不整。房室传导大多数呈分离状态,多形性室速QRS波形态多,围绕等电位线扭转,多伴有QT间期延长,称为尖端扭转型室速。

(二)病因

(1)老年人恶性心律失常,多见于器质性心脏病。75%死于冠心病,10%死于心肌病,10%死于心脏瓣膜病及高血压性心脏病、心肌炎等。

(2)药物中毒或药物作用:洋地黄、奎尼丁与锑剂中毒等。

(3)心脏内操作机械刺激,见于心导管检查、心脏造影与心脏手术等。

(4)有些室速患者无器质性心脏病,称之为特发性室速,如起源于右心室流出道与左心室心

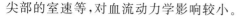

尖部的室速等,对血流动力学影响较小。

(三)治疗

(1)终止单形性室速发作:①静脉推注利多卡因 50～100 mg。必要时经 5～10 min 重复。但20 min内总量不超过 250 mg 为宜。有效后以 1～4 mg/min 滴速维持。②普罗帕酮70～150 mg加入 50%葡萄糖 20 mL 中静脉注。③如果药物治疗无效,可用 100～200 J 直流电转复。

(2)预防复发:①可以口服美西律 0.1～0.2 g。每天 3 次。②如美西律无效,可选用普罗帕酮片0.15 g。每天 3 次或口服胺碘酮0.2 g,每天 3 次,7 d 后减量。长期口服注意其不良反应,胺碘酮的主要不良反应有皮疹、甲状腺功能紊乱、角膜后沉着物、肺硬化及视物障碍等,普罗帕酮的主要不良反应有眩晕、恶心、呕吐,并可能引起其他心律失常。③某些类型特发性室速与单源性室速可试用电消融或外科治疗。④消除不利因素。注意可能存在的低钾血症和/或低镁血症、洋地黄中毒等,应予以纠正或消除;有无抗心律失常药物本身所诱发或加重的心律失常。如普托帕酮长期使用的老年人。促心律失常的发生率超过 10%;有无心肌梗死或失代偿的心功能不全;对有明显的左冠状动脉主干或三支冠状动脉病变者,应考虑作冠状动脉搭桥术。

(3)尖端扭转型室速的治疗:①去除诱因,由药物引起者,停用奎尼丁、胺碘酮等致心律失常药物,低血钾者补充氯化钾,家族性 Q-T 延长综合征用 β 受体阻滞剂治疗。②给予 10%硫酸镁20 mL 加入 50%葡萄糖 20 mL 缓慢静脉注射,有效后用 8 mg/min 速度滴注维持。③点滴异丙肾上腺素。1 mg 加 5%葡萄糖500 mL 中。滴速从 1 mL/min 开始渐增,使心律维持在 100～120 次/分钟。改善心肌传导。缩短 QT 间期。可以终止室速,或者心脏起搏治疗。④禁用ⅠA、ⅠC 及Ⅲ类抗心律失常药物。因为这些药物会延长 QT 间期,使尖端扭转型室速恶化。

四、颤动与扑动

(一)心房颤动

1.概述

心房失去协调收缩,呈快速乱颤,称之为心房颤动。心房频率为 350 次/分钟左右,心室率快且极不整齐,为 100～160 次/分钟。临床检查可见心音强弱不等、有脉搏短绌等。心房颤动可呈阵发性,也可呈持续性,轻者无症状,重者可致心悸、气短及胸闷等。二尖瓣狭窄合并快速心房颤动可致肺水肿。心房颤动是老年人常见的心律失常,约占老年人心律失常的 20%。

2.病因

(1)常见于心脏及传导系统退行性病变(约占 60%)。

(2)肺源性心脏病引起的心房颤动约占 20%,若肺功能较差,则呼吸功能改善后可使心房颤动自然消失,否则即使复律,则心房颤动也极易复发。

(3)高血压心脏病(约占 10%)。

(4)冠心病、甲状腺功能亢进症、预激综合征等。

(5)由风湿性心脏病引起的心房颤动,若心脏明显扩大,并有心功能不全者,心房颤动不宜复律。

(6)无明显原因的特发性心房颤动。

3.治疗

(1)减慢心室律:①口服地高辛,使心室率降至 100 次/分钟以下,其中 8%的患者可以转成窦性心律。由于心房颤动时心排血量减少,具有正性肌力作用的洋地黄制剂常为首选。②心功能较好者可以口服维拉帕米 40～80 mg,或阿替洛尔 25 mg,或美托洛尔 50 mg,每天 3 次。

(2)转复成窦性心律:①药物心律转复法对发病时间 72 h 以内,超声心动图证实无二尖瓣疾病和左心衰竭者,可用氟卡尼 2.0 mg/kg,静脉注射 1 次。不低于 15 min 完成。成功后口服索他洛尔 80 mg,每天 2 次,维持窦性心律,或交替口服氟卡尼 50～100 mg,和胺碘酮 200 mg,每天 1 次。如用胺碘酮,按每千克体重 5 mg 给药,一般先用 150 mg 加入 5% 葡萄糖 50～100 mL 中静脉滴注,若未复律,再加 150 mg。据报道,每千克体重 5 mg 给药不致心肌收缩力的抑制,而每千克体重 10 mg 可致心功能减退。若有奎尼丁,则剂量宜小,以每天 0.4～0.6 g 为宜,无效时不必再加大剂量。老年人对奎尼丁的毒性作用较为敏感,使用时应慎重。②直流电心律转复对发病时间小于 12 个月。经超声心动图,甲状腺功能试验和胸部 X 线检查,证实无明显瓣膜疾病、左心室功能无严重障碍、左心房直径小于 50 mm 者,可选取进行 1 个月的抗凝治疗,然后用 100～150 J 电量进行直流电击,成功后,再按前述方法口服抗心律失常药物,随访 2 年。

(3)抗凝治疗:心房颤动不论是否伴有二尖瓣狭窄均易致动脉栓塞,尤其是脑动脉栓塞。动脉栓塞常见于心房颤动发生的数天至数周及转复后,据报道,有卒中危险因素而未经抗凝治疗者,每年有 4%～5% 的人发生卒中。因老年心房颤动患者发生卒中的脑损害较重,约有半数患者死亡或遗留严重残疾,故抗凝治疗用以预防心房颤动患者的卒中已成定论,可选用阿司匹林 50～300 mg,每天 1 次口服。如果发生了动脉栓塞,急性期可以滴注肝素,恢复期常用醋硝香豆素或华法林等药物口服,使凝血酶原时间长至对照值的 2 倍。

(二)心房扑动

1.概述

心房扑动时 P 波消失,代之以规整的扑动波(F 波)频率为 250～350 次/分钟,房室传导比例不等,从 2∶1 至 4∶1,心室率 125～175 次/分钟,QRS 不增宽,药物治疗后室率可减慢,心房扑动常不稳定,有时可以转变成心房颤动。

2.病因

同心房颤动。

3.治疗

(1)减慢心室律,改善血液循环:主要使用延缓房室传导的药物,通常首选洋地黄制剂。如地高辛 0.25 mg 每天 1～2 次或静脉注射毛花苷 C。如果患者心功能尚好,也可使用维拉帕米口服或静脉注射。

(2)将心房扑动转变为窦性心律:给予较大剂量的洋地黄,地高辛首剂 0.5 mg,以后每 4 小时 0.25 mg,直至总量达 3 mg,或者毛花苷 C 静脉注射,1 d 总量可达 1.2 mg,可使部分心房扑动转变成窦性心律,但要谨防洋地黄中毒,心功能较好者,可以口服或静脉注射维拉帕米或给予奎尼丁 0.2 g,3 次/天,最有效的转复方法是电转复律,可用 20～40 J 小量直流电同步转复,成功率达 90% 以上。

(3)防止复发:转复成功后,要长期口服地高辛维持,0.125～0.25 mg。1 次/天,或口服奎尼丁 0.2 g,3 次/天,防止复发的根本方法是去除病因,如手术治疗风湿性心脏瓣膜病,顽固性心房扑动引起血流动力学障碍者可试用电消融治疗。

(三)心室扑动与颤动

1.概述

心室扑动与颤动均为致命性心律失常,多见于严重心脏病、中毒与临终状态,发作时血压迅

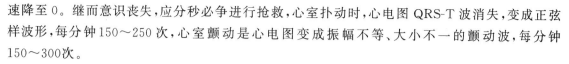

速降至 0。继而意识丧失，应分秒必争进行抢救，心室扑动时，心电图 QRS-T 波消失，变成正弦样波形，每分钟150～250次，心室颤动是心电图变成振幅不等、大小不一的颤动波，每分钟150～300次。

2.治疗

（1）现场急救：立即去除病因。及早进行心肺功能复苏及直流电非同步除颤，使用能量300～400 J。

（2）预防复发：可长期口服有效抗心律失常药物，如胺碘酮，或者安装心脏自动转复除颤器（AICD 与 PCD）。

五、窦性过缓性心律失常

窦性过缓性心律失常包括窦性心动过缓、窦性停搏、窦房传导阻滞与病态窦房结合征，在老年人中多见。

（一）窦性心动过缓

窦性心律每分钟低于 60 次，称之为窦性心动过缓（窦缓）。心电图 P 波形态正常。

1.病因

（1）生理性：心脏窦房结构中的起搏细胞随着年龄的增大而减少，故正常老年人的心率随着年龄增大而呈降低的趋势，老年人的心脏传导系统也发生退行性改变，60 岁时，左束支纤维束紧保留不到一半，代之以纤维组织增长，并且可见微小钙化。

（2）药物性：受体阻滞剂、维拉帕米、胺碘酮、利血平、吗啡、洋地黄、可乐定等药物可致窦缓。

（3）病理性：某些心肌梗死及缺血性心脏病、心肌病（如心肌淀粉样变）、病态窦房结综合征、颅内压升高、流感或伤寒等传染病以及阻塞性黄疸等。

2.治疗

（1）无症状者不必治疗老年人心率在 55 次/分钟以上时常无症状，但心率降到 40 次/分钟时即引起眩晕，进一步降低时可致晕厥。

（2）阿托品口服 0.3 mg 或氨茶碱 0.1 g，每天 3 次，必要时静脉注射阿托品 0.5 mg，无心肌缺血时，滴注异丙基肾上腺素，滴速 1～2 μg/min，效果更好。

（3）烟酰胺：烟酰胺可增加呼吸链的逆氢作用，从而促进线粒体中能量的产生，有助于恢复窦房结和传导系统的功能，一般开始每天用 400 mg 静脉滴注，无不良反应后 600～1 000 mg/d 滴注。

（二）窦性停搏

窦性心律中有一段停顿，停搏时间不是 P-P 间期的倍数。见于某些心肌梗死、心肌纤维化及退行性变、洋地黄中毒，或者迷走神经张力亢进等情况，治疗上与窦性心动过缓相同。

（三）窦房传导阻滞

窦性心律中有一段停顿，其间期恰好是基础 P-P 间期的整数倍，即为窦房传导阻滞。窦房传导阻滞分为一度、二度与三度，在体表心电图上，只能诊断出二度窦房传导阻滞，对一度与三度窦房传导阻滞不能诊断。二度Ⅰ型窦房传导阻滞表现 P-P 间期逐渐缩短，之后出现间歇，间歇期小于两个 P-P 间期之和，窦房传导阻滞的原因与治疗与窦性心动过缓相同。

(四)病态窦房结综合征

1.概述

病态窦房结综合征是因窦房结与其周围心房肌器质性病变使窦房结功能障碍所致,迷走神经功能亢进加重窦房结功能失常。主要表现:①持续性心动过缓,每分钟心率低于50次。②窦房传导阻滞与窦性停搏。③严重窦性心动过缓。窦性停搏或窦房传导阻滞与房性心动过速、心房颤动或扑动交替出现,即快慢综合征。上述异常可通过心电图、动态心电图进行诊断,有些病例在运动试验或静脉注射阿托品1~2 mg后,心率不能达到90次,必要时进行食管心房调搏,测定窦房结恢复时间>2 s,均可以诊断为病态窦房结综合征。

2.治疗

(1)药物治疗:阿托品0.3 mg,溴丙胺太林15 mg,麻黄碱30 mg,氨茶碱0.1 g,均为每天3次,可以暂时加快心率,缓解症状。必要时滴注异丙基肾上腺素,每分钟1~2 μg,效果更好,但上述药物长期应用不良反应大,患者难以耐受。

(2)起搏治疗:出现下述情况者应考虑安装人工心脏起搏器。①严重心动过缓窦性停搏,以致出现阿-斯综合征,威胁患者生命者。②严重心动过缓(心率小于40次/分钟)而致心力衰竭、晕厥等症状,药物治疗无效者。③慢性病窦综合征患者药物治疗困难者,因为加速心率的药物常易诱发房性心动过速,安装人工心脏起搏器后可使生活质量改善。

六、房室传导阻滞

(一)概述

当房室交界未处于不应期时心房激动向心室传导延缓或完全不能下传称房室传导阻滞。房室传导阻滞分为一度、二度与三度。一度房室传导阻滞心房激动向心室传导延缓。P-R间期超过0.20 s,二度房室传导阻滞有两种类型,Ⅰ型又称文氏阻滞,特点是P-R间期逐渐延长至脱落,R-P间期逐渐缩短。Ⅱ型又称莫氏Ⅱ型阻滞,P波突然脱落,其前P-R间期固定,二度Ⅰ型阻滞通常是良性的,很少进展到高度房室传导阻滞,二度Ⅱ型则容易发展成严重房室传导阻滞。三度房室传导阻滞又称完全房室传导阻滞,心房激动完全不能导入心室,因此房室分离,心室由交界区或室内异位自律节奏点控制,心室率30~60次/分钟不等。异位起搏点位置越低,心率越慢,常发生心绞痛、晕厥等严重症状,甚至猝死。

(二)病因

(1)迷走神经张力升高。

(2)器质性心脏病,如冠心病(尤为心肌梗死)、心肌炎、心肌病等。

(3)心脏传导系统非特异纤维化。

(4)药物中毒或不良反应,如洋地黄、β受体阻滞剂等。

(5)心脏手术或心内操作(如电消融、导管检查等)。

(三)治疗

1.药物治疗

(1)异丙肾上腺素5~10 mg,每天4~6次口服,或1~2 mg加入5%葡萄糖500 mL中静脉滴注,滴速1~2 μg/min。

(2)阿托品0.3~0.6 mg。每天4~6次,口服或0.5~1 mg肌内注射或静脉注射,每天4~6次。

（3）麻黄碱 25 mg，每天 3 次。

（4）肾上腺皮质激素适于急性心肌炎、急性心肌梗死或心脏手术后的高度房室传导阻滞，可选用泼尼松 10～20 mg，每天 3 次，或地塞米松 10～20 mg，静脉滴注。

（5）摩尔乳酸钠 10～20 mg 100 mL 静脉注射，适于高血钾及酸中毒所致三度房室传导阻滞。

但是，药物治疗完全性房室传导阻滞的价值有限，由于药物作用时间短暂，不良反应大，往往不能长期使用，在特殊情况下，如下壁心肌梗死伴有完全房室传导阻滞者，可以用药物治疗或在安装人工心脏起搏器前。用药物治疗作为应急处理。

2.安装人工起搏器

对于二度Ⅱ型房室传导阻滞与阻滞点位于希氏束以下的三度房室传导阻滞，以及三束支阻滞造成的完全性房室传导阻滞，安装人工心脏起搏器是确实可靠的治疗方法。

（陈玉华）

第二节　老年冠心病

一、病理生理学特点

（一）血管

动脉壁结构组分随着年龄的增长而改变，中心动脉的顺应性随着老龄将会降低。一方面老年人动脉壁的胶原纤维数量增加，并由于晚期糖化终产物（AGE）作用胶原纤维间相互连接更加稳定，另一方面年龄相关的弹力蛋白酶活性上调，使中心动脉的弹力纤维处于低水平，最终导致血管的弹性回缩力和血管膨胀能力降低。除了血管结构的改变，血管内皮功能也和年龄的增加相关，如一氧化氮生成减少，依赖于一氧化氮的血管扩张下降。其他分子生物学的变化包括特殊的基质金属蛋白酶、转化生长因子-β_1，血管紧张素Ⅱ等增加，也导致到内皮功能失调。

血管弹性和顺应性的降低，临床常常表现为单纯的收缩性高血压。其特点是收缩压增高而舒张压降低，脉压增大。老龄化血管不能很好地缓冲心脏收缩期射血产生的脉冲波，这种能量使通过主动脉和中心动脉的血流速度增加。增快的血流速度使得脉搏波提前反射回到心脏，在收缩期即可影响到心脏，心脏的后负荷增加。而正常情况下脉搏波反射回心脏往往在舒张期，协助冠状动脉充盈。老年人失去了这种冠脉灌注的帮助，再加上心脏后负荷的增加，即使没有严重的动脉粥样硬化病变、没有心肌需氧的增加、没有左心室肥厚或供氧能力的降低如贫血，也可以造成心肌的缺血。

（二）心脏

老年人的心肌质量往往是增加的。即使没有后负荷增加如高血压或主动脉瓣狭窄，中心型左心室肥厚仍然存在。由于心肌细胞的凋亡和坏死，心肌的数量减少，剩余的心肌细胞代偿性扩大。心肌肥厚可能和上述所说的动脉硬化致后负荷增加相关，也和长期的动脉压力负荷相关。成纤维细胞活性也影响老化心脏的功能。一方面成纤维细胞有益于心室重塑，连接剩余的心肌细胞，改善心排量，但过度的纤维化降低心室的顺应性，导致心功能障碍。舒张性功能不全是正常的心脏老化的生理改变。但进一步的舒张功能的受损将导致心力衰竭综合征。正常老化心脏的左室射血分数可仍然保持不变。另一个常见的老年人影像学改变是室间隔和主动脉根部的成角现象，即所谓的"sigmoid septum"。有时可伴有室间隔基底部的局限性明显肥厚。这一结构改变是否可引起左心室流出道的梗阻，一直存在争议。在静息状态下，往往不会造成左心室至主动脉的压力阶差，但在负荷状态或心室容量降低（如血容量不足）时可产生压力阶差，可能引起梗阻症状。

主动脉瓣膜硬化是老年人常常伴有的情况。主动脉瓣瓣叶增厚，但并没有血流受阻。在年龄大于75岁者，主动脉瓣硬化发生率可达40%。因主动脉瓣硬化并不造成左心室流出道的梗阻，主动脉瓣硬化本身并不是病理性的。然而，研究发现经超声心动证实的主动脉瓣的硬化是不良的心血管预后风险增加的标记。少数的主动脉瓣硬化可进一步进展发展成为主动脉瓣狭窄。

关于心血管生理功能衰老的另一重要概念是心室和血管的耦合性。这一理论认为老年人血管和左心室的僵硬度均增加，使得在静息状态下有稳定的心排血量。但是这种变化在一定程度上损害了心血管系统功能，以适应压力的增加，如减少了心脏的储备功能。在老年人静息状态下的心排血量和心排指数是正常的，但在运动或负荷状态下不能像年轻人一样随需要而增加，这和多方面的机制有关，如β肾上腺素能兴奋性的降低、最大心排血量的下降而使最大摄氧量减少（VO_2 max）、心脏收缩力降低、舒张和收缩加速能力降低、组织获取氧气减少。

心脏传导系统随着心脏老化而逐步发生纤维化。在一个75岁的老人，估计窦房结中原有的起搏细胞功能正常的仅剩10%。正常的系统退化使得交感神经和副交感神经反应性降低，因而老年人的静息心率减慢，运动后的最大心率也减慢。

(三)其他相关器官的老化

在老年人，肾脏系统对心血管系统的影响最为直接。肾脏的老化，排钠能力下降；肾素-血管紧张素-醛固酮系统的改变，致钠重吸收障碍，临床出现水、钠潴留。因此老年人较年轻人的容量变化更加明显。压力感受器反应性的降低，使体位改变引起的血压波动更为明显。

正常的老化还影响老年人的认知功能，即使未患有痴呆症或认知损伤者，仍可有此相关的问题。年龄相关的认知能力降低包括记忆、处理问题速度等。其原因尚不完全清楚，可能的假设如氧化应激、端粒缩短、免疫功能降低等。心脏病患者是年龄相关的认知损伤的高危人群。步态不稳和移动不能在老年人非常常见，85岁以上老人的发生率可达82%。据报道50%以上的、大于80岁的老年患者每年摔倒至少一次。移动不能和久坐不动的生活方式可影响其他系统的生理功能。精神神经系统方面的用药可增加跌倒的风险。老年人的运动训练可有效地改善系统功能和生活质量，减少跌倒的风险。

老年人的虚弱症常见，源于各种生理功能和生理储备能力的降低，使得全身生理性应激能力下降，而疾病的易感性增加。典型的虚弱患者有无意中的体重下降、活动减少和认知能力降低，并且是独立性丧失、残疾、住院和死亡的独立预测因子。

(四)老化和药理学

老年人的药代动力学和药效学均有明显改变。由于老年人容量分布的减少及肌酐清除率降低明显影响药物的浓度和作用。老年人易造成药物过量，药物的不良反应可更加明显，如抗凝药物合并出血的风险增加。老年人的肌肉质量下降，血清肌酐水平减低，而实际的肾功能水平也低于同一肌酐水平的非老年人。所有老年人均应根据克罗夫特方程计算其肾小球滤过率，指导经肾脏代谢药物的剂量调整。另一方面，老年人往往罹患疾病多种，看多科的医师，同时使用多种

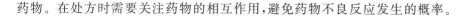

药物。在处方时需要关注药物的相互作用,避免药物不良反应发生的概率。

二、冠心病的流行病学

根据国家统计局公布的数据,我国城市居民心脏病死亡率为 154.75/10 万,占疾病死亡的 20.88%,位居第 2;农村居民心脏病死亡率为 163.08/10 万,占疾病死亡的 17.86%,位居第 3。根据美国循环杂志报道美国心血管疾病死亡率为 244.8/10 万,占死亡人数的 32.8%。而冠心病的死亡人数为 405 309 人,即每 6 个死亡者中有 1 人死于冠心病。美国每年约有 78.5 万例新发的冠心病事件,约 47 万例再发心脏事件,几乎每分钟都有人死于冠心病。但是近 50 年来,随着对冠心病病因研究的深入,冠心病诊断技术、治疗方法的发展及冠心病预防工作的重视,冠心病的死亡率下降,患者的生命得以延长。由此,冠心病的流行病学出现两个特征,即急性心肌梗死死亡率的下降和冠心病种类的变化。ST 段抬高心肌梗死(STEMI)发生率呈逐年下降的趋势,而非 ST 段抬高心肌梗死(NSTEMI)逐年上升。心力衰竭患者的发病率和住院比率逐年上升。这和多方面的因素相关,如 STEMI 死亡率下降、药物的规范化使用、血肌钙蛋白在临床广泛使用以及人口的老龄化等。冠心病的流行病学特点和老龄密切,即随着年龄增加,冠心病的发病率和死亡率增加。据相关报道,每年因冠心病死亡者中,80% 以上大于 65 岁(图 4-1)。日本的 MIYAGI-AMI 注册研究提示近年心肌梗死随年龄增长的变迁,心肌梗死患者的年龄呈增长趋势,在女性更加明显。美国的报道提示冠心病发病率和死亡率均随年龄增加而明显增加。我国已经步入老龄化社会,人口老龄化将会伴随一系列的心血管疾病的增加,老年心血管病的研究将是我们面临的重要课题。

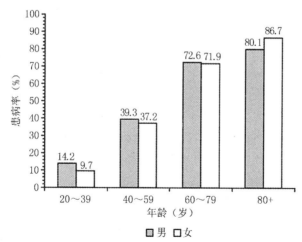

图 4-1 不同年龄和性别的 20 岁以上成年人心血管疾病的患病率

多项流行病学研究已证实,冠心病的危险因素包括有年龄、性别、冠心病家族史、高血压病、糖尿病、血脂紊乱和吸烟史。其中吸烟、高血压、糖尿病、血脂异常等和动脉硬化、冠心病的发生和发展密切相关,并且有协同的致病作用。其他的冠心病相关危险因素还包括体力活动减少、肥胖、高同型半胱氨酸血症、外周动脉性疾病、肾脏疾病、凝血因子功能异常及精神因素等。对于老年人,往往合并有多项危险因素和/或合并有多种疾病、多脏器功能受损,因而老年人群的总体危险评估取决于多种危险因素及严重程度的总和。危险因素的确定和评估将为临床诊断和处理将提供有意义的参考。

(一)高血压

老年高血压是全球的公共卫生问题。Framingham 流行病学研究显示高血压患病率随年龄增长而增加。在年龄＜60 岁的人群中,高血压的患病率为 27%;但在＞80 岁的老年人群中,高血压的患病率高达 90%。我国老年高血压患者总数已达 8 346 万,约占老年人群的一半,位居全球之首。高血压可以导致动脉粥样硬化,造成心、脑、肾和血管等靶器官的损害,约 80%的老年高血压患者合并临床相关性疾病。高血压患者常常伴有冠心病、心脏舒张或收缩功能不全、左心室肥厚、老年退行性瓣膜钙化等。根据 Shep 和 Hyvet 的研究,降压治疗能够明显降低心血管事件及脑卒中的发病率及死亡率。单纯收缩期高血压是老年人最常见的类型,并常常伴随脉压的升高。收缩压的增高和脉压的加大都和心脑血管事件的发生相关,尤其后者是心脑血管并发症的重要预测因子。舒张压的过度降低也会带来不利的结果。Messerli 总结了 1987 年以来多个研究结果,结果显示,过低舒张压带来临床终点事件的增加,主要与缺血性心脏病相关。因此,老年人的合理降压是必要的。目前中国高血压指南推荐:老年人高血压的标准是 20.0 kPa(150 mmHg)。

(二)糖尿病

糖尿病发病率逐年增加,全球目前有超过 1.5 亿糖尿病患者,其中 2 型糖尿病占约 90%。美国估计有 1 400 万人患糖尿病,我国成人糖尿病患病率超过 10%,约为 1 600 万人。Framingham 研究显示,糖尿病是冠脉硬化和周围血管疾病的明确危险因素,相对危险性平均男性增加 2 倍,女性增加 3 倍。糖尿病是冠心病等危症的观点已为大家所接受。糖尿病患者粥样硬化发生较早,其大血管并发症包括冠心病、脑血管病和周围动脉疾病,心脏微血管病变可导致冠脉血流自主调节和血管紧张度受损,影响冠脉储备功能;同时糖尿病可致血管结构改变,造成中膜、内膜增生、血管纤维化等。临床更容易出现无症状性心肌缺血、心肌纤维化和左心功能异常。糖尿病与其他冠心病的危险因子常同时存在。中国数据显示 2 型糖尿病患者,40%～55%同时伴发高血压;合并血脂异常主要是三酰甘油升高,高密度脂蛋白胆固醇降低。老年患者血糖控制也是获益的,这类患者需进行综合治疗。

(三)血脂异常

血脂异常是冠心病的独立危险因素。高胆固醇血症和冠心病的相关性最为明显。血脂水平发生变化是随年龄变化的生理特点。流行病学的研究证实,在增龄过程中,总胆固醇(TC)、甘油三酯(TG)和低密度脂蛋白胆固醇(LDL-C)随年龄的增加而升高,但在 70 岁以后逐渐下降。高密度脂蛋白胆固醇相对稳定。老年人群的流行病学研究提示,老年人的总死亡率和心血管病死亡率与 LDL-C 水平呈 U 形关系,LDL-C 过低(＜2 mmol/L)或过高(＞5 mg/L)时,总死亡率和心血管病死亡率均升高,而在 3～4 mmol/L 时死亡率相对较低。多项临床研究证实了他汀类药物治疗的益处。他汀类药物除降低胆固醇,同时降低老年人的心血管疾病的发病率和死亡率,尤其是对有多项危险因素者,效果更加明显。对于已患有冠心病的老年人,无论是稳定型冠心病或急性冠脉综合征患者,多项研究均提示他汀类药物治疗有益。对老年人血脂异常的诊断应注意排除继发因素,尤其是伴有多种疾病、服用多种药物的老年人。

(四)吸烟

吸烟通过多种途径增加冠心病的发病风险。ARIC 研究显示,吸烟(包括主动吸烟及被动吸烟)可导致动脉粥样硬化加重及不可逆转的进展,且吸烟可以促进血栓形成以致急性冠脉事件,这在吸烟相关死亡中起主要作用。根据 The Interheart Study 的研究结果,吸烟和血脂异常是导致急性心肌梗死的两个最重要的危险因素,而且吸烟与心肌梗死风险强相关性存在剂量-风险关系,吸烟大于 40 支/日人群患心肌梗死的相对危险是不吸烟者的 9.16 倍。而 Framingham 心脏研究表明每吸烟 10 支/日,心血管病死亡率增加 31%。吸烟导致动脉硬化发生和发展的机制涉及多个方面:烟雾中含有氧化氮及许多种类的自由基使内源性抗氧化剂损耗,损伤内皮功能;吸烟可使血脂紊乱,使 HDL-C 降低而 LDL-C 升高;烟雾中的一氧化碳和血红蛋白结合,使氧合曲线右移,降低各种组织尤其是心肌细胞的氧供,加重心肌缺血、缺氧;吸烟者循环中组织因子活性明显高于非吸烟者,血栓形成风险增加。吸烟和冠心病的发病明确。多项临床研究提示老年人的吸烟人数少于非老年。

(五)其他

肥胖、体力活动减少、进食蔬菜和水果少、精神因素等,也和冠心病的发病相关。这些危险因素通过直接或间接的作用,促进动脉硬化的发生和发展。如肥胖可加重高血压、胰岛素抵抗等;体力活动减少不利于血压、血脂、血糖的控制等。同时,老年人往往合并多种疾病,伴有多个脏器功能减退,如慢性肾病、左心室肥厚、外周血管疾病等,这些危险因素增加了冠心病事件的发生。

四、冠心病的临床表现

老年冠心病分型与非老年相同,包括慢性心肌缺血综合征、急性冠状动脉综合征和冠状动脉疾病的其他表现形式。临床上老年冠心病的症状多不典型,如急性心肌梗死的临床表现尤其是胸痛症状往往不明显。在 NRMI 研究中,小于 65 岁组的 ACS 患者 77% 以胸痛为发病症状,而大于 85 岁组的仅有 40%。其他不典型主述症状包括气短(49%)、大汗(26%)、恶心、呕吐(19%)等。由此造成 NRMI 研究中的老年人群中仅有一半 MI 的患者被诊断出。Framingham 的研究同样提示无症状性心肌梗死或心肌梗死误诊的发生在老年人中更为常见。在整个人群中无症状的或误诊的心肌梗死数可达 25%,在老年人可高达 60%。老年人的 ACS 常常伴发于其他急症,或加重并发症病情,如肺炎、COPD、晕厥等。其原因和供养-需氧的不匹配相关,即当各种因素使心肌需氧增加、血流动力学负荷增加,而由于动脉粥样硬化,供氧不能相应增加所致。因此非特异的临床症状及并发症的表现使患者的主诉模糊不清,治疗受到延误,进而影响预后。老年人非特异性临床表现的病理生理机制有多种,如表 4-1 所示。

(一)急性冠状动脉综合征

急性冠脉综合征(ACS)包括急性 ST 段抬高性心肌梗死、急性非 ST 段抬高性心肌梗死和不稳定型心绞痛,是威胁老年人生命的最常见病因之一。老年 ACS 的特点:①病史,首发症状往往不典型,部分表现为胸痛或胸部不适,但常表现为气短。患者可有陈旧性心肌梗死病史,临床合并多种疾病。老年人中非 ST 段抬高的心肌梗死发病比例高于非老年,65 岁以下患者不足 40%,但 85 岁以上老年人占 55%。②心电图:心电图改变不典型或合并心脏传导阻滞,较多的老年人无法根据其心电图明确诊断。在 NRMI 研究中,NSTE ACS 患者<65 岁者,23% 的人心电图改变无诊断意义,>85 岁者 43% 无诊断意义。③常常合并收缩性或单纯舒张性心功能不全,使得老年 ACS 的危险进一步增高。④由于老年人 ACS 常和其他急症相伴或加重并发症病情,如肺炎、COPD、晕厥等,非特异的临床症状及并发症的表现使患者的主诉模糊不清,治疗受到延误,进而影响预后。

表 4-1　老年人非典型心肌梗死临床表现病理生理

主要症状	可能的机制
气短	心肌缺血致左心室压力短暂升高
	急性左心室收缩功能异常
	年龄依赖性肺部改变
	肺相关疾病
非典型症状/非典型胸痛	合并其他情况,疼痛注意力分散
	疼痛感知改变(内源性阿片类水平增加、阿片受体敏感性增加)
	外周或中枢自主神经功能受损
	感觉神经病变
	缺血预适应
	缺血反复发作的发生率高
	合并糖尿病者多
	合并多支血管病变者多
	侧支循环形成者多
	症状的回忆、表达能力受损
神经系统症状(晕厥、卒中、急性思维紊乱)	相关的脑血管疾病
	急性中枢神经系统血供减少
	相关的并发症(栓塞、脑出血)

国际上包括老年人 ACS 的注册研究主要有三个。

(1)the National Registry of Myocardial Infarction NRMI。

(2)the Global Registry of Acute Coronary Events GRACE。

(3)Can Rapid risk stratification of Unstable angina patients Suppress Adverse outcome with Early implementation of ACC/AHA guidelines CRUSADE。

另外,Vigour 汇总了 5 个 NSTEACS 临床研究的结果(Virtual Coordinating Center for Global Collaborative Cardiovascular Research)(表 4-2)。根据这些研究的结论,美国心脏病学会临床心脏病分会和老年心脏病协会联合提出专业保健指导意见。

表 4-2　老年 ACS 的主要研究

研究简称	开始时间	人数	研究地区	年龄≥75 岁	研究
NRMI	1994	1 076 796	美国	38.3	NSTE MI 注册研究
GRACE	1999	11 968	14 个国家	31.6	NSTE ACS 注册研究
CRUSADE	2001	56 963	美国	39.9	NSTE ACS 注册研究
VIGOUR	1994	34 266	国际合作	18.1	NSTE ACS 研究

(二)慢性心肌缺血综合征

慢性心肌缺血综合征包括稳定型心绞痛、隐匿型冠心病和缺血性心肌病。目前常用的心绞痛分级为加拿大心血管协会的分级。和非老年患者相比,老年患者的体力活动受限,其心绞痛症状部分为劳力性,还有部分为非劳力型。在休息和情绪激动时也可发生症状。老年患者的症状多为不典型心绞痛,由于部分患者的痛觉减退或记忆力减退,对疼痛持续时间、疼痛部位等描述往往不清楚。而非疼痛症状描述较多,如呼吸困难、胸闷、乏力、颈部、背部或腹部疼痛等。无症状性心肌缺血的发生据报道甚至可达 50%,即心电图或其他负荷试验有心肌缺血的证据而患者无症状。这种无症状心肌缺血在合并糖尿病患者中更为多见。缺血性心肌病往往发生在反复的心肌缺血、缺氧导致的心肌细胞减少、坏死、心肌纤维化、心肌瘢痕形成的情况下。临床表现为心脏增大、心力衰竭和各种心律失常,往往为冠心病的晚期。在老年人群,除了冠心病之外,还应注意患者的基本健康状况,其他和年龄相关的状况如贫血、体弱、肾脏疾病、行动不便和认知障碍等老年的特殊性均应加以注意。

五、冠心病的辅助检查

(一)心电图检查

心电图检查作为最简单、常用的心脏辅助检查在诊断冠心病时有重要的作用。心电图检查包括静息态检查、负荷态检查、24 h 或 48 h 动态检查和心电监护等,是发现和诊断心肌缺血的重要方法。静息心电图在稳定的冠心病患者可以是正常的,常见的异常有水平型或下斜型 ST 段和 T 波的改变,尤其在冠心病的随访时可进行前后比较。异常 Q 波提示陈旧心肌梗死、出现左束支传导阻滞等心律失常对诊断上也有一定意义。但 ST-T 的改变可出现在多种情况,如高血压、心肌肥厚、电解质紊乱或一些药物的使用等,需密切结合临床实际情况。心电图负荷检查对冠心病诊断有重要意义,特异性高于静息心电图,负荷量和时间有助于对病情严重程度的判断。但因老年人体力或活动能力受多方面影响,实际应用较非老年人少。心电监护和动态心电图检查对于病情观察和诊断无症状性心肌缺血有重要意义。

(二)心肌酶学检查

心肌梗死的特异性生物标记物为肌钙蛋白(cTn),肌钙蛋白包括肌钙蛋白 T(cTnT)和肌钙蛋白I(cTnI)。cTn 的出现和升高表明心肌出现坏死,在老年人当临床症状和心电图不典型时,cTn 的升高在鉴别不稳定型心绞痛和 NSTEMI 时有重要意义。当 cTn 的升高超过正常值的三倍,可考虑 NSTEMI 的诊断。cTn 也是急性冠脉综合征危险分层的重要参考指标。cTn 水平升高程度和预后相关。cTn 水平在心肌坏死 3~4 h 开始升高,数天达高峰,可持续 1~2 周。cTn 的动态变化过程与 MI 发生的时间、MI 梗死的范围、再灌注治疗等因素有关。在 SIEMI 综合临床症状、心电图动态改变、肌钙蛋白升高或影像学表现新的心肌缺失,提示急性心肌梗死的发生。cTn 具有良好的临床敏感性和特异性,可重复性好。其他常用的酶学改变包括肌酸磷酸激酶(CK)、肌酸磷酸激酶同工酶(CK-MB)、门冬氨酸氨基转移酶(AST 或 GOT)、乳酸脱氢酶(LDH)及同工酶和血肌红蛋白等。其中 CK/CK-MB 升高诊断急性 MI 的敏感性和特异性均较好,在 MI 早期既可上升,也呈动态变化趋势,升高程度和梗死范围及预后相关。在准确性方便略低于 cTn,且持续升高的时间略短。AST、LDH 诊断 MI 的特异性低,目前不再推荐采用。肌红蛋白在心肌梗死极早期即可升高,但其特异性差,临床常用来作为胸痛的筛查。由于 cTn 的敏感性很高,临床常常会遇到非 MI 的 cTn 升高情况。表 4-3 列举了各种可能的原因,以利于鉴别诊断。

表 4-3　非急性心肌梗死肌钙蛋白升高病因

疾病	肌钙蛋白释放机制
	非血栓性心脏组织损伤
充血性心力衰竭	细胞因子释放
	收缩蛋白降解
	左心室肥厚
	全心的室壁牵张
	血流动力学功能损伤
	合并肾脏疾病
冠状动脉痉挛	可逆/非可逆的组织损伤
	膜通透性瞬间改变
心源性创伤	肌细胞损伤
	肌细胞完整性损伤
	冠状动脉创伤
心肌炎/心包炎	肌钙蛋白从坏死心肌细胞溢出
	外层心肌损伤
肺栓塞	右心室扩张,压力改变
心脏手术后/消融术后	长时低血压和低氧状态
心脏电转复、心脏复苏后	电和机械性损伤
败血症/危重症患者	细胞因子、活性氧离子释放
	细菌内毒素直接释放
	合并有心肌炎
	长时低血压状态
	冠状动脉自主调节功能不全
终末期肾病	肾清除率下降
	尿毒症心肌/心包炎
	充血性心力衰竭
	左心室肥大
	透析后血液浓缩
心律失常(心动过速/过缓)	血流动力学受损
	可逆性心肌损伤
卒中	神经介导的肌细胞损伤
癫痫发作	神经介导的肌细胞损伤
	骨骼肌强制收缩,后负荷增加,致短暂氧供需不匹配
	肌钙蛋白检测假阳性
嗜异性抗体、类风湿因子、循环抗体检测	检测误差

(三)超声心动图检查

超声心动图检查可以观察心脏各腔室的大小,室壁厚度、室壁运动和左心室收缩和舒张功能等。在心肌梗死患者,超声心动图表现为室壁变薄,室壁节段性运动异常。通过超声检查可以发现室壁瘤、附壁血栓、瓣膜反流、心肌腱索断裂、心包积液等。对于是否存在心肌缺血可通过负荷超声来进行。负荷超声心动图检查分为运动负荷和药物负荷,后者常用的有多巴酚丁胺负荷检查(DSE)。负荷超声对评价心肌缺血的敏感性和特异性都较高,应用组织多普勒技术,可进一步提高其精确性。根据北京医院的资料,以冠脉造影作为参照,DSE诊断老年冠心病的敏感性为71%,特异性为75%,应用多普勒技术,敏感性和特异性可达到80%。

(四)心肌核素显像

心肌血流量、代谢与功能活动之间保持着密切的关系,核素心肌灌注检查是一种无创性的诊断冠心病的方法。通过负荷态和静息态心肌灌注断层显像比较,能准确诊断CAD,是一项非常敏感的检查方法。心肌负荷的增加使心肌耗氧量增加。当存在血管狭窄病变时,冠脉血流不能相应增加,心肌需氧-供氧的失平衡加重,造成缺血,此时通过核素灌注显像,可以反映出缺血的部位、范围和严重程度,从而达到诊断目的。负荷心肌灌注断层显像包括运动负荷试验和药物负荷试验。前者简单易行,但是不适于年老体弱或肢体运动功能障碍者,药物负荷可以作为运动负荷的一种有效的替代方法。目前作为负荷剂药物可分为两大类:血管扩张剂和心肌正性肌力药。常用药物有多巴酚丁胺、双嘧达莫、腺苷等。在临床上,这些药物各有其明显的局限性,例如:多巴酚丁胺作为一种合成的儿茶酚胺类药物,通过兴奋 β_1 受体增加心脏的兴奋性、传导性和心肌收缩力,从而增加心肌的耗氧,诱发心肌缺血。显然这种负荷剂不适于严重高血压、肥厚梗阻性心肌病、瓣膜病及存在心律失常的患者。双嘧达莫的作用原理是通过抑制内源性腺苷的降解,使血管平滑肌松弛,血管扩张。而狭窄的血管不能相应的扩张,甚至产生"窃血"现象,使正常冠脉的心肌和有病变冠脉的心肌血流灌注差别扩大,此刻给予心肌灌注显像剂,正常心肌和缺血心肌之间显像剂摄取量差异显著,从而显示出心肌缺血部位、范围、程度。双嘧达莫不适于有传导阻滞、低血压、哮喘、COPD等患者。因其作用时间较长,一旦出现并发症缓解较为困难。腺苷是近年来较为常用的负荷剂,它通过平滑肌上的腺苷 α_2 受体结合,使血管平滑肌松弛使血管扩张,而病变血管区域的心肌缺血更加明显,同时因其半衰期极短,一旦出现并发症,停药后 1 min 左右即可迅速缓解。北京医院早年的资料提示 ATP 介入心肌灌注断层显像诊断冠心病的敏感性和特异性分别为97.1%和82.4%。长期临床实践证实心肌核素显像的有效性和安全性,有助于老年冠心病的诊断,确定病变部位、病变范围、严重程度;在冠心病患者的术前评估、冠心病不同治疗的疗效随访、预后评估诸方面有其特殊的作用。

(五)冠状动脉 CT 检查

冠状动脉CT造影(CTA)通过无创的方法观察冠状动脉的解剖形态、分布走形、直径大小、内径改变及冠脉壁的斑块,为临床的冠心病形态学诊断提供大量的信息。CTA早期的研究以冠脉造影标准,比较CTA诊断的敏感性和特异性,结果显示二者符合率高。但是在冠脉功能的诊断方面,相比较其他的负荷检查,如心电图、心脏超声和心脏核医学,通过观察负荷前后的心肌供血状态或局限性室壁运动的改变可以反映心肌缺血的严重程度、代偿状况等,CTA的影像学检查,不能满足对这些信息的需求。一系列的研究显示,64排的CTA对稳定型冠心病血管狭窄的敏感性可达98%,特异性达88%,阳性预测值为93%,阴性预测值达到96%。CTA在急性冠脉综合征的应用往往是在急性胸痛的鉴别诊断时,不同的研究由于纳入患者疾病种类不同,其诊断冠心病比例相差较大。CTA还可用于心脏移植的前后,作为冠心病的筛查和临床随访。在冠脉旁路术(CABG)后,应用CAT检查的主要目的:①桥血管的血流情况;②桥血管的狭窄病变情况;③桥血管近端和远端吻合口状态;④原冠脉病变及血流状况(来自原动脉或桥血管)。CABG后CAT诊断要困难许多,其精确程度也降低。对于乳内动脉影像分析,常常受到手术中所用金属物造成的伪差影响。对于CABG患者,为获得高质量结果,从技术角度上需要的对比剂剂量大些,X线剂量大些,憋气时间长些。CTA用于冠脉支架术后患者,诊断的难度明显大于无支架者。首先,冠脉支架所造成的不同伪差,如随心脏运支架所产生的移动伪差,这一作用加重支架在不确定血管部位的伪差;其次是支架金属结构导致的硬化伪差,支架的金属成分所吸收的X线能量不同于周围软组织,使得本身的结构体积增大,影响管腔的观察;诊断中的诸多限制因素如今已较为广泛地用于冠心病的诊断。钙化和支架等高密度物质导致硬化伪影,夸大了其本身的体积,遮挡了管腔的观察。再者是"部分容积平均"伪差,可以影响图像的空间分辨率,在进行小血管分析时,将会影响较大。目前发表的研究提示支架后的CTA其诊断的精确性降低。部分学者和美国的专家共识建议对置入多枚支架、临床判断有支架内再狭窄可能者,直接行心脏介入检查。一般来说冠状动脉的钙化程度会随着年纪的增加而加重,严重钙化将影响病变部位和病变程度的判断,在一定程度上使诊断的准确性受到影响。其次,由于老年人的肾脏代偿能力降低,使用对比剂需注意对比剂肾病的发生。尤其是合并有糖尿病、高血压或已存在肾功能不全者,应注意适当检查之前的水化或检查之后的肾功能检查。对于在短期内重复使用对比剂者,要注意间隔时间以保证安全。

(六)心脏核磁检查

心脏磁共振(cardiac magnetic resonance,CMR)显像技术近年来发展迅速,主要由于CMR的分辨率高,一次检查可完成心脏结构、功能、室壁运动、心肌灌注、冠状动脉显影及血流评估等多项内容,被称为心脏的"一站式"(one-stop shop)检查方法,并越来越广泛地应用于临床。另一方面不接触X线放射性,不需应用碘造影剂,不影响肾功能,在老年患者有一定的优势。CMR常用的扫描方法如下。

1.电影磁共振成像

可清楚显示心内膜界限等特点。因测量准确性和重复性高,近年来被公认为是测定心室射血分数、心室容量和重量的金标准。常规检查需获取从二尖瓣平面到心尖部的一系列短轴切面,以及两腔、三腔、四腔长轴切面。

2.负荷/静态灌注显像

对比负荷前后心肌各节段供血的变化,确定有无可逆的心肌缺血。缺血心肌在应用负荷剂后表现为灌注缺损的低信号区,而在静态显像中灌注正常。

3.延迟增强

正常的心肌细胞连接致密,肌纤维膜完整,对比剂很难进入。当心肌坏死后,肌纤维膜破坏,对比剂(Gd-DTPA)进入坏死细胞及瘢痕组织中,排出延迟,在T_1加权像上表现为高信号,即延迟增强(DE),这样在正常和坏死心肌组织就产生明显对比。对比剂注射15 min后,可以清晰显示急性或陈旧心肌梗死的部位、范围,尤其是心内膜下的梗死。延迟增强CMI在诊断非缺血性心肌病变,如心肌炎、肥厚型心肌病、扩张型心肌病、结节病、心肌淀粉样变中也具有重要价值。

4.冠状动脉磁共振成像

这是另外一种冠脉成像方法,目前其图像的清晰程度、采集图像时间等还需改进。但因不接

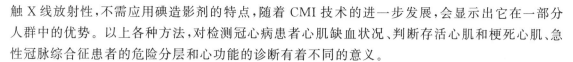

触 X 线放射性,不需应用碘造影剂的特点,随着 CMI 技术的进一步发展,会显示出它在一部分人群中的优势。以上各种方法,对检测冠心病患者心肌缺血状况、判断存活心肌和梗死心肌、急性冠脉综合征患者的危险分层和心功能的诊断有着不同的意义。

(七)介入检查

冠心病的介入检查即冠状动脉造影检查,目前仍是识别冠脉狭窄情况的"金标准",为患者选择冠心病治疗方法,如单纯药物治疗,或加以导管介入治疗或冠脉旁路移植术提供最可靠的依据。老年人的冠脉介入检查有一定的特点:①老年人常常合并不同程度的心功能、肾功能不全,需注意对液体和造影剂量的掌握。老年人造影剂肾病较非老年为多见,应注意造影术前的水化及术后的适当补液,密切观察临床生命体征。②老年人常伴有多系统、多方面的疾病,对问题的表述较差,临床表现不典型,术后的神志、精神状态、进食、两便等都应注意观察。注意合并用药的情况。③老年人的外周动脉性疾病和大动脉疾病增加,血管常有明显的钙化,容易出现血管并发症。血管介入的进路及需加以选择,术后需注意防止穿刺血管的并发症,如出血、假性动脉瘤、动静脉瘘的形成。介入检查除了冠状动脉造影,其他技术如冠脉内超声、光学相干断层显像、冠脉内压力导丝检查等及作为冠脉内治疗的旋磨技术等,老年人对于这些检查或治疗方法没有特殊的禁忌,但临床医师应根据老年人的特点全面考虑。

六、冠心病的诊断与鉴别诊断

临床各种相关的危险因素、临床症状、体征和辅助检查等有助于诊断和鉴别诊断,也有助于进行临床危险分层。对 ACS 患者危险分层,对早期识别高危患者,积极予以干预,减少严重事件的发生,改善预后有着重要的意义。

(一)诊断

对于慢性缺血综合征,包括稳定型心绞痛、隐匿型冠心病和慢性心功能不全。稳定型心绞痛中,根据心绞痛的严重程度及其对体力活动的影响,临床常常采用加拿大心血管学会(CCS)的分类方法将其分为四级(表 4-4)。

表 4-4 稳定型心绞痛的 CCS 分级

分级	表现
I	日常体力活动不会引起心绞痛,如步行、上楼梯等。工作或娱乐中激烈、快速或长时间劳累可致心绞痛发作
II	日常活动轻度受限,可诱发心绞痛情况包括爬坡,快步行走或上楼梯,饱餐、寒冷、迎风、情绪激动时或睡醒后很短时间内步行或上楼。一般情况下,常速平地步行超过 2 个街区,或在普通楼梯上 1 层楼以上时可诱发心绞痛
III	日常体力活动明显受限。一般情况下,常速平地步行 1～2 个街区,或在普通楼梯上 1 层楼时可诱发心绞痛
IV	从事任何体力劳动均有不适症状出现。休息时亦有出现心绞痛表现

由于老年人的临床症状不典型,合并疾病较多,常常为其他的主诉,或临床为无症状性心肌缺血,给诊断带来一定的难度。因此对老年患者需详细地询问病史,了解既往各种冠心病危险因素和合并的其他疾病,往往还需要的更多的辅助检查,如心电图、超声心动图、心肌核素显像、冠脉 CT 造影或直接进行冠状动脉造影检查,进行综合分析、判断。

急性冠脉综合征是内科的急症,老年人的症状同样不典型,就诊较晚,预后较差。不稳定型心绞痛和非 ST 段抬高心肌梗死(NSTEMI)的症状和心绞痛类似,但程度更重、持续时间更长、可在休息时发作,或是新近发生心绞痛症状。有相当比例的老年人以胸闷气短就诊。不稳定型心绞痛严重程度分级一般采用 Braunwald 分级方法(表 4-5),其和预后相关急性 ST 段抬高心肌梗死(STEMI)在老年人,根据症状、ECG 改变可以做出诊断。但对于症状不典型者,诊断有一定难度。STEMI 除伴有心脏相关症状,还可有全身症状。当合并心力衰竭或心律失常时,需要及时判断,掌握治疗时机。临床体征大多无特殊,当出现并发症时,往往合并相应的体征。并发症可分为机械性、缺血性、栓塞性和炎症性。严重的并发症主要有以下几种。

表 4-5 不稳定型冠心病严重程度分级(Braunwald 分级)

	定义	一年内死亡率或心肌梗死率
严重程度		
Ⅰ级	严重的初发型或恶化型心绞痛,无静息时痛	7.3%
Ⅱ级	亚急性静息型心绞痛(就诊前一个月发生),但近 8 h 内无发作	10.3%
Ⅲ级	急性静息型心绞痛,在 48 h 内有发作	10.8%
临床环境		
A级	继发性 UA,在冠状动脉狭窄的基础上,存在加重心肌缺血的冠脉以外的诱发因素:①增加心肌耗氧的因素,甲状腺功能亢进或快速性减少冠状脉血流的因素,如低血压;②血液携氧能力下降,如贫血和低氧血症	14.1%
B级	原发性 UA,无引起或加重心绞痛发作的心脏以外的因素,是 UA 最常见类型	8.5%
C级	MI 后心绞痛,发生于 MI 后 2 周内的 UA	18.5%

(1)严重心律失常:可表现为快速心房颤动、室速、心室颤动、心动过缓、房室传导阻滞等。这些均可引起血流动力学障碍,影响血压、神志等。

(2)急性乳头肌功能不全甚或乳头肌断裂:发生率较高。可以是严重缺血引起二尖瓣功能性障碍,亦可是机械性的断裂导致急性二尖瓣关闭不全。临床伴有收缩中晚期喀啦音和吹风样收缩期杂音。二尖瓣的反流可引起左心室心排血量减少、左心房压力增加,造成左心衰竭。

(3)心脏破裂:心肌的缺血和坏死可导致室间隔穿孔或心室游离壁的破裂,一般发生在心肌梗死后的 3～5 d。可造成急性左心衰竭。心室游离壁破裂可导致急性心脏压塞、迅速发生循环衰竭、猝死。心电图出现房室分离现象。

(4)栓塞:心肌梗死后室壁运动减弱处易形成附壁血栓,可造成体循环的脑、肾、脾等内脏或肢体动脉栓塞;心肌梗死后也可致下肢血栓形成,造成肺栓塞。

(5)心肌梗死后综合征:为炎症性并发症。表现为心肌梗死后数周至数月内发生心包炎、胸膜炎等,可伴有发热、胸痛、白细胞增高等。

急性心肌梗死后的心功能分级多采用 Killip 分级方法。

Ⅰ级:无明显心功能损害证据。

Ⅱ级:轻、中度心功能不全,查体肺底可闻及啰音,范围小于 50% 肺野,听诊有 S_3,或胸部 X 线检查有上肺淤血表现。

Ⅲ级:重度心功能不全(肺水肿)查体听诊啰音大于 50% 肺野。

Ⅳ级:合并心源性休克。

(二)鉴别诊断

由于老年人临床症状不典型,合并其他疾病多,常有表述障碍等,在行诊断和鉴别诊断时,需充分考虑这些特点。临床需要和慢性稳定型心绞痛相鉴别的胸痛原因见表 4-6。

表 4-6　胸痛原因鉴别诊断

心源性胸痛	肺部疾病	消化道疾病	神经肌肉疾病	精神性疾病
主动性夹层	胸膜炎	胃食管反流	肋间神经痛	焦虑症
心包炎	肺栓塞	食管痉挛	肋骨肋软骨病	抑郁症
心肌病	肺炎	食管裂孔疝	带状疱疹	躯体性精神病
心肌神经症	纵隔肿瘤	消化性溃疡	颈椎病	思维型精神病
心肌梗死	气胸	胰腺炎		
X 综合征		胆囊炎		
		胆囊结石		

七、冠心病的治疗

由于多种因素老年冠心病患者的症状较非老年人更加不易识别。老年人的生活方式往往较为安静,缺少活动诱发的不适症状。但是冠心病患者的胸部不适仍然是最常见的主诉。

(一)稳定型心绞痛的治疗

近年来关于稳定型心绞痛的治疗策略一直存在着争议。有研究显示,合适的药物治疗(Optimal Medical Therapy,OMT)与药物治疗加介入治疗(OMT+PCI)相比,重要心脏事件的发生率没有区别。分析其中 904 位年龄大于 65 岁的老年人,显示 OMT 组和 OMT+PCI 组的预后,包括主要心脏事件和无心绞痛率,没有明显差别。另一个老年人的相关研究也证实这一结论。该研究提示在稳定型心绞痛的患者,无论是 PCI 或 OMT,对患者的生活质量和生存率没有区别。对于慢性稳定性冠心病,OMT 包括抗血小板治疗、调脂治疗、降压治疗和抗心绞痛治疗诸方面。

1.抗血小板治疗

抗血小板治疗在一级预防和二级预防中的作用已被证实,对老年人也同样。根据荟萃分析结果,阿司匹林可以明显降低心血管死亡、心肌梗死和卒中。ACC/AHA 指南建议的剂量是每天 75~162 mg。除了有阿司匹林禁忌证,在稳定的慢性冠心病患者都应当使用。阿司匹林的不良反应主要有胃肠道的反应,老年人尤其应当注意阿司匹林相关的消化道出血。对确实不能服用者,可以噻吩吡啶类药物替代。

2.β受体阻滞剂

β受体阻滞剂为慢性心绞痛的一类推荐用药。其作用机制包括负性收缩和负性传导。通过降低静息心率和降低运动负荷增加时心率反应减少心肌的需氧,进而减少缺血事件。同时延长舒张期冠脉灌注的时间和降低心肌收缩力同样减少心肌的缺血。但是在老年人群的应用尤其要避免β受体阻滞剂的不良反应。在已存在心脏传导系统疾病患者,如窦房结功能障碍、房室传导阻滞等需慎用,并注意剂量。在合并严重气道堵塞性疾病如哮喘或慢性阻塞性肺疾病(COPD)患者,要选用高度受体选择性制剂,小剂量开始,避免气道阻力增加。

3.RAAS 阻滞剂

ACEI 类药物已被证实在冠心病的不同阶段均有明显的益处。它可通过降低心脏后负荷而减少心脏做功。HOPE(the Heart Outcomes Prevention Evaluation)研究纳入 2 755 例年龄大于 70 岁的老年人,其中 58.1% 为稳定型心绞痛。与对照组相比,服用雷米普利的治疗组心血管死亡、心肌梗死的发生率明显降低。EUROPA 研究（the European Trial on Reduction of Cardiac Events with Stable Coronary Artery Disease）包括了 12 000 位患者,其中 31% 为年龄大于 65 周岁者,大部分无心绞痛症状,应用培多普利治疗者其一级终点事件（心血管死亡、心肌梗死或心搏骤停）的相对风险减少了 20%。第三个主要临床研究为 PEACE 研究（Prevention of Events with Angiotensin Converting Enzyme Inhibition）,该研究纳入了 8 290 位慢性冠心病患者,平均年龄 64 岁,其中 11% 年龄大于 75 岁。患者随机给予群多普利或安慰剂。综合的一级终点,包括心源性死亡、心肌梗死和再血管化治疗,两组之间没有明显差异。以上三个研究的荟萃分析显示使用 ACEI 可以明显降低全因死亡、心血管死亡、非致死性心肌梗死的发生和卒中的发生。最新版的 ACC/AHA 指南,将 ACEI 作为稳定型冠心病中危或高危患者的一类推荐,低危患者的 IIA 类推荐。不能耐受 ACEI 者以 ARB 替代。对于心功能不全（LVEF 小于 40%）或合并高血压、糖尿病或慢性肾病者有明确的使用指征。

4.抗心绞痛药物

主要包括硝酸酯类、钙通道阻滞剂及其他可缓解冠心病心绞痛症状类药物。硝酸甘油自 1878 年即开始用于临床,它可以在 1～3 min 迅速缓解心绞痛症状。长效硝酸酯类药物如单硝酸或二硝酸异山梨酯也常用于慢性心绞痛的治疗,但其缓解心绞痛的作用逊于口含硝酸甘油,同时应当注意产生硝酸酯类耐受性。硝酸酯类主要用于缓解症状,并不能改善冠心病患者的生存率。钙通道阻滞剂通过扩张冠状动脉和减轻心肌收缩力可以治疗心绞痛,二氢吡啶类钙通道阻滞剂（如氨氯地平、硝苯地平、非洛地平）较非二氢吡啶类钙通道阻滞剂（如维拉帕米、地尔硫草）对心肌收缩力的影响要小。后者同时对心脏传导有抑制作用。对有心功能不全者,二氢吡啶类钙通道阻滞剂更加安全。存在心脏传导异常者,非二氢吡啶类药物应避免使用。对于合并高血压者,长效硝苯地平对缓解心绞痛有效而安全,但短效硝苯地平应尽量避免使用。雷诺嗪为一类新的抗心绞痛药物,可以减轻心绞痛症状而不伴有血流动力学的影响,临床资料显示老年亚组和非老年相同,不增加严重不良事件。临床实践中多种中成药亦可缓解心绞痛的症状。

（二）不稳定型心绞痛和非 ST 段抬高心肌梗死治疗

老年人的非 ST 段抬高性急性冠脉综合征（NSTEACS）常见,而且常常伴有各种并发症,介入治疗的风险相对较高,但这一人群的临床治疗尚缺少循证医学证据,需要根据临床实际作出正确的选择。

1.抗血小板药物

阿司匹林是冠心病抗血小板治疗的基石。即使在老年人,阿司匹林也可明显降低不良事件发生率。氯吡格雷也是有效的抗血小板药物,在 CURE 研究中,老年人的亚组分析显示老年人同非老年人一样,氯吡格雷可降低非致死性心肌梗死、心源性死亡及卒中的发生。双联抗血小板治疗中,每天服用阿司匹林 75～150 mg,治疗效果同大剂量,而消化道出血的风险降低。治疗指南建议在所有高危患者包括老年人采用双重抗血小板治疗。数种新型、更有效的抗血小板药物正在临床研究之中,但对于老年人效果如何,有待于更多的临床研究数据。静脉抗血小板药物主要是指血小板糖蛋白 IIb/IIIa（GPIIb/IIIa）受体拮抗剂,我国市场销售的有替罗非班等。临床研究显示这类药物用于不稳定患者,在 7 d 随访时明显受益,但在老年人群中的疗效不确定,其出血的风险明显增加。GPIIb/IIIa 受体拮抗剂在介入治疗时显现一定优势,但对于老年人实施非介入治疗策略时,考虑到其疗效不确定但出血风险可能增加,不建议常规使用。当临床需要使用时应当考虑老年患者的体重和肾功能状况,予以剂量的校正。

2.抗凝治疗

肝素类药物已广泛用于临床。当和 GP Ⅱb/Ⅲa 受体拮抗剂共同使用时,需特别重视调整剂量。Ⅹa 因子抑制剂磺达肝癸钠是近年用于临床较新的药物,其在老年 NSTEACS 中的疗效仍有争议,但出血并发症减少。比伐芦丁为凝血酶抑制剂,当用于 NSTEACS 患者介入治疗时,其疗效同其他抗凝药物,但出血风险降低。这对于老年患者尤其有优势。

3.早期介入治疗策略的选择

在老年 NSTEACS 的早期,选择介入治疗还是单纯药物治疗是一个重要的研究课题。早期的研究对老年患者偏向选择较为保守的治疗对策,但较近期的研究结果提示积极干预有助于预后的改善。ACTICS-TIMI 18 研究(In the Treat Angina with Aggrastat and Determine Cost of Therapy with an Invasive or Conservative Strategy-Thrombolysis in Myocardial Infarction)中,共入选 2 220 例平均年龄为 62 岁患者,其中 44% 的患者年龄大于 65 岁。患者接受阿司匹林、肝素和替罗非班治疗,随机入选早期非介入和早期介入组。早期介入组在随机后 48 h 之内进行冠脉造影;早期非介入组仅在负荷试验提示高危或住院期间再发严重缺血症状或之后的随访提示缺血者进行冠脉造影。最终早期介入组 64% 患者在住院或 6 个月的随访之中行冠脉介入治疗,早期非介入组共 45% 行冠脉干预。结果提示 6 个月的死亡、心肌梗死、因再次 ACS 住院等综合终点早期介入组低于非介入组(15.9% 比 19.4%,$P=0.025$)。亚组分析提示,年龄在 75 岁或以上者早期介入获益更大。但是老年介入治疗者的出血风险增加(16.6%:6.5%,$P=0.009$)。2010 年发表的荟萃分析,对 4 个相关的临床研究结果进行分析,5 年的临床随访提示,较选择性介入治疗,常规介入治疗策略可以明显减少高危患者死亡和心肌梗死发生;中危患者的获益稍弱,但仍具有统计学的意义。2011 年发表的 ACC/AHA 更新指南提出建议:根据 TIMI 或 GRACE 评分,NSTEACS 患者中高危的或预后差者(包括老年),除非有禁忌证,应该采用早期介入治疗策略。

(三)ST 段抬高型心肌梗死的治疗

ST 段抬高型心肌梗死(STEMI)早期再灌注治疗除了常规的药物治疗,主要是静脉溶栓治疗和急诊冠脉介入治疗。由于老年人的临床状况变化大,并发症多,大部分的溶栓治疗临床研究未包括年龄大于 75 岁者。美国心脏协会和老年协会参考相关的荟萃分析结果,认为在无已知的禁忌证时,溶栓治疗对老年人有效。老年人的溶栓适应证同非老年人,但禁忌证的掌握更严格。溶栓的纯获益首先和年龄的增长相关,其绝对死亡率随年龄增长而显著增加;其次是严重并发症的发生率,如左心室游离壁破裂和颅内出血。有研究提示老年人接受溶栓治疗者左心室游离壁破裂的发生较未接受再灌注治疗和直接 PCI 患者有明显增加。颅内出血的发生率虽然很低,但因对生活质量和死亡率的严重影响,受到大家的关注。颅内出血的发生率同样随年龄增加而增加,在大于 85 岁的患者中发生率约为 2.9%。老年人选用的溶栓剂种类可能和其相关,如有研究提示替奈普酶较组织型纤溶酶原激活剂(tissue plasminogen activator rt-PA)的颅内出血并发症明显降低。辅助的肝素或低分子量肝素类抗凝药物的种类和剂量,对获益和出血并发症在不同的研究有不同的结果。一般来说,在老年人更应注意剂量的调整,尤其要注意肾功能的影响。鉴于老年人溶栓治疗增加严重出血风险,而在 NSTEMI 的高危老年人中介入治疗明显有效,因而假设在 STEMI 的老年人,急诊介入治疗优于溶栓治疗。但实际上很难有随机大规模临床研究验证此设想。尽管如此,现有的资料仍然支持这一假设。一项较早期的随机临床研究,将 75 岁以上 STEMI 患者随机采用急诊介入治疗或用链激酶行溶栓治疗。虽然只入选 87 位患者,但由于直接介入治疗较溶栓治疗的明显优势,30 d联合终点的风险降低20%($P=0.01$)该试验提前终止。另一项大于70岁老年STEM直接介入治疗的荟萃研究同样得出结果,30 d时直接介入治疗组受益更明显,风险降低(13.3%比23.6%,$P<0.05$);并且年龄高者的受益更加明显,其死亡率的降低在大于85岁人群为6.9%,相比66岁以下者为1%。基于以上的研究结果,老年人在发生急性STEMI时,建议首先选择直接介入治疗。除非有明确的禁忌或行急诊介入时间已过久,可以选择静脉的溶栓治疗。

八、冠心病的预防

我国已进入老龄化社会,而冠心病是老年人群的最主要死因,冠心病的预防不仅对改善老年人的生活质量有重要意义,而且对家庭、对社会都有重要意义。无论是冠心病的一级预防还是二级预防,首先建议采取健康的生活方式,如控制吸烟、控制体重、坚持体力活动等。尽管改变生活方式往往比较困难,但仍然是预防冠心病的基础。药物预防是另一重要方面,但是近年来尝试用叶酸及B族维生素预防心脏病的研究,得出的结果是阴性。血脂紊乱仍然是冠心病发病的重要关注点,他汀类药物是降低心血管风险的重要措施。多个研究已证实他汀类药物在抗动脉粥样硬化,冠心病一级预防和二级预防中的作用。近年公布的JUPITER研究对不同亚组人群如女性、老年人、合并慢性肾病患者等进行了分析,各亚组的结果和整个人群相似,但是目前存在着一些争议诸如糖尿病的发病在一些研究提示有升高的趋势,尤其是在绝经期妇女,但综合分析,他汀类药物的益处是明显的。对其他危险因素的控制也是重要的方面,坚持如血压和血脂的常规检查和药物治疗也是非常必要的。

(陈玉华)

第三节　老年低血压

老年低血压指收缩压≤12.0 kPa,舒张压≤5.3 kPa。收缩压<10.7 kPa才出现临床症状。老年低血压有以下三种类型。本节重点叙述老年直立性低血压。

一、无症状性低血压

无症状性低血压即血压虽低,但因为老年人工作、活动量较小,在一般安静状态下可无症状。但是在应激状态如情绪刺激、感染等情况下,则因老年人的血压调节能力减退、脑部血液不能得到及时充分供应而出现症状。老年无症状性低血压,血压多为12/8 kPa左右,因无症状,常在健康体检及临床查体测血压时发现。一般发生于体质较瘦弱的老年人或身体多病虚弱的老年人。此类老年人常有循环功能减退、心肌张力降低,血管弹性减弱或血容量减少等。

二、症状性低血压

当收缩压<10.7 kPa,特别是<9.3 kPa时,则因不能保证脑部正常活动所需要的最低血流灌注而出现头晕、眼花、耳鸣、周身乏力等症状。

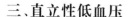

三、直立性低血压

在老年病门诊及住院患者中,老年直立性低血压是较为常见的。正常人站立时,为保持脑血管的压力和血液流量,可通过交感神经反射性收缩下肢血管以"托住"随重力作用向下的血液流动,使血压保持在一定水平上,不会发生直立性低血压。而老年人由于动脉硬化、血管弹性降低和压力感受器对血压波动的调节功能下降,即压力感受器的反射功能减退,则不能立即有效地收缩下肢血管,所以在平卧位转为直立后血液往下肢流动,血压也就往下降,主要是收缩压降低较大(舒张压也相应有下降)。特别是有脑血管病、心功能不全、心律失常、艾迪生病、甲状腺功能减退、下肢静脉曲张、贫血、低血容量和使用血管扩张剂、利尿剂、降压药、镇静安眠药等情况下,则更易发生直立性低血压。

(一)临床表现

(1)临床上约有1/3的老年人会发生直立性低血压,而且随年龄增加而更多。主要表现为平卧坐起、直立或蹲位突然起立时,感到头晕、眩晕、眼花、耳鸣等,上述症状卧位后可立即减轻或消失,重症者可出现步态不稳、行走偏斜、视物模糊、语言不清、出汗、突然晕倒、大小便失禁,甚至心跳、呼吸停止而危及生命。

(2)在卧位直立或蹲位直立 1 min 或更长时间后收缩压下降 2.7 kPa(20 mmHg),舒张压也可相应下降。

(二)诊断标准

受检者安静仰卧 10 min,然后每分钟测血压、脉率 1 次,直至两次血压值近似时取其作为体位变化前的血压值。然后嘱其站立,将上臂置于与心脏相同水平,再测血压、脉率,记录即时及其后每分钟血压共7次,与站立前相比较。立位血压至少下降 2.7/1.3 kPa 且持续 2 min 以上者,可确定为直立性低血压。

(三)防治

1.早期发现

早期发现老年期低血压特别是直立性低血压时,对老年人应定期测量血压,并且注意观察卧位、立位的血压变化,特别是对卧位、蹲位立起后有头晕、眼花的老年人更要注意测量卧、立位血压,以及早确定有无直立性低血压,并及早采取措施早期治疗,避免发生意外。

2.已确诊

以确诊的直立性低血压的老年患者,嘱其在日常生活中注意以下几点。

(1)以卧位、蹲位立起时动作宜缓慢,切不可过猛过急,站立时间不要过长,行走时要当心以免发生意外。

(2)根据身体情况循序渐进地进行一些体育锻炼,以增强下肢肌肉对血管的支持和挤压作用,维持和调节血压。

(3)睡眠时头位抬高 15～20 cm,以有助于保持脑血流量及神经调节反应。也可将床头与地面调成 20°以上斜度,这样可降低肾动脉压,有利于肾素的释放和有效血循环量的增加。

(4)避免使用镇静药、安眠药、血管扩张药、利尿药及降压药等,因为这些药物均能使血压下降。

(5)避免大量进食,应多次分餐进食,餐后不要多活动,还要避免饮酒。

3.治疗措施

(1)对症状较重患者行物理疗法,穿紧身腹带、紧身裤及长弹力袜,以减少周围血管内血液淤积,增加静脉回流。

(2)放宽对饮水及摄钠的限制,增加饮食中的含盐量,晨起喝茶或咖啡以增加血容量,有升高立位血压之功效,但要防止心力衰竭及电解质紊乱。

(3)及时治疗容易导致低血压的心力衰竭,心律失常,水、电解质、平衡紊乱,贫血和神经系统疾病等。

(4)升高血压,如血管加压药和拟交感神经药麻黄素、间羟胺等,临床从小剂量试用,有一定升压效果,但对心、脑血管有不良反应。比较安全的有益气、升压、生津作用的人参、麦冬、五味子(升脉饮)等中药治疗更为适宜。

4.无症状低血压

对无症状低血压不需特殊处理,可通过适当循序渐进地参加一些体育活动增强体质,如慢步、太极拳等,以提高血压变化的调节能力,也可服用八珍汤等补益气血的中药。对有症状的低血压处理同直立性低血压。

(陈玉华)

第四节　老年主动脉疾病

老年主动脉疾病绝大多数是由动脉粥样硬化所引起,个别病例由梅毒所致。

一、主动脉硬化

主动脉硬化是由主动脉粥样硬化所致,因为主动脉管腔粗大,常无症状。但是可因主动脉根部扩张,而导致主动脉瓣关闭不全,多普勒超声心动图可见到主动脉瓣反流,胸部X线检查可见主动脉伸长、扩张、扭曲,有时还可见到线条状钙化影。一般无须特殊治疗。

二、主动脉瘤

在老年主动脉疾病中主动脉瘤是比较常见的。一组60岁以上2 155例尸检中,有76例(3.5%)出现主动脉瘤。动脉粥样硬化性主动脉瘤以腹主动脉瘤为多见,其次为胸主动脉,主要见于降主动脉瘤。主动脉瘤有许多无症状,但瘤体增大压迫附近器官时,则出现相应的症状,如压迫食管时出现吞咽困难,附壁血栓脱落可引起栓塞症,亦有缓慢增大而破裂失血休克死亡者。故对主动脉瘤必要时行外科手术治疗。

三、主动脉夹层动脉瘤

主动脉夹层动脉瘤发病急,进展快,死亡率高,是心血管急重症之一。以往本病生前能够确诊者很少,故一直认为是一种罕见的疾病。近十年来,由于心血管造影技术及超声心动图在临床上的广泛应用,国内外有关本病的报告逐渐增多,说明此病并不罕见。主动脉夹层动脉瘤是血液渗入主动脉壁分开其中层形成夹层血肿。可引起剧烈疼痛、休克和压迫症状,如病变侵犯主动脉

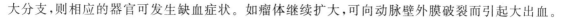

大分支,则相应的器官可发生缺血症状。如瘤体继续扩大,可向动脉壁外膜破裂而引起大出血。

(一)发生机制

主动脉壁中层变性可能是本病的发生基础,主动脉壁中层变性的原因尚不清楚,可能是主动脉壁对血液动力应激的非特异性改变,常发生于下述几种疾病情况下。

(1)马方(Marfan)综合征:主动脉瓣狭窄等先天性畸形患者,易发生主动脉夹层动脉瘤,而且多是早期发病。在这些先天性畸形中心血管系统有明显的缺陷。

(2)高血压病:主动脉夹层动脉瘤与高血压病有一定的关系,可能与高血压增加血液动力对主动脉壁的作用负担有关。

(3)动脉粥样硬化,梅毒性主动脉炎:动脉粥样硬化不是主动脉中层变性的原因,但可使内膜及中层遭到破坏,这两种病变常常并存,梅毒性主动脉炎较常引起主动脉夹层动脉瘤。

(4)妊娠晚期、产褥早期:一组49例40岁以下的主动脉夹层动脉瘤患者中,有24例为妊娠妇女,其中产前发生者20例,分娩时发生者2例,产后发生者2例,且多为初产妇,这可能与妊娠后期血压升高和血容量增加等促发因素有关。

(5)有人报告黏液水肿伴发主动脉夹层动脉瘤;亦有人报告在进行主动脉内球囊反搏术、主动脉行插管(导管)注射造影剂,由于操作不当,损伤内膜形成夹层动脉瘤。

(二)临床表现

主动脉夹层动脉瘤可分为升主动脉型(为主动脉近端的夹层动脉瘤及远端的夹层动脉瘤逆行扩散至主动脉弓及升主动脉)、降主动脉型(指远端的夹层动脉瘤不伴有近端的病变)两型,前者发病率高,病情危重,多很快死亡,且多见于年龄较轻者。男性发病率高于女性2倍,平均好发年龄为50~60岁。

(1)疼痛:发病开始时绝大多数患者突然发生胸部、胸骨后或上腹部剧烈疼痛,可放散至颈背部。疼痛性质为撕裂样或刀割样感觉。疼痛呈持续性,约1/3的患者疼痛持续至死亡。若病变转为慢性,一般2~3周可以缓解,其原因是夹层血肿的瘤体远端再破入内膜形成双通道主动脉而症状缓解,或因夹层血肿血液凝固或纤维化而自行愈合。极少数患者无疼痛是因为发病早期出现晕厥而掩盖了疼痛症状。

(2)血压升高:发病时血压可突然升高,若原有高血压者,则血压升高更明显。血压升高的原因可能与剧烈疼痛、精神高度紧张、肾缺血等因素有关。

(3)血管性杂音:在主动脉夹层动脉瘤累及的相应部位可听到血管性杂音及震颤。近端型的可在主动脉瓣听诊区出现收缩期杂音,为收缩期大量血液进入夹层囊内(旋涡式的血流)造成的。亦可由于主动脉张力下降及主动脉环扩大,而出现主动脉瓣关闭不全,可听到舒张期杂音;远端型则可在背部、腹部听到收缩期杂音。

(4)不同部位夹层动脉瘤的表现:①若颈动脉发生夹层动脉瘤(常为主动脉瘤向上扩展所致),患者由于脑缺血可出现晕厥,有些患者出现四肢麻木、软瘫,甚至偏瘫及昏迷。②若夹层影响到锁骨下动脉,使其供血障碍,则一侧上肢脉搏细弱,血压低或测不到,一侧上肢无脉。③若夹层影响肋间动脉或腰动脉发生阻塞即引起截瘫,在损伤部位以下的躯干感觉丧失,常有尿潴留。④若有腹主动脉或肠系膜动脉夹层动脉瘤,可有严重腹痛、恶心呕吐等急腹症症状表现。⑤若夹层累及肾动脉可出现腰部或脊肋角处疼痛或肾区能触及肿块,部分患者有血尿。肾急性缺血可引起急性肾衰竭及肾性高血压。⑥若夹层动脉瘤扩展到两侧髂动脉,则下肢动脉搏动消失,影响周围神经血供,出现肢体疼痛、感觉消失、肌张力减弱或完全麻痹,严重缺血时可出现肢体坏死。

⑦若夹层动脉瘤波及冠状动脉,多在右冠状动脉,可引起急性心肌梗死。⑧若夹层血肿破裂到心包腔时,可很快发生心包积血,引起明显的心脏压塞症状,病情急剧恶化以致死亡。⑨若夹层动脉瘤压迫食管则出现吞咽困难,压迫左侧喉返神经出现声音嘶哑。⑩夹层动脉瘤破裂到胸腔引起胸腔积血,一般多见于左侧,可出现胸痛、呼吸困难、咳嗽,偶见少量咯血,并同时出现出血性休克。

(三)诊断

(1)中老年人或40岁以下的妊娠后期、产褥早期妇女,突然发生剧烈胸痛,如撕裂样或刀割样,并向颈背部放散,应考虑有本病的可能,进行详细的检查,严密观察血压变化、心音变化、胸背部有无血管杂音等,并进一步观察有无夹层动脉瘤影响波及其他动脉器官的征象。

(2)对有上述临床情况者进行胸部X线反复摄片,若见主动脉增宽或局限性膨胀且增宽日渐明显,则应考虑为近端主动脉夹层动脉瘤的可能。

(3)确诊则需逆行主动脉造影,连续电影摄影除可确定有无夹层动脉瘤外,还可确定裂口部位、真腔和假腔的大小等,这不但可以确定诊断,也是手术治疗前必须了解的问题。

(4)超声心动图对主动脉近端扩张、主动脉瓣关闭不全有帮助;对近端型夹层动脉瘤有时可看到前壁及后壁的分层现象。

此外,本病应与急性心肌梗死、急腹症(特别是胆囊炎)及脑血管病、颈或胸椎段破坏性病变(根性痛等疾病)鉴别。

(四)治疗

本病预后差,死亡率高,尤其是夹层扩展范围大、程度重及心脏血管受累程度严重的病例,约25%的患者死于24 h内,50%的患者死于1周内,75%的患者死于1个月内,几乎90%的患者在1年内死亡,但近年来由于对本病的诊断水平提高,以及合理的内科治疗与外科手术的开展,使不少患者得以挽救生命,存活多年。

1.内科治疗

(1)解除疼痛。对急性期患者应严格卧床休息,有烦躁不安者都应给予地西泮镇静,剧烈疼痛者给予注射吗啡或哌替啶,迅速止痛,这样一则可解除患者痛苦,二则使患者安静下来,可预防病情发展。

(2)降低血压。将收缩压降至12.0～13.3 kPa(90～100 mmHg),只要能满足器官血供即可。动物试验证明,用降压药使血压降至12.0 kPa(90 mmHg),结果夹层不再扩大。因此有效的降压治疗是使夹层不再扩展的重要治疗方法。常用硝普钠扩张血管减轻后负荷,待血压降至理想水平、维持数天后改用硝苯地平、卡托普利口服维持。

(3)减轻左心室收缩力,减慢左心室收缩速度,使心率降至70次/分钟左右,以减少血流对主动脉壁的冲击力。常用普萘洛尔,急性期给予0.5 mg静脉注射(缓慢),10～15 min重复应用1次,使心率降至理想水平,以后可根据心率情况4～6小时用药1次,病情稳定后改为口服,剂量根据心率情况掌握。

(4)慢性夹层动脉瘤患者(病程在2周以上),又无并发症的患者,且病情稳定,孤立的患者,可长期内科治疗。

2.外科治疗

(1)手术指征:近端主动脉夹层动脉瘤,主动脉大的分支有阻塞、发生缺血者,夹层动脉瘤有破裂者,伴有明显主动脉瓣关闭不全者,内科治疗病变继续扩散者。

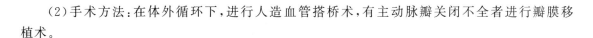

（2）手术方法：在体外循环下，进行人造血管搭桥术，有主动脉瓣关闭不全者进行瓣膜移植术。

四、主动脉窦瘤破裂

主动脉窦瘤亦称 Valsalva 窦瘤，以往认为是较少见的疾病，常合并其他心血管畸形，在未破裂前症状体征均不典型，易误诊为瓣膜病、冠心病等疾病，近年来超声心动图广泛应用，发现此病并不少见，国内报道此病占心内直视手术的 2.95%～4.5%。窦瘤破裂后病情危急，应尽快确诊，手术治疗挽救生命。

正常主动脉根部在三个瓣叶相对处轻度扩张而形成三个窦。位于左前方并有左冠状动脉开口者为左冠状窦与左心室及心包临界，位于右前方并有右冠状动脉开口者为右冠状窦，其大部分突出到室上嵴和流出道，小部分在室间隔的膜及肌部；无名冠状动脉窦位于左、右心房的前方，大部分突入右房。

（一）病因

主动脉窦瘤形成的病因有两种。

（1）先天性（占绝大多数）是由于主动脉根部中层弹力纤维和瓣膜纤维组织之间缺乏连接或没有融合。其中不少病例同时合并有心脏其他畸形，依次为室间隔缺损、主动脉瓣关闭不全、动脉导管未闭、肺动脉瓣狭窄等。

（2）后天性多由感染性心内膜炎、主动脉夹层动脉瘤（近端型）、结缔组织病等损及主动脉壁，使之变得薄弱，如受主动脉内持久的搏动性高压推向邻近的低压心腔如右心室、右心房或左心房而形成的。

（二）临床表现

1.单纯型主动脉窦瘤（即破裂前期的窦瘤）

（1）窦瘤未破裂前多无临床表现，常因合并其他畸形或病变如在室间隔缺损、动脉导管未闭、主动脉瓣关闭不全或感染性心内膜炎等而来就诊进行检查，多在超声心动图检查中被发现。

（2）窦瘤突入不同部位所产生的临床表现：右冠状窦瘤突入右心室，可造成右心室流出道狭窄；个别窦瘤突出到三尖瓣环的上、下方，压迫附近的传导组织，发生束支或房室传导阻滞。左冠状窦瘤可因使左冠状动脉主干阻塞而发生心绞痛，甚至急性心肌梗死。窦瘤常引起主动脉瓣关闭不全，这是因为主动脉根部中层弹力纤维和瓣环组织之间缺乏连续或没有融合使瓣环失去悬吊作用。另一方面，由于窦瘤向外突出，使该处主动脉瓣叶边缘弯曲，因而影响闭合，产生关闭不全。

2.破裂型主动脉窦瘤

由于窦瘤破裂口的大小不同及进展程度不同，临床表现可分为三型。①隐匿型：由于破裂口很小，且进展慢，临床可无症状或很少有症状，此型很少见。②渐进型：破裂口较小，又是逐渐进展扩大，病程从数天至数月甚至数年不等，表现有心悸、气急，头晕乏力等逐渐加重，此型约占窦瘤破裂的半数左右。③突发型：即突然发生症状，不少患者与过度用力、强力的体力活动感冒等有关，此型接近窦瘤破裂的半数。

（1）窦瘤破裂的突出症状：心悸和呼吸困难，心前区闷痛或剧痛，继之出现下肢水肿，肝脏急性充血肿大，上腹部疼痛。窦瘤破裂口径较大者，发生急性心力衰竭。经内科保守治疗后上述情况可得到明显改善。影响病程进展快慢和血流动力学变化的因素与破裂口大小有关，有人报告破裂口小于 5 mm 时,心功能在 Ⅰ～Ⅱ级,分流量在 50% 左右,当破裂口在 7 mm 以上时,心功能在 Ⅲ～Ⅳ级,分流量超过 50%。如果窦瘤破裂合并有其他心脏畸形或病变,如室间隔缺损、动脉导管未闭、感染性心内膜炎、主动脉瓣关闭不全等,则因加重了心脏的负荷,病情发展加速加重。

(2)窦瘤破裂的体征:胸骨左缘出现粗糙响亮的连续性机器样杂音,破裂口大杂音强,可扪及细震颤,肺动脉瓣区第二音亢进。但应注意因破裂部位不同,杂音的部位及性质也随之改变:如窦瘤破入右心室流出道(最常见),杂音在胸骨左缘第 2、3 肋间最响且呈连续性(左向右分流呈连续性);如破入右心房,杂音较轻;如破入左心室,杂音在心尖区或心前区且仅有舒张期杂音(收缩期左心室压力高无分流产生);破入左心房杂音最响处在左腋下,性质呈连续性。当合并有其他心内畸形或病变时,杂音性质也有变异。颈静脉怒张、肝大、下肢水肿等右心衰竭体征明显,这是由于窦瘤破入右心后左向右的分流是连续性的,而且舒张期较收缩期大,因为舒张期右心室压力下降,破裂口松弛,口径变大,而收缩期瘤体扭曲。因此使右心室在整个心动周期中均处于过度负荷状态,所以右心室衰竭明显,少数患者有端坐呼吸、肺部湿啰音等左心衰竭表现。窦瘤破入心包腔时,则迅速出现急性心脏压塞表现,并常很快死亡。

窦瘤破裂的另一表现为舒张压降低,脉压增大,这是由于窦瘤破裂收缩期分流量大,心排血量增加,收缩期动脉内压力较高,而舒张期压力下降较低的结果。

3.心电图检查

由于左心室容量负荷过重,可见左心室肥厚劳损心电图改变,破入右心有时可出现右束支传导阻滞或房室传导阻滞;破入心房亦可出现心房过度负荷如房性期前收缩、房性心动过速、心房颤动等改变。这些改变对窦瘤破入部位的判定有一定参考意义。

4.超声心动图检查

已成为主动脉窦瘤破裂的重要检查方法,准确性较高,其主要表现为主动脉根部异常和心室容量负荷过重的超声改变。彩色超声多普勒可见在破裂窦瘤处左向右分流。

5.X 线检查

当窦瘤破入右心房时,右心房显著增大;破入肺动脉时,肺动脉段突出,肺门血管出现舞蹈征;破入右心室时,右心室增大;心脏增大的大小与破裂口径呈正比。窦瘤破裂时心胸比率均可增大,增大多少亦与破裂口呈正相关。当破裂口径为 3～5 mm 时,心胸比率<0.55;破裂口径在 7 mm 以上时,心胸比率超过 0.55。

6.心导管检查

进行右心导管检查来确定有无左向右分流、分流大小、部位、心腔内压及血氧含量的变化。但是根据右心导管检查结果与房间隔缺损、室间隔缺损难鉴别,必须结合临床加以分析考虑。

7.选择性主动脉造影

对确定诊断帮助较大,造影剂可显示主动脉窦瘤的部位、大小及破入的心腔,可帮助术前做出诊断。

(三)治疗

(1)对单纯型(破裂前期)的主动脉窦瘤,临床无症状,可随时观察,但对伴有阻塞左右心室流出道、压迫冠状动脉、传导系统、严重主动脉瓣关闭不全、引起血流动力学改变者,应尽早行手术治疗。

(2)对窦瘤破裂者,一旦确定诊断,应尽早手术治疗,因窦瘤破裂不会自行愈合,而且破裂时间越长,对心肌、心功能损害越大,对手术的耐受性越差。此时不论病情多么严重,合并畸形多么复杂,均不应视为手术禁忌证。因窦瘤一旦破裂,病情发展较快,预后恶劣。Da-Vidse 等指出破裂口直径为 8 mm 以上,多死于 2 个月内,5～6 mm 者可活到 1 年以上,因此窦瘤破裂,即使无症状或症状轻,也应尽早手术。术前应尽力改善心功能,以提高对手术的耐受性,给予强心剂(毛花苷 C、地高辛)利尿剂及血管扩张剂等。手术方法是在体外循环情况下缝合主动脉窦瘤;有畸形者同时纠治,如室间隔缺损及主动脉瓣关闭不全等,窦瘤破裂的手术效果非常显著,手术后心脏立即缩小,心功能亦迅速得到改善。

(陈玉华)

第五节　老年血脂紊乱

血脂紊乱是脂质代谢障碍的表现,属于代谢性疾病,是指血浆中一种或多种脂质成分的增高或降低、脂蛋白量和/或质的改变。血脂紊乱被公认为心血管系统最重要的危险因素之一,大规模临床试验及荟萃分析结果表明,积极治疗血脂紊乱是老年人心血管疾病防治的重要组成部分。

一、老年人血脂代谢特点

血脂是血浆中胆固醇(TC)、三酰甘油(TG)和类脂(如磷脂等)的总称。血脂水平发生变化是老年人的生理特点,基因和环境因素与衰老过程中的脂代谢变化密切相关。根据美国胆固醇教育计划第 3 版成人治疗指南(NCEP ATPⅢ),随着年龄增加,高胆固醇血症患者显著增多[>65 岁的人群中 TC>5.2 mmol/L(200 mg/dL),男性占 60%、女性占 77%]。我国的流行病学调查显示,男性在 65 岁以前,TC、LDL-C 和 TG 水平随年龄增加逐渐升高,以后随年龄增加逐渐降低;中青年女性 TC 水平低于男性,女性绝经后 TC 水平较同年龄男性高。在增龄过程中,HDL-C 水平相对稳定;与欧美国家相比,我国老年人的 TC、LDL-C 和 TG 水平低于西方人群,以轻中度增高为主。

人们提出了许多机制用来说明与年龄相关的血脂蛋白浓度的变化,尤其是 LDL-C 的浓度变化。这些机制包括与年龄相关的进食油脂增加、肥胖、体育锻炼减少,健康状况下降及肝细胞上 LDL 受体数量随年龄增长而逐渐减少、功能减退。血脂紊乱是心脑血管疾病的独立危险因素,随着年龄增长,动脉粥样硬化发生率增加,老年人是发生心脑血管事件的高危人群。

二、病因

血脂紊乱的发生是由于脂蛋白生成加速或者降解减少,抑或两者同时存在。原发的血脂紊乱可能是由于单基因突变所致的生物化学缺陷,也可能是多基因或者多因子所致。继发的血脂紊乱在老年人中更常见,是由于肥胖、糖尿病、甲状腺功能减退及肝、肾疾病等系统性疾病。此外,某些药物,如利尿剂、β受体阻滞剂、糖皮质激素等也可能引起继发性血脂升高。

三、临床表现

多数血脂紊乱的老年患者无任何症状和体征,常于血液常规生化检查时被发现。脂质在血管内皮沉积可引起动脉粥样硬化,由此引起心脑血管和周围血管病变,因此血脂紊乱的首发症状往往与心血管疾病症状相关。

TG 水平中度升高会导致脂肪肝和胰腺炎,如果 TG 水平继续升高则会在背部、肘部、臀部、膝部、手足等部位出现黄色瘤。严重的高脂血症[TC>5.2 mmol/L(200 mg/dL)]会导致视网膜的动静脉呈白乳状,形成脂血症视网膜炎。某些形式的高脂血症可以导致肝脾增大,从而出现上腹不适感或者压痛,而患有罕见的 β 脂蛋白不良血症的患者则可能出现手掌黄斑和结节状的黄色瘤。

四、诊断

鉴于目前老年人群的研究数据缺乏,建议老年人血脂紊乱的分类和合适的血脂水平参考《中国成人血脂异常防治指南》制定的标准,诊断老年人血脂异常时应重视全身系统性疾病,如肥胖、糖尿病、甲状腺功能减退、梗阻性肝病、肾病综合征、慢性肾衰竭等和部分药物,如利尿剂、β 受体阻滞剂、糖皮质激素等及酒精摄入、吸烟引起的继发性血脂异常。对老年患者而言,检测甲状腺功能十分重要,因为无临床症状的甲状腺功能减退与继发性血脂异常相关。

然而,国内外大规模前瞻性流行病学调查结果一致显示,患有心血管疾病的危险性不仅取决于个体具有某一危险因素的严重程度,更取决于个体同时具有危险因素的数目,而仅依靠血脂检查结果并不能真实反映出被检查者的血脂健康水平。当前,根据心血管疾病发病的综合危险大小来决定血脂干预的强度,已成为国内外相关指南所共同采纳的原则。

因此,2011 年 ESC/EAS 血脂指南取消了"血脂合适范围"的描述,更加强调根据危险分层指导治疗策略,建议采用 SCORE 系统将患者的心血管风险分为很高危、高危、中危或低危,以此指导治疗策略的制订。我国仍然采用《中国成人血脂异常防治指南》血脂异常危险分层方案,按照有无冠心病及其等危症、有无高血压、其他心血管危险因素的多少,结合血脂水平来综合评估心血管病发病危险,将人群进行危险性分类,此种分类也可用于指导临床开展血脂异常的干预。

五、治疗

(一)老年人降脂治疗的现状

对老年人群的流行病学研究显示,老年人总死亡率及心血管疾病病死率与 LDL-C 水平呈 U 形关系,LDL-C<2 mmol/L(77 mg/dL)或>5 mmol/L(193 mg/dL)时,总死亡率及心血管疾病病死率升高;LDL-C 在 3~4 mmol/L(115~154 mg/dL)时总死亡率及心血管疾病病死率最低。老年人 TC 与心脑血管疾病关系的研究为矛盾结果,多年来人们担心降低 TC 水平对老年人可能存在不利影响,严重影响了调脂药物的临床应用。大量循证医学证据显示,他汀类药物显著减少老年人心血管事件和心血管死亡,强化降脂治疗对老年患者非常有益。另外近年研究显示,血脂异常患者即使经过大剂量他汀类药物强化降胆固醇治疗后仍面临很高的心血管剩留风险,而在 2 型糖尿病、肥胖、代谢综合征和/或心血管病患者中,TG 升高和 HDL-C 降低是构成心血管剩留风险的主要血脂异常表型。因此,在关注高胆固醇血症的危害性及强调他汀类药物在心血管疾病防治中基石地位的同时,亦应充分重视对 TG 增高等其他类型血脂异常的筛查和干预。

(二)血脂紊乱的治疗

1.老年人血脂紊乱治疗的目标水平

基于循证医学证据,结合我国近 20 年的随访结果,《中国成人血脂异常防治指南》指出,调脂治疗防治冠心病的临床益处不受年龄影响,对于老年心血管危险人群同样应进行积极调脂治疗。

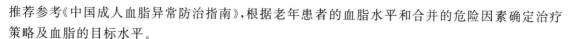

推荐参考《中国成人血脂异常防治指南》,根据老年患者的血脂水平和合并的危险因素确定治疗策略及血脂的目标水平。

2.治疗性生活方式的干预

ESC/EAS指南与我国血脂管理指南一致强调治疗性生活方式改变(TLC)是控制血脂异常的基本和首要措施。国际动脉粥样硬化学会发布的《全球血脂异常诊治建议》也指出生活方式干预的主要目的是降低LDL-C和非HDL-C,其次是减少其他危险因素。提倡用富含纤维的碳水化合物或不饱和脂肪酸代替过多的饱和脂肪酸。提倡减轻体重、规律进行有氧运动,并采取针对其他心血管病危险因素的措施,如戒烟、限盐以降低血压等。

3.药物治疗

对许多患有血脂紊乱存在冠心病风险的老年人而言,治疗性生活方式干预不能有效降低LDL-C水平以达到控制目标,需要在健康生活方式改变的基础上开始个体化的调脂药物治疗。临床上供选用的调脂药物主要有他汀类、贝特类、烟酸类、树脂类药物和胆固醇吸收抑制剂,以及其他具有调脂作用的药物,以下做简单介绍。

(1)他汀类:在肝脏合成胆固醇的过程中,羟甲基戊二酰辅酶A(HMG-CoA)还原酶催化其中的限速反应,他汀类药物可以抑制HMG-CoA还原酶,从而减少胆固醇的生成。这类药物有如下作用:上调肝细胞的LDL受体,从而使含有ApoE和ApoB的脂蛋白从循环中清除增多,还使肝脏合成、分泌的脂蛋白减少。他汀类药物降低LDL-C水平,增加其清除,并减少极低密度脂蛋白和中等密度脂蛋白(非HDL-C)等残存颗粒的分泌。所以他汀类药物对LDL-C和TG水平升高的患者是有效的。临床常用制剂有阿托伐他汀、辛伐他汀、洛伐他汀、氟伐他汀、瑞舒伐他汀、匹伐他汀等。他汀类药物是目前临床上最重要、应用最广的降脂药。现有的临床证据表明,他汀类药物治疗可显著减少老年人心脑血管事件。

(2)贝特类:贝特类药物降低VLDL的产生、增加富含TG的脂蛋白的清除。后者是通过过氧化物酶体增殖物激活受体(PPAR)α及增强脂蛋白脂肪酶的脂解活性来实现的。贝特类药物还能升高HDL-C和ApoAⅠ的水平,适用于TG高、HDL-C低的患者。临床常用制剂有非诺贝特、苯扎贝特、吉非贝齐等。

(3)烟酸类:烟酸抑制脂蛋白的合成,减少肝脏产生VLDL,且抑制游离脂肪酸的外周代谢,从而减少肝脏产生TG、分泌VLDL,并减少LDL颗粒。烟酸促进ApoAⅠ产生增多,因此可以升高HDL-C的水平。临床常用制剂有烟酸、阿昔莫司等。AIM-HIGH研究结果显示,烟酸缓释制剂虽然提高了HDL-C水平、降低TG水平,但并未减少心脏病发作、卒中或其他的心血管事件。临床试验结果的公布对烟酸类药物在心血管病防治中的地位产生较大影响。

(4)树脂类:树脂类药物一般作为治疗高胆固醇血症的二线用药。胆汁酸多价螯合剂在肠道中结合胆汁酸,从而减少了胆汁酸的肝肠循环。这类药上调7-α羟化酶促使肝细胞中更多的胆固醇转变成胆汁酸,从而肝细胞中TC的含量下降、LDL受体表达增多,LDL和VLDL残粒从循环中的清除增加。同时,胆汁酸多价螯合剂使肝脏胆固醇合成增加,从一定程度上否定了螯合剂的降LDL-C的作用。TG水平高的患者应用树脂类药物需要注意该类药物会使肝脏产生更多的VLDL而致TG升高。临床常用制剂有考来烯胺、考来替哌等。

(5)胆固醇吸收抑制剂:胆固醇吸收抑制剂依折麦布抑制肠道吸收胆固醇,使胆汁及食物中运送至肝脏的胆固醇减少,且减少致动脉粥样硬化的残余颗粒中VLDL、LDL胆固醇的含量。肠道向肝脏运输的胆固醇减少使得肝细胞LDL受体活性增强,从而导致循环中LDL的清除增多。

(6)其他调脂药物:普罗布考可以通过渗入到脂蛋白颗粒中影响脂蛋白代谢,降低 TC、LDL-C,也可降低 HDL-C,可用于高胆固醇血症的治疗。n-3 脂肪酸制剂是深海鱼油的主要成分,可降低 TG 和轻度升高 HDL-C。一类全新的降低 LDL-C 药物——人类前蛋白转化酶枯草溶菌素 9(PCSK9)抑制剂,临床研究提示该药能显著降低 LDL-C 水平,有望用于不能耐受他汀类药物或者他汀类药物治疗不能达标的患者。

综上,老年人群同样应该遵循《中国成人血脂异常防治指南》,根据患者心脑血管疾病的危险分层及个体特点选择调脂药物,如无特殊原因或禁忌证,应鼓励具有多种心脑血管疾病危险因素的老年人使用他汀类药物。当最大剂量他汀类药物治疗未能达到 LDL-C 目标或不耐受大剂量他汀类药物,可联合使用依折麦布。如果 LDL-C 达标,而非 HDL-C 和 TG 水平明显升高,可加用贝特类药物、烟酸或高剂量的 n-3 脂肪酸,TG 明显升高的患者,需要及时干预,预防急性胰腺炎的发生。

4.老年人药物治疗的安全性

降脂药物较为常见的不良反应是胃肠道不适,少数的不良反应为肝功能异常和肌病,肾损伤、周围神经病变等也曾有报道。总体而言,随着老年人降脂治疗研究的深入,已经证明老年人使用降脂药物是安全有效的;但是无论是血脂紊乱还是药动学、药效学,老年人均有其独特特点,老年人的降脂治疗应在遵循一般原则的前提下,进行个体化治疗,建议应从小剂量开始,并充分考虑到药物相关不良反应,尽可能单药调脂,以避免药物相关疾病的发生,同时密切监测相关症状和生化指标,从而使调脂治疗的获益最大化。

六、关于老年人血脂紊乱有待解决的问题

目前,血脂异常防治指南已经深入临床实际,但关于他汀类药物治疗的观察与思考仍未停止。60 岁以上老年人的他汀类药物治疗,无论是一级预防还是二级预防,总体是获益的。但对于 80 岁以上老年人存在是否还要进一步分层、制订新的他汀类药物治疗目标及剂量选择的问题。目前已经公布的关于降脂治疗的临床试验缺乏 80 岁以上人群研究的结果,缺乏专为高龄老年人设计的前瞻、随机、对照、大规模临床试验。

在血脂研究领域,针对 LDL-C 降脂达标是老年人血脂紊乱治疗的主要目标,升高 HDL-C 和综合降脂治疗对老年人预后的影响是未来应关注的热点,期待更多专为老年人群设计的大规模随机临床试验,以解决老年人降脂治疗中存在的问题。

(陈玉华)

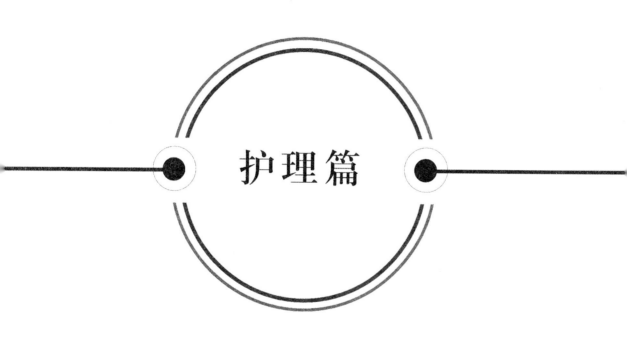

护理篇

第五章　临床基础护理技术

第一节　无　菌　操　作

无菌技术是医疗护理操作中防止发生感染和交叉感染的一项重要的基本操作,执行无菌技术可以减少以至杜绝患者因诊断、治疗和护理所引起的意外感染。因此,医务人员必须加强无菌操作的观念,正确熟练地掌握无菌技术,严密遵守操作规程,以保证患者的安全,防止医源性感染。

一、相关概念

(一)无菌技术

无菌技术是指在医疗、护理操作过程中防止一切微生物侵入人体和防止无菌物品、无菌区域被污染的操作技术。

(二)无菌物品

经过物理或化学方法灭菌后保持无菌状态的物品。

(三)非无菌区

非无菌区指未经过灭菌处理或虽经过灭菌处理但又被污染的区域。

二、无菌技术操作原则

(一)环境清洁

操作区域要宽敞,无菌操作前 30 min 通风,停止清扫工作,减少走动,防止尘埃飞扬。

(二)工作人员准备

修剪指甲,洗手,戴好帽子,口罩(4～8 h 更换,一次性的少于 4 h 更换)必要时穿无菌衣,戴无菌手套。

(三)物品妥善保管

(1)无菌物品与非无菌物品应分别放置。

(2)无菌物品须存放在无菌容器或无菌包内。

(3)无菌包外注明品名、时间,按有效期先后安放。

(4)未被污染下保存期 7～14 d。

（5）过期或受潮均应重新灭菌。

（四）取无菌物应注意

（1）面向无菌区域，用无菌钳钳取，手臂须保持在腰部水平以上，注意不可跨越无菌区。

（2）无菌物品一经取出，即使未使用，也不可放回。

（3）未经消毒的用物不可触及无菌物品。

（五）操作时要保持无菌

不可面对无菌区讲话，咳嗽，打喷嚏，疑有无菌物品被污染，不可使用。

（六）一人一物

一套无菌物品，仅供一人使用，防止交叉感染。

三、无菌技术基本操作

无菌技术及操作规程是根据科学原则制定的，任何一个环节都不可违反，每个医务人员都必须遵守，以保证患者的安全。

（一）取用无菌物持钳法

使用无菌物持钳取用和传递无菌物品，以维持无菌物品及无菌区的无菌状态。

1.类别

见图 5-1。

（1）三叉钳：夹取较重物品，如盆、盒、瓶、罐等，不能夹取细的物品。

（2）卵圆钳：夹取镊、剪、刀、治疗碗及盘等，不能夹取较重物品。

（3）镊子：夹取棉球、棉签、针、注射器等。

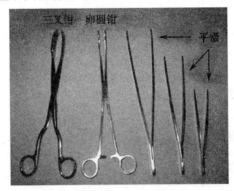

图 5-1　无菌持物钳（镊）类别

2.无菌持物钳（镊）的使用法

（1）无菌持物钳（镊）应浸泡在盛有消毒溶液的无菌广口容器内，液面需超过轴节以上 2～3 cm 或镊子 1/2 处。容器底部应垫无菌纱布，容器口上加盖。

每个容器内只能放一把无菌持物钳（镊）（图 5-2）。

（2）取放无菌持物钳（镊）时，尖端闭合，不可触及容器口缘及溶液面以上的容器内壁。手指不可触摸浸泡部位。使用时保持尖端向下，不可倒转向上，以免消毒液倒流污染尖端。用后立即放回容器内，并将轴节打开。如取远处无菌物品时，无菌持物钳（镊）应连同容器移至无菌物品旁使用。

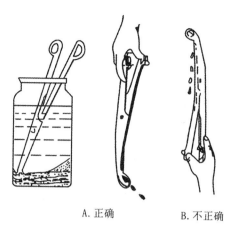

A.正确　　　　　B.不正确

图 5-2　无菌持物钳(镊)的使用

（3）无菌持物钳(镊)不能触碰未经灭菌的物品,也不可用于换药或消毒皮肤。如被污染或可疑污染时,应重新消毒灭菌。

（4）无菌持物钳(镊)及其浸泡容器,每周消毒灭菌 1 次,并更换消毒溶液及纱布。外科病室每周2次,手术室,门诊换药室或其他使用较多的部门,应每天灭菌 1 次。

（5）不能用无菌持物钳夹取油纱布,因粘于钳端的油污可形成保护层,影响消毒液渗透而降低消毒效果。

（二）无菌容器的使用法

无菌容器用以保存无菌物品,使其处于无菌状态以备使用(图 5-3,图 5-4)。

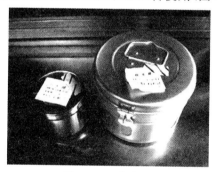

图 5-3　无菌容器

（1）取无菌容器内的物品,打开时将盖内面(无菌面)向上置于稳妥处或内面向下拿在手中,手不可触及容器壁的内面,取后即将容器盖盖严,避免容器内无菌物品在空气中暴露过久。

（2）无菌容器应托住容器底部,手指不可触及容器边缘及内面。

（三）取用无菌溶液法

目的是维持无菌溶液在无菌状态下使用。

1.核对

药名、剂量、浓度、有效期。

2.检查

瓶身有无裂缝、瓶盖有无松动、溶液的澄清度、质量。

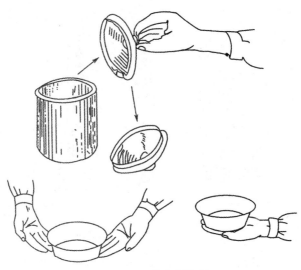

图 5-4 无菌容器使用

3.倒用密封瓶溶液法

擦净瓶外灰尘,用启瓶器撬开铝盖,用双手拇指将橡胶塞边缘向上翻起,再用示指和中指套住橡胶塞拉出,先倒出少量溶液冲洗瓶口,倒液时标签朝上,倒后立即将橡胶塞塞好,常规消毒后将塞翻下,记录开瓶日期、时间,有效期 24 h,不可将无菌物品或非无菌物品伸入无菌溶液内蘸取或直接接触瓶口倒液,以免污染瓶内的溶液,已倒出的溶液不可再倒回瓶内。

4.倒用烧瓶液法

先检查后解系带,倒液同密封法。

(四)无菌包使用法

目的是保持无菌包内无菌物品处于无菌状态,以备使用。

1.包扎法

将物品放在包布中央,最后一角折盖后用化学指示胶带粘贴,封包胶带上可书写记录或用带包扎"十"字形。

2.开包法

三查:名称、日期、化学指示胶带。

撕开粘贴或解开系带,系带卷放在包布边下,先外角再两角,后内角,注意手不可触及内面,放在事先备好的无菌区域内,将包布按原折痕包起,将带以"一"字形包扎,记录,24 h 有效(图 5-5)。

3.小包打开法

托在手上打开,另一手将包布四角抓住,稳妥地将包内物品放入无菌区域内。

4.一次性无菌物品开包法

注射器或输液条,敷料或导管。

(五)铺无菌盘法

目的是维持无菌物品处于无菌状态,以备使用。

将无菌治疗巾铺在清洁、干燥的治疗盘内,使其内面为无菌区,可放置无菌物品,以供治疗和护理操作使用。有效期限不超过 4 h(图 5-6)。

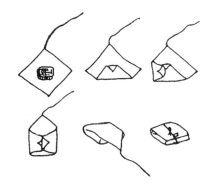

图 5-5　无菌包的使用

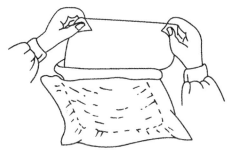

图 5-6　无菌巾铺法

（1）无菌治疗巾的折叠法：将双层棉布治疗巾横折 2 次，再向内对折，将开口边分别向外翻折对齐。

（2）无菌治疗巾的铺法：手持治疗巾两开口外角呈双层展开，由远端向近端铺于治疗盘内。两手捏住治疗巾上层下边两外角向上呈扇形折叠三层，内面向外。

（3）取所需无菌物品放入无菌区内，覆盖上层无菌巾，使上、下层边缘对齐，多余部分向上反折。

（六）戴、脱无菌手套法

目的是防止患者在手术与治疗过程中受到感染，处理无菌物品过程中确保物品无菌（图 5-7）。

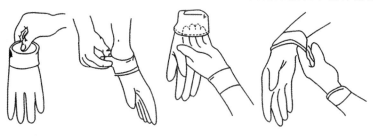

图 5-7　戴脱无菌手套

（1）洗净擦干双手，核对号码及日期。

（2）打开手套袋，取出滑石粉擦双手。

（3）掀起手套袋开口处，取出手套，对准戴上。

（4）双手调手套位置，扣套在工作衣袖外面。

（5）脱手套,外面翻转脱下。

（6）注意:①未戴手套的手不可触及手套的外面。②已戴手套的手不可触及未戴手套的手或另一手套内面。③发现手套有破洞立即更换。

（七）取用消毒棉签法

目的是保持无菌棉签处于无菌状态下使用。

1.无菌棉签使用法

（1）检查棉签有效作用期及包装的完整程度,有破损时不能使用。

（2）左手握棉签棍端,右手捏住塑料包装袋上部,依靠棉棍的支撑向后稍用力撕开前面的包装袋。

（3）将包装袋抽后折盖左手示指,以中指压住。

（4）右手拇指顶出所用棉签并取出。

2.复合碘医用消毒棉签使用法

（1）取复合碘医用消毒棉签1包,检查有效期,注明开启时间。

（2）将包内消毒棉签推至包的右下端,并分离1根留置包内左侧。

（3）左手拇、示指持复合碘医用消毒棉签包的窗口缘,右手拇指、示指捏住窗翼,揭开窗口。

（4）将窗翼拉向右下方,以左手拇指按压窗翼,固定窗盖。

（5）右手从包的后方将包左上角向后反折,夹于左手示指与中指之间,露出棉签手柄部。

（6）以右手取出棉签。

（7）松开左手拇指和中指,拇指顺势将窗口封好,放回盘内备用。

（孙日芬）

第二节 生命体征的观察与护理

生命体征是体温、脉搏、呼吸及血压的总称,是机体生命活动的客观反映,是评价生命活动状态的重要依据,也是护士评估患者身心状态的基本资料。

正常情况下,生命体征在一定范围内相对稳定,相互之间保持内在联系;当机体患病时,生命体征可发生不同程度的变化。护士通过对生命体征的观察,可以了解机体重要脏器的功能状态,了解疾病的发生、发展、转归,并为疾病预防、诊断、治疗和护理提供依据;同时,可以发现患者现存的或潜在的健康问题,以正确制订护理计划。因此,生命体征的测量及护理是临床护理工作的重要内容之一,也是护士应掌握的基本技能。

一、体温

体温由三大营养物质氧化分解而产生。50%以上迅速转化为热能,50%贮存于 ATP 内,供机体利用,最终仍转化为热能散发到体外。正常人体的温度是由大脑皮质和丘脑下部体温调节中枢所调节(下丘脑前区为散热中枢,下丘脑后区为产热中枢),并通过神经、体液因素调节产热和散热过程,保持产热与散热的动态平衡,所以正常人有相对恒定的体温。

(一)正常体温及生理性变化

1.正常体温

通常说的体温是指机体内部的温度,即胸腔、腹腔、中枢神经的温度,又称体核温度,较高且稳定。皮肤温度称体壳温度。临床上通常用口温、肛温、腋温来代替体温。在这三个部位测得的温度接近身体内部的温度,且测量较为方便。三个部位测得的温度略有不同,口腔温度居中,直肠温度较高,腋下温度较低。同时在三个部位进行测量,其温度差一般不超过1 ℃。这是由于血液在不断地流动,将热量很快地由温度较高处带往温度较低处,因而机体各部的温度一般差异不大。

体温的正常值不是一个具体的点,而是一个范围。机体各部位由于代谢率的不同,温度略有差异,常以口腔、直肠、腋下的平均温度为标准,个体体温可以较正常的平均温度增减0.3 ℃～0.6 ℃,健康成人的平均温度波动范围见表5-1。

表 5-1 健康成人不同部位温度的波动范围

部位	波动范围
口腔	36.2 ℃～37.0 ℃
直肠	36.5 ℃～37.5 ℃
腋窝	36.0 ℃～36.7 ℃

2.生理性变化

人的体温在一些因素的影响下,会出现生理性的变化,但这种体温的变化,往往是在正常范围内或是一闪而过的。

(1)时间:人的体温24 h内的变动在0.5 ℃～1.5 ℃,一般清晨2～6时体温最低,下午2～8时体温最高。这种昼夜的节律波动,可能与人体活动代谢的相应周期性变化有关。如长期从事夜间工作的人员,可出现夜间体温上升、日间体温下降的现象。

(2)年龄:新生儿因体温调节中枢尚未发育完全,调节体温的能力差,体温易受环境温度影响而变化;儿童由于代谢率高,体温可略高于成人;老年人代谢率较低,血液循环变慢,加上活动量减少,因此体温偏低。

(3)性别:一般来说,女性比男性有较厚的皮下脂肪层,维持体热能力强,故女性体温较男性高约0.3 ℃。并且女性的基础体温随月经周期出现规律变化,即月经来潮后逐渐下降,至排卵后,体温又逐渐上升。这种体温的规律性变化与血中孕激素及其代谢产物的变化相吻合。

(4)环境温度:在寒冷或炎热的环境下,机体的散热受到明显的抑制或加强,体温可暂时性的降低或升高。另外,气流、个体暴露的范围大小亦影响个体的体温。

(5)活动:任何需要耗力的活动,都使肌肉代谢增强,产热增加,可以使体温暂时性上升1 ℃～2 ℃。

(6)饮食:进食的冷热可以暂时性地影响口腔温度,进食后,由于食物的特殊动力作用,可以使体温暂时性地升高0.3 ℃左右。

另外,强烈的情绪反应、冷热的应用及个体的体温调节机制都对体温有影响,在测量体温的过程中要加以注意并能够做出解释。

3.产热与散热

(1)产热过程:机体产热过程是细胞新陈代谢的过程。人体通过化学方式产热,即食物氧化、骨骼肌运动、交感神经兴奋、甲状腺素分泌增多,以及体温升高均可提高新陈代谢率,而增加产热量。

(2)散热过程:机体通过物理方式进行散热。机体大部分的热量通过皮肤的辐射、传导、对流、蒸发来散热;一小部分的热量通过呼吸、尿、粪便而散发于体外。

当外界温度等于或高于皮肤温度时,蒸发就是人体唯一的散热形式。

辐射:热由一个物体表面通过电磁波的形式传至另一个与它不接触物体表面的一种形式。在低温环境中,它是主要的散热方式,安静时的辐射散热所占的百分比较大,可达总热量的60%。其散热量的多少与所接触物质的导热性能、接触面积和温差大小有关。

传导:机体的热量直接传给同它接触的温度较低的物体的一种散热方法。

对流:传导散热的特殊形式。它是指通过气体或液体的流动来交换热量的一种散热方法。

蒸发:由液态转变不气态,同时带走大量热量的一种散热方法。

(二)异常体温的观察

人体最高的耐受热为 40.6 ℃～41.4 ℃,低于 34 ℃或高于 43 ℃,则极少存活。升高超过41 ℃,可引起永久性的脑损伤;高热持续在 42 ℃以上 24 h 常导致休克及严重并发症。所以对于体温过高或过低者应密切观察其病情变化,不能有丝毫的松懈。

1.体温过高

体温过高又称发热,是由于各种原因使下丘脑体温调节中枢的调定点上移,产热增加而散热减少,导致体温升高超过正常范围。

(1)原因。①感染性:如病毒、细菌、真菌、螺旋体、立克次体、支原体、寄生虫等感染引起的发热,最多见。②非感染性:无菌性坏死物质的吸收引起的吸收热、变态反应性发热等。

(2)以口腔温度为例,按照发热的高低将发热分为如下几类。①低热:37.5 ℃～37.9 ℃。②中等热:38.0 ℃～38.9 ℃。③高热:39.0 ℃～40.9 ℃。④超高热:41 ℃及以上。

(3)发热过程:发热的过程常依疾病在体内的发展情况而定,一般分为三个阶段。①体温上升期:特点是产热大于散热。主要表现:皮肤苍白、干燥无汗,患者畏寒、疲乏,体温升高,有时伴寒战。方式:骤升和渐升。骤升指体温在数小时内升至高峰,如肺炎球菌导致的肺炎;渐升指体温在数小时内逐渐上升,数天内达高峰,如伤寒。②高热持续期:特点是产热和散热在较高水平上趋于平衡。主要表现:体温居高不下,皮肤潮红,呼吸加深加快,脉搏增快并有头痛、食欲缺乏、恶心、呕吐、口干、尿量减少等症状,甚至惊厥、谵妄。③体温下降期:特点是散热增加,产热趋于正常,体温逐渐恢复至正常水平。主要表现:大量出汗、皮肤潮湿、温度降低。老年人易出现血压下降、脉搏细速、四肢厥冷等循环衰竭的症状。方式:骤降和渐降。骤降指体温在数小时内降至正常,如大叶性肺炎、疟疾;渐降指体温在数天内降至正常,如伤寒、风湿热。

(4)热型:将不同时间测得的体温绘制在体温单上,互相连接就构成体温曲线。各种体温曲线形状称为热型。有些发热性疾病有特殊的热型,通过观察体温曲线可协助诊断。但需注意,药物的应用可使热型变得不典型。常见的热型如下。①稽留热:体温持续在 39 ℃～40 ℃,达数天或数周,24 h 波动范围不超过 1 ℃。常见于大叶性肺炎、伤寒等急性感染性疾病的极期。②弛张热:体温多在 39 ℃以上,24 h 体温波动幅度可超过 2 ℃,但最低温度仍高于正常水平。常见于化脓性感染、败血症、浸润性肺结核等疾病。③间歇热:体温骤然升高达高峰后,持续数小时又迅速降至正常,经过一天或数天间歇后,体温又突然升高,如此有规律地反复发作,常见于疟疾。④不规则热:发热不规律,持续时间不定。常见于流行性感冒、肿瘤等疾病引起的发热。

2.体温过低

体温过低是指由于各种原因引起的产热减少或散热增加,导致体温低于正常范围,称为体温过低。当体温低于 35 ℃时,称为体温不升。体温过低的原因如下:①体温调节中枢发育未成熟,如早产儿、新生儿。②疾病或创伤,见于失血性休克、极度衰竭等患者。③药物中毒。

(三)体温异常的护理

1.体温过高

降温措施有物理降温、药物降温及针刺降温。

(1)观察病情:加强对生命体征的观察,定时测量体温,一般每天测温 4 次,高热患者应每4 h测温一次,待体温恢复正常 3 d 后,改为每天 1～2 次,同时观察脉搏、呼吸、血压、意识状态的变化;及时了解有关各种检查结果及治疗护理后病情好转还是恶化。

(2)饮食护理:①补充高蛋白、高热量、高维生素、易消化的流质或半流质饮食,如粥、鸡蛋羹、面片汤、青菜、新鲜果汁等。②多饮水,每天补充液量 3 000 mL,必要时给予静脉滴注,以保证入量。

由于高热时,热量消耗增加,全身代谢率加快,蛋白质、维生素的消耗量增加,水分丢失增多,同时消化液分泌减少,胃肠蠕动减弱,所以宜及时补充水分和营养。

(3)使患者舒适:①安置舒适的体位让患者卧床休息,同时调整室温和避免噪声。②口腔护理:每天早、晚刷牙,饭前、饭后漱口,不能自理者,可行特殊口腔护理。由于发热患者唾液分泌减少,口腔黏膜干燥,机体抵抗力下降,极易引起口腔炎、口腔溃疡,因此口腔护理可预防口腔及咽部细菌繁殖。③皮肤护理:发热患者退热期出汗较多,此时应及时擦干汗液并更换衣裤和大单等,以保持皮肤的清洁和干燥,防止皮肤继发性感染。

(4)心理调护:注意患者的心理状态,对体温的变化给予合理的解释,以缓解患者紧张和焦虑的情绪。

2.体温过低

(1)保暖:①给患者加盖衣被、毛毯、电热毯等或放置热水袋,注意小儿、老人、昏迷者,热水袋温度不宜过高,以防烫伤。②暖箱:适用于体重小于 2 500 g,胎龄不足 35 周的早产儿、低体重儿。

(2)给予热饮。

(3)监测生命体征:每小时测体温 1 次,直至恢复正常且保持稳定,同时观察脉搏、呼吸、血压、意识的变化。

(4)设法提高室温:以 22 ℃～24 ℃为宜。

(5)积极宣教:教会患者避免导致体温过低的因素。

(四)测量体温的技术

1.体温计的种类及构造

(1)水银体温计:水银体温计又称玻璃体温计,是最常用的最普通的体温计。它是一种外标刻度为红线的真空玻璃毛细管。其刻度范围为 35 ℃～42 ℃,每小格 0.1 ℃,在 37 ℃刻度处以红线标记,以示醒目。体温计一端贮存水银,当水银遇热膨胀后沿毛细管上升;因毛细管下端和水银槽之间有一凹陷,所以水银柱遇冷不致下降,以便检视温度。

根据测量部位的不同可将体温计分为口表、肛表、腋表。口表的水银端呈圆柱形,较细长;肛表的水银端呈梨形,较粗短,适合插入肛门;腋表的水银端呈扁平鸭嘴形。临床上口表可代替腋表使用。

（2）其他：如电子体温计、感温胶片、可弃式化学体温计等。

2.测体温的方法

（1）目的：通过测量体温，了解患者的一般情况及疾病的发生，发展规律，为诊断、预防、治疗提供依据。

（2）用物准备：①测温盘内备体温计（水银柱甩至 35 ℃以下）、秒表、纱布、笔、记录本。②若测肛温，另备润滑油、棉签、手套、卫生纸、屏风。

（3）操作步骤：洗手、戴口罩，备齐用物，携至床旁；核对患者并解释目的；协助患者取舒适卧位；测体温：根据病情选择合适的测温方法。①测腋温：擦干汗液，将体温计放在患者腋窝，紧贴皮肤屈肘臂过胸，夹紧体温计。测量 10 min 后，取出体温计用纱布擦拭。②测口温法：嘱患者张口，将口表汞柱端放于舌下热窝。嘱患者闭嘴用鼻呼吸，勿用牙咬体温计。测量时间 3～5 min。嘱患者张口，取出口表，用纱布擦拭。③测肛温法：协助患者取合适卧位，露出臀部。润滑肛表前端，戴手套用手垫卫生纸分开臀部，轻轻插入肛表 3～4 cm。测量时间 3～5 min。用卫生纸擦拭肛表。④检视读数，放体温计盒内，记录。⑤整理床单位。⑥洗手，绘制体温于体温单上。⑦消毒用过的体温计。

（4）注意事项：①测温前应注意有无影响体温波动的因素存在，如 30 min 内有无进食、剧烈活动、冷热敷、坐浴等。②体温值如与病情不符，应重复测量。③腋下有创伤、手术或消瘦夹不紧体温计者不宜测腋温；腹泻、肛门手术、心肌梗死的患者禁测肛温；精神异常、昏迷、婴幼儿等不能合作者及口鼻疾病或张口呼吸者禁测口温；进热食或面颊部热敷者，应间隔 30 min 后再测口温。④对小儿、重症患者测温时，护士应守护在旁。⑤测口温时，如不慎咬破体温计，应立即清除玻璃碎屑，以免损伤口腔黏膜；口服蛋清或牛奶，以保护消化道黏膜并延缓汞的吸收；病情允许者，进粗纤维食物，以加快汞的排出。

3.体温计的消毒与检查

（1）体温计的消毒：为防止测体温引起的交叉感染，保证体温计清洁，用过的体温计应消毒。先将体温计分类浸泡于含氯消毒液内 30 min 后取出，再用冷开水冲洗擦干，放入清洁容器中备用。集体测温后的体温计，用后全部浸泡于消毒液中。①5 min 后取出清水冲净，擦干后放入另一消毒液容器中进行第二次浸泡，半小时后取出清水冲净，擦干后放入清洁容器中备用。②消毒液的容器及清洁体温计的容器每周进行 2 次高压蒸汽灭菌消毒，消毒液每天更换一次，若有污染随时消毒。③传染病患者应设专人体温计，单独消毒。

（2）体温计的检查：在使用新的体温计前或定期消毒体温计后，应对体温计进行校对，以检查其准确性。将全部体温计的水银柱甩至 35 ℃以下，同一时间放入已测好的 40 ℃水内，3 min 后取出检视。若体温计之间相差0.2 ℃以上或体温计上有裂痕者，取出不用。

二、脉搏

（一）正常脉搏及生理性变化

1.正常脉搏

随着心脏节律性收缩和舒张，动脉内的压力也发生周期性的波动，这种周期性的压力变化可引起动脉血管发生扩张与回缩的搏动，这种搏动在浅表的动脉可触摸到，临床简称为脉搏。正常人的脉搏节律均匀、规则，间隔时间相等，每搏强弱相同且有一定的弹性，每分钟搏动的次数为

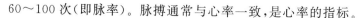

60～100 次(即脉率)。脉搏通常与心率一致,是心率的指标。

2.生理性变化

脉率受许多生理性因素影响而发生一定范围的波动。

(1)年龄:一般新生儿、幼儿的脉率较成人快。

(2)性别:同龄女性比男性快。

(3)情绪:兴奋、恐惧、发怒时脉率增快,忧郁时则慢。

(4)活动:一般人运动、进食后脉率会加快;休息、禁食则相反。

(5)药物:兴奋剂可使脉搏增快,镇静剂、洋地黄类药物可使脉搏减慢。

(二)异常脉搏的观察

1.脉率异常

(1)速脉:成人脉率在安静状态下大于 100 次/分钟,又称为心动过速。见于高热、甲状腺功能亢进(甲亢,由于代谢率增加而使脉率增快)、贫血或失血等患者。正常人可有窦性心动过速,为一过性的生理现象。

(2)缓脉:成人脉率在安静状态下低于 60 次/分钟,又称心动过缓。颅内压增高、病窦综合征、Ⅱ度以上房室传导阻滞,或服用某些药物如地高辛、普尼拉明、利血平、普萘洛尔等可出现缓脉。正常人可有生理性窦性心动过缓,多见于运动员。

2.脉律异常

脉搏的搏动不规则,间隔时间时长时短,称为脉律异常。

(1)间歇脉:在一系列正常均匀的脉搏中出现一次提前而较弱的脉搏,其后有一较正常延长的间歇(即代偿性间歇)。见于各种心脏病或洋地黄中毒的患者;正常人在过度疲劳、精神兴奋、体位改变时也偶尔出现间歇脉。

(2)脉搏短绌:同一单位时间内脉率少于心率。绌脉是由于心肌收缩力强弱不等,有些心排血量少的搏动可发出心音,但不能引起周围血管搏动,导致脉率少于心率。特点:脉律完全不规则,心率快慢不一,心音强弱不等。多见于心房纤颤者。

3.强弱异常

(1)洪脉:当心排血量增加,血管充盈度和脉压较大时,脉搏强大有力,称洪脉。见于高热、甲状腺功能亢进、主动脉关闭不全等患者;运动后、情绪激动时也常触到洪脉。

(2)细脉:当心排血量减少,动脉充盈度降低时,脉搏细弱无力,扪之如细丝,称细脉或丝脉。见于大出血、主动脉瓣狭窄和休克、全身衰竭的患者,是一种危险的脉象。

(3)交替脉:节律正常而强弱交替时出现的脉搏,称为交替脉。交替脉是左心室衰竭的重要体征。常见于高血压性心脏病、急性心肌梗死、主动脉关闭不全等患者。

(4)水冲脉:脉搏骤起骤落,有如洪水冲涌,故名水冲脉,主要见于主动脉关闭不全、动脉导管未闭、甲亢、严重贫血患者,检查方法是将患者前臂抬高过头,检查者用手紧握患者手腕掌面,可明显感知。

(5)奇脉:在吸气时脉搏明显减弱或消失为奇脉。其产生主要与吸气时,左心室的搏出量减少有关。常见于心包腔积液、缩窄性心包炎等患者,是心脏压塞的重要体征之一。

4.动脉壁异常

由于动脉壁弹性减弱,动脉变得迂曲不光滑,有条索感,如按在琴弦上,多见于动脉硬化的患者。

(三)测量脉搏的技术

1.部位

临床上常在靠近骨骼的动脉测量脉搏。最常用最方便的是桡动脉,患者也乐于接受。其次为颞动脉、颈动脉、肱动脉、腘动脉、足背动脉和股动脉等。如怀疑患者心搏骤停或休克时,应选择大动脉为诊脉点,如颈动脉、股动脉。

2.测脉搏的方法

(1)目的:通过测量脉搏,可间接了解心脏的情况,观察相关疾病发生、发展规律,为诊断、治疗提供依据。

(2)准备:治疗盘内备带秒钟的表、笔、记录本及听诊器。

(3)操作步骤:①洗手、戴口罩,备齐用物,携至床旁。②核对患者,解释目的。③协助患者取坐位或半坐卧位,手臂放在舒适位置,腕部伸展。④以示指、中指、无名指的指端按在桡动脉表面,压力大小以能清楚地触及脉搏为宜,注意脉律,强弱动脉壁的弹性。⑤一般情况下所测得的数值乘以 2,心脏病患者、脉率异常者、危重患者则应以 1 min 记录。⑥协助患者取舒适体位。⑦将脉搏绘制在体温单上。

(4)注意事项:①诊脉前患者应保持安静,剧烈运动后应休息 20 min 后再测。②偏瘫患者应选择健侧肢体测量。③脉搏细、弱难以测量时,用听诊器测心率。④脉搏短绌的患者,应由 2 名护士同时测量,一人听心率,另一人测脉率,一人发出"开始""停止"的口令,记数 1 min,以分数式记录:心率/脉率,若心率每分钟 120 次,脉率 90 次,即应写成 120/90(次/分钟)。

三、呼吸

(一)正常呼吸及生理变化

1.正常呼吸的观察

在安静状态下,正常成人的呼吸频率为 16~20 次/分。正常呼吸表现为节律规则,均匀无声且不费力。

2.生理性变化

(1)年龄:一般年龄越小,呼吸频率越快,小儿比成年人稍快,老年人稍慢。

(2)性别:同龄的女性呼吸频率比男性稍快。

(3)运动:运动后呼吸加深加快,休息和睡眠时减慢。

(4)情绪:强烈的情绪变化会刺激呼吸中枢,导致呼吸加快或屏气,如恐惧、愤怒、紧张等都可引起呼吸加快。

(5)其他:环境温度过高或海拔增加,均会使呼吸加深加快,呼吸的频率和深浅度还可受意识控制。

(二)异常呼吸的评估及护理

1.异常呼吸的评估

(1)频率异常。①呼吸过速:在安静状态下,成人呼吸频率超过 24 次/分,称为呼吸过速或气促。见于高热、疼痛、甲亢、缺氧等患者,因血液中二氧化碳积聚,血氧不足,可刺激呼吸中枢,使呼吸加快。发热时,体温每升高 1 ℃,每分钟呼吸增加 3~4 次。②呼吸过缓:在安静状态下,成人呼吸频率少于 10 次/分,称为呼吸过缓。常见于呼吸中枢抑制的疾病,如颅内压增高、麻醉剂及安眠药过量等患者。

(2)节律异常。①潮式呼吸:又称陈-施呼吸(Cheyne-Stokes respiration),是一种周期性的呼吸异常,周期为0.5～2 min,需观察较长时间才能发现。特点表现为开始时呼吸浅慢,以后逐渐加深加快,又逐渐由深快变为浅慢,然后呼吸暂停5～30 s,再重复上述状态的呼吸,如此周而复始,呼吸运动呈潮水涨落样,故称潮式呼吸(图5-8)。发生机制:当呼吸中枢兴奋性减弱或高度缺氧时,呼吸减弱至暂停,血中二氧化碳增高到一定程度时,通过颈动脉和主动脉的化学感受器反射性地刺激呼吸中枢,使呼吸恢复。随着呼吸的由弱到强,二氧化碳不断排出,使其分压降低,呼吸中枢又失去有效的刺激,呼吸再次减弱至暂停,从而形成了周期性呼吸。常见于中枢神经系统疾病,如脑炎、颅内压增高、酸中毒、巴比妥中毒等患者。②间断呼吸:又称毕奥呼吸(Biot's respiration),表现为呼吸和呼吸暂停现象交替出现的呼吸。特点是有规律地呼吸几次后,突然暂停呼吸,间隔时间长短不同,随后又开始呼吸,然后反复交替出现(图5-9)。其发生机制同潮式呼吸,是呼吸中枢兴奋性显著降低的表现,但比潮式呼吸更为严重,多在呼吸停止前出现,预后不佳。常见于颅内病变、呼吸中枢衰竭等患者。

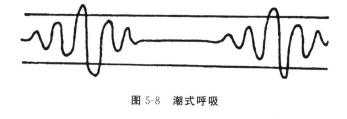

图 5-8　潮式呼吸

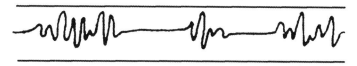

图 5-9　间断呼吸

(3)深浅度异常。①深度呼吸:又称库斯莫呼吸(Kussmaul's respiration),是一种深而规则的大呼吸。见于尿毒症、糖尿病等引起的代谢性酸中毒等患者。②浮浅性呼吸:是一种浅表而不规则的呼吸。有时呈叹息样,见于呼吸肌麻痹或濒死的患者。

(4)音响异常。①蝉鸣样呼吸:吸气时有一种高音调的音响,声音似蝉鸣,称为蝉鸣样呼吸。其发生机制多由于声带附近有阻塞,使空气进入发生困难所致。见于喉头水肿、痉挛、喉头有异物等患者。②鼾声呼吸:呼气时发出粗糙的呼声。其发生机制由于气管或支气管内有较多的分泌物蓄积,多见于深昏迷等患者。

(5)呼吸困难:指呼吸频率、节律和深浅度都有异常。呼吸困难的患者主观上表现空气不足、呼吸费力;客观上表现用力呼吸、张口耸肩、鼻翼翕动、发绀,辅助呼吸肌也参与呼吸运动,在呼吸频率、节律、深浅度上出现异常改变,根据临床表现可分为如下几种。

吸气性呼吸困难:由于上呼吸道部分梗阻,使得气体进入肺部不畅,肺内负压极度增高所致,患者感觉吸气费力,吸气时间显著长于呼气时间,辅助呼吸肌收缩增强,出现明显的三凹征(胸骨上窝、锁骨上窝和肋间隙及腹上角凹陷)。多见于喉头水肿或气管、喉头有异物等患者。

呼气性呼吸困难:由于下呼吸道部分梗阻,使得气体呼出肺部不畅所致,患者呼气费力,呼气时间显著长于吸气时间,多见于支气管哮喘和阻塞性肺气肿患者。

混合性呼吸困难:呼气和吸气均感费力,呼吸的频率加快而表浅。多见于重症肺炎、大片肺不张或肺纤维化的患者。

(6)形态异常。①胸式呼吸渐弱,腹式呼吸增强:正常女性以胸式呼吸为主。当胸部或肺有疾病或手术时均使胸式呼吸渐弱,腹式呼吸增强。②腹式呼吸渐弱,胸式呼吸增强:正常男性及儿童以腹式呼吸为主。当有腹部疾病时,如腹膜炎、腹部巨大肿瘤、大量腹水等,使膈肌下降,腹式呼吸渐弱,胸式呼吸增强。

2.异常呼吸的护理

(1)观察:密切观察呼吸状态及相关症状、体征的变化。

(2)吸氧:酌情给予氧气吸入,必要时可用呼吸机辅助呼吸。

(3)心理护理:根据患者的反应,有针对性地对患者做好患者的心理护理,合理解释及安慰患者,以消除患者的紧张、恐惧心理,有安全感,主动配合治疗和护理。

(4)卧床休息:调节室内温度和湿度,保持空气清新,禁止吸烟;根据病情安置舒适体位,以保证患者的休息,减少耗氧量。

(5)保持呼吸道通畅:及时清除呼吸道分泌物,必要时给予吸痰。

(6)给药治疗:根据医嘱给药治疗,注意观察疗效及不良反应。

(7)健康教育:讲解有效咳嗽和正确呼吸方法,指导患者戒烟。

(三)呼吸测量技术

1.目的

(1)测量患者每分钟的呼吸次数。

(2)协助临床诊断,为预防、治疗、护理提供依据。

(3)观察呼吸的变化,了解患者疾病的发生、发展规律。

2.评估

(1)患者的病情、治疗情况及合作程度。

(2)患者在 30 min 内有无活动、情绪激动等影响呼吸的因素存在。

3.操作前准备

(1)用物准备:有秒针的表、记录本和笔。

(2)患者准备:情绪稳定,保持自然的呼吸状态。

(3)护士准备:着装整洁,修剪指甲,洗手,戴口罩。

(4)环境准备:安静、整洁、光线充足。

4.操作步骤

见表5-2。

5.注意事项

测量患者呼吸时,患者应处于自然呼吸的状态,以保证测量数值的准确性。

四、血压

血压是指血液在血管内流动时对血管壁的侧压力。一般指动脉血压,如无特别注明均指肱动脉的血压。当心脏收缩时,主动脉压急剧升高,至收缩中期达最高值,此时的动脉血压称收缩压。当心室舒张时,主动脉压下降,至心舒末期达动脉血压的最低值,此时的动脉血压称舒张压。

表 5-2　呼吸测量技术操作步骤

流程	步骤	要点说明
1.核对	携用物到床旁,核对床号、姓名	*确定患者
2.取体位	测量脉搏后,护士仍保持诊脉手势	*分散患者的注意力
3.测量呼吸	(1)观察患者胸部或腹部的起伏(一起一伏为一次呼吸),一般情况测 30 s,将所测数值乘以 2 即为呼吸频率,如患者呼吸不规则或婴儿应测 1 min (2)如患者呼吸微弱不易观察时,可用少许棉花放于患者鼻孔前,观察棉花纤维被吹动的次数,计数 1 min	*男性多为腹式呼吸,女性多为胸式呼吸,同时应观察呼吸的节律、深浅度、音响及呼吸困难的症状
4.记录	洗手,记录呼吸值:次/分钟	

(一)正常血压及生理性变化

1.正常血压

在安静状态下,正常成人的血压范围:(12.0～18.5)/(8.0～11.9)kPa,脉压为 4.0～5.3 kPa。

血压的计量单位,过去多用 mmHg(毫米汞柱),后改用国际统一单位 kPa(千帕斯卡)。目前,临床仍用 mmHg(毫米汞柱)。两者换算公式:1 kPa=7.5 mmHg、1 mmHg≈0.133 kPa。

2.生理性变化

在各种生理情况下,动脉血压可发生各种变化,影响血压的生理因素有以下几种。

(1)年龄:随着年龄的增长血压逐渐增高,以收缩压增高较显著。儿童血压的计算公式:

$$收缩压=80+年龄×2$$
$$舒张压=收缩压×2/3$$

(2)性别:青春期前的男女血压差别不显著。成年男子的血压比女性高 0.7 kPa(5 mmHg);绝经期后的女性血压又逐渐升高,与男性差不多。

(3)昼夜和睡眠:血压在上午 8～10 h 达全天最高峰,之后逐渐降低,午饭后又逐渐升高,下午 4～6 h 出现全天次高值,然后又逐渐降低;至入睡后 2 h,血压降至全天最低值;早晨醒来又迅速升高。睡眠欠佳时,血压稍增高。

(4)环境:寒冷时血管收缩,血压升高;气温高时血管扩张,血压下降。

(5)部位:一般右上肢血压常高于左上肢,下肢血压高于上肢。

(6)情绪:紧张、恐惧、兴奋及疼痛均可引起血压增高。

(7)体重:血压正常的人发生高血压的危险性与体重增加呈正比。

(8)其他:吸烟、劳累、饮酒、药物等都对血压有一定的影响。

(二)异常血压的观察

1.高血压

目前基本上采用世界卫生组织(WHO)和国际抗高血压联盟(ISH)高血压治疗指南的高血压定义:在未服抗高血压药的情况下,成人收缩压≥18.7 kPa(140 mmHg)和/或舒张压≥12.0 kPa(90 mmHg)者。95%的患者为病因不明的原发性高血压,多见于动脉硬化、肾炎、颅内压增高等,最易受损的部位是心、脑、肾、视网膜。

2.低血压

一般认为血压低于正常范围且有明显的血容量不足表现如脉搏细速、心悸、头晕等,即可诊断为低血压。常见于休克、大出血等。

3.脉压异常

脉压增大多见于主动脉瓣关闭不全、主动脉硬化等;脉压减小多见于心包积液、缩窄性心包炎等。

(三)血压的测量

1.血压计的种类和构造

(1)水银血压计:分立式和台式两种,其基本结构都包括输气球、调节空气的阀门、袖带、能充水银的玻璃管、水银槽几部分。袖带的长度和宽度应符合标准:宽度比被测肢体的直径宽20%,长度应能包绕整个肢体。充水银的玻璃管上标有刻度,范围为 $0\sim40.0$ kPa($0\sim300$ mmHg),每小格表示 0.3 kPa(2 mmHg);玻璃管上端和大气相通,下端和水银槽相通。当输气球送入空气后,水银由玻璃管底部上升,水银柱顶端的中央凸起可指出压力的刻度。水银血压计测得的数值相当准确。

(2)弹簧表式血压计:由一袖带与有刻度 $2.7\sim4.0$ kPa($20\sim30$ mmHg)的圆盘表相连而成,表上的指针指示压力。此种血压计携带方便,但欠准确。

(3)电子血压计:袖带内有一换能器,可将信号经数字处理,在显示屏上直接显示收缩压、舒张压和脉搏的数值。此种血压计操作方便,清晰直观,不需听诊器,使用方便、简单,但欠准确。

2.测血压的方法

(1)目的:通过测量血压,了解循环系统的功能状况,为诊断、治疗提供依据。

(2)准备:听诊器、血压计、记录纸、笔。

(3)操作步骤:①测量前让患者休息片刻,以消除活动或紧张因素对血压的影响;检查血压计,如袖带的宽窄是否适合患者、玻璃管有无裂缝、橡胶管和输气球是否漏气等。②向患者解释,以取得合作。患者取坐位或仰卧,被侧肢体的肘臂伸直、掌心向上,肱动脉与心脏在同一水平。坐位时,肱动脉平第4软骨;卧位时,肱动脉平腋中线。如手臂低于心脏水平,血压会偏高;手臂高于心脏水平,血压会偏低。③放平血压计于上臂旁,打开水银槽开关,将袖带平整地缠于上臂中部,袖带的松紧以能放入一指为宜,袖带下缘距肘窝 $2\sim3$ cm。如测下肢血压。袖带下缘距腘窝 $3\sim5$ cm。将听诊器胸件置于腘动脉搏动处,记录时注明下肢血压。④戴上听诊器,关闭输气球气门,触及肱动脉搏动。易地听诊器胸件放在肱动脉搏动最明显的地方,但勿塞入袖带内,以一手稍加固定。⑤挤压输气球囊打气至肱动脉搏动音消失,水银柱又升高 $2.7\sim4.0$ kPa($20\sim30$ mmHg)后,以每秒 0.5 kPa(4 mmHg)左右的速度放气,使水银柱缓慢下降,视线与水银柱所指刻度平行。⑥在听诊器中听到第一声动脉音时,水银柱所指刻度即为收缩压;当搏动音突然变弱或消失时,水银柱所指的刻度即为舒张压。当变音与消失音之间有差异时,或危重者应记录2个读数。⑦测量后,驱尽袖带内的空气,解开袖带。安置患者于舒适卧位。⑧将血压计右倾45°,关闭气门,气球放在固定的位置,以免压碎玻璃管;关闭血压计盒盖。⑨用分数式,即收缩压/舒张压 mmHg 记录测得的血压值,如 14.7/9.3 kPa(110/70 mmHg)。

(4)注意事项:①测血压前,要求安静休息 $20\sim30$ min,如运动、情绪激动、吸烟、进食等可导致血压偏高。②血压计要定期检查和校正,以保证其准确性,切勿倒置或震动。③打气不可过猛、过高,如水银柱里出现气泡,应调节或检修,不可带着气泡测量。④降至"0",稍等片刻再行第二次测量。⑤对偏瘫、一侧肢体外伤或手术后患者,应在健侧手臂上测量。⑥排除影响血压值的外界因素,如袖带太窄、袖带过松、放气速度太慢测得的血压值偏高,反之则血压值偏低。⑦长期测血压应做到四定:定部位、定体位、定血压计、定时间。

(孙日芬)

第三节　皮内注射

一、目的

(1)进行药物过敏试验,以观察有无变态反应。

(2)预防接种。

(3)局部麻醉的起始步骤。

二、评估

(一)评估患者

(1)双人核对医嘱。

(2)核对患者的床号、姓名、住院号和腕带(请患者自己说出床号和姓名)。

(3)评估患者病情、意识状态、配合能力、用药史、药物过敏史、不良反应史。

(4)向患者解释操作目的和过程,取得患者配合。

(5)查看注射部位皮肤情况(皮肤颜色,有无皮疹、感染和皮肤划痕阳性)。

(6)协助患者取舒适坐位或卧位。

(二)评估环境

安静整洁,宽敞明亮,必要时遮挡。

三、操作前准备

(一)人员准备

仪表整洁,符合要求。洗手,戴口罩。

(二)按医嘱配制药液

(1)操作台(治疗室):注射盘、无菌治疗巾、无菌镊子、1 mL 注射器、药液、安尔碘、75％乙醇、无菌棉签等。

(2)双人核对药液标签,药名、浓度、剂量、有效期、给药途径。

(3)检查瓶口有无松动,瓶身有无破裂,药液有无浑浊、沉淀、絮状物和变质。

(4)检查注射器、安尔碘、75％乙醇、无菌棉签、包装无破裂、是否在有效期内。

(5)按正规操作抽吸药液,并贴好标识,置于无菌盘内。

(6)再次核对皮试液,并签名。

(三)物品准备

治疗车上层放置无菌盘(内置已抽吸好的药液)、治疗盘(75%乙醇、无菌棉签)、备用(1 mL注射器1支、0.1%盐酸肾上腺素1支,变态反应时用)、快速手消毒剂、注射单,以上物品符合要求,均在有效期内。治疗车下层放置生活垃圾桶、医疗废物桶、锐器盒。

四、操作程序

(1)携用物推车至患者床旁,核对床号、姓名、住院号、腕带和药物过敏史(请患者自己说出床号和姓名)。

(2)选择注射部位(过敏试验选择前臂掌侧下1/3;预防接种选择上臂三角肌下缘;局部麻醉则选择麻醉处)。

(3)75%乙醇常规消毒皮肤。

(4)二次核对患者床号、姓名和药名。

(5)排尽注射器内空气,药液至所需刻度,且药液不能外溢。

(6)一手绷紧局部皮肤,一手持注射器,针头斜面向上,与皮肤呈5°刺入皮内。

(7)待针头斜面完全进入皮内后,放平注射器,固定针栓并注入0.1 mL药液,使局部形成一个圆形隆起的皮丘(皮丘直径5 mm,皮肤变白,毛孔变大)。

(8)迅速拔出针头,勿按揉和压迫注射部位。

(9)20 min后观察患者局部反应,做出判断。

(10)协助患者取舒适体位,整理床单位。

(11)快速手消毒剂消毒双手,签名。

(12)推车回治疗室,按医疗废物处理原则处理用物。

五、20 min后判断结果

(1)核对患者床号、姓名、住院号和腕带(请患者自己说出床号和姓名)。

(2)须经两人判断皮试结果,并将结果告知患者和家属。

(3)洗手,皮试结果记录在病历、护理记录单和病员一览表等处。阳性用红笔标记"+",阴性用蓝色或黑笔标记"-"。

(4)如对结果有怀疑,应在另一侧前臂皮内注入0.1 mL生理盐水行对照试验。

六、皮内试验结果判断

(一)阴性

皮丘无改变,周围无红肿,并无自觉症状。

(二)阳性

局部皮丘隆起,局部出现红晕、硬块,直径大于1 cm或周围有伪足;或局部出现红晕,伴有小水疱者;或局部发痒者为阳性。严重时可出现过敏性休克。观察患者反应的同时,应询问其有无头晕、心慌、恶心、胸闷、气短、发麻等不适症状,如出现上述症状时不可使用青霉素。

七、注意事项

(1)皮试药液要现用现配,剂量准确。

（2）备好相应抢救设备与药物，以及时处理变态反应。

（3）行皮试前，尤其行青霉素过敏试验前必须询问患者家族史、用药史和药物过敏史，如有药物过敏史者不可作试验。

（4）药物过敏试验时，患者体位要舒适，不可采取直立位。

（5）选择注射部位时应注意避开瘢痕和皮肤红晕处。

（6）皮肤试验时禁用碘剂消毒，对乙醇过敏者可用生理盐水消毒，避免反复用力涂擦局部皮肤。

（7）拔出针头后，注射部位不可用棉球按压揉擦，以免影响结果观察。

（8）进针角度以针尖斜面全部刺入皮内为宜，进针角度过大易将药液注入皮下，影响结果的观察和判断。

（9）如需对照实验，应用另一注射器和针头，抽吸无菌生理盐水，在另一前臂相同部位皮内注射 0.1 mL，观察 20 min 进行对照。告知患者皮试后 20 min 内不要离开病房。

（10）正确判断试验结果，对皮试结果阳性者，应在病历、床头或腕带、门诊病历和病员一览表上醒目标记，并将结果告知医师、患者和家属。

（11）特殊药物皮试，按要求观察结果。

（王庆香）

第四节　皮下注射

一、目的

（1）注入小剂量药物，用于不宜口服给药而需在一定时间内发生药效时。

（2）预防接种。

（3）局部供药，如局部麻醉用药。

二、评估

（一）评估患者

（1）双人核对医嘱。

（2）核对患者床号、姓名、住院号和腕带（请患者自己说出床号和姓名）。

（3）评估患者病情、意识状态、配合能力、用药史、药物过敏史、不良反应史等。

（4）向患者解释操作目的和过程，取得患者配合。

（5）查看注射部位皮肤情况（皮肤颜色，有无皮疹、感染）。

（6）协助患者取舒适坐位或卧位。

（二）评估环境

安静整洁，宽敞明亮，必要时遮挡。

三、操作前准备

(一)人员准备

仪表整洁,符合要求。洗手,戴口罩。

(二)按医嘱配制药液

(1)操作台上放置注射盘、纸巾、无菌治疗巾、无菌镊子、2 mL 注射器、医嘱用药液、安尔碘、75%乙醇、无菌棉签。

(2)双人核对药液标签,药名、浓度、剂量、有效期、给药途径。

(3)检查瓶口有无松动,瓶身有无破裂,药液有无浑浊、沉淀、絮状物和变质。

(4)检查注射器、安尔碘、75%乙醇、无菌棉签等,包装无破裂,在有效期内。

(5)按正规操作抽吸药液,并贴好标识,置于无菌盘内。

(6)再次核对药液,记录时间并签名。

(三)物品准备

治疗车上层放置无菌盘(内置抽吸好的药液)、治疗盘(安尔碘、75%乙醇)、注射单、快速手消毒剂,以上物品符合要求,均在有效期内。治疗车下层放置生活垃圾桶、医疗废物桶、锐器盒。

四、操作程序

(1)携用物推车至患者床旁,核对床号、姓名、住院号和腕带(请患者自己说出床号和姓名)。

(2)根据注射目的选择注射部位(上臂三角肌下缘、两侧腹壁、后背、股前侧和外侧等)。

(3)常规消毒皮肤,待干。

(4)二次核对患者床号、姓名和药名。

(5)排尽注射器内空气,取干棉签夹于左手示指与中指之间。

(6)一手绷紧皮肤,另一手持注射器,示指固定针栓,针头斜面向上,与皮肤呈 30°~40°(过瘦患者可捏起注射部位皮肤,并减少穿刺角度)快速刺入皮下,深度为针梗的 1/2~2/3;松开紧绷皮肤的手,抽动活塞,如无回血,缓慢推注药液。

(7)注射毕用无菌干棉签轻压针刺处,快速拔针后按压片刻。

(8)再次核对患者床号、姓名和药名,注射器按要求放置。

(9)协助患者取舒适体位,整理床单位,并告知患者注意事项。

(10)快速手消毒剂消毒双手,记录时间并签名。

(11)推车回治疗室,按医疗废物处理原则处理用物。

(12)洗手,根据病情书写护理记录单。

五、注意事项

(1)遵医嘱和药品说明书使用药品。

(2)长期注射者应注意更换注射部位。

(3)注射中、注射后观察患者不良反应和用药效果。

(4)注射<1 mL 药液时须使用 1 mL 注射器,以保证注入药液剂量准确无误。

(5)持针时,右手示指固定针栓,但不可接触针梗,以免污染。

(6)针头刺入角度不宜超过 45°,以免刺入肌层。

(7)尽量避免应用对皮肤有刺激作用的药物作皮下注射。

(8)若注射胰岛素时,需告知患者进食时间。

(王庆香)

第五节 肌 内 注 射

一、目的

注入药物,用于不宜或不能口服或静脉注射且要求比皮下注射更快发生疗效时。

二、评估

(一)评估患者

(1)双人核对医嘱。

(2)核对患者床号、姓名、住院号和腕带(请患者自己说出床号和姓名)。

(3)评估患者病情、治疗情况、意识状态、用药史、药物过敏史、不良反应史、肢体活动能力和合作程度。

(4)向患者解释操作目的和过程,取得患者配合。

(5)查看注射部位皮肤情况(皮肤颜色,有无皮疹、感染和皮肤划痕阳性)。

(6)协助患者取舒适坐位或卧位。

(二)评估环境

安静整洁,宽敞明亮,必要时遮挡。

三、操作前准备

(一)人员准备

仪表整洁,符合要求。洗手,戴口罩。

(二)按医嘱配制药液

(1)操作台:注射盘、无菌盘、2 mL 注射器、5 mL 注射器、医嘱所用药液、安尔碘、无菌棉签。如注射用药为油剂或混悬液,需备较粗针头。

(2)双人核对药物标签,药名、浓度、剂量、有效期、给药途径。

(3)检查瓶口有无松动,瓶身有无破裂,药液有无浑浊、变质。

(4)检查无菌注射器、安尔碘、无菌棉签等,包装无破裂,在有效期内。

(5)按正规操作抽吸药液,并贴好标识,置于无菌盘内。

(6)再次核对药液,记录时间并签名。

(三)物品准备

治疗车上层放置无菌盘(内置抽吸好药液)、安尔碘、注射单、无菌棉签、快速手消毒剂,以上物品符合要求,均在有效期内。治疗车下层放置生活垃圾桶、医疗废物桶、锐器盒。

四、操作程序

（1）携用物推车至患者床旁，核对床号、姓名、住院号和腕带（请患者自己说出床号和姓名）。

（2）协助患者取舒适体位，暴露注射部位，注意保暖，保护患者隐私，必要时可遮挡。

（3）选择注射部位（臀大肌、臀中肌、臀小肌、股外侧和上臂三角肌）。

（4）常规消毒皮肤，待干。

（5）再次核对患者床号、姓名和药名。

（6）拿取药液并排尽空气，取干棉签，夹于左手示指与中指之间，以一手拇指和示指绷紧局部皮肤，另一手持注射器，中指固定针栓，将针头迅速垂直刺入，深度约为针梗的 2/3。

（7）松开紧绷皮肤的手，抽动活塞。如无回血，缓慢注入药液，同时观察反应。

（8）注射完毕，用无菌干棉签轻按进针处，快速拔针，按压片刻。

（9）再次核对患者床号、姓名和药名。

（10）协助患者取舒适体位，整理床单位，注射后观察用药反应。

（11）快速手消毒剂消毒双手，记录时间并签名。

（12）推车回治疗室，按医疗废物处理原则处理用物。

（13）洗手，根据病情书写护理记录单。

五、常用肌内注射定位方法

（一）臀大肌肌内注射定位法

注射时应避免损伤坐骨神经。

1.十字法

从臀裂顶点向左或右侧画一水平线，然后从髂嵴最高点作一垂线，将一侧臀部被划分为 4 个象限，其外上象限并避开内角为注射区。

2.连线法

从髂前上棘至尾骨作一连线，其外 1/3 处为注射部位。

（二）臀中肌、臀小肌肌内注射定位法

（1）以示指尖和中指尖分别置于髂前上棘和髂嵴下缘处，在髂嵴、示指、中指之间构成一个三角形区域，示指与中指构成的内角为注射部位。

（2）髂前上棘外侧三横指处（以患者手指的宽度为标准）。

（三）股外侧肌肌内注射定位法

在股中段外侧，一般成人可取髋关节下 10 cm 至膝关节的范围。此处大血管、神经干很少通过，且注射范围广，可供多次注射，尤适用于 2 岁以下的幼儿。

（四）上臂三角肌肌内注射定位法

取上臂外侧，肩峰下 2～3 横指处。此处肌肉较薄，只可作小剂量注射。

（五）体位准备

1.卧位

臀部肌内注射时，为使局部肌肉放松，减轻疼痛与不适，可采用以下姿势。

（1）侧卧位：上腿伸直，放松，下腿稍弯曲。

（2）俯卧位：足尖相对，足跟分开，头偏向一侧。

（3）仰卧位：常用于危重和不能翻身的患者，采用臀中肌、臀小肌肌内注射法较为方便。

2.坐位

为门诊患者接受注射时常用体位。可供上臂三角肌或臀部肌内注射时采用。

六、注意事项

（1）遵医嘱和药品说明书使用药品。

（2）药液要现用现配，在有效期内，剂量要准确。选择两种药物同时注射时，应注意配伍禁忌。

（3）注射时应做到"两快一慢"（进针、拔针快，推注药液慢）。

（4）选择合适的注射部位，避免刺伤神经和血管，无回血时方可注射。

（5）注射时切勿将针梗全部刺入，以防针梗从根部衔接处折断。若针头折断，应先稳定患者情绪，并嘱患者保持原位不动，固定局部组织，以防断针移位，同时尽快用无菌血管钳夹住断端取出；如断端全部埋入肌肉，应速请外科医师处理。

（6）对需长期注射者，应交替更换注射部位，并选择细长针头，以避免减少硬结的发生。如因长期多次注射出现局部硬结时，可采用热敷、理疗等方法予以处理。

（7）2岁以下婴幼儿不宜选用臀大肌肌内注射，因其臀大肌尚未发育好，注射时有损伤坐骨神经的危险，最好选择臀中肌和臀小肌肌内注射。

（王庆香）

第六节　静脉注射

一、目的

（1）所选用药物不宜口服、皮下、肌内注射，又需迅速发挥药效时。

（2）注入药物进行某些诊断性检查，如对肝、肾、胆囊等造影时需静脉注入造影剂。

二、评估

（一）评估患者

（1）双人核对医嘱。

（2）核对患者床号、姓名、住院号和腕带（请患者自己说出床号和姓名）。

（3）了解患者病情、意识状态、配合能力、药物过敏史、用药史。

（4）评估患者穿刺部位的皮肤状况、肢体活动能力、静脉充盈度和管壁弹性。选择合适静脉注射的部位，评估药物对血管的影响程度。

（5）向患者解释静脉注射的目的和方法，告知所注射药物的名称，取得患者配合。

（二）评估环境

安静整洁，宽敞明亮。

三、操作前准备

(一)人员准备

仪表整洁,符合要求。洗手,戴口罩。

(二)物品准备

1.操作台

治疗单、静脉注射所用药物、注射器。

2.按要求检查所需用物,符合要求方可使用

(1)双人核对药物名称、浓度、剂量、有效期、给药途径。

(2)检查药物的质量、标签,液体有无沉淀和变色,有无渗漏、浑浊和破损。

(3)检查注射器和无菌棉签的有效期、包装是否紧密无漏气,安尔碘的使用日期是否在有效期内。

3.配制药液

(1)安尔碘棉签消毒药物瓶口,掰开安瓿,瓶帽弃于锐器盒内。

(2)打开注射器,将外包装袋置于生活垃圾桶内,固定针头,回抽针栓,检查注射器,取下针帽置于生活垃圾桶内,抽取安瓿内药液,排气,置于无菌盘内。在注射器上贴上患者床号、姓名、药物名称、用药方法的标签。

(3)再次核对空安瓿和药物的名称、浓度、剂量、用药方法和时间。

4.备用物品

治疗车上层治疗盘内放置备用注射器一支、安尔碘、无菌棉签,无菌盘内放置配好的药液、垫巾。以上物品符合要求,均在有效期内。治疗车下层放置生活垃圾桶、医疗废物桶、锐器盒,含有效氯 250 mg/L 消毒液桶。

四、操作程序

(1)携用物推车至患者床旁,核对床号、姓名、住院号和腕带(请患者自己说出床号和姓名)。

(2)向患者说明静脉注射的方法、配合要点、注射药物的作用和不良反应。

(3)协助患者取舒适体位,充分暴露穿刺部位,放垫巾于穿刺部位下方。

(4)在穿刺部位上方 5~6 cm 处扎压脉带,末端向上,以防污染无菌区。

(5)安尔碘棉签消毒穿刺部位皮肤,以穿刺点为中心向外螺旋式旋转擦拭,直径>5 cm。

(6)再次核对患者床号、姓名和药名。

(7)嘱患者握拳,使静脉充盈,左手拇指固定静脉下端皮肤,右手持注射器与皮肤呈 15°~30°自静脉上方或侧方刺入,见回血可再沿静脉进针少许。

(8)保留静脉通路者安尔碘棉签消毒静脉注射部位三通接口,以接口处为中心向外螺旋式旋转擦拭。

(9)静脉注射过程中,观察局部组织有无肿胀,严防药液渗漏,如出现渗漏立即拔出针头,按压局部,另行穿刺。

(10)拔针后,指导患者按压穿刺点 3 min,勿揉,凝血功能差的患者适当延长按压时间。

(11)再次核对患者床号、姓名和药名。

(12)将压脉带与输液垫巾对折取出,输液垫巾置于生活垃圾桶内,压脉带放于含有效氯

250 mg/L消毒液桶中。整理患者衣物和床单位,观察有无不良反应,并向患者讲明注射后注意事项。快速手消毒剂消毒双手,推车回治疗室,按医疗废物处理原则整理用物。

(13)洗手,在治疗单上签名并记录时间。按护理级别书写护理记录单。

五、注意事项

(1)严格执行查对制度,需双人核对医嘱。

(2)严格遵守无菌操作原则。

(3)了解注射目的、药物对血管的影响程度、给药途径、给药时间和药物过敏史。

(4)选择粗直、弹性好、易固定的静脉,避开关节和静脉瓣。常用的穿刺静脉为肘部浅静脉:贵要静脉、肘正中静脉、头静脉。小儿多采用头皮静脉。

(5)根据患者年龄、病情和药物性质掌握注入药物的速度,并随时听取患者主诉,观察病情变化。必要时使用微量注射泵。

(6)对需要长期注射者,应有计划地由小到大、由远心端到近心端选择静脉。

(7)根据药物特性和患者肝肾或心脏功能,采用合适的注射速度。随时听取患者主诉,观察体征和其病情变化。

(王庆香)

第七节　中心静脉置管护理

一、概述

中心静脉置管(central venous catheter,CVC)是指经锁骨下静脉、颈内静脉、股静脉置管,尖端位于上腔静脉或下腔静脉的导管。作为需要大量补液的输注通道,同时监测大手术或危重患者血容量的动态变化,判断是否存在血容量不足或心功能不全。

二、病情观察与评估

(1)监测生命体征,观察患者有无发热、脉搏增快等表现。

(2)观察管路是否通畅。

(3)观察穿刺点有无发红、肿胀、脓性分泌物、破溃。

(4)评估患者有无因意识不清、烦躁导致非计划拔管的风险。

三、护理措施

(一)置管前准备

(1)告知患者及家属中心静脉置管的目的,签署《中心静脉置管知情同意书》。

(2)根据病情选择单腔、双腔或三腔中心静脉导管及准备好其他用物。

(二)置管时护理配合

(1)协助医师安置患者体位:颈内静脉置管,患者去枕平卧,头偏向一侧;锁骨下静脉置管,去枕平卧,肩部垫薄枕;股静脉置管,患者穿刺侧肢体外展,充分暴露穿刺部位。

(2)穿刺过程中密切观察患者心率、血压、氧饱和度变化。

(三)置管后护理

(1)固定与标识:用无菌透明敷贴妥善固定导管,标识并记录导管的名称、留置时间和导管插入的深度,每班交接。更换敷贴后注明更换的日期。

(2)穿刺点护理:观察穿刺点有无红肿、渗血、渗液及脓性分泌物。一般每周更换无菌敷贴1次,如有污染、潮湿、松动、脱落及时更换。消毒穿刺点及周围皮肤8～10 cm,操作时动作轻柔,防止导管移位或脱出。

(3)保持导管通畅:避免导管打折、移位。输液前回抽导管,如无回血,先用肝素盐水冲洗管道,经多次抽吸冲洗后仍无回血,阻力大,可能是导管阻塞,不得再使用该导管。输液完毕,用0.9%氯化钠注射液10～20 mL 或0～10 U/mL 肝素盐水脉冲式正压封管。

(4)预防非计划拔管:烦躁患者适当约束双上肢或遵医嘱镇静,翻身及其他操作治疗时避免牵拉导管,防止非计划拔管。

(四)拔管

每天评估留置导管的必要性,病情允许时及早拔出中心静脉导管。拔管后,用无菌纱布压迫穿刺点约5 min,防止发生血肿。如怀疑导管相关感染,留取导管尖端5 cm 做培养。

四、健康指导

(1)告知患者及家属留置中心静脉导管的目的。

(2)保持穿刺部位皮肤清洁干燥,勿抓挠。

(3)指导患者选用开衫衣服,正确穿脱上衣,防止管道拉出。

（赵文英）

第八节 氧 疗 法

一、目的

提高动脉血氧分压和动脉血氧饱和度,增加动脉血氧含量,纠正各种因素导致的缺氧状态,促进组织的新陈代谢,维持机体正常生命活动。

根据呼吸衰竭的类型及缺氧的严重程度,选择给氧方法和吸入氧分数。Ⅰ型呼吸衰竭:PaO_2 在6.7～8.0 kPa(50～60 mmHg),$PaCO_2 < 6.7$ kPa(50 mmHg),应给予中流量(2～4 L/min)吸氧,吸入氧浓度(>35%)。Ⅱ型呼吸衰竭:PaO_2 在5.3～6.7 kPa(40～50 mmHg),$PaCO_2$ 正常,间断给予高流量(4～6 L/min)高浓度(>50%),若 $PaO_2 > 9.3$ kPa(70 mmHg),应逐渐降低吸氧浓度,防止长期吸入高浓度氧引起中毒。

供氧装置分氧气筒和管道氧气装置两种。

给氧方法分鼻导管给氧、氧气面罩给氧及高压给氧。氧气面罩给氧适于长期使用氧气,患者严重缺氧、神志不清,病情较重者,氧气面罩吸入氧分数最高可达90%,但由于气流及无法及时喝水,常会造成口腔干燥、沟通及谈话受限。而双侧鼻导管给氧则没有这些问题。鼻导管给氧方法又分单侧鼻导管给氧法和双侧鼻导管给氧法。

吸氧方式的选择:严重缺氧但无二氧化碳潴留者,宜采用面罩吸氧(吸入氧分数最高可达90%);缺氧伴有二氧化碳潴留者可用双侧鼻导管吸氧方法。

二、准备

(一)用物准备

1.治疗盘外

氧气装置一套包括氧气筒(管道氧气装置)、氧气流量表装置、扳手、用氧记录单、笔、安全别针。

2.治疗盘内

橡胶管、湿化瓶、无菌容器内盛一次性双侧鼻导管或一次性吸氧面罩、消毒玻璃接管、无菌持物镊、无菌纱布缸、治疗碗内盛蒸馏水、弯盘、棉签、胶布、松节油。

3.氧气筒

氧气筒顶部有一总开关,控制氧气的进出。氧气筒颈部的侧面,有一气门与氧气表相连,是氧气自氧气瓶中输出的途径。

4.氧气流量表装置

由压力表、减压阀、安全阀、流量表和湿化瓶组成。压力表测量氧气筒内的压力。减压阀是一种自动弹簧装置,将氧气筒流出的氧压力减至 $2\sim3$ kg/cm²(0.2~0.3 MPa),使流量平稳安全。当氧流量过大、压力过高时,安全阀内部活塞自行上推,过多的氧气由四周小孔流出,确保安全。流量表是测量每分钟氧气的流量,流量表内有浮标上端平面所指的刻度,可知氧气每分钟的流出量。湿化瓶内盛 $1/3\sim1/2$ 蒸馏水、凉开水、20%~30%酒精(急性肺水肿患者吸氧时用,可降低肺泡内泡沫的表面张力,使泡沫破裂,扩大气体和肺泡壁接触面积使气体易于弥散,改善气体交换功能),通气管浸入水中,湿化瓶出口与鼻导管或面罩相连,湿化氧气。

5.装表

把氧气放在氧气架上,打开总开关放出少量氧气,快速关上总开关,此为吹尘(为防止氧气瓶上灰尘吹入氧气表内)。然后将氧气表向后稍微倾斜置于气阀上,用手初步旋紧固定然后再用扳手旋紧螺帽,使氧气表立于氧气筒旁,按湿化瓶,打开氧气检查氧气装置是否漏气,氧气输出是否通畅后,关闭流量表开关,推至病床旁备用。

(二)患者、护理人员及环境准备

患者了解吸氧目的、方法、注意事项及配合要点。取舒适体位,调整情绪。护理人员应衣帽整齐,修剪指甲,洗手,戴口罩。环境安静、整洁、光线、温湿度适宜,远离火源。

三、操作步骤

(1)携用物至病床旁,再次核对患者。

(2)用湿棉签清洁患者双侧鼻腔,清除鼻腔分泌物。

(3)连接鼻导管及湿化瓶的出口。调节氧流量,轻度缺氧 $1\sim2$ L/min,中度缺氧 $2\sim4$ L/min,重度缺氧 $4\sim6$ L/min,氧气筒内的氧气流量=氧气筒容积(L)×压力表指示的压力(kg/cm)/1 kg/cm²。

（4）鼻导管插入患者双侧鼻腔约 1 cm，鼻导管环绕患者耳部向下放置，动作要轻柔，避免损伤黏膜、根据情况调整长度。

（5）停止用氧时，首先取下鼻导管（避免误操作引起肺组织损伤），安置患者于舒适体位。

（6）关流量表开关，关氧气筒总阀，再开流量表开关，放出余气，再关流量表开关，最后砌表（中心供氧装置，取下鼻导管后，直接关闭流量表开关）。

（7）处理用物，预防交叉感染。

（8）记录停止用氧时间及效果。

四、注意事项

（1）用氧时认真做好四防：防火、防震、防热、防油。

（2）禁用带油的手进行操作，氧气和螺旋口禁止上油。

（3）氧气筒内氧气不能用完，压力表指针应>0.5 MPa。

（4）防止灰尘进入氧气瓶，避免充氧时引起爆炸。

（5）长期、高浓度吸氧者观察患者有无胸骨后烧热感、干咳、恶心呕吐、烦躁及进行性呼吸困难加重等氧中毒现象。

（6）长期吸氧，吸氧浓度应$<40\%$。氧气浓度与氧流量的关系：吸氧浓度（％）＝21＋4×氧气流量（L/min）。

（朱盈盈）

第九节　雾化吸入法

一、操作目的

（1）用于止咳平喘，帮助患者解除支气管痉挛。

（2）改善肺通气功能。

（3）湿化气道。

（4）预防和控制呼吸道感染。

二、操作流程

（一）评估

（1）患者的心理状态，合作程度。

（2）对氧气雾化吸入法的认识。

（3）环境整齐、安静，用氧安全的认识。

（二）准备

（1）按需备齐用物，根据医嘱备药。

（2）环境：四防（火、油、热、震）。

（3）查对、解释。

（三）雾化实施

（1）取坐位、半坐卧位。

（2）将氧气雾化吸入器与氧气连接，调节氧气流量（8～10 L/min），检查出雾情况。

（3）协助患者将喷气管含入口中并嘱其紧闭双唇作深慢呼吸。

（四）处理

（1）吸毕，取下雾化器，关闭氧气开关，擦净面部，询问感觉，采取舒适卧位。

（2）观察记录：雾化吸入的情况。

（3）用物：妥善清理，归原位。

三、操作关键环节提示

（1）每次雾化吸入时间不应超过 20 min，如用液体过多应计入液体总入量内。若盲目用量过大有引起肺水肿或水中毒的可能。

（2）有增加呼吸道阻力的可能。当雾化吸入完几小时后，呼吸困难反而加重，除警惕肺水肿外，还可能是由于气道分泌物液化膨胀阻塞加重的原因。

（3）预防呼吸道再感染。由于雾滴可带细菌入肺泡，故有可能继发革兰阴性杆菌感染，不但要加强口、鼻、咽的卫生护理，还要注意雾化器、室内空气和各种医疗器械的消毒。

（4）长期雾化吸入治疗的患者，所用雾化量必须适中。如果湿化过度，可致痰液增多，对危重患者神志不清或咳嗽反射减弱时，常可因痰不能及时咳出而使病情恶化甚至死亡。如果湿化不够，则很难达到治疗目的。

（5）注意防止药物吸收后引起的不良反应或毒性作用。

（6）过多长期使用生理盐水雾化吸入，会因过多的钠吸收而诱发或加重心力衰竭。

（7）雾化器应垂直拿，用面罩罩住口鼻或用口含嘴，在吸入的同时应做深吸气，使药液充分到达支气管和肺内。

（8）氧流量调至 4～5 L/min，请不要擅自调节氧流量，禁止在有氧环境附近吸烟或燃明火。

（9）雾化前半小时尽量不进食，避免雾化吸入过程中气雾刺激，引起呕吐。

（10）每次雾化完后要及时洗脸或用湿毛巾抹干净口鼻部留下的雾珠，防止残留雾滴刺激口鼻皮肤，以免引起皮肤过敏或受损。

（11）每次雾化完后要协助患者饮水或漱口，防止口腔黏膜二重感染。

（朱盈盈）

第十节　机械吸痰法

一、目的

清除呼吸道分泌物，保持呼吸道通畅，预防并发症发生。适用于排痰无力、痰液黏稠、意识不清、危重、老年体弱及身体各脏器衰竭者。可通过患者口腔、鼻腔、气管插管或气管切开处进行负压吸引。

二、准备

(一)用物准备

治疗盘外:电动吸引器或中心吸引器包括:马达、偏心轮、气体过滤器、压力表、安全瓶、贮液瓶。开口器、舌钳、压舌板、电源插座等。

治疗盘内:带盖缸2只(1只盛消毒一次性吸痰管若干根、1只盛有消毒液的盐水瓶)、消毒玻璃接管、治疗碗2个(1只内盛无菌生理盐水、1只内盛消毒液用于消毒玻璃接管)、弯盘、消毒纱布、无菌弯血管钳一把、消毒镊子一把、棉签一包、液状石蜡、冰硼散等,急救箱1个备用。

(二)患者、护理人员及环境准备

患者取舒适体位,稳定情绪,了解吸痰目的、方法、注意事项及配合要点。护理人员应衣帽整齐,修剪指甲,洗手,戴口罩。环境安静、整洁、光线、温湿度适宜。

三、操作步骤

(1)携用物至病床旁,接通电源,打开开关,调节负压,检查吸引器性能。

(2)检查患者口腔(昏迷患者可借助压舌板及开口器)、鼻腔,有无义齿,如有应先取下活动义齿,患者头部转向一侧,面向操作者。

(3)连接吸痰管,先吸少量生理盐水。用于检查吸痰管是否通畅,并润滑吸痰管前端。

(4)一手反折吸痰管末端,另一手持无菌弯血管钳或无菌镊子夹取吸痰管前端,插入口咽部10~15 cm(过深可触及支气管处,易堵塞呼吸道)后,放松吸痰管末端,先吸口咽部分泌物,再吸气管内分泌物。吸痰时采取上下左右旋转向上提吸痰管的方法,有利于呼吸道分泌物吸出,避免损伤呼吸道黏膜。每次吸引时间少于15 s,防止缺氧。

(5)吸痰管拔出后,用生理盐水抽吸。防止分泌物堵塞吸痰管。

(6)观察患者呼吸道是否畅通及面部、呼吸、心率、血压等情况及吸出液的色、质、量。

(7)协助患者擦净面部分泌物,整理床单位,取舒适体位。

(8)处理用物,吸痰管玻璃接头清洁后,放入盛有消毒液的治疗碗中浸泡,或清洁后,置低温消毒箱内消毒备。

(9)洗手,观察并记录治疗效果与反应。

四、注意事项

(1)严格无菌操作,吸痰管应即吸即弃。

(2)吸痰动作应轻柔,以防呼吸道黏膜损伤。

(3)痰液黏稠者可配合叩击、雾化吸入,提高治疗效果。

(4)储液瓶内的液体不得超过2/3。

(5)每次吸痰时间不超过15 s,以免缺氧。

(6)两次吸痰间隔不少于30 min。

(7)气管隆嵴处不宜反复刺激,避免引起咳嗽反射。

(张玉玲)

第十一节　气管插管护理

一、概述

气管插管是指将特制的气管导管,通过口腔或鼻腔插入患者气管内,能迅速解除上呼吸道梗阻,进行有效的机械通气,为气道通畅、通气供氧、呼吸道吸引和防止误吸等提供最佳条件,是一种气管内麻醉和抢救患者的技术。

二、病情观察与评估

(1)监测生命体征,观察呼吸频率、动度及血氧饱和度变化。

(2)观察患者意识、面色、口唇及甲床有无发绀。

(3)评估有无喉头水肿,气道急性炎症等插管禁忌证。

(4)评估年龄、体重,选择与患者匹配的气管导管型号。

(5)评估患者有无因躁动导致意外拔管的危险。

三、护理措施

(一)插管前准备

1.抢救药品

盐酸肾上腺素、阿托品、镇静剂(常用丙泊酚)等。

2.用物准备

合适型号的导管、喉镜、牙垫、连接好管道的呼吸机、氧气设备、吸痰器、简易呼吸器等。

3.抢救人员

符合资质的医师至少1名、护士2名。

(二)插管时的护理配合

(1)评估患者意识、耐受程度;约束四肢,避免抓扯;遵医嘱使用镇静剂。

(2)判断插管成功的指标:呼气时导管口有气流,人工辅助通气时胸廓对称起伏,能闻及双肺呼吸音。

(3)妥善固定导管:选择适当牙垫或气管导管固定器固定导管。

(4)监测气囊压力:维持压力 $2.5\sim3.0$ kPa($25\sim30$ cmH$_2$O)为宜,避免误吸或气管黏膜的损伤。

(三)插管后护理

(1)体位:床头抬高 $15°\sim30°$,保持患者头后仰,减轻气管插管对咽、喉的压迫。

(2)每班观察、记录插管长度并交接,成人经口(22 ± 2)cm,儿童为($12+$年龄$\div2$)cm,经鼻插管时增加 2 cm。

(3)保持呼吸道通畅,按需吸痰,观察痰液颜色、量及黏稠度。痰液黏稠者持续气道湿化或遵医嘱雾化吸入。

(4)口腔护理:经口气管插管口腔护理由 2 人配合进行,1 人固定气管插管,1 人做口腔护理。口腔护理前吸净插管内及口鼻腔分泌物。

(5)防止非计划拔管:遵医嘱适当约束和镇静。使用呼吸机的患者更换体位时,专人负责管路固定,避免气管插管过度牵拉移位发生脱管。

(四)拔管护理

拔管前吸净口腔及气道内分泌物,气囊放气后拔管。密切观察患者呼吸频率、动度及氧饱和度。

四、健康指导

(1)告知患者及家属气管插管的目的及配合要点。

(2)告知家属行保护性约束的目的及意义。

(3)指导并鼓励患者进行有效咳嗽,做深呼吸,以及早拔管。

(4)指导患者在插管期间通过写字板、图片、宣教卡等方式进行有效沟通。

(赵文英)

第十二节　气管切开套管护理

一、概述

气管切开术是临床常用的急救手术之一,方法是在颈部切开皮肤及气管,将套管插入气管,以迅速解除呼吸道梗阻或下呼吸道分泌物潴留所致的呼吸困难。可经套管吸痰、给氧、进行人工通气,从而改善患者呼吸及氧合。

二、病情观察与评估

(1)监测生命体征,观察呼吸频率、呼吸动度及血氧饱和度情况。

(2)观察患者意识、面色、口唇及甲床有无发绀。

(3)评估气管套管位置、颈带松紧度、气囊压力。

(4)评估患者有无因躁动导致意外拔管的危险。

三、护理措施

(一)术前准备

(1)药品准备:利多卡因、盐酸肾上腺素、阿托品。

(2)用物准备:合适型号的导管、氧气设备、吸痰器、简易呼吸器等。

(3)抢救人员:符合资质的医师至少 1 名、护士 2 名。

(二)术中护理配合

(1)体位:去枕平卧,肩部垫软枕,使头部正中后仰,保持颈部过伸。

（2）气管前壁暴露后,协助医师拔除经口或鼻的气管插管。

（3）密切观察患者面色、口唇及肢端颜色、血氧饱和度。

（三）术后护理

（1）体位:床头抬高 30°～45°。

（2）妥善固定:系带牢固固定气管切开套管,松紧度以能伸进系带一小指为宜,防止套管脱出。

（3）保持气道通畅:按需吸痰,观察痰液颜色、量、黏稠度,导管口覆盖双层湿润无菌纱布。痰液黏稠时给予雾化吸入或持续气道湿化。

（4）切口护理:观察切口有无渗血、发红,切口及周围皮肤用 0.5％碘伏或 2％氯己定消毒,每天 2 次,无菌开口纱或高吸收性敷料保护切口,保持敷料清洁干燥。

（5）内套管护理:金属气管内套管每天清洁消毒 2 次,清洁消毒顺序为清水洗净→碘伏浸泡 30 min 或煮沸消毒→0.9％氯化钠注射液冲洗。

（6）口腔护理:2～6 h1 次,保持口腔清洁无异味。

（7）并发症观察:观察气管切口周围有无肿胀,出现皮下捻发音,可用头皮针穿刺皮下排气,嘱患者勿用力咳嗽,以免加重皮下气肿。

（8）心理护理:患者经气管切开后不能发音,指导患者采用手势、写字板、图片、文字宣教卡等方式进行沟通,满足其需求。

（四）拔管

首先试堵管,第一天封住 1/3,第二天封住 1/2,第三天全堵。堵管期间,严密观察呼吸变化,如堵管经 24～48 h 呼吸平稳、发音好、咳嗽排痰功能佳可考虑拔管。拔管后密切观察患者呼吸及氧饱和度变化。

四、健康指导

（1）告知患者及家属气管切开的目的及配合要点。

（2）指导并鼓励患者进行深呼吸及有效咳嗽排痰。

（3）教会患者有效的沟通方法。

（赵文英）

第十三节　冷 热 疗 法

一、温水擦浴

（一）目的

适合体温在 39.5 ℃以上,伴有寒战、四肢末梢厥冷患者,能减少血管收缩,能迅速蒸发带走机体大量的热能,散热效果快而强。

（二）准备

1.用物准备

治疗盘内:浴巾 1 条、小毛巾 2 块、手套 1 副、热水袋(内装 60 ℃～70 ℃热水)及套、冰袋(内装 1/2 满冰袋)及套或冰槽。

治疗盘外:温水擦浴盆内盛 32 ℃~34 ℃温水,2/3 满,必要时备衣裤。冰块、帆布袋、木槌、盆、冷水、毛巾、勺、水桶、肛表、海绵。冰槽降温时备不脱脂棉球及凡士林纱布。

2.患者、护理人员及环境准备

向患者及家属解释温水擦浴的目的、操作过程等相关知识,取得患者的配合。根据病情取适宜卧位,必要时排尿。护理人员衣着整洁,修剪指甲,洗手,戴口罩。环境安静、安全、整洁、舒适。光线、温湿度适宜,关闭门窗,必要时备屏风。

(三)评估

(1)评估患者年龄、病情、体温、意识状况、语言表达能力、治疗情况、活动能力和合作程度。

(2)观察局部皮肤状况如皮肤颜色、温度、完整性、有无感觉障碍、对冷热的敏感度等。

(四)操作步骤

(1)确认患者了解病情,解除患者紧张情绪,使患者有安全感。

(2)关闭门窗,预防患者受凉。

(3)松开床尾盖被,协助患者脱去上衣。必要时屏风遮挡患者隐私。

(4)冰袋或冰帽置患者头部,热水袋置患者足底。热水袋置足底,能促进足底血管扩张,冰袋或冰帽置头部,有利于降温并防止头部充血,预防脑水肿发生,并减轻患者不适感。

(5)将浴巾垫于要擦拭部位下方,小毛巾放入温水中浸湿后,拧至半干,包裹于手上成手套状,以离心方式擦拭,擦拭完毕,用大毛巾擦干皮肤。浴巾垫于要擦拭部位下方,防止浸湿,保护床单位。如为隔离患者,按隔离原则进行操作。

(6)患者取仰卧位脱去上衣,擦拭双上肢,其顺序为颈外侧、上臂外侧、手背、腋窝、上臂内侧、手心。

(7)患者取仰卧位,擦拭腰背部,顺序为:颈下肩部、背部、臀部,擦拭完毕,穿好衣服。体表大血管流经丰富部位适当延长擦拭时间(颈部、腋窝、肘部、手心、腹股沟、腘窝),以促进散热,增加疗效。禁忌在胸前区、腹部、后颈、足底部擦浴。

(8)患者取仰卧位,脱去裤子,擦拭双下肢,顺序为髂骨、大腿外侧、内踝、臀部、大腿后侧、腘窝、足跟,擦拭完毕,穿好裤子。擦拭时间一般控制在 20 min 内。

(9)取出热水袋,密切观察患者生命体征。

(10)擦浴 30 min 后测试体温,体温降至 39 ℃以下时,取出头部冰袋。

(11)协助患者取舒适体位,整理床单位。

(12)处理用物,用物清洁消毒后备用。

(13)洗手,记录。体温单上显示物理降温。

(五)注意事项

(1)在给患者实施的过程中,护士应密切观察患者的反应如寒战、面色、脉搏、呼吸等异常反应,出现异常应立即停止操作。

(2)胸前区、腹部、后颈、足底为禁忌擦浴部位。

(3)擦浴 30 min 后测量体温并记录,体温下降为降温有效。

(4)操作方法轻稳、节力,保护患者安全及隐私。

(5)注意保护患者床单干燥,无水渍。

二、干热疗法

(一)目的

帮助患者提升体温,提高舒适度,缓解挛痉、减轻疼痛。

(二)准备

1.用物准备

治疗盘内:毛巾、手套 1 副、热水袋及一次性布套。

治疗盘外:盛水容器、热水。

2.患者、护理人员及环境准备

向患者及家属解释干热疗法的目的、操作过程等相关知识,取得患者的配合。根据病情取适宜卧位,必要时排尿。护理人员衣着整洁,修剪指甲,洗手,戴口罩。环境安静、安全、整洁、舒适。光线、温湿度适宜,关闭门窗,必要时备屏风。

(三)评估

(1)评估患者年龄、病情、体温、意识状况、语言表达能力、治疗情况、活动能力和合作程度。

(2)观察局部皮肤状况,如皮肤颜色、温度、完整性、有无感觉障碍、对冷热的敏感度等。

(四)操作步骤

(1)确认患者,了解病情,解除患者紧张情绪,给患者安全感。关闭门窗,预防患者受凉。

(2)调配水温,成人一般为 60 ℃～70 ℃,昏迷、感觉迟钝、老人、婴幼儿及循环衰竭患者,水温应控制在50 ℃以下。灌调配好的水 1/2～2/3 满,灌水过多,可使热水袋膨胀变硬,柔软舒适感下降,且与皮肤接触面积减少,热效应减小,疗效降低。

(3)排出袋内空气并拧紧塞子,防止影响热传导。用毛巾擦干热水袋,倒置,检查热水袋有无破损、漏水。

(4)将热水袋装入套内。必要时,布套外再用毛巾包裹,避免热水袋与患者皮肤直接接触发生烫伤。

(5)协助患者取舒适体位,暴露热敷部位,必要时用屏风遮挡,将热水袋放置其部位。

(6)观察患者热敷部位效果及反应(如有异常立即停止热疗),30 min 后,撤去热水袋(如为保温,可持续,但应及时更换热水,不超过 50 ℃)。倒空热水,倒挂水袋晾干,吹入少量空气防止粘连,夹紧塞子,热水袋送洗消毒备用。

(7)协助患者躺卧舒适,整理床单位,洗手,记录热敷部位、时间、效果、患者的反应情况等。

(五)注意事项

(1)有出血倾向、面部危险三角区感染、软组织损伤或扭伤 48 h 以内、急性炎症期、恶性病变部位严禁热敷。

(2)随时观察局部皮肤情况,特别是意识不清、语言障碍者。

(3)使用热水袋保暖者,每 30 min 检查水温情况,以及时更换热水。

(4)控制水温,成人为 60 ℃～70 ℃,昏迷、老人、婴幼儿等感觉迟钝者水温应调至 50 ℃以下。

(5)热水袋应浸泡或熏蒸消毒,严禁高压消毒。

三、湿热疗法

(一)目的

湿热敷可促进血液循环,消炎,消肿,止痛。

(二)准备

1.用物准备

治疗盘内:一次性橡胶单、治疗巾、棉签、防水巾、大于患处面积敷布数块、长镊子 2 把、纱布数块、凡士林及开放性伤口备所用换药物品。

治疗盘外:水温计、盛有热水的容器及加热器。

2.患者、护理人员及环境准备

向患者及家属解释湿热疗法的目的、操作过程等相关知识,取得患者的配合。根据病情取适宜卧位,必要时排尿。护理人员衣着整洁,修剪指甲,洗手,戴口罩。环境安静、安全、整洁、舒适。光线、温湿度适宜,关闭门窗,必要时备屏风。

(三)评估

(1)评估患者年龄、病情、体温、意识状况、语言表达能力、治疗情况、活动能力和合作程度。

(2)观察局部皮肤状况,如皮肤颜色、温度、完整性、有无感觉障碍、对冷热的敏感度等。

(四)操作步骤

(1)协助患者取舒适体位,暴露患处必要时屏风遮挡,以保护患者隐私,凡士林涂于受敷部位,上盖一层纱布,受敷部位下方,垫橡胶单和治疗巾。

(2)敷布浸入水温为 50 ℃～60 ℃热水中浸透,用长钳夹出拧至半干,以不滴水为度抖开。打开敷布,折叠后放于患处,上盖防水巾及棉垫。

(3)根据环境温度每 3～5 min 更换一次敷布,一次持续 15～20 min,维持敷布温度。可用热源加热盆内水或及时调换盆内热水,维持水温,若患者感觉过热时可掀起一角散热。

(4)观察患者局部皮肤情况,全身反应,如有异常立即停止湿热敷。

(5)湿热敷结束后,撤去敷布和纱布,擦去凡士林,干毛巾擦干皮肤,撤去一次性橡胶单和治疗巾。

(6)协助患者躺卧舒适,整理好床单位,洗手,记录热敷部位、时间、效果、患者反应。

(五)注意事项

(1)若患者湿热敷部位不禁忌压力,可用热水袋放置在敷布上再盖以大毛巾,以维持温度。

(2)面部湿热敷者,应间隔 30 min 后方可外出,以防感冒。

(3)湿热敷过程中注意局部皮肤变化(如患者皮肤感觉是否温暖、舒适,血液循环是否良好等),防止烫伤。

(4)若湿热敷部位有伤口,应按无菌技术操作原则进行湿热敷,湿热敷后外科常规换药。

(5)操作方法轻稳、节力,保护患者安全,注意保护患者床单干燥、无水渍。

(赵莹菊)

第十四节　床 上 擦 浴

一、目的

去除皮肤污垢,消除令人不快的身体异味,保持皮肤清洁,促进患者机体放松,增进患者舒适及活动度,防止肌肉挛缩和关节僵硬等并发症,刺激皮肤的血液循环,增加皮肤的排泄功能,防御皮肤感染和压疮的发生。适用于病情较重、长期卧床或使用石膏、牵引、卧床、生活不能自理及无法自行沐浴的患者,应给予床上擦浴适当刺激皮肤的血液循环,增加皮肤的排泄功能,防御皮肤感染和压疮的发生。皮肤覆盖于人体表面,是身体最大的器官。完整的皮肤还具有保护机体、调节体温、吸收、分泌、排泄及感觉等功能,是抵御外界有害物质入侵的第一道屏障。皮肤的新陈代谢迅速,其代谢产物如皮脂、汗液及表皮碎屑等能与外界细菌及尘埃结合成污垢,黏附于皮肤表面,如不及时清除,可刺激皮肤,降低皮肤的抵抗力,以致破坏其屏障作用,成为细菌入侵的门户,造成各种感染。因此,皮肤的清洁与护理有助于维持机体的完整性,给机体带来舒适感,可预防感染发生,防止压疮及其他并发症。

二、准备

(一)物品准备

治疗盘内:浴巾、毛巾各2条、沐浴液或浴皂、小剪刀、梳子、50%乙醇、护肤用品(爽身粉、润肤剂)、一次性油布一条、手套。

治疗盘外:面盆2个,水桶2个(一桶内盛50 ℃～52 ℃的温水,并按年龄、季节和生活习惯调节水温;另一桶接盛污水用)、清洁衣裤和被服、另备便盆、便盆巾和屏风。

(二)患者、操作人员及环境准备

患者了解床上擦浴目的、方法、注意事项及配合要点,根据需要协助患者使用便器排便,避免温水擦洗中引起患者的排尿和排便反射,调整情绪,指导或协助患者取舒适体位。操作人员应衣帽整齐,修剪指甲,洗手,戴口罩。环境安静、整洁、关闭门窗,室温控制在22 ℃～26 ℃,必要时备屏风。

三、评估

(1)评估病情、治疗情况、意识、心理状态、卫生习惯及合作度。

(2)患者皮肤情况,有无感染、破损及并发症、肢体活动度、自理能力。

(3)向患者解释床上擦浴的目的、方法、注意事项及配合要点。

四、操作步骤

(1)根据医嘱,确认患者,了解病情。

(2)向患者解释说明目的、过程及方法。解除患者紧张情绪,使患者有安全感,取得合作。

(3)拉布幔或屏风遮挡患者,预防受凉并保护患者隐私,使患者身心放松。

(4)面盆内倒入 50 ℃～52 ℃温水约 2/3 处或根据患者的习性调节水温。

(5)根据病情摇平床头及床尾支架,松开床尾盖被,放平靠近操作者的床挡,将患者身体移向床沿,尽量靠近操作者,确保患者舒适,利用人体力学的原理,减少操作过程中机体的伸展和肌肉紧张及疲劳度。

(6)戴手套,托起头颈部,将浴巾铺在枕头上,另一浴巾放在患者胸前(每擦一处均应在其下面铺浴巾,保护床单位,并用浴毯遮盖好擦洗周围的暴露部位),防止枕头和被褥弄湿。

(7)毛巾放入温水中浸透,拧至半干叠成手套状,包在操作者手上,用毛巾不同面,先擦患者眼部按由内眦至外眦依次擦干眼部,再用较干的毛巾擦洗一遍。毛巾折叠能提高擦洗效果,同时保持毛巾的温度。

(8)操作者一手轻轻固定患者头部,用洗面乳或香皂(根据患者习惯选择),依次擦洗患者额部、鼻翼、颊部、耳郭、耳后直至额下、颈部,再用清水擦洗,然后再用较干毛巾擦洗一遍。褶皱部应重复擦洗如额下、颈部位、耳郭、耳后。

(9)协助患者脱下上衣,置治疗车下层。按先近侧后对侧,先擦洗双上肢(上肢由远心端向近侧擦洗,避免静脉回流),再擦洗胸腹部顺序(腹部以脐为中心,从右向左顺结肠走向擦洗,乳房处环形擦洗)。先用涂浴皂的湿毛巾擦洗,再用湿毛巾擦净皂液,清洗拧干毛巾后再擦洗干,最后用大浴巾边按摩边擦干。根据需要随时调节更换水温。擦洗过程中注意观察患者病情及皮肤情况,患者出现寒战、面色苍白时,应立即停止擦洗,给予适当处理。

(10)协助患者侧卧,背向操作者,浴巾一底一盖置患者擦洗部下及暴露部,依次进行擦洗后劲、背、臀部。背部及受压部位可用 50％乙醇做皮肤按摩,促进血液循环,防止并发症发生。根据季节扑爽身粉。

(11)协助患者更换清洁上衣,一般先穿远侧上肢,再穿近侧、患侧,再穿健侧,可减少关节活动,避免引起患者的疼痛不适。及时用棉被盖好胸、腹部,避免受凉。

(12)更换水、盆、毛巾,擦洗患者下肢、足部背侧,患者平卧,脱下裤子后侧卧,脱下衣物置治疗车下层,将浴巾纵向垫在下肢,浴巾盖于会阴部及下肢前侧,依次从踝部向膝关节、大腿背侧顺序擦洗。

(13)协助患者平卧,擦洗两下肢、膝关节处、大腿前侧部位。

(14)更换温水、盆、毛巾,擦洗会阴部、肛门处(注意肛门部皮肤的褶皱处擦洗干净,避免分泌物滞留,细菌滋生),撤去浴巾,为患者换上干净裤子。

(15)更换温水、盆、毛巾,协助患者移向近侧床边,盆移置足下,盆下铺一次性油布或将盆放于床旁椅上,托起患者小腿部屈膝,将患者双脚同时或先后浸泡于盆内,浸泡片刻软化角质层,洗清双足,擦干足部。

(16)根据需要修剪指甲,足部干裂者涂护肤品,防止足部干燥和粗糙。

(17)为患者梳头,维护患者个人形象,整理床单位,必要时更换床单。

(18)协助患者取舒适体位后,开窗换气。

(19)整理用物,进行清洁消毒处理,避免致病菌的传播。

(20)洗手、记录。

五、注意事项

(1)按擦浴顺序、步骤和方法进行。

（2）擦洗眼部时,尽量避免浴皂,防止对眼部刺激。

（3）操作过程中注意观察患者的病情变化,保持与患者沟通,询问患者感受。

（4）擦洗动作要轻柔、利索,尽量注意少搬动、少暴露患者,注意保暖。

（5）擦洗时注意褶皱处如额下、颈部、耳郭、耳后、腋窝、指间、乳房下褶皱处、脐部、腹股沟、肛周等要擦洗干净。

（6）肢体有损伤者,应先脱健侧衣裤后脱患侧,穿时应先穿患侧后穿健侧,避免患者关节的过度活动,引起疼痛和损伤。

（赵莹菊）

第六章　护理健康教育

第一节　健康相关行为

行为科学作为一门独立的学科,是在 20 世纪 40 年代末 50 年代初形成的。这一学科的产生与发展对企业管理的科学化和现代化产生重大影响,并很快被应用于其他领域,形成众多分支学科。健康行为学即是其中之一。

健康行为(health behavior)学是研究健康相关行为发生、发展规律的科学。它应用行为科学的理论和方法,研究人类个体和群体与健康和疾病有关的行为,探讨其动因、影响因素及其内在机制,为健康教育与健康促进策略和方法提供科学依据,从而服务于维护和促进人类健康。

健康行为学不同于行为医学。行为医学是将行为科学的理论与技术用于临床治疗、康复及预防领域,注重特定疾病的行为表现及其生理、病理、诊断和治疗;健康行为学则立足于通过行为理论和方法的应用,促使人们保持并形成有益于健康的行为,改变不利于健康的行为,强调与疾病发生发展有关的行为问题,着眼于通过解决这些行为问题来维护和增进健康。

一、健康行为与健康相关行为概念

健康相关行为(health related behavior)指的是人类个体和群体与健康和疾病有关的行为。按其对行为者自身和他人健康状况的影响,分为促进健康的行为(health promoted behavior)和危害健康的行为。

严格地说,健康行为是健康行为学的概念,但国外在实际应用中普遍将此与健康相关行为等同。目前的文献中已很少见到"health related behavior"的字眼,原因在于"health behavior"替代了它。国内有人对健康行为下了另一个定义,即健康行为是指人体在身体、心理、社会各方面都处于良好状态时的行为表现。它带有明显的理想色彩,即现实生活中像这样行为十全十美的人几乎是没有的,人们只能以渐进的方式去接近它。况且伴随着时空的变化,人在新的环境中还会不断有新的心理冲突和社会适应问题产生,故健康行为的内涵也会有变化。所以,这个定义实际应用意义不大。在健康行为学的实践中,健康行为主要被当作"导航灯塔",健康相关行为才是重点。

二、促进健康的行为

(一)概念

促进健康的行为指个体或群体表现出的、客观上有利于自身和他人健康的一组行为。日常生活中的各种促进健康的行为,主要有以下五项基本特征。

1.有利性

行为表现有益于自己、他人和全社会,如不吸烟、不酗酒。

2.规律性

行为表现有恒常的规律,如定时、定量进餐。

3.和谐性

个体的行为表现出自己的鲜明个性(如选择运动项目),又能根据整体环境随时调节自身行为,使个体或团体行为有益于自身、他人的健康。

4.一致性

行为本身具有外显性,但它与内在的心理情绪是协调一致的,没有"冲突"或"表里不一"的表现。

5.适宜性

行为强度受理性控制,个体行为能表现出忍耐和适应,无明显冲动表现,且该强度对健康是有利的。

(二)分类

根据以上特点,我们可将促进健康的行为细分为以下几种。

1.日常健康行为

日常健康行为指合理的营养、平衡膳食、适量睡眠、积极锻炼等。

2.保健行为

保健行为指定期体检、预防接种等合理应用医疗保健服务,以维护自身健康的行为。

3.避开有害环境行为

这里的环境危害是广义的,包括人们生活和工作的自然环境与心理生活环境中对健康有害的各种因素。主动地以积极或消极的方式避开这些环境危害也属于健康行为,如离开污染的环境、采取措施减轻环境污染、积极应对引起人们心理应激的紧张生活事件等。

4.戒除不良嗜好

不良嗜好是日常生活中对健康有害的个人偏好,如吸烟、酗酒与滥用药品等。戒烟、不酗酒与不滥用药品属于此类健康行为。

5.预警行为

预警行为指预防事故发生和事故发生以后正确处置的行为,如乘坐飞机、汽车时系安全带,溺水、车祸、火灾等意外事故发生后的自救和他救。

6.求医行为

求医行为指人察觉到自己有某种疾病时,寻求科学、可靠的医疗帮助的行为,如主动求医、真实提供病史和叙述症状等。

7.遵医行为

已知自己患病后,积极配合医护人员工作、服从治疗的一系列行为。就医方式、对医师的满意程度、期望与结果的一致性、对医嘱的理解、治疗方式等对之皆有影响。

8.患者角色行为

有多层含义,患后及时解决原有角色职责,转而接受医疗和社会服务;在身体条件允许的情况下发挥"余热";伤病致残后,身残志坚,积极康复;以正确的人生价值观和归属感对待病残和死亡。

根据三级预防的原则,可将"健康"和"疾病(或死亡)"看成一个过程的两端,上述八类行为根据其发生时间可分成三个阶段。前五类量最大、牵涉面最广,发生在健康、无疾病征兆的人身上,是个体为预防疾病、促进健康采取的主动行为,故通称"预防保护性行为",属一级预防。第六类发生在自觉有病但尚未确诊时,是寻求适当手段及早发现病患的行为措施,通称"求医行为"或"患病行为",属二级预防。第七、第八类是已被确诊的患者采取的促进健康行为,通称"疾病角色行为",属三级预防。由此可见,促进健康的行为在任何时期、任何健康状况下都是可以采用的。

美国行为学家 Breslow 等人对 7 000 名加利福尼亚人进行了为期五年半的行为追踪干预研究,以简练的方式推出 7 项健康的行为:①每晚睡眠 7～8 h;②每天吃早餐;③定时规律进餐,不吃零食;④维持正常体重;⑤每周锻炼 2～3 次(每次 35 min 以上);⑥不饮酒或少饮酒;⑦不吸烟。结果发现,采纳这 7 项行为中的小于或等于 3 项、5 项和 6～7 项的三组成员,在现有平均年龄的基础上,其平均预期寿命分别为22 年、28 年、33 年。由此可见,即便是少量的、简单的促进健康的行为,对人的健康也是有明显促进作用的。

三、危害健康的行为

(一)概念

危害健康的行为是个体或群体在偏离个人、他人乃至社会的健康期望方向而表现出的一组行为。其主要特点是以下几点。

(1)该行为对人、对己、对整个社会的健康有直接或间接的、明显或潜在的危害作用。

(2)该行为对健康的危害有相对的稳定性,即对健康的影响具有一定的作用强度和持续时间。

(3)该行为是个体在后天生活经历中习得的,故又被称为"自我创造的危险因素"。

(二)分类

危害健康的行为通常分为四类。

1.不良生活方式与习惯

生活方式是指作为社会主体的人,为生存和发展而进行的系列日常活动行为。生活方式一旦形成就有其动力定型,即行为者不必消耗很多的心智和体力就能自然而然地完成的日常活动。不良生活方式则是一组习以为常的、对健康有害的行为习惯,能导致各种成年期慢性退行性病变(如肥胖、糖尿病、心血管疾病)、早衰、癌症等,其主要表现:饮食过度、暴饮暴食;高脂、高糖、高盐、低纤维素饮食;偏食、挑食和吃零食过多;嗜好含致癌物的食品,如油煎油炸、烟熏火烤、腌制的食物,其蛋白质易变性,可产生多种具有强突变性的杂环胺类;不良饮食习惯,如进食过冷、过热、过酸、过硬的食物,会对食管产生机械性刺激,在长期反复擦伤情况下易诱发食管癌;饮食不规律、进食过快会使食物消化吸收不良,唾液、胃酸等也无法发挥对黄曲霉毒素、亚硝基化合物等致癌物质的自然减灭毒素作用;久坐、缺乏体育锻炼等。

2.致病性行为模式(disease producing pattern,DPP)

致病性行为模式是导致特异性疾病发生的行为模式,国内外研究较多的是 A 型行为模式和 C 型行为模式。

(1)A 型行为模式:一种与冠心病密切相关的行为模式,又称"冠心病易发行为",其核心表现为不耐烦和敌意。有此行为模式的人常因别人的微小失误或无心得罪而大发雷霆。产生该行为的根本原因是过强的自尊和严重的不安全感。A 型行为者还有一些重要的外部体征,如语言带有突发性敌意、前额口唇汗液津津、常匆忙打断别人讲话、眼周有色素沉着等。其体内通常有去甲肾上腺素、ACTH、睾酮和血清胆固醇的异常升高,由此通过心理途径,全面激活大脑皮层-垂体-肾上腺轴,使肾素、血管紧张素持续、大量释放,导致血压升高、冠状动脉收缩、血管内脂质沉着加快、粥样硬化斑块过早脱落等。所以,A 型行为者的冠心病发病率、复发率和致死率均比正常人高 2~4 倍。

(2)C 型行为模式:一种与肿瘤发生有关的行为模式,又称"肿瘤易发行为",其核心表现是情绪压抑、性格易自我克制。C 型行为模式的人表面上处处依顺、谦和忍让,而内心却是强压怒火、爱生闷气。C 型行为者体内神经体液水平长期紊乱,导致免疫功能全面下降。研究表明:C 型行为者宫颈癌、胃癌、食管癌、结肠癌、肝癌、恶性黑色素瘤的发生率比正常人高 3 倍左右。

3.不良疾病行为

疾病行为指个体从感知到自身有病到疾病康复全过程所表现出来的一系列行为。不良疾病行为可能发生在上述过程的任何阶段,常见的表现形式:与"求医行为"相对的有瞒病行为、恐惧行为、自暴自弃行为等;与"遵医行为"相对的有"角色行为超前"(即把身体疲劳和生理不适错当为疾病)、"角色行为缺如"(如已肯定有病,但有意拖延不进入患者角色)和"角色心理冲突"(如求医与工作不能两全),以及悲观绝望等心理状态和求神拜佛等迷信行为。

4.日常危害健康的行为

日常危害健康的行为主要包括吸烟、酗酒、吸毒、性乱。

吸烟、酗酒和吸毒都是典型的成瘾行为,亦称药物依赖行为,对人类健康造成极大的危害。长期大量吸烟可引发肺癌、支气管炎、肺气肿、缺血性心脏病、胃和十二指肠溃疡等。过量的、无节制的饮酒称为酗酒,对健康的影响分急、慢性两类。急性者引致乙醇中毒、损伤、车祸、斗殴和意外死亡等;慢性的有乙醇慢性中毒综合征、肝硬化、心血管病和神经精神疾病等。长期酗酒引起的酒精性肝硬化、脑血管疾病,以及酗酒同时大量吸烟的协同性致癌作用,都是成年期死亡的重要原因。吸毒属于滥用药物,是指不在医师指导下随意或不适当使用心理激动(致幻)剂,直至产生成瘾或有成瘾趋势的一类行为。

常用的毒品有海洛因、可卡因、鸦片、吗啡、大麻、巴比妥类、安非他明、二乙胺等。其中,海洛因、可卡因等可使人出现异常的精神亢奋;其他毒品则有致幻作用。吸毒对健康的危害呈综合性:精神颓废、人格缺损、心智功能紊乱、身体素质下降,直至衰竭死亡。致幻剂对免疫系统有直接抑制作用,且不少吸毒者(包括静脉注射)往往同时又是同性恋或性淫乱者,所以吸毒人群中艾滋病高发。我国现有的 90% 的艾滋病病毒(HIV)感染者是因静脉注射毒品(共用注射器)感染的。

吸烟、酗酒不仅使本人受害,还危及他人及全社会的健康。孕妇吸烟、酗酒可导致胎儿长期处于低氧致病环境,智力体格发育受阻,流产、早产、死产、死胎增加。一些与吸烟者共同生活的女性,患肺癌的概率比常人多出 6 倍。吸烟、酗酒又是导致火灾、社会治安恶化、家庭离异、交通事故的重要原因。目前,全球共有 11 亿吸烟者,每年因吸烟导致近 500 万例本可避免的死亡。我国目前约有 3.5 亿吸烟者,每年死于吸烟相关疾病的人数近 100 万。

据推算,我国遭受被动吸烟危害的人数高达 5.4 亿,其中 15 岁以下儿童有 1.8 亿。每年死于被动吸烟的人数超过 10 万。

性乱,包括卖淫、嫖娼、同性恋和异性滥交等在性生活方面的紊乱行为。性乱导致各种性传播疾病的高发,尤其是引发艾滋病流行。

四、健康行为的影响因素

(一)倾向因素

倾向因素通常先于行为,是产生某种行为的动机或愿望,或是诱发产生某行为的因素,主要包括知识、态度、信念及价值观。一般可把倾向因素看作个人的偏爱,在教育过程中可能出现在一个人或一组人身上。这种偏爱不是趋向于有利的健康行为,就是趋向于不利的健康行为。

1.知识

对人类形成健康的行为十分重要。知识是产生行为改变的重要条件,特别是患者在医院接受健康教育,对疾病的康复更重要。

2.信念

信念是指自己对某一现象或某一物体的存在是确信无疑的,也就是自己认为可确信的看法。健康方面的信念,如"我确信酗酒和吸烟是有害的",会促使人们采取科学生活方式;如"我确信术后早期下床活动有利于康复",这种信念就会促使患者术后进行早期活动。

3.态度

态度是指个体对人对事所采取的一种具有持久性而又一致性的行为倾向,代表信念的集合。态度通常以好与坏、积极与消极加以评价。

4.价值观

价值观是指人们认为最重要的信念和标准。个人的价值观和行为选择是紧密联系在一起的,然而,自相冲突的价值观是相当普遍的。例如,绝大多数人希望有良好的健康及不愿生病,希望长寿,但有些人不愿为了保持健康长寿采取科学生活方式;糖尿病患者希望能消除症状,预防各种并发症,维护健康和劳动力,可是有些患者不愿做饮食治疗和尿糖测定。因此,帮助人们解决健康价值观的冲突是健康教育的一种重要技术。

所以,倾向因素是产生行为的"引子"或"促动力",即动机直接地影响行为的发生、发展。健康教育的重要任务就是促进个体或群体形成动机,自愿地改变不健康行为。

(二)促成因素

促成因素是指行为动机或愿望得以实现的因素,即实现或达到某行为必需的技术和资源。促成因素包括保健设施、医务人员、诊所及任何类似的资源、医疗费用、诊所距离、交通工具,个人保健技术、行政的重视与支持及法律、政策等。在教育过程中如不考虑促成因素,行为目标就可能达不到。人群的健康行为与当地医疗服务资源的可得性和方便性有很大的关系,因此,除了教育之外,还应为目标人群提供卫生服务,并创造行为改变必需的条件。

(三)强化因素

强化因素是指存在于行为后的强化(或减弱)某种行为的因素,如奖励或惩罚以便使某种行为得以巩固或增强、淡化或消除。强化因素多指与个体和行为有直接影响的人,如有关的保健者、教师、长辈、父母、领导者。强化因素的积极与否取决于重要人物的态度和行为。大量研究表明,青少年的吸烟行为、患者的自我照顾行为受其密友和父母的态度及行为影响最明显。

任何特定的健康行为都受以上三种因素的共同作用。由于行为具有多面性,所以教育策略宜采用综合性手段。任何改变行为的教育计划都要注意这三类因素。教育者的任务应发扬积极因素,克服消极因素。

(王庆香)

第二节　健康相关行为的干预与矫正

我们已经知道,健康相关行为分为促进健康的行为和危害健康的行为两大类。健康教育与健康促进的目的就是通过行为的干预与矫正,使人们形成并保持符合健康、增进健康的行为,改变已养成的危害健康的不良行为和生活方式。

一、健康相关行为转变的步骤

健康教育工作中行为转变的成功,取决于教育者和受教育者两方面的努力。行为转变成功的步骤包括以下几点。

(一)明确行为是促进健康的行为还是危害健康的行为

教育者和受教育者对促进健康的行为和危害健康的行为有明确的认识,即确认哪些行为有益于健康,哪些行为对健康有害。

(二)确定促进健康行为的益处和危害健康行为的害处

教育者和受教育者了解健康行为对健康有哪些好处,益处有多大;危害健康行为对健康有哪些害处,危害程度如何。

(三)教育者鼓励行为转变和受教育者愿意转变

教育者提倡、鼓励人们采纳促进健康的行为、改变危险行为;受教育者有采纳健康行为、改变危险行为的愿望,并决心采取行动。

(四)教育者向受教育者传授行为转变的方法

教育者向受教育者传授行为转变的方法和技能;受教育者明确目标,按照行为转变的方法去做,教育者指导其行为转变。

(五)教育者督促强化行为转变和受教育者巩固行为

教育者加强对健康行为的强化和督促;受教育者巩固和发展有益于健康的行为。

二、群体行为干预

在促使某一特定人群形成健康行为、改变危险行为的过程中,群体行为的综合干预是通常使用的手段,具体的干预机制包括以下几点。

(一)开发领导

领导对健康相关行为的干预目的、意义的理解与支持是目标人群行为干预的重要环节之一,其作用不仅在于领导自身的行为可以成为人群的榜样,更重要的是领导具有决策倾向性。领导对健康相关行为干预的理解和赞同,会使行为干预得到组织、资源、舆论等方面的倾斜与支持。可见,开发领导、转变领导的思想观念,使其认识和理解健康教育与健康促进的必要性、重要性和可行性,对在人群中开展健康教育与健康促进,实施群体行为综合干预非常重要。

(二)目标人群行为干预

目标人群行为的改变是健康教育与健康促进中行为干预的落脚点,因此通过各种方法促使目标人群中的每一个个体采纳健康行为、改变危险行为是健康相关行为干预的根本所在。通常采用的人群干预方法有以下几种。

1.动员群众参与

动员各种舆论和传播手段,如利用大众媒体、培训与讲座、分发宣传材料等方法,向目标人群传播有关行为生活方式与健康、改变行为的方法等信息;动员和发动每一名成员积极参与群体促进健康的目标行为。

2.培养骨干

群体骨干与群体中的成员关系密切,在群体中具有一定的威望,可发挥示范作用,也可能起传播作用,还能对群体成员的行为进行监督与评价。注重骨干培养、为群体成员树立典型,就能以点带面、以局部带动整体,可达到事半功倍的效果。

3.利用舆论和规范的力量

群体的舆论与规范,约束群体内每一成员,使全体成员目标一致、行为一致,达到共同的利益;社会的舆论与规范,给群体一种外来压力,使群众利益符合社会整体利益。健康教育、健康促进工作应充分利用舆论、规范的力量,对危害社会、他人健康的行为加以制止、纠正或予以惩罚。

4.应用竞争机制

群体成员具有群体的归属感和集体荣誉感,群体间开展的竞争可使群体成员感到一种来自群体外部的威胁与压力。增强群体目标的一致性和凝聚力、增强群体成员的主人翁意识、激发群体的强大力量、增进内部驱动力,有利于群体促进健康行为的形成与巩固。群体间的竞争有益于群体的发展;同样,群体内引入竞争机制可激发群体成员奋勇争先,推动群体整体发展。

5.评价和激励

评价也是一种干预手段,通过评价工作可总结成功经验,给予奖励与推广,并能及时发现问题并给予纠正、解决,推动健康教育工作不断向更高层次发展。

(三)环境改善

这里所说的环境既包括物质环境条件,又包括社会环境条件。

1.改善物质环境条件

环境条件的改善是行为干预中必须考虑的因素之一。如果没有环境条件的支持,即使人们已经做出了改变行为的决定,也会由于环境条件的制约而无法实施。例如,当人们知晓患病后及时就诊的意义,打算采取行动时,医院离家却特别远,给就诊带来了极大的不便,人们就可能放弃及时就诊这样一种健康行为。

2.社会支持与制约

通过社会舆论的倡导,支持促进健康的行为,反对危害健康的行为;通过有关法规的制订,约束既不利于自身健康,又对他人健康造成损害的行为。

三、个体行为矫正

(一)行为矫正的基本概念

行为矫正(behavior modification)是按照一定的期望,在一定的条件下,采用一定的措施,促使矫正对象改变自身特定行为的行为干预过程。行为矫正是一种超越了行为限制的方法,更注重人们在行为改变过程中的自觉投入。矫正对象是行为改变的参与者和核心,而不是消极行为受限者。

行为矫正有三大构成要素:对象、环境和过程。

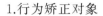

1.行为矫正对象

行为矫正对象根据其对行为指导的态度可分为三类。

(1)需要型:对自身不良行为已有认识,感到"已非改正不可",并在积极寻求转变途径和方法。对这类行为矫正对象应着重促使他们从需要到动机的转化,提供适宜的环境条件,适时提供目标、方法和方向。

(2)冷漠型:对不良行为有认识,但没有转变的信心,也没有接受行为指导的愿望。对这类行为矫正对象的关键指导原则是强化"恐惧"心理、促进态度转变。而且这些人的"从众心理"特别明显,加强团体行为干预力度十分必要。

(3)无需要型:对自身问题全无认识,或完全不承认这是"问题"。对这类行为矫正对象关键是要激发他们对行为改变的迫切需要感。提供更多健康信息,寻求家庭和团体、亲友的配合,借助社会、政策、法律、经济等方面的压力也很重要。

2.行为矫正环境

行为矫正活动必须在一定的环境下进行,这一环境称为矫正环境,由指导者、矫正场所、矫正时机三大要素组成。

(1)指导者:"指导者"是个相对概念,既可能是健康教育者,也可能是老师、医师、护士或矫正对象的亲友、同事。当矫正对象属于需要型时,"指导者"甚至可以是对象本人或(有同一行为的)伙伴。

指导者的任务:观察记录对象的行为,确定目标行为的基线和矫正的阶段性目标,制订实施计划,选择矫正的方法,为矫正对象提供行为转变必要的支持,评估矫正效果,进一步修订矫正计划。

(2)矫正场所:矫正场所可以不固定,如吸烟等行为会不拘场合、随处可以发生,所以矫正可在与场所无依赖关系的地点进行。但是,大多数矫正场所是相对固定的,如教室、居室、办公室等,因为目标行为只有在这些场所、有特定人物在场时才发生。固定的场所还便于对行为进行观察、记录和效果评价,而且在缺乏丰富经验的情况下也能使矫正措施得到最大限度的有效实施。

(3)矫正时机:矫正时机也应精心选择,因为许多行为都以特定的时间为提示因素,如有些人只在喜庆时才饮酒、某些人在写作时才吸烟、不少人在神经过度紧张时易发生滥用药物现象。对这些行为的矫正若选择在易诱发行为表现的一定时机下进行可取得最佳矫正效果。

3.行为矫正过程

行为矫正过程就是行为矫正技术的选择和实施过程,其核心是如何针对具体对象的具体行为来应用具体方法。行为矫正的实施过程一般包括确定行为目标、目标行为分析、矫正策略的选择和实施、矫正效果的评价等一系列活动。

(二)目标行为的确定

健康相关行为的矫正从确定目标行为开始,而且该行为必须与健康教育项目要解决的健康问题相吻合。以下以儿童行为问题为例,说明对目标行为确定过程中必须遵循的几个原则和基本步骤。

首先,通过调查研究发现,儿童多动症在3～6岁儿童中发生率高,对儿童健康成长影响大,家长有强烈要求,对此症进行行为矫正符合本地健康促进计划的总目标。因此,将"儿童多动症"列为备选的目标行为。

其次,分析矫正的可行性。通常根据健康教育实施单位的条件、是否需要外部资源支援和投入收益比,将其分为高可能性、中可能性和低可能性三类。本地具备技术条件、不需大量外援、投入不多而收益明显的行为矫正属于高可能性,可正式确定为目标行为。本例中以"儿童多动症"作行为矫正,分析符合该条件,故本症属"高可能性",可正式确定为目标行为。

最后,根据行为观察,发现多动症儿童的主要偏常行为表现:在座位上扭屁股、听课注意力不集中、眼看别处、小动作多等,据此确定目标行为的四项子(靶)行为。对其他表现更复杂的行为还可根据频度和程度进一步把靶行为划分成单元,做好数据化处理。

无论是确定目标行为还是其子(靶)行为,其界定必须符合客观、明确、完整三项标准。客观是指界定的内容应能充分反映出行为的外在特征;明确是指观察与测量行为的标准必须语言准确,有利于不同层次的指导者理解、复述和解释;完整是指要求界定时必须列明该目标行为所具备的反应条件,以便行为矫正实施者能对与目标行为相似的行为表现作出判断和区别。

就某一具体健康教育项目而言,一般只宜选择1~2种目标行为;如果超过2种,必须是相互关联的系列行为。同项目内目标行为过多,会直接导致干预的"泛化",即降低矫正措施的针对性。

(三)目标行为的分析

对目标行为的发生状况进行分析有两个目的。

第一,确定该行为的表现程度。其中,在行为矫正开始前对个人或群体通过大量调查研究确定的本行为基线(本底)最为重要。

第二,反映目标行为的转变程度。例如在行为矫正期间定期作行为分析,再和本目标进行比较,即可了解矫正的效果如何、该行为矫正措施是否有效。作为效果评价的重要手段,目标行为分析在所有直接涉及行为改变的健康教育项目的整个执行过程中,都要认真进行。

所有的行为分析都出于两个基本点:行为的发生频度与持续时间。从这两点进行量化分析,分析方法大致有五种。

1.频度分析

适用于那些重复发生、每次发生所持续的时间相对固定,且有明显起止的行为。例如,分析某人每天吸烟支数,则频度=表现次数/观察时间。频度分析的优点是记录方法简单,能用定量的方式迅速反映行为的跨时间变化。缺点是不适用于分析发生过频(难以分辨次数)的行为,也不适合多种的、复杂的行为同时进行观察。有些行为的表现主要反映在持续时间上,也不适用于频度分析方法。

2.归类分析

大体有两种方法:一种是将某一行为反应参照行为的界定分别归入相互对立的两大类中,如"发生-未发生""适当-不适当""正确-不正确"。另一种是根据行为观察的实际结果,将行为划入一定的归类模式,如在对人的引起自杀行为的心理危机分析中,根据心理危机在不同生命发展阶段的出现,将其分成青春期危机、家庭婚姻危机、事业危机、更年期危机、老年丧偶等五类。归类分析的优点是方法可塑性大,不过分拘泥于观察时间,可用来同时观察几种互不相同的行为。

3.计数分析

利用记录矫正对象中具有相同行为表现的人数,分析人群的行为状况及其转变。例如,反映某社区居民的刷牙卫生习惯,可分为"每天刷""偶尔刷""不刷"三类,分别统计这三种行为的发生者在该人群中的比例。该方法的优点是可以用问卷形式,省时省力;利用百分比方式反映行为矫正措施(如口腔卫生行为指导)实行前后的结果比较也很直观。缺点是它反映某行为表现的人数,但不表现(尤其个体)行为表现的程度。

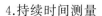

4.持续时间测量

方法简单,适用于分析某种以持续时间为主要特征的行为表现,如每天体育锻炼、读书看报时间等。但要注意事先对该行为的开始、结束等有明确的界定,因为每个人的行为表现是千差万别的。例如,分析读书看报时间,有的人只告诉你一段总的时间,其中连倒茶、洗手等准备活动时间和休息时间都算上,因此,所反映的时间变量不一定很准确。

5.时段抽样分析

用于分析某些表现形式多样的行为,如观察某个人的强迫行为时,该方法先通过随机抽样,确定观察总时间,再将它分成若干等量的时间小段,以这种短时抽样式的记录结果来反映总状况。应注意:小节时限需严格控制;小节内行为观察要不间断地进行;小节内只记录"＋(发生)""－(未发生)",不计次数;跨小节的行为持续表现应在相应小节内记录。

以上介绍的五种行为分析方法均简便易行,各有优缺点,又都不能完全包含行为分析内容。所以最好是在相互合理搭配的基础上进行,以便通过效应互补,达到准确可靠的分析目的。

(四)行为矫正的技术和方法

行为矫正技术自20世纪50年代末期发展以来,用于矫正各种危害健康的行为,指导建立各种促进健康的系列性技术。迄今为止,在健康教育领域内开始得到广泛运用的矫正技术主要有脱敏法、示范法、厌恶法、强化法和消除法等几大类。

1.脱敏法

具体如系统脱敏法、接触脱敏法、自身脱敏法等,主要用于消除个体因对某种因素过于敏感而产生的不良行为表现,如恐怖症、焦虑症、各种神经-心理超敏性反应(如紧张症)等。本方法以认知原理为基础,即在个人行为尚不成熟的阶段若碰到的新刺激太多,就会产生恐怖和紧张。但若在治疗前将该刺激尽量分解并按由小到大、由弱到强的顺序重新排列,在治疗中有目的地、循序渐进地主动提供这一刺激,适时修正个体对该刺激的错误认识,再通过反复的操作、强化,可达到消除这种过于敏感行为的目的。脱敏疗法的成败取决于矫治过程的系统性,是否有专业人员指导,是否在适当环境下进行。事先须对个体的行为表现进行诊断,查找健康史和外界影响因素,在此基础上确立矫治方案。例如,极度害怕小动物的孩子,先由父母领着远远看着其他孩子逗弄笼里的小动物。随着孩子戒备心理的减弱,慢慢引导他走向笼子,同时设法移开其兴奋点。如还不出现恐怖反应,可继续走近,鼓励他也去逗小动物;如出现明显反应,可退回到恰当位置,待平静后再进行。反复多次,直到反应消除。

2.示范法

将所要提供的健康行为分解成不同阶段或不同表现,设计相应的模拟场景,让行为矫正对象扮演其中角色或观察角色行为,身临其境模仿角色的示范,从而形成自己的行为。例如,培养学龄前儿童养成良好的口腔卫生习惯,可采用示范方式,手把手教的方式最为有效。在学习正确地刷牙时,可由老师在现场首先示范,然后选1名小朋友模仿这些动作,老师在旁提示,讲解各注意点,最后全体小朋友进行练习,老师进行个别辅导。在重点学习该习惯的一段时间内,老师或家长每天早晚都应和儿童一起刷牙,反复纠正错误,反复进行强化。以现实生活中克服不利于健康行为的人为示范典型,鼓励和帮助矫正对象改变自身行为,也属于示范疗法。

3.厌恶法

在目标行为出现以后立即给予厌恶刺激,性质可以是化学的、电的、机械的、想象的、羞耻性的和疲劳性的。时间一长,在被矫治者的内心会建立该行为与厌恶刺激间的条件反射,引起内心的由衷厌恶,最后消除该行为。厌恶法常用于消除各种强迫行为、成瘾行为、恐怖症和异常癖好等。使用时一要注意持续性,否则条件反射无法建立;二要防止强度不当,反而引发新的紧张刺激;三要将治疗原理保密,以防对方产生对抗心理,使正向转化无法实现。例如,对那些初次染上酗酒、吸烟等成瘾行为的青少年,可提供羞耻性刺激,即当他自以为很潇洒地向别人敬酒、敬烟时,在场众人立即报以鄙视的目光,或处于一种令人难堪的沉默状态,使他感到极度的羞耻。此时的青少年自尊心极强,爱面子,只要事先做好在场家人、同学、伙伴、亲友的工作,共同采取行动,通常一两次即可使该少年终生难忘。对那些酗酒成性的成年人,可利用呋喃唑酮(每天3次,每次1片,连服2~3周)或双硫醒(常规量),提供药物刺激。呋喃唑酮主要抑制体内单胺氧化酶活性;双硫醒主要抑制乙醛脱氢酶,造成乙醛在体内堆积,引起头痛、头晕、颜面赤红、恶心、呕吐、腹痛无力、呼吸急促等不适感,使饮酒人的大脑皮层内产生一喝酒就会不舒服的归因,从生理反馈中逐步戒酒。

4.强化法

强化法是建立在操作性条件作用的原理之上,是系统地应用强化的手段去增强某些期望行为而减弱或消除某些不期望行为,即在一种行为发生后分别提供正、负两种强化刺激。正强化是为了建立一个促进健康的行为模式,给予一个好的刺激,如运用奖励的方式,使这种行为模式重复出现,并保持下来。奖励的方式可以是物质的(如代币奖励、物质奖励),也可以是精神的(如口头表扬)。负强化通常在矫正对象表现出不利于健康的行为时给予惩罚(物质的或精神的惩罚),使其为逃避负强化而放弃不利于健康的行为。例如,对于在公共场所吸烟、随地吐痰等给予罚款惩罚;孩子不讲卫生、吸吮手指给予指责等。本方法是迄今为止在帮助个体建立健康行为上最有前途的矫正手段,但它在对专业人员如何正确选择强化因素、安排强化活动、接受信息反馈等方面都有更严格的技术要求。强化首先要进行行为分析,一种不良健康行为往往涉及多方面的要素,通过分析确定其中主要的决定要素;其次要选择适当的强化物,在此基础上进行强化训练是必要的。

强化应注意四个方面:①要确定所改变的行为;②确定该行为的直接后果;③设计一个新的结果代替原来的结果;④强化的实施。观察行为者的表现,当出现所需要的行为时立即给予强化。例如,孩子的无理取闹是不是由于成人的过分注意强化了他的行为,如果是,在孩子无理取闹时不予理睬,而在安静时给予关心。

5.消除法

消除法是矫正各种焦虑和恐惧行为的有效方法,其基本原理是让被矫正者真正接触原来使他产生厌恶和逃避反应的环境,设法逐步中断会使其反应得到强化的因素,由此反向地导致焦虑、紧张行为的消失。具体应用方法之一是在系统脱敏法基础上的改进,但更强调对象进入诱发环境后的放松技术。另一种称冲击法,治疗恐高症十分有效,方法是启发矫正对象想象他正处在一个相当的高度且该高度还在上升。想象的初始引起强烈的焦虑和恐怖,但在长时间诱导过程中这种情绪逐渐消退,同一种情况多次重复后,诱发与焦虑、恐怖有关的各种行为的作用将越来越小,最后完全消失。消除法也可通过消除强化事件用于减少和去除不良行为方式。在行为干预中,消除可分三步完成:第一步需确定需要消除的行为;第二步需识别保持行为的强化物;第三步中止使用的强化物。例如,每当一个人在办公室吸烟时,同事就会离开(强化事件消除),这样他在办公室吸烟就会越来越少,甚至会由此而戒烟。

(王庆香)

第三节　健康教育的基本程序

健康教育是一项系统的教育活动,必须遵循一定的规律、原则和科学的程序才能达到健康教育目的,促使个体和群体改变其不健康的行为和生活方式。

健康教育是一项复杂的、连续不断的过程,其包括5个步骤,即评估学习者的学习需要、设立教育目标、制定适宜的教育计划、实施教育计划和评价教育效果。

一、评估学习者的学习需要

评估是制定健康教育目标和计划的先决条件,同时也是健康教育的准备阶段,其目的是为了了解健康教育对象的学习需要、学习准备状态、学习能力及学习资源。

(1)评估学习者的需要及能力:在健康教育前,应了解学习者的基本情况,如学习者的年龄、性别、教育程度、学习能力及健康知识和健康技能的缺乏程度等,然后根据不同的学习需要及特点来安排健康教育活动。

(2)评估学习资源:健康教育前需要评估达到健康教育所需要的时间、参与的人员,有关教学资料及设备(如健康教育小册子、幻灯片)等。

(3)评估准备情况:进行健康教育前,教育者应对自己的准备情况进行评估,为自己做好充分的准备。包括计划是否周全、教具是否齐全、备课是否充分等。

二、设立教育目标

教育目标的设立是健康教育中的一项重要内容,明确教育的具体目标有助于教育计划的实施,也是评价教育效果的依据。健康教育目标也是评价健康教育效果的标准。

(1)目标必须有针对性和可行性:制定目标时应了解学习者对学习的兴趣与态度、学习者的能力及相关的支持系统等,以便制定切实可行的目标。

(2)目标必须具体、可测、可观察:目标越是具体、可测、可观察,则越具有指导意义设立的教育目标应具体表明需要改变的行为,以及要达到的目标的程度等。例如,以进行戒烟教育为例,可写成每周减少2支烟。

(3)目标必须以学习者为中心,健康教育目标的制定必须尊重学习者的意愿,学习者和亲属必须参与目标的制定。

三、制订适宜的教育计划

完善的教育计划是实现目标的行动纲领。一个好的教育计划可以使工作变得有序,减少不必要的重复性工作。

(1)明确实施计划的前提条件,根据设立的目标制订计划,列出实现计划所需的各种资源,可能遇到的问题和障碍,找出相应的解决方法,从而确定计划完成的日期。

(2)将计划书面化、具体化,健康教育计划应有具体、详细的安排。实施教育活动前,应对教育所需的设备和教育资料等都有详细的计划,包括教育活动的时间、地点、方法,教育活动的内容及参与人员等。

（3）完善和修订计划，计划初步完成后，应进一步调查研究，提出各种可供选择的方案，使计划更加切实可行。

四、实施教育计划

实施健康教育计划是整个教育活动中最重要的一个环节。在实施计划前，应对实施健康教育的人员做相应的培训，使之详细了解目标、计划和具体的任务。实施计划过程中，教育者要及时了解教育效果，定期进行阶段性的小结和评价，以保证计划的顺利实施，讨论计划完成后，应及时进行总结。

五、评价教育效果

教育活动中进行评价的目的是为了了解教育效果，完善和改善教育计划以满足公众的健康需要，它贯穿于教育活动的过程，是整个活动中不可或缺的一个环节。

健康教育的评价方法主要有阶段性评价、过程性评价和结果性评价。其评价内容包括教学目标是否切合实际、是否能达到教学目标、计划执行的效率和效果、教育计划是否需要修订等。

（王庆香）

第七章　呼吸内科护理

第一节　急性上呼吸道感染

一、概述

(一)疾病概述

急性上呼吸道感染简称上感,为外鼻孔至环状软骨下缘包括鼻腔、咽或喉部急性炎症的概称。主要病原体是病毒,少数是细菌,免疫功能低下者易感。通常病情较轻、病程短、可自愈,预后良好。但由于发病率高,不仅影响工作和生活,有时还可伴有严重并发症,并具有一定的传染性,应积极防治。

多发于冬春季节,多为散发,且可在气候突变时小规模流行。主要通过患者喷嚏和含有病毒的飞沫经空气传播,或经污染的手和用具接触传播。可引起上感的病原体大多为自然界中广泛存在的多种类型病毒,同时健康人群亦可携带,且人体对其感染后产生的免疫力较弱、短暂,病毒间也无交叉免疫,故可反复发病。

(二)相关病理生理

组织学上可无明显病理改变,亦可出现上皮细胞的破坏。可有炎症因子参与发病,使上呼吸道黏膜血管充血和分泌物增多,伴单核细胞浸润,浆液性及黏液性炎性渗出。继发细菌感染者可有中性粒细胞浸润及脓性分泌物。

(三)急性上呼吸道感染的病因与诱因

1.基本病因

急性上感有70%~80%由病毒引起,包括鼻病毒、冠状病毒、腺病毒、流感和副流感病毒及呼吸道合胞病毒、埃可病毒和柯萨奇病毒等。另有20%~30%的上感为细菌引起,可单纯发生或继发于病毒感染之后发生,以口腔定植菌溶血性链球菌为多见,其次为流感嗜血杆菌、肺炎链球菌和葡萄球菌等,偶见革兰阴性杆菌。

2.常见诱因

淋雨、受凉、气候突变、过度劳累等可降低呼吸道局部防御功能,致使原存的病毒或细菌迅速繁殖,或者直接接触含有病原体的患者喷嚏、空气及污染的手和用具诱发本病。老幼体弱,免疫功能低下或有慢性呼吸道疾病如鼻窦炎、扁桃体炎者更易发病。

(四)临床表现

临床表现有以下几种类型。

1.普通感冒

普通感冒俗称"伤风",又称急性鼻炎或上呼吸道卡他,为病毒感染引起。起病较急,主要表现为鼻部症状,如喷嚏、鼻塞、流清水样鼻涕,也可表现为咳嗽、咽干、咽痒或烧灼感甚至鼻后滴漏感。咽干、咳嗽和鼻后滴漏与病毒诱发的炎症介质导致的上呼吸道传入神经高敏状态有关。2~3 d鼻涕变稠,可伴咽痛、头痛、流泪、味觉迟钝、呼吸不畅、声嘶等,有时由于咽鼓管炎致听力减退。严重者有发热、轻度畏寒和头痛等。体检可见鼻腔黏膜充血、水肿、有分泌物,咽部可为轻度充血。一般经5~7 d痊愈,伴并发症者可致病程迁延。

2.急性病毒性咽炎和喉炎

由鼻病毒、腺病毒、流感病毒、副流感病毒及肠病毒、呼吸道合胞病毒等引起。临床表现为咽痒和灼热感,咽痛不明显。咳嗽少见。急性喉炎多为流感病毒、副流感病毒及腺病毒等引起,临床表现为明显声嘶、讲话困难、可有发热、咽痛或咳嗽,咳嗽时咽喉疼痛加重。体检可见喉部充血、水肿,局部淋巴结轻度肿大和触痛,有时可闻及喉部的喘息声。

3.急性疱疹性咽峡炎

多由柯萨奇病毒A引起,表现为明显咽痛、发热,病程约为一周。查体可见咽部充血,软腭、腭垂、咽及扁桃体表面有灰白色疱疹及浅表溃疡,周围伴红晕。多发于夏季,多见于儿童,偶见于成人。

4.急性咽结膜炎

主要由腺病毒、柯萨奇病毒等引起。表现为发热、咽痛、畏光、流泪、咽及结膜明显充血。病程4~6 d,多发于夏季,由游泳传播,儿童多见。

5.急性咽扁桃体炎

病原体多为溶血性链球菌,其次为流感嗜血杆菌、肺炎链球菌、葡萄球菌等。起病急,咽痛明显、伴发热、畏寒,体温可达39 ℃以上。查体可发现咽部明显充血,扁桃体肿大、充血,表面有黄色脓性分泌物。有时伴有颌下淋巴结肿大、压痛,而肺部查体无异常体征。

(五)辅助检查

1.血液学检查

因多为病毒性感染,白细胞计数常正常或偏低,伴淋巴细胞比例升高。细菌感染者可有白细胞计数与中性粒细胞增多和核左移现象。

2.病原学检查

因病毒类型繁多,且明确类型对治疗无明显帮助,一般无须明确病原学检查。需要时可用免疫荧光法、酶联免疫吸附法、血清学诊断或病毒分离鉴定等方法确定病毒的类型。细菌培养可判断细菌类型并做药物敏感试验以指导临床用药。

(六)主要治疗原则

由于目前尚无特效抗病毒药物,以对症处理为主,同时戒烟、注意休息、多饮水、保持室内空气流通和防治继发细菌感染。对有急性咳嗽、鼻后滴漏和咽干的患者应给予伪麻黄碱治疗以减轻鼻部充血,亦可局部滴鼻应用。必要时适当加用解热镇痛类药物。

(七)药物治疗

1.抗菌药物治疗

目前已明确普通感冒无须使用抗菌药物。除非有白细胞计数升高、咽部脓苔、咯黄痰和流鼻

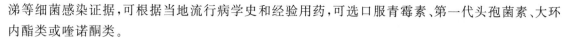

涕等细菌感染证据,可根据当地流行病学史和经验用药,可选口服青霉素、第一代头孢菌素、大环内酯类或喹诺酮类。

2.抗病毒药物治疗

由于目前有滥用造成流感病毒耐药现象,所以如无发热,免疫功能正常,发病不超过 2 d 一般无须应用。对于免疫缺陷患者,可早期常规使用。利巴韦林和奥司他韦有较广的抗病毒谱,对流感病毒、副流感病毒和呼吸道合胞病毒等有较强的抑制作用,可缩短病程。

二、护理评估

(一)病因评估

主要评估患者健康史和发病史,是否有受凉感冒史。对流行性感冒者,应详细询问患者及家属的流行病史,以有效控制疾病进展。

(二)一般评估

1.生命体征

患者体温可正常或发热,有无呼吸频率加快或节律异常。

2.患者主诉

有无鼻塞、流涕、咽干、咽痒、咽痛、畏寒、发热、咳嗽、咳痰、声嘶、畏光、流泪、眼痛等症状。

3.相关记录

体温、痰液颜色、性状和量等记录结果。

(三)身体评估

1.视诊

咽喉部有无充血;鼻腔黏膜有无充血、水肿及分泌物情况;扁桃体有无充血、肿大(肿大扁桃体的分度),有无黄色脓性分泌物;眼结膜有无充血等情况。

2.触诊

有无颌下、耳后等头颈部部位浅表淋巴结肿大,肿大淋巴结有无触痛。

3.听诊

有无异常呼吸音,双肺有无干、湿啰音。

(四)心理-社会评估

患者在疾病治疗过程中的心理反应与需求,家庭及社会支持情况,引导患者正确配合疾病的治疗与护理。

(五)辅助检查结果评估

1.血常规检查

有无白细胞计数降低或升高、有无淋巴细胞比值升高、有无中性粒细胞升高及核左移等。

2.胸部 X 线检查

有无肺纹理增粗、炎性浸润影等。

3.痰培养

有无细菌生长,药敏试验结果如何。

(六)治疗常用药效果的评估

对于呼吸道病毒感染,尚无特异的治疗药物。一般以对症处理为主,辅以中医治疗,并防治继发细菌感染。

三、主要护理诊断/问题

(一)舒适受损

鼻塞、流涕、咽痛、头痛与病毒、细菌感染有关。

(二)体温过高

与病毒、细菌感染有关。

四、护理措施

(一)病情观察

观察生命体征及主要症状,尤其是体温、咽痛、咳嗽等的变化。高热者联合使用物理降温与药物降温,并及时更换汗湿衣物。

(二)环境与休息

保持室内温、湿度适宜和空气流通,症状轻者应适当休息,病情重者或年老者卧床休息为主。

(三)饮食

选择清淡、富含维生素、易消化的食物,并保证足够热量。发热者应适当增加饮水量。

(四)口腔护理

进食后漱口或按时给予口腔护理,防止口腔感染。

(五)防止交叉感染

注意隔离患者,减少探视,以避免交叉感染。指导患者咳嗽时应避免对着他人。患者使用过的餐具、痰盂等用品应按规定及时消毒。

(六)用药护理

遵医嘱用药且注意观察药物的不良反应。为减轻马来酸氯苯那敏或苯海拉明等抗过敏药的头晕、嗜睡等不良反应,宜指导患者在临睡前服用,并告知驾驶员和高空作业者应避免使用。

(七)健康教育

1.疾病预防指导

生活规律、劳逸结合、坚持规律且适当的体育运动,以增强体质,提高抗寒能力和机体的抵抗力。保持室内空气流通,避免受凉、过度疲劳等感染的诱发因素。在高发季节少去人群密集的公共场所。

2.疾病知识指导

指导患者采取适当的措施避免疾病传播,防止交叉感染。患病期间注意休息,多饮水并遵医嘱用药。出现下列情况应及时应诊。

3.预防感染的措施

注意保暖,防止受凉,尤其是要避免呼吸道感染。

4.就诊的指标

告诉患者如果出现下列情况应及时到医院就诊。

(1)经药物治疗症状不缓解。

(2)出现耳鸣、耳痛、外耳道流脓等中耳炎症状。

(3)恢复期出现胸闷、心悸、眼睑水肿、腰酸或关节疼痛。

五、护理效果评估

(1)患者自觉症状好转(鼻塞、流涕、咽部不适感、发热、咳嗽咳痰等症状减轻)。

(2)患者体温恢复正常。

(3)身体评估。①视诊:患者咽喉部充血减轻;鼻腔黏膜充血、水肿减轻情况;扁桃体无充血、肿大程度减轻,无脓性分泌物;眼结膜无充血等情况。②听诊:患者无异常呼吸音;双肺无干、湿啰音。

(孙日芬)

第二节 急性气管-支气管炎

一、概述

(一)疾病概述

急性气管-支气管炎是由生物、物理、化学刺激或过敏等因素引起的急性气管-支气管黏膜炎症。多为散发,无流行倾向,年老体弱者易感。临床症状主要为咳嗽和咳痰。常发生于寒冷季节或气候突变时。也可由急性上呼吸道感染迁延不愈所致。

(二)相关病理生理

由病原体、吸入冷空气、粉尘、刺激性气体或因吸入致敏原引起气管-支气管急性炎症反应。其共同的病理表现为气管、支气管黏膜充血水肿,淋巴细胞和中性粒细胞浸润;同时可伴纤毛上皮细胞损伤,脱落;黏液腺体肥大增生。合并细菌感染时,分泌物呈脓性。

(三)急性气管-支气管炎的病因与诱因

病原体导致的感染是最主要病因,过度劳累、受凉、年老体弱是常见诱因。

1.病原体

病原体与上呼吸道感染类似。常见病毒为腺病毒、流感病毒(甲、乙)、冠状病毒、鼻病毒、单纯疱疹病毒、呼吸道合胞病毒和副流感病毒。常见细菌为流感嗜血杆菌、肺炎链球菌、卡他莫拉菌等,近年来衣原体和支原体感染明显增加,在病毒感染的基础上继发细菌感染亦较多见。

2.物理、化学因素

冷空气、粉尘、刺激性气体或烟雾(如二氧化硫、二氧化氮、氨气、氯气等)的吸入,均可刺激气管-支气管黏膜引起急性损伤和炎症反应。

3.变态反应

常见的吸入致敏原包括花粉、有机粉尘、真菌孢子、动物毛皮排泄物;或对细菌蛋白质的过敏,钩虫、蛔虫的幼虫在肺内的移行均可引起气管-支气管急性炎症反应。

(四)临床表现

临床主要表现为咳嗽咳痰。一般起病较急,通常全身症状较轻,可有发热。初为干咳或少量黏液痰,随后痰量增多,咳嗽加剧,偶伴血痰。咳嗽、咳痰可延续2~3周,如迁延不愈,可演变成慢性支气管炎。伴支气管痉挛时,可出现程度不等的胸闷气促。

(五)辅助检查

1.血液检查

病毒感染时,血常规检查白细胞计数多正常;细菌感染较重时,白细胞计数和中性粒细胞计数增高。血沉检查可有血沉快。

2.胸部 X 线检查

多无异常,或仅有肺纹理的增粗。

3.痰培养

细菌或支原体衣原体感染时,可明确病原体;药物敏感试验可指导临床用药。

(六)治疗要点

1.对症治疗

咳嗽无痰或少痰,可用右美沙芬、喷托维林(咳必清)镇咳。咳嗽有痰而不易咳出,可选用盐酸氨溴索、溴己新(必嗽平)、桃金娘油提取物化痰,也可雾化帮助祛痰。较为常用的为兼顾止咳和化痰的棕色合剂,也可选用中成药止咳祛痰。发生支气管痉挛时,可用平喘药如茶碱类、β_2受体激动剂等。发热可用解热镇痛药对症处理。

2.抗菌药物治疗

有细菌感染证据时应及时使用。可以首选新大环内酯类、青霉素类,亦可选用头孢菌素类或喹诺酮类等药物。多数患者口服抗菌药物即可,症状较重者可经肌内注射或静脉滴注给药,少数患者需要根据病原体培养结果指导用药。

3.一般治疗

多休息,多饮水,避免劳累。

二、护理评估

(一)病因评估

主要评估患者健康史和发病史,近期是否有受凉、劳累、是否有粉尘过敏史、是否有吸入冷空气或刺激性气体史。

(二)一般评估

1.生命体征

患者体温可正常或发热;有无呼吸频率加快或节律异常。

2.患者主诉

有无发热、咳嗽、咳痰、喘息等症状。

3.相关记录

体温、痰液颜色、性状和量等情况。

(三)身体评估

听诊有无异常呼吸音;有无双肺呼吸音变粗,两肺可否闻及散在的干、湿啰音,湿啰音部位是否固定,咳嗽后湿啰音是否减少或消失。有无闻及哮鸣音。

(四)心理-社会评估

患者在疾病治疗过程中的心理反应与需求,家庭及社会支持情况,引导患者正确配合疾病的治疗与护理。

（五）辅助检查结果评估

1.血液检查

有无白细胞总数和中性粒细胞百分比升高,有无血沉加快。

2.胸部 X 线检查

有无肺纹理增粗。

3.痰培养

有无致病菌生长,药敏试验结果如何。

（六）治疗常用药效果的评估

1.应用抗生素的评估要点

（1）记录每次给药的时间与次数,评估有无按时,按量给药,是否足疗程。

（2）评估用药后患者发热、咳嗽、咳痰等症状有否缓解。

（3）评估用药后患者是否出现皮疹、呼吸困难等变态反应。

（4）评估用药后患者有无较明显的恶心、呕吐、腹泻等不良反应。

2.应用止咳祛痰剂效果的评估

（1）记录每次给药的时间与次量。

（2）评估用祛痰剂后患者痰液是否变稀,是否较易咳出。

（3）评估用止咳药后,患者咳嗽频繁是否减轻,夜间睡眠是否改善。

3.应用平喘药后效果的评估

（1）记录每次给药的时间与量。

（2）评估用药后,患者呼吸困难是否减轻,听诊哮鸣音有否消失。

（3）如应用氨茶碱时间较长,需评估有无茶碱中毒表现。

三、主要护理诊断/问题

（一）清理呼吸道无效

与呼吸道感染、痰液黏稠有关。

（二）气体交换受损

与过敏、炎症引起支气管痉挛有关。

四、护理措施

（一）病情观察

观察生命体征及主要症状,尤其咳嗽,痰液的颜色、性质、量等的变化;有无呼吸困难与喘息等表现;监测体温情况。

（二）休息与保暖

急性期应减少活动,增加休息时间,室内空气新鲜,保持适宜的温度和湿度。

（三）保证充足的水分及营养

鼓励患者多饮水,必要时由静脉补充。给予易消化营养丰富的饮食,发热期间进食流质或半流质食物为宜。

（四）保持口腔清洁

由于患者发热、咳嗽、痰多且黏稠,咳嗽剧烈时可引起呕吐,故要保持口腔卫生,以增加舒适感,增进食欲,促进毒素的排泄。

(五)发热护理

热度不高不需特殊处理,高热时要采取物理降温或药物降温措施。

(六)保持呼吸道通畅

观察呼吸道分泌物的性质及能否有效地咳出痰液,指导并鼓励患者有效咳嗽;若为细菌感染所致,按医嘱使用敏感的抗生素。若痰液黏稠,可采用超声雾化吸入或蒸气吸入稀释分泌物;对于咳嗽无力的患者,宜经常更换体位,拍背,使呼吸道分泌物易于排出,促进炎症消散。

(七)给氧与解痉平喘

有咳喘症状者可给予氧气吸入或按医嘱采用雾化吸入平喘解痉剂,严重者可口服。

(八)健康教育

1.疾病预防指导

预防急性上呼吸道感染的诱发因素。增强体质,可选择合适的体育活动,如健康操、太极拳、跑步等,可进行耐寒训练,如冷水洗脸、冬泳等。

2.疾病知识指导

患病期间增加休息时间,避免劳累;饮食宜清淡、富含营养;按医嘱用药。

3.就诊指标

如2周后症状仍持续应及时就诊。

五、护理效果评估

(1)患者自觉症状好转(咳嗽咳痰、喘息、发热等症状减轻)。

(2)患者体温恢复正常。

(3)患者听诊时双肺有无闻及干、湿啰音。

(孙日芬)

第三节　慢性支气管炎

慢性支气管炎是由于感染或非感染因素引起气管、支气管黏膜及其周围组织的慢性非特异性炎症。临床以咳嗽、咳痰或伴有喘息反复发作为特征,每年持续3个月以上,且连续2年以上。

一、病因和发病机制

慢性支气管炎的病因极为复杂,迄今尚有许多因素还不够明确,往往是多种因素长期相互作用的综合结果。

(一)感染

病毒、支原体和细菌感染是本病急性发作的主要原因。病毒感染以流感病毒、鼻病毒、腺病毒和呼吸道合胞病毒常见;细菌感染以肺炎链球菌、流感嗜血杆菌和卡他莫拉菌及葡萄球菌常见。

（二）大气污染

化学气体如氯气、二氧化氮、二氧化硫等刺激性烟雾,空气中的粉尘等均可刺激支气管黏膜,使呼吸道清除功能受损,为细菌入侵创造条件。

（三）吸烟

吸烟为本病发病的主要因素。吸烟时间的长短与吸烟量决定发病率的高低,吸烟者的患病率较不吸烟者高 2～8 倍。

（四）过敏因素

喘息型支气管患者,多有过敏史。患者痰中嗜酸性粒细胞和组胺的含量及血中 IgE 明显高于正常。此类患者实际上应属慢性支气管炎合并哮喘。

（五）其他因素

气候变化,特别是寒冷空气对慢支的病情加重有密切关系。自主神经功能失调,副交感神经功能亢进,老年人肾上腺皮质功能减退,慢性支气管炎的发病率增加。维生素 C 缺乏,维生素 A 缺乏,易患慢性支气管炎。

二、临床表现

（一）症状

患者常在寒冷季节发病,出现咳嗽、咳痰,尤以晨起显著,白天多于夜间。病毒感染痰液为白色黏液泡沫状,继发细菌感染,痰液转为黄色或黄绿色黏液脓性,偶可带血。慢性支气管炎反复发作后,支气管黏膜的迷走神经感受器反应性增高,副交感神经功能亢进,可出现过敏现象而发生喘息。

（二）体征

早期多无体征。急性发作期可有肺底部闻及干、湿啰音。喘息型支气管炎在咳嗽或深吸气后可闻及哮鸣音,发作时,有广泛哮鸣音。

（三）并发症

（1）阻塞性肺气肿:为慢性支气管炎最常见的并发症。

（2）支气管肺炎:慢性支气管炎蔓延至支气管周围肺组织中,患者表现寒战、发热、咳嗽加剧、痰量增多且呈脓性;白细胞总数及中性粒细胞增多;X 线检查显示双下肺野有斑点状或小片阴影。

（3）支气管扩张症。

三、诊断

（一）辅助检查

1.血常规

白细胞总数及中性粒细胞数可升高。

2.胸部 X 线检查

单纯型慢性支气管炎,X 线检查阴性或仅见双下肺纹理增多、增粗、模糊、呈条索状或网状。继发感染时为支气管周围炎症改变,表现为不规则斑点状阴影,重叠于肺纹理之上。

3.肺功能检查

早期病变多在小气道,常规肺功能检查多无异常。

(二)诊断要点

凡咳嗽、咳痰或伴有喘息,每年发作持续 3 个月,连续 2 年或 2 年以上者,并排除其他心、肺疾病(如肺结核、肺尘埃沉着病、支气管哮喘、支气管扩张症、肺癌、肺脓肿、心脏病、心功能不全等)、慢性鼻咽疾病后,即可诊断。如每年发病不足 3 个月,但有明确的客观检查依据(如胸部 X 线检查、肺功能等)亦可诊断。

(三)鉴别诊断

1.支气管扩张

多于儿童或青年期发病,常继发于麻疹、肺炎或百日咳后,并有咳嗽、咳痰反复发作的病史,合并感染时痰量增多,并呈脓性或伴有发热,病程中常反复咯血。在肺下部周围可闻及不易消散的湿啰音。晚期重症患者可出现杵状指(趾)。胸部 X 线检查可见双肺下野纹理粗乱或呈卷发状。薄层高分辨 CT(HRCT)检查有助于确诊。

2.肺结核

活动性肺结核患者多有午后低热、消瘦、乏力、盗汗等中毒症状。咳嗽痰量不多,常有咯血。老年肺结核的中毒症状多不明显,常被慢性支气管炎的症状所掩盖而误诊。胸部 X 线检查可发现结核病灶,部分患者痰结核菌检查可获阳性。

3.支气管哮喘

支气管哮喘常为特质性患者或有过敏性疾病家族史,多于幼年发病。一般无慢性咳嗽、咳痰史。哮喘多突然发作,且有季节性,血和痰中嗜酸性粒细胞常增多,治疗后可迅速缓解。发作时双肺布满哮鸣音,呼气延长,缓解后可消失,且无症状,但气道反应性仍增高。慢性支气管炎合并哮喘的患者,病史中咳嗽、咳痰多发生在喘息之前,迁延不愈较长时间后伴有喘息,且咳嗽、咳痰的症状多较喘息更为突出,平喘药物疗效不如哮喘等可资鉴别。

4.肺癌

肺癌多发生于 40 岁以上男性,并有多年吸烟史的患者,刺激性咳嗽常伴痰中带血和胸痛。X 线检查肺部常有块影或反复发作的阻塞性肺炎。痰脱落细胞及支气管镜等检查,可明确诊断。

5.慢性肺间质纤维化

慢性咳嗽,咳少量黏液性非脓性痰,进行性呼吸困难,双肺底可闻及爆裂音(Velcro 啰音),严重者发绀并有杵状指。X 线检查见中下肺野及肺周边部纹理增多紊乱呈网状结构,其间见弥漫性细小斑点阴影。肺功能检查呈限制性通气功能障碍,弥散功能减低,PaO_2 下降。肺活检是确诊的手段。

四、治疗

(一)急性发作期及慢性迁延期的治疗

以控制感染、祛痰、镇咳为主,同时解痉平喘。

1.抗感染药物

及时、有效、足量,感染控制后及时停用,以免产生细菌耐药或二重感染。一般患者可按常见致病菌用药。可选用青霉素 G 80 万单位肌内注射;复方磺胺甲噁唑(SMZ),每次 2 片,2 次/天;阿莫西林 2~4 g/d,3~4 次口服;氨苄西林 2~4 g/d,分 4 次口服;头孢氨苄 2~4 g/d 或头孢拉定 1~2 g/d,分 4 次口服;头孢呋辛 2 g/d 或头孢克洛 0.5~1.0 g/d,分 2~3 次口服。亦可选择新一代大环内酯类抗生素,如罗红霉素,0.3 g/d,2 次口服。抗菌治疗疗程一般 7~10 d,反复感染病例可适当延长。严重感染时,可选用氨苄西林、环丙沙星、氧氟沙星、阿米卡星、奈替米星或头孢菌素类联合静脉滴注给药。

2.祛痰镇咳药

刺激性干咳者不宜单用镇咳药物,否则痰液不易咳出。可给盐酸溴环己胺醇 30 mg 或羧甲基半胱氨酸 500 mg,3 次/天,口服。乙酰半胱氨酸(富露施)及氯化铵甘草合剂均有一定的疗效。α-糜蛋白酶雾化吸入亦有消炎祛痰的作用。

3.解痉平喘

解痉平喘主要为解除支气管痉挛,利于痰液排出。常用药物为氨茶碱 0.1～0.2 g,8 次/小时口服;丙卡特罗 50 mg,2 次/天;特布他林 2.5 mg,2～3 次/天。慢性支气管炎有可逆性气道阻塞者应常规应用支气管舒张剂,如异丙托溴铵(异丙阿托品)气雾剂、特布他林等吸入治疗。阵发性咳嗽常伴不同程度的支气管痉挛,应用支气管扩张药后可改善症状,并有利于痰液的排出。

(二)缓解期的治疗

应以增强体质,提高机体抗病能力和预防发作为主。

(三)中药治疗

采取扶正固本原则,按肺、脾、肾的虚实辨证施治。

五、护理措施

(一)常规护理

1.环境

保持室内空气新鲜,流通,安静,舒适,温湿度适宜。

2.休息

急性发作期应卧床休息,取半卧位。

3.给氧

持续低流量吸氧。

4.饮食

给予高热量、高蛋白、高维生素易消化饮食。

(二)专科护理

(1)解除气道阻塞,改善肺泡通气。及时清除痰液,神志清醒患者应鼓励咳嗽,痰稠不易咯出时,给予雾化吸入或雾化泵药物喷入,减少局部淤血水肿,以利痰液排出。危重体弱患者,定时更换体位,叩击背部,使痰易于咯出,餐前应给予胸部叩击或胸壁震荡。方法:患者取侧卧位,护士两手手指并拢,手背隆起,指关节微屈,自肺底由下向上,由外向内叩拍胸壁,震动气管,边拍边鼓励患者咳嗽,以促进痰液的排出,每侧肺叶叩击 3～5 min。对神志不清者,可进行机械吸痰,需注意无菌操作,抽吸压力要适当,动作轻柔,每次抽吸时间不超过 15 s,以免加重缺氧。

(2)合理用氧减轻呼吸困难。根据缺氧和二氧化碳潴留的程度不同,合理用氧,一般给予低流量、低浓度、持续吸氧,如病情需要提高氧浓度,应辅以呼吸兴奋剂刺激通气或使用呼吸机改善通气,吸氧后如呼吸困难缓解、呼吸频率减慢、节律正常、血压上升、心率减慢、心律正常、发绀减轻、皮肤转暖、神志转清、尿量增加等,表示氧疗有效。若呼吸过缓,意识障碍加深,需考虑二氧化碳潴留加重,必要时采取增加通气量措施。

(孙日芬)

第四节　慢性阻塞性肺疾病

一、概述

(一)疾病概念

慢性阻塞性肺疾病(chronic obstructive pulmonary disease,COPD)是一组气流受限为特征的肺部疾病,气流受限不完全可逆,呈进行性发展,但是可以预防和治疗的疾病。COPD主要累及肺部,但也可以引起肺外各器官的损害。

COPD是呼吸系统疾病中的常见病和多发病,患病率和病死率均居高不下。近年来对我国7个地区20 245名成年人进行调查,COPD的患病率占40岁以上人群的8.2%。因肺功能进行性减退,严重影响患者的劳动力和生活质量。

(二)相关病理生理

慢性支气管炎并发肺气肿时,视其严重程度可引起一系列病理生理改变。早期病变局限于细小气道,仅闭合容积增大,反映肺组织弹性阻力及小气道阻力的动态肺顺应性降低。病变累及大气道时,肺通气功能障碍,最大通气量降低。随着病情的发展,肺组织弹性日益减退,肺泡持续扩大,回缩障碍,则残气量及残气量占肺总量的百分比增加。肺气肿加重导致大量肺泡周围的毛细血管受膨胀肺泡的挤压而退化,致使肺毛细血管大量减少,肺泡间的血流量减少,此时肺泡虽有通气,但肺泡壁无血液灌流,导致生理无效腔气量增大;也有部分肺区虽有血液灌流,但肺泡通气不良,不能参与气体交换。如此,肺泡及毛细血管大量丧失,弥散面积减少,产生通气与血流比例失调,导致换气功能发生障碍。通气和换气功能障碍可引起缺氧和二氧化碳潴留,发生不同程度的低氧血症和高碳酸血症,最终出现呼吸功能衰竭。

(三)病因与诱因

确切的病因不清楚。但认为与肺部对香烟烟雾等有害气体或有害颗粒的异常炎症反应有关。这些反应存在个体易感因素和环境因素的互相作用。

(1)吸烟:为重要的发病因素,吸烟者慢性支气管炎的患病率比不吸烟者高2~8倍,烟龄越长,吸烟量越大,COPD患病率越高。

(2)职业粉尘和化学物质:接触职业粉尘及化学物质,如烟雾、变应原、工业废气及室内空气污染等,浓度过高或时间过长时,均可能产生与吸烟类似的COPD。

(3)空气污染:大气中的有害气体如二氧化硫、二氧化氮、氯气等可损伤气道黏膜上皮,使纤毛清除功能下降,黏液分泌增加,为细菌感染增加条件。

(4)感染因素:与慢性支气管炎类似,感染亦是COPD发生发展的重要因素之一。

(5)蛋白酶-抗蛋白酶失衡。

(6)炎症机制。

(7)其他:自主神经功能失调、营养不良、气温变化等都有可能参与COPD的发生、发展。

(四)临床表现

起病缓慢、病程较长。主要症状如下。

1.慢性咳嗽

随病程发展可终身不愈。常晨间咳嗽明显,夜间有阵咳或排痰。

2.咳痰

一般为白色黏液或浆液性泡沫性痰,偶可带血丝,清晨排痰较多。急性发作期痰量增多,可有脓性痰。

3.气短或呼吸困难

早期在劳力时出现,后逐渐加重,以致在日常活动甚至休息时也感到气短,是 COPD 的标志性症状。

4.喘息和胸闷

部分患者特别是重度患者或急性加重时出现喘息。

5.其他

晚期患者有体重下降,食欲减退等。

6.COPD 病程分期

COPD 的病程可以根据患者的症状和体征的变化分为以下三期。①急性加重期:是指在疾病发展过程中,短期内出现咳嗽、咳痰、气促、和/或喘息加重、痰量增多,呈脓性或黏液脓性痰,可伴发热等症状。②稳定期:指患者咳嗽、咳痰、气促等症状稳定或较轻。

7.并发症

(1)慢性呼吸衰竭:常在 COPD 急性加重时发生,其症状明显加重,发生低氧血症和/或高碳酸血症,可具有缺氧和二氧化碳潴留的临床表现。

(2)自发性气胸:如有突然加重的呼吸困难,并伴有明显的发绀,患侧肺部叩诊为鼓音,听诊呼吸音减弱或消失,应考虑并发自发性气胸,通过 X 线检查可以确诊。

(3)慢性肺源性心脏病:由于 COPD 肺病变引起肺血管床减少及缺氧致肺动脉痉挛、血管重塑,导致肺动脉高压、右心室肥厚扩大,最终发生右心功能不全。

(五)辅助检验

1.肺功能检查

肺功能检查是判断气流受限的主要客观指标,对 COPD 诊断、严重程度评价、疾病进展、预后及治疗反应等有重要意义。

(1)第一秒用力呼气容积占用力肺活量百分比(FEV_1/FVC)是评价气流受限的一项敏感指标。

(2)第一秒用力呼气容积占预计值百分比($FEV_1\%$预计值),是评估 COPD 严重程度的良好指标,其变异性小,易于操作。

(3)吸入支气管舒张药后 $FEV_1/FVC < 70\%$ 及 $FEV_1 < 80\%$ 预计值者,可确定为不能完全可逆的气流受限。

2.胸部 X 线检查

COPD 早期胸片可无变化,以后可出那肺纹理增粗、紊乱等非特异性改变,也可出现肺气肿改变。X 线检查改变对 COPD 诊断特异性不高,主要作为确定肺部并发症及与其他肺疾病鉴别之用。

3.胸部 CT 检查

CT 检查不应作为 COPD 的常规检查。高分辨 CT,对有疑问病例的鉴别诊断有一定意义。

4.血气分析

对确定发生低氧血症、高碳酸血症、酸碱平衡失调及判断呼吸衰竭的类型有重要价值。

5.其他

COPD 合并细菌感染时,外周血白细胞计数增高,核左移。痰培养可能查出病原菌;常见病原菌为肺炎链球菌、流感嗜血杆菌、卡他莫拉菌、肺炎克雷伯杆菌等。

(六)治疗原则

1.缓解期治疗原则

减轻症状,阻止 COPD 病情发展,缓解或阻止肺功能下降,改善 COPD 患者的活动能力,提高其生活质量,降低病死率。

2.急性加重期治疗原则

控制感染、抗炎、平喘、解痉,纠正呼吸衰竭与右心衰竭。

(七)缓解期药物治疗

1.支气管舒张药

包括短期按需应用以暂时缓解症状,以及长期规则应用以减轻症状。

(1)β_2肾上腺素受体激动剂:主要有沙丁胺醇气雾剂,每次 $100\sim200~\mu g$($1\sim2$ 喷),定量吸入,疗效持续 $4\sim5~h$,每 $24~h$ 不超过 $8\sim12$ 喷。特布他林气雾剂亦有同样作用。可缓解症状,尚有沙美特罗、福莫特罗等长效 β_2肾上腺素受体激动剂,每天仅需吸入 2 次。

(2)抗胆碱能药:是 COPD 常用的药物,主要品种为异丙托溴铵气雾剂,定量吸入,起效较沙丁胺醇慢,持续 $6\sim8~h$,每次 $40\sim80~mg$,每天 $3\sim4$ 次。长效抗胆碱药有噻托溴铵选择性作用于 M_1、M_3 受体,每次吸入 $18~\mu g$,每天 1 次。

(3)茶碱类:茶碱缓释或控释片,$0.2~g$,每 $12~h1$ 次;氨茶碱,$0.1~g$,每天 3 次。

2.祛痰药

对痰不易咳出者可应用。常用药物有盐酸氨溴索,$30~mg$,每天 3 次,N-乙酰半胱氨酸 $0.2~g$,每天 3 次,或羧甲司坦 $0.5~g$,每天 3 次。稀化黏素 $0.5~g$,每天 3 次。

3.糖皮质激素

对重度和极重度患者(Ⅲ级和Ⅳ级),反复加重的患者,长期吸入糖皮质激素与长效 β_2肾上腺素受体激动剂联合制剂,可增加运动耐量、减少急性加重发作频率、提高生活质量,甚至有些患者的肺功能得到改善。

4.长期家庭氧疗(LTOT)

对 COPD 慢性呼吸衰竭者可提高生活质量和生存率。对血流动力学、运动能力、肺生理和精神状态均会产生有益的影响。LTOT 指征:①$PaO_2\leqslant7.3~kPa(55~mmHg)$或 $SaO_2\leqslant88\%$,有或没有高碳酸血症。②$PaO_2~7.3\sim8.0~kPa(55\sim60~mmHg)$,或 $SaO_2<89\%$,并有肺动脉高压、心力衰竭水肿或红细胞增多症(血细胞比容>0.55)。一般用鼻导管吸氧,氧流量为 $1.0\sim2.0~L/min$,吸氧时间 $10\sim15~h/d$。目的是使患者在静息状态下,达到 $PaO_2\geqslant8.0~kPa(60~mmHg)$和/或使 SaO_2 升至 90%。

(八)急性发作期药物治疗

1.支气管舒张药

药物同稳定期。有严重喘息症状者可给予较大剂量雾化吸入治疗,如应用沙丁胺醇 $500~\mu g$ 或异丙托溴铵 $500~\mu g$,或沙丁胺醇 $1~000~\mu g$ 加异丙托溴铵 $250\sim500~\mu g$,通过小型雾化器给患者吸入治疗以缓解症状。

2.抗生素

应根据患者所在地常见病原菌类型及药物敏感情况积极选用抗生素治疗。如给予 β 内酰胺类/β 内酰胺酶抑制剂;第二代头孢菌素、大环内酯类或喹诺酮类。如果找到确切的病原菌,根据药敏结果选用抗生素。

3.糖皮质激素

对需住院治疗的急性加重期患者可考虑口服泼尼松龙 30～40 mg/d,也可静脉给予甲泼尼龙 40～80 mg,每天一次。连续 5～7 d。

4.祛痰剂

溴己新 8～16 mg,每天 3 次;盐酸氨溴索 30 mg,每天 3 次酌情选用。

5.吸氧

低流量吸氧。

二、护理评估

(一)一般评估

1.生命体征

急性加重期时合并感染患者可有体温升高,呼吸频率常达每分钟 30～40 次。

2.患者主诉

有无慢性咳嗽、咳痰、气短、喘息和胸闷等症状。

3.相关记录

体温、呼吸、心率、皮肤、饮食、液体出入量、体重等记录结果。

(二)身体评估

1.视诊

胸廓前后径增大,肋间隙增宽,剑突下胸骨下角增宽,称为桶状胸。部分患者呼吸变浅,频率增快,严重者可有缩唇呼吸等。

2.触诊

双侧语颤减弱。

3.叩诊

肺部过清音,心浊音界缩小,肺下界和肝浊音界下降。

4.听诊

两肺呼吸音减弱,呼气延长,部分患者可闻及湿啰音和/或干啰音。

(三)心理-社会评估

患者在疾病治疗过程中的心理反应与需求,家庭及社会支持情况,引导患者正确配合疾病的治疗与护理。

(四)辅助检查结果评估

1.肺功能检查

吸入支气管舒张药后 $FEV_1/FVC < 70\%$ 及 $FEV_1 < 80\%$ 预计值者,可确定为不能完全可逆的气流受限。

2.血气分析

对确定发生低氧血症、高碳酸血症、酸碱平衡失调及判断呼吸衰竭的类型有重要价值。

3.痰培养

痰培养可能查出病原菌。

(五)COPD常用药效果的评估

1.应用支气管扩张剂的评估要点

(1)用药剂量/天、用药的方法(雾化吸入法、口服、静脉滴注)的评估与记录。

(2)评估急性发作时,是否能正确使用定量吸入器(MDI),用药后呼吸困难是否得到缓解。

(3)评估患者是否掌握常用三种雾化吸器的正确使用方法:定量吸入器(MDI)、都保干粉吸入器、准纳器。并注意用后漱口。

2.应用抗生素的评估要点

参照其他相关章节。

三、主要护理诊断/问题

(一)气体交换受损

与气道阻塞、通气不足、呼吸肌疲劳、分泌物过多和肺泡呼吸面积减少有关。

(二)清理呼吸道无效

与分泌物增多而黏稠、气道湿度减低和无效咳嗽有关。

(三)焦虑

与健康状况改变、病情危重、经济状况有关。

四、护理措施

(一)休息与活动

中度以上COPD急性加重期患者应卧床休息,协助患者采取舒适体位,极重度患者宜采取身体前倾坐位,视病情增加适当的活动,以患者不感到疲劳,不加重病情为宜。

(二)病情观察

观察咳嗽、咳痰及呼吸困难的程度,观察血压、心率,监测动脉血气和水、电解质、酸碱平衡情况。

(三)控制感染

遵医嘱给予抗感染治疗,有效地控制呼吸道感染

(四)合理用氧

采用低流量持续给氧,流量1~2 L/min。提倡长期家庭氧疗,每天氧疗时间在15 h以上。

(五)用药护理

遵医嘱应用抗生素、支气管舒张药和祛痰药,注意观察部效及不良反应。

(六)呼吸功能训练

指导患者正确进行缩唇呼吸和腹式呼吸训练。

1.缩唇呼吸

呼气时将口唇缩成吹笛子状,气体经缩窄的口唇缓慢呼出。作用:提高支气管内压,防止呼气时小气道过早陷闭,以利肺泡气体排出。

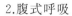

2.腹式呼吸

患者可取立位、平卧位、半卧位,两手分别放于前胸部和上腹部。用鼻缓慢吸气,膈肌最大程度下降,腹部松弛,腹部凸出,手感到腹部向上抬起;经口呼气,吸气时腹肌收缩,膈肌松弛,膈肌别的腹部腔内压增加而上抬,推动肺部气体排出,手感到下降。

3.缩唇呼气和腹式呼吸训练

每天训练3～4次,每次重复8～10次。

(七)保持呼吸道通畅

(1)痰多黏稠、难以咳出的患者需要多饮水,以达到稀释痰液的目的。

(2)遵医嘱每天进行氧气或超声雾化吸入。

(3)护士或家属协助给予胸部叩击和体位引流。

(4)指导有效咳嗽。尽可能加深吸气,以增加或达到必要的吸气容量;吸气后要有短暂的闭气,以使气体在肺内得到最大的分布,稍后关闭声门,可进一步增强气道中的压力,而后增加胸膜腔内压即增高肺泡内压力,这是使呼气时产生高气流的重要措施;最后声门开放,肺内冲出的高速气流,使分泌物从口中喷出。

(5)必要时给予机械吸痰或纤维支气管镜吸痰。

(八)减轻焦虑

护士与家属共同帮助患者去除焦虑产生的原因;与家属、患者共同制订和实施康复计划;指导患者放松技巧。但要向家属与患者强调镇静安眠药对该病的危害,会抑制呼吸中枢,加重低氧血症和高碳酸血症。需慎用或不用。

(九)健康指导

1.疾病预防指导

戒烟是预防COPD的重要措施,避免粉尘和刺激性气体的吸入;避免和呼吸道感染患者接触,在呼吸道传染病流行期间,尽量避免去人群密集的公共场所;指导患者要根据气候变化,以及时增减衣物,避免受凉感冒。

制订个体化锻炼计划:增强体质,按患者情况坚持全身有氧运动;坚持进行腹式呼吸及缩唇呼气训练。

2.饮食指导

重视缓解期营养摄入,改善营养状况。应制订高热量、高蛋白、高维生素饮食计划。

3.家庭氧疗的指导

护士应指导患者和家属做到:①了解氧疗的目的、必要性及注意事项;②注意安全:供氧装置周围严禁烟火,防止氧气燃烧爆炸;③氧疗装置定期更换、清洁、消毒。

4.就诊指标

(1)患者咳嗽、咳痰症状加重。

(2)原有的喘息症状加重,或出现呼吸困难伴或不伴皮肤、口唇、甲床发绀。

(3)咳出脓性或黏液脓性痰,伴发热。

(4)突发明显的胸痛,咳嗽时明显加重。

(5)出现下垂部位水肿,如下肢等。

五、护理效果评估

(1)患者自觉症状好转(咳嗽、咳痰、呼吸困难减轻)。

(2)患者体温降至正常,生命体征稳定。

(3)患者能学会缩唇呼吸与腹式呼吸,学会有效咳嗽。

(4)患者能独立操作3种常用支气管扩张剂气雾剂的使用方法和注意事项。

(5)患者能掌握家属氧疗的方法与使用注意事项。

(6)患者情绪稳定。

(孙日芬)

第五节 支气管哮喘

支气管哮喘是由多种细胞(如嗜酸性粒细胞、肥大细胞、T淋巴细胞、中性粒细胞等)和细胞组分参与的气道慢性炎症性疾病,这种慢性炎症与气道高反应性相关,通常出现广泛而多变的可逆性气流受限,并引起反复发作的喘息、气急、胸闷或咳嗽等症状,多数患者可自行缓解或经治疗缓解。

典型表现为发作性呼气性呼吸困难或发作性胸闷和咳嗽,伴哮鸣音,症状可在数分钟内发生,并持续数小时至数天,夜间及凌晨发作或加重是哮喘的重要临床特征。目前尚无特效的根治办法,糖皮质激素可以有效控制气道炎症,β_2肾上腺素受体激动剂是控制哮喘急性发作的首选药物。经过长期规范化治疗和管理,有80%以上的患者可以达到哮喘的临床控制。

一、一般护理

(1)执行内科一般护理常规。

(2)室内环境舒适、安静、冷暖适宜。保持室内空气流通,避免患者接触变应原,如花草、尘螨、花露水、香水等,扫地和整理床单位时可请患者室外等候,或采取湿式清洁方法,避免尘埃飞扬。病室避免使用皮毛、羽绒或蚕丝织物等。

(3)卧位与休息:急性发作时协助患者取坐位或半卧位,以增加舒适度,利于膈肌的运动,缓解呼气性呼吸困难。端坐呼吸的患者为其提供床旁桌支撑,以减少体力消耗。

二、饮食护理

大约20%的成年患者和50%的患儿是因不适当饮食而诱发或加重哮喘,因此应给予患者营养丰富、清淡、易消化、无刺激的食物。若能找出与哮喘发作有关的食物,如鱼、虾、蟹、蛋类、牛奶等应避免食用。某些食物添加剂如酒石黄和亚硝酸盐可诱发哮喘发作,应引起注意。

三、用药护理

治疗哮喘的药物分为控制性药物和缓解性药物。控制性药物是指需要长期每天规律使用,主要用于治疗气道慢性炎症,达到哮喘临床控制目的;缓解性药物指按需使用的药物,能迅速解除支气管痉挛,从而缓解哮喘症状。哮喘发作时禁用吗啡和大量镇静剂,以免抑制呼吸。

(一)糖皮质激素

糖皮质激素简称激素,是目前控制哮喘最有效的药物。激素给药途径包括吸入、口服、静脉应用等。吸入性糖皮质激素(ICS)由于其局部抗感染作用强、起效快、全身不良反应少(黏膜吸收、少量进入血液),是目前哮喘长期治疗的首选药物。常用药物有布地奈德、倍氯米松等。通常需规律吸入1～2周方能控制。吸药后嘱患者清水含漱口咽部,可减少不良反应的发生。长期吸入较大剂量激素者,应注意预防全身性不良反应。布地奈德雾化用混悬液制剂,经压缩空气泵雾化吸入,起效快,适用于轻、中度哮喘急性发作的治疗。吸入激素无效或需要短期加强治疗的患者可采用泼尼松和泼尼松龙等口服制剂,症状缓解后逐渐减量,然后停用或改用吸入剂。不主张长期口服激素用于维持哮喘控制的治疗。口服用药宜在饭后服用,以减少对胃肠道黏膜的刺激。重度或严重哮喘发作时应及早静脉给予激素,可选择琥珀酸氢化可的松或甲泼尼龙。无激素依赖倾向者,可在3～5 d停药;有激素依赖倾向者应适当延长给药时间,症状缓解后逐渐减量,然后改口服或吸入剂维持。

(二)β₂肾上腺素受体激动剂

短效β₂肾上腺素受体激动剂为治疗哮喘急性发作的首选药物。有吸入、口服和静脉三种制剂,首选吸入给药。常用药物有沙丁胺醇和特布他林。吸入剂包括定量气雾剂(MDI)、干粉剂和雾化溶液。短效β₂肾上腺素受体激动剂(SABA)应按需间歇使用,不宜长期、单一大剂量使用,因为长期应用可引起β₂受体功能下降和气道反应性增高,出现耐药性。主要不良反应有心悸、骨骼肌震颤、低钾血症等。长效β₂肾上腺素受体激动剂(LABA)与吸入性糖皮质激素(ICS)联合是目前最常用的哮喘控制性药物。常用的有普米克都保(布地奈德/福莫特罗干粉吸入剂)、舒利迭(氟替卡松/沙美特罗干粉吸入剂)。

(三)茶碱类

具有增强呼吸肌的力量及增强气道纤毛清除功能等,从而起到舒张支气管和气道抗感染作用,并具有强心、利尿、扩张冠状动脉、兴奋呼吸中枢等作用,是目前治疗哮喘的有效药物之一。氨茶碱和缓释茶碱是常用的口服制剂,尤其后者适用于夜间哮喘症状的控制。静脉给药主要用于重症和危重症哮喘。注射茶碱类药物应限制注射浓度,速度不超过0.25 mg/(kg·min),以防不良反应发生。其主要不良反应包括恶心、呕吐、心律失常、血压下降及尿多,偶可兴奋呼吸中枢,严重者可引起抽搐乃至死亡。由于茶碱的"治疗窗"窄及茶碱代谢存在较大个体差异,有条件的应在用药期间监测其血药浓度。发热、妊娠、小儿或老年,患有肝、心、肾功能障碍及甲状腺功能亢进者尤须慎用。合用西咪替丁、喹诺酮类、大环内酯类药物等可影响茶碱代谢而使其排泄减慢,尤应观察其不良反应的发生。

(四)胆碱 M 受体拮抗剂

分为短效(SAMA)(维持4～6 h)和长效(LAMA)(维持24 h)两种制剂。异丙托溴铵是常用的短效制剂,常与β₂受体激动剂联合雾化应用,代表药可比特(异丙托溴铵/沙丁胺醇)。少数患者可有口苦或口干等不良反应。噻托溴铵是长效(LAMA)选择性 M₁、M₂受体拮抗剂,目前主要用于哮喘合并 COPD 及 COPD 患者的长期治疗。

(五)白三烯拮抗剂

通过调节白三烯的生物活性而发挥抗感染作用,同时舒张支气管平滑肌,是目前除吸入性糖皮质激素外唯一可单独应用的哮喘控制性药物,尤其适用于阿司匹林哮喘、运动性哮喘和伴有过敏性鼻炎哮喘患者的治疗。常用药物为孟鲁司特和扎鲁司特。不良反应通常较轻微,主要是胃肠道症状,少数有皮疹、血管性水肿、转氨酶升高,停药后可恢复正常。

四、病情观察

(1)哮喘发作时,协助取舒适卧位,监测生命体征、呼吸频率、血氧饱和度等指标,观察患者喘息、气急、胸闷或咳嗽等症状,是否出现三凹征,辅助呼吸肌参与呼吸运动,语言沟通困难,大汗淋漓等中重度哮喘的表现。当患者不能讲话,嗜睡或意识模糊,胸腹矛盾运动,哮鸣音减弱甚至消失,脉率变慢或不规则,严重低氧血症和高碳酸血症时,需转入重症加强护理病房(重症监护室)行机械通气治疗。

(2)注意患者有无鼻咽痒、咳嗽、打喷嚏、流涕、胸闷等哮喘早期发作症状,对于夜间或凌晨反复发作的哮喘患者,应注意是否存在睡眠低氧表现,睡眠低氧可以诱发喘息、胸闷等症状。

五、健康指导

(1)对哮喘患者进行哮喘知识教育,寻找变应原,有效改变环境,避免诱发因素,要贯穿整个哮喘治疗全过程。

(2)指导患者定期复诊、检测肺功能,做好病情自我监测,掌握峰流速仪的使用方法,记哮喘日记。与医师、护士共同制定防止复发、保持长期稳定的方案。

(3)掌握正确吸入技术,如沙丁胺醇气雾剂、信必可都保、舒利迭的使用方法。知晓药物的作用和不良反应的预防。

(4)帮助患者养成规律生活习惯,保持乐观情绪,避免精神紧张、剧烈运动、持续的喊叫等过度换气动作。

(5)熟悉哮喘发作的先兆表现,如打喷嚏、咳嗽、胸闷、喉结发痒等,学会在家中自行监测病情变化并进行评定。及哮喘急性发作时进行简单的紧急自我处理方法,如吸入沙丁胺醇气雾剂1～2喷、布地奈德1～2吸,缓解喘憋症状,尽快到医院就诊。

(孙日芬)

第六节　支气管扩张

一、疾病概述

(一)概念和特点

支气管扩张是由于急、慢性呼吸道感染和支气管阻塞后,反复发生支气管炎症、致使支气管组织结构病理性破坏,引起的支气管异常和持久性扩张。临床上以慢性咳嗽,大量脓痰和/或反复咯血为特征,患者多有童年麻疹、百日咳或支气管肺炎等病史。

(二)相关病理生理

支气管扩张的主要病因是支气管-肺组织感染和支气管阻塞,两者相互影响,促使支气管扩张的发生和发展。支气管扩张发生于有软骨的支气管近端分支,主要分为柱状、囊状和不规则扩张3种类型,腔内含有多量分泌物并容易积存。呼吸道相关疾病损伤气道清除机制和防御功能,使其清除分泌物的能力下降,易发生感染和炎症;细菌反复感染使气道内因充满包含炎性介质和

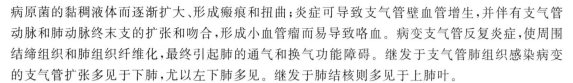

病原菌的黏稠液体而逐渐扩大、形成瘢痕和扭曲;炎症可导致支气管壁血管增生,并伴有支气管动脉和肺动脉终末支的扩张和吻合,形成小血管瘤而易导致咯血。病变支气管反复炎症,使周围结缔组织和肺组织纤维化,最终引起肺的通气和换气功能障碍。继发于支气管肺组织感染病变的支气管扩张多见于下肺,尤以左下肺多见。继发于肺结核则多见于上肺叶。

(三)病因与诱因

1.支气管-肺组织感染

支气管扩张与扁桃体炎、鼻窦炎、百日咳、麻疹、支气管肺炎、肺结核等呼吸道感染密切相关,引起感染的常见病原体为铜绿假单胞菌、流感嗜血杆菌、卡他莫拉菌、肺炎克雷伯杆菌、金黄色葡萄球菌、非结核分枝杆菌、腺病毒和流感病毒等。婴幼儿期支气管-肺组织感染是支气管扩张最常见的病因。

2.支气管阻塞

异物、肿瘤、外源性压迫等可使支气管阻塞导致肺不张,胸腔负压直接牵拉支气管管壁导致支气管扩张。

3.支气管先天性发育缺损与遗传因素

支气管先天性发育缺损与遗传因素也可形成支气管扩张,可能与软骨发育不全或弹性纤维不足导致局部管壁薄弱或弹性较差有关。部分遗传性 α-抗胰蛋白酶缺乏者也可伴有等支气管扩张。

4.其他全身性疾病

支气管扩张可能与机体免疫功能失调有关,目前已发现类风湿关节炎、溃疡性结肠炎、克罗恩病、系统性红斑狼疮等疾病同时伴有支气管扩张。

(四)临床表现

1.症状

(1)慢性咳嗽、大量脓痰:咳嗽多为阵发性,与体位改变有关,晨起及晚上临睡时咳嗽和咳痰尤多。严重程度可用痰量估计:轻度每天少于 10 mL,中度每天 10~150 mL,重度每天多于 150 mL。感染急性发作时,黄绿色脓痰量每天可达数百毫升,将痰液放置后可出现分层的特征,即上层为泡沫,下悬脓性成分;中层为混浊黏液;下层为坏死组织沉淀物。合并厌氧菌感染时,痰和呼气具有臭味。

(2)咯血:反复咯血为本病的特点,可为痰中带血或大量咯血。少量咯血每天少于 100 mL,中量咯血每天 100~500 mL,大量咯血每天多于 500 mL 或一次咯血量>300 mL。咯血量有时与病情严重程度、病变范围不一致。部分病变发生在上叶的"干性支气管扩张"患者以反复咯血为唯一症状。

(3)反复肺部感染:由于扩张的支气管清除分泌物的功能丧失,引流差,易反复发生感染,其特点是同一肺段反复发生肺炎并迁延不愈。

(4)慢性感染中毒症状:可出现发热、乏力、食欲减退、消瘦、贫血等,儿童可影响发育。

2.体征

早期或病变轻者无异常肺部体征,病变严重或继发感染时,可在病变部位尤其下肺部闻及固定而持久的局限性粗湿啰音,有时可闻及哮鸣音,部分患者伴有杵状指(趾)。

(五)辅助检查

1.影像学检查

胸部 X 线检查：囊状支气管扩张的气道表现为显著的囊腔，腔内可存在气液平面，纵切面可显示"双轨征"，横切面显示"环形阴影"，并可见气道壁增厚。胸部 CT 检查：可在横断面上清楚地显示扩张的支气管。高分辨 CT 进一步提高了诊断敏感性，成为支气管扩张症的主要诊断方法。

2.纤维支气管镜检查

有助于发现患者的出血部位或阻塞原因。还可局部灌洗，取灌洗液做细菌学和细胞学检查。

(六)治疗原则

保持引流通畅，处理咯血，控制感染，必要时手术治疗。

1.保持引流通畅、改善气流受限

清除气道分泌物保持气道通畅能减少继发感染和减轻全身中毒症状，如应用祛痰药物（盐酸氨溴索、溴己新、α-糜蛋白酶）等稀释痰液，痰液黏稠时可加用雾化吸入。应用振动、拍背、体位引流等方法促进气道分泌物的清除。应用支气管舒张剂可改善气流受限，伴有气道高反应及可逆性气流受限的患者疗效明显。如体位引流排痰效果不理想，可用纤维支气管镜吸痰法以保持呼吸道通畅。

2.控制感染

急性感染期的主要治疗措施。应根据症状、体征、痰液性状，必要时根据痰培养及药物敏感试验选择有效的抗生素。常用阿莫西林、头孢类抗生素、氨基糖苷类等药物，重症患者，尤其是铜绿假单胞菌感染者，常需第三代头孢菌素加氨基糖苷类药联合静脉用药。如有厌氧菌混合感染，加用甲硝唑或替硝唑等。

3.外科治疗

保守治疗不能缓解的反复大咯血且病变局限者，可考虑手术治疗。经充分的内科治疗后仍反复发作且病变为局限性支气管扩张，可通过外科手术切除病变组织。

二、护理评估

(一)一般评估

1.患者的主诉

有无胸闷、气促、心悸、疲倦、乏力等症状。

2.生命体征

严密观察呼吸的频率、节律、深浅和音响，患者呼吸可正常或增快，感染严重时或合并咯血可伴随不同程度的呼吸困难和发绀。患者体温正常或偏高，感染严重时可为高热。

3.咳嗽咳痰情况

观察咳嗽咳痰的发作时间、频率、持续时间、伴随的症状和影响因素等，患者反复继发肺部感染，支气管引流不畅，痰不易咳出时可导致咳嗽加剧，大量脓痰咳出后，患者感觉轻松，体温下降，精神改善。重点观察痰液的量、颜色、性质、气味和与体位的关系，痰液静置后的分层现象，记录 24 h 痰液排出量。注意患者是否出现面色苍白、出冷汗、烦躁不安等出血的症状，观察咯血的颜色、性质及量。

4.其他

血气分析、血氧饱和度、体重、体位等记录结果。

(二)身体评估

1.头颈部

患者的意识状态,面部颜色(贫血),皮肤黏膜有无脱水、是否粗糙干燥;呼吸困难和缺氧的程度(有无气促、口唇有无发绀、血氧饱和度数值等)。

2.胸部

检查胸廓的弹性,有无胸廓的挤压痛,两肺呼吸运动是否一致。病变部位可闻及固定而持久的局限性粗湿啰音或哮鸣音。

3.其他

患者有无杵状指(趾)。

(三)心理-社会评估

询问健康史、发病原因、病程进展时间及以往所患疾病对支气管扩张的影响,评估患者对支气管扩张的认识;另外,患者常因慢性咳嗽、咳痰或痰量多、有异味等症状产生恐惧或焦虑的心理,并对疾病治疗缺乏治愈的自信。

(四)辅助检查阳性结果评估

血氧饱和度的数值、血气分析结果报告、胸部 CT 检查明确的病变部位。

(五)常用药物治疗效果的评估

抗生素使用后咳嗽咳痰症状有无减轻,原有增高的血白细胞计数有无回降至正常范围,核左移情况有无得到纠正。

三、主要护理诊断/问题

(一)清理呼吸道无效

与大量脓痰滞留呼吸道有关。

(二)有窒息的危险

与大咯血有关。

(三)营养失调

低于机体需要量与慢性感染导致机体消耗有关。

(四)焦虑

与疾病迁延、个体健康受到威胁有关。

(五)活动无耐力

与营养不良、贫血等有关。

四、护理措施

(一)环境

保持室内空气新鲜、无臭味,定期开窗换气使空气流通,维持适宜的温湿度,注意保暖。

(二)休息和活动

休息能减少肺活动度,避免因活动诱发咯血。小量咯血者以静卧休息为主,大量咯血患者应绝对卧床休息,尽量避免搬动。取患侧卧位,可减少患侧胸部的活动度,既防止病灶向健侧扩散,同时有利于健侧肺的通气功能。缓解期患者可适当进行户外活动,但要避免过度劳累。

(三)饮食护理

提供高热量、高蛋白质、富含维生素易消化的饮食,多进食含铁食物有利于纠正贫血,饮食中富含维生素 A、维生素 C、维生素 E 等(如新鲜蔬菜、水果),以提高支气管黏膜的抗病能力。大量咯血者应禁食,小量咯血者宜进少量温、凉流质饮食,避免冰冷食物诱发咳嗽或加重咯血,少食多餐。为痰液稀释利于排痰,鼓励患者多饮水,每天不少于 1 500~2 000 mL。指导患者在咳痰后及进食前后漱口,以祛除口臭,促进食欲。

(四)病情观察

严密观察病情,正确记录每天痰量及痰的性质,留好痰标本。有咯血者备好吸痰和吸氧设备。

(五)用药护理

遵医嘱使用抗生素、祛痰剂和支气管舒张剂,指导患者进行有效咳嗽,辅以叩背及时排出痰液。指导患者掌握药物的疗效、剂量、用法和不良反应。

(六)体位引流的护理

体位引流是利用重力作用促使呼吸道分泌物流入气管、支气管排出体外的方法,其效果与需引流部位所对应的体位有关。体位引流的护理措施如下。

(1)体位引流由康复科医师执行,引流前向患者说明体位引流的目的、操作过程和注意事项,消除顾虑取得合作。

(2)操作前测量生命体征,听诊肺部明确病变部位。引流前 15 min 遵医嘱给予支气管舒张剂(有条件可使用雾化器或手按定量吸入器)。备好排痰用纸巾或一次性容器。

(3)根据病变部位、病情和患者经验选择合适体位(自觉有利于咳痰的体位)。引流体位的选择取决于分泌物潴留的部位和患者的耐受程度,原则上抬高病灶部位的位置,使引流支气管开口向下,有利于潴留的分泌物随重力作用流入支气管和气管排出。首先引流上叶,然后引流下叶后基底段。如果患者不能耐受,应及时调整姿势。头部外伤、胸部创伤、咯血、严重心血管疾病和病情状况不稳定者,不宜采用头低位进行体位引流。

(4)引流时鼓励患者做腹式深呼吸,辅以胸部叩击或震荡,指导患者进行有效咳嗽等措施,以提高引流效果。

(5)引流时间视病变部位、病情和患者身体状况而定,一般每天 1~3 次,每次 15~20 min。在空腹或饭前一个半小时前进行,早晨清醒后立即进行效果最好。咯血时不宜进行体位引流。

(6)引流过程应有护士或家人协助,注意观察患者反应,如出现咯血、面色苍白出冷汗、头晕、发绀、脉搏细弱、呼吸困难等情况,应立即停止引流。

(7)体位引流结束后,协助患者采取舒适体位休息,给予清水或漱口液漱口。记录痰液的性质、量及颜色,复查生命体征和肺部呼吸音及啰音的变化,评价体位引流的效果。

(七)窒息的抢救配合

(1)对大咯血及意识不清的患者,应在病床旁备好急救器械。

(2)一旦患者出现窒息征象,应立即取头低脚高 45°俯卧位,面向一侧,轻拍背部,迅速排出气道和口咽部的血块,或直接刺激咽部以咳出血块。嘱患者不要屏气,以免诱发喉头痉挛。必要时用吸痰管进行负压吸引,以解除呼吸道阻塞。

(3)给予高浓度吸氧,做好气管插管或气管切开的准备与配合工作。

(4)咯血后为患者漱口,擦净血迹,防止因口咽部异物刺激引起剧烈咳嗽而诱发咯血,以及时清理患者咯出的血块及污染的衣物、被褥,安慰患者,以助于稳定情绪,增加安全感,避免因精神过度紧张而加重病情。对精神极度紧张、咳嗽剧烈的患者,可按医嘱给予小剂量镇静剂或镇咳剂。

(5)密切观察咯血的量、颜色、性质及出血的速度,观察生命体征及意识状态的变化,有无胸闷、气促、呼吸困难、发绀、面色苍白、出冷汗、烦躁不安等窒息征象;有无阻塞性肺不张、肺部感染及休克等并发症的表现。

(6)用药护理:①垂体后叶素可收缩小动脉,减少肺血流量,从而减轻咯血。但也能引起子宫、肠道平滑肌收缩和冠状动脉收缩,故冠心病、高血压患者及孕妇忌用。静脉滴注时速度勿过快,以免引起恶心、便意、心悸、面色苍白等不良反应。②年老体弱、肺功能不全者在应用镇静剂和镇咳药后,应注意观察呼吸中枢和咳嗽反射受抑制情况,以早期发现因呼吸抑制导致的呼吸衰竭和不能咯出血块而发生窒息。

(八)心理护理

护士应以亲切的态度多与患者交谈,讲明支气管扩张反复发作的原因和治疗进展,帮助患者树立战胜疾病的信心,解除焦虑不安心理。呼吸困难患者应根据其病情采用恰当的沟通方式,以及时了解病情,安慰患者。

(九)健康教育

(1)预防感冒等呼吸道感染,吸烟患者戒烟。不要滥用抗生素和止咳药。

(2)疾病知识指导:帮助患者和家属正确认识和对待疾病,了解疾病的发生、发展与治疗、护理过程,与患者及家属共同制订长期防治计划。

(3)保健知识的宣教:学会自我监测病情,一旦发现症状加重,应及时就诊。指导掌握有效咳嗽、胸部叩击、雾化吸入及体位引流的排痰方法,长期坚持,以控制病情的发展。

(4)生活指导:讲明加强营养对机体康复的作用,使患者能主动摄取必需的营养素,以增加机体抗病能力。鼓励患者参加体育锻炼,建立良好的生活习惯,劳逸结合,消除紧张心理,防止病情进一步恶化。

(5)及时到医院就诊的指标:体温过高,痰量明显增加;出现胸闷、气促、呼吸困难、发绀、面色苍白、出冷汗、烦躁不安等症状;咯血。

五、护理效果评估

(1)呼吸道保持通畅,痰易咳出,痰量减少或消失,血氧饱和度、动脉血气分析值在正常范围。

(2)肺部湿啰音或哮鸣音减轻或消失。

(3)患者体重增加,无并发症(咯血等)发生。

(孙日芬)

第七节　肺　　炎

肺炎是指终末气道、肺泡和肺间质的炎症,可由病原微生物、理化因素、免疫损伤、过敏及药物所致。细菌性肺炎是最常见的肺炎,也是最常见的感染性疾病之一。

目前,肺炎按患病环境分成社区获得性肺炎(community-acquired pneumonia,CAP)和医院获得性肺炎(hospital-acquired pneumonia,HAP),CAP 是指在医院外罹患的感染性肺实质炎症,包括具有明确潜伏期的病原体感染而在入院后平均潜伏期内发病的肺炎。HAP 亦称医院内肺炎(nosocomial pneumonia,NP),是指患者入院时不存在,也不处于潜伏期,而于入院 48 h 后在医院(包括老年护理院、康复院等)内发生的肺炎。HAP 还包括呼吸机相关性肺炎(ventilator associated pneumonia,VAP)和卫生保健相关性肺炎(healthcare associated pneumonia,HCAP)。CAP 和 HAP 年发病率分别为约12/1 000人口和5/1 000~10/1 000住院患者,近年发病率有增加的趋势。肺炎病死率门诊肺炎患者<5%,住院患者平均为 12%,入住重症监护病房(ICU)者约 40%。发病率和病死率高的原因与社会人口老龄化、吸烟、伴有基础疾病和免疫功能低下有关,如慢性阻塞性肺病、心力衰竭、肿瘤、糖尿病、尿毒症、神经疾病、药瘾、嗜酒、艾滋病、久病体衰、大型手术、应用免疫抑制剂和器官移植等。此外,亦与病原体变迁、耐药菌增加、HAP发病率增加、病原学诊断困难、不合理使用抗生素和部分人群贫困化加剧等有关。

重症肺炎至今仍无普遍认同的定义,需入住 ICU 者可认为是重症肺炎。目前一般认为,如果肺炎患者的病情严重到需要通气支持(急性呼吸衰竭、严重气体交换障碍伴高碳酸血症或持续低氧血症)、循环支持(血流动力学障碍、外周低灌注)及加强监护治疗(肺炎引起的脓毒症或基础疾病所致的其他器官功能障碍)时可称为重症肺炎。

一、病因和发病机制

正常的呼吸道免疫防御机制(支气管内黏液-纤毛运载系统、肺泡巨噬细胞等细胞防御的完整性等)使气管隆凸以下的呼吸道保持无菌。是否发生肺炎决定于两个因素:病原体和宿主因素。如果病原体数量多,毒力强和/或宿主呼吸道局部和全身免疫防御系统损害,即可发生肺炎。病原体可通过下列途径引起社区获得性肺炎:①空气吸入;②血行播散;③邻近感染部位蔓延;④上呼吸道定植菌的误吸。医院获得性肺炎还可通过误吸胃肠道的定植菌(胃食管反流)和通过人工气道吸入环境中的致病菌引起。病原体直接抵达下呼吸道后,滋生繁殖,引起肺泡毛细血管充血、水肿,肺泡内纤维蛋白渗出及细胞浸润。

二、诊断

(一)临床表现特点

1.社区获得性肺炎

(1)新近出现的咳嗽、咳痰或原有呼吸道疾病症状加重,并出现脓性痰,伴或不伴胸痛。

(2)发热。

(3)肺实变体征和/或闻及湿性啰音。

(4)白细胞$>10\times10^9$/L 或$<4\times10^9$/L,伴或不伴细胞核左移。

(5)胸部 X 线检查显示片状、斑片状浸润性阴影或间质性改变,伴或不伴胸腔积液。

以上 1~4 项中任何 1 项加第 5 项,除外非感染性疾病可做出诊断。CAP 常见病原体为肺炎链球菌、支原体、衣原体、流感嗜血杆菌和呼吸病毒(甲型流感病毒、乙型流感病毒、腺病毒、呼吸合胞病毒和副流感病毒)等。

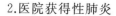

2.医院获得性肺炎

住院患者 X 线检查出现新的或进展的肺部浸润影加上下列 3 个临床症候中的 2 个或以上可以诊断为肺炎。

（1）发热超过 38 ℃。

（2）血白细胞增多或减少。

（3）脓性气道分泌物。

HAP 的临床表现、实验室和影像学检查特异性低，应注意与肺不张、心力衰竭和肺水肿、基础疾病肺侵犯、药物性肺损伤、肺栓塞和急性呼吸窘迫综合征等相鉴别。无感染高危因素患者的常见病原体依次为肺炎链球菌、流感嗜血杆菌、金黄色葡萄球菌、大肠埃希菌、肺炎克雷伯杆菌等；有感染高危因素患者为金黄色葡萄球菌、铜绿假单胞菌、肠杆菌属、肺炎克雷伯杆菌等。

（二）重症肺炎的诊断标准

不同国家制定的重症肺炎的诊断标准有所不同，各有优缺点，但一般均注重对客观生命体征、肺部病变范围、器官灌注和氧合状态的评估，临床医师可根据具体情况选用。以下列出目前常用的几项诊断标准。

1.中华医学会呼吸病学分会颁布的重症肺炎诊断标准

（1）意识障碍。

（2）呼吸频率≥30 次/分。

（3）PaO_2＜8.0 kPa（60 mmHg）、氧合指数（PaO_2/FiO_2）＜40.0 kPa（300 mmHg），需行机械通气治疗。

（4）动脉收缩压＜12.0 kPa（90 mmHg）。

（5）并发脓毒症休克。

（6）X 线胸片显示双侧或多肺叶受累，或入院 48 h 内病变扩大≥50％。

（7）少尿：尿量＜20 mL/h，或＜80 mL/4 h，或急性肾衰竭需要透析治疗。

符合 1 项或以上者可诊断为重症肺炎。

2.美国感染病学会（IDSA）和美国胸科学会（ATS）新修订的诊断标准

具有 1 项主要标准或 3 项或以上次要标准可认为是重症肺炎，需要入住 ICU。

（1）主要标准：①需要有创通气治疗。②脓毒症休克需要血管收缩剂。

（2）次要标准：①呼吸频率≥30 次/分。②PaO_2/FiO_2≤250。③多叶肺浸润。④意识障碍/定向障碍。⑤尿毒症（BUN≥7.14 mmol/L）。⑥白细胞减少（白细胞＜4×10⁹/L）。⑦血小板减少（血小板＜10 万×10⁹/L）。⑧低体温（＜36 ℃）。⑨低血压需要紧急的液体复苏。

说明：①其他指标也可认为是次要标准，包括低血糖（非糖尿病患者）、急性酒精中毒/酒精戒断、低钠血症、不能解释的代谢性酸中毒或乳酸升高、肝硬化或无脾。②需要无创通气也可等同于次要标准的①和②。③白细胞减少仅由感染引起。

3.英国胸科学会（BTS）制定的 CURB（confusion，urea，respiratory rate and blood pressure，CURB）标准

标准一：存在以下 4 项核心标准的 2 项或以上即可诊断为重症肺炎：①新出现的意识障碍。②尿素氮（BUN）＞7 mmol/L。③呼吸频率≥30 次/分。④收缩压＜12.0 kPa（90 mmHg）或舒张压≤8.0 kPa（60 mmHg）。

CURB 标准比较简单、实用，应用起来较为方便。

标准二分为以下 2 种情况。

(1)存在以上 4 项核心标准中的 1 项且存在以下 2 项附加标准时须考虑有重症倾向。附加标准:①PaO_2<8.0 kPa(60 mmHg)/SaO_2<92%(任何 FiO_2);②胸片提示双侧或多叶肺炎。

(2)不存在核心标准但存在 2 项附加标准并同时存在以下 2 项基础情况时也须考虑有重症倾向。基础情况:①年龄≥50 岁;②存在慢性基础疾病。

如存在标准二中(1)(2)两种有重症倾向的情况时需结合临床进行进一步评判。在(1)情况下需至少 12 h 后进行一次再评估。

CURB-65 即改良的 CURB 标准,标准在符合下列 5 项诊断标准中的 3 项或以上时即考虑为重症肺炎,需考虑收入 ICU 治疗:①新出现的意识障碍;②BUN>7 mmol/L;③呼吸频率≥30 次/分;④收缩压<12.0 kPa(90 mmHg)或舒张压≤8.0 kPa(60 mmHg);⑤年龄≥65 岁。

(三)严重度评价

评价肺炎病情的严重程度对于决定在门诊或入院治疗甚或 ICU 治疗至关重要。肺炎临床的严重性决定于 3 个主要因素:局部炎症程度、肺部炎症的播散和全身炎症反应。除此之外,患者如有下列其他危险因素会增加肺炎的严重度和死亡危险。

1.病史

年龄>65 岁;存在基础疾病或相关因素,如慢性阻塞性肺疾病(COPD)、糖尿病、充血性心力衰竭、慢性肾功能不全、慢性肝病、一年内住过院、疑有误吸、神志异常、脾切除术后状态、长期嗜酒或营养不良。

2.体征

呼吸频率>30 次/分;脉搏≥120 次/分;血压<12.0/8.0 kPa(90/60 mmHg);体温≥40 ℃或≤35 ℃;意识障碍;存在肺外感染病灶,如败血症、脑膜炎。

3.实验室和影像学异常

白细胞>$20×10^9$/L 或<$4×10^9$/L,或中性粒细胞计数<$1×10^9$/L;呼吸空气时 PaO_2<8.0 kPa(60 mmHg)、PaO_2/FiO_2<40.0 kPa(300 mmHg)或 $PaCO_2$>6.7 kPa(50 mmHg);血肌酐>106 μmol/L 或 BUN>7.1 mmol/L;血红蛋白<90 g/L 或血细胞比容<30%;血浆清蛋白<25 g/L;败血症或弥漫性血管内凝血(DIC)的证据,如血培养阳性、代谢性酸中毒、凝血酶原时间和部分凝血活酶时间延长、血小板减少;X 线检查病变累及一个肺叶以上、出现空洞、病灶迅速扩散或出现胸腔积液。

为使临床医师更精确地做出入院或门诊治疗的决策,近几年用评分方法作为定量的方法在临床上得到了广泛的应用。PORT(肺炎患者预后研究小组,pneumonia outcomes research team)评分系统(表 7-1)是目前常用的评价社区获得性肺炎(community acquired pneumonia, CAP)严重度及判断是否必须住院的评价方法,其也可用于预测 CAP 患者的病死率,其预测死亡风险分级如下。1~2 级:≤70 分,病死率 0.1%~0.6%;3 级:71~90 分,病死率 0.9%;4 级:91~130 分,病死率 9.3%;5 级:>130 分,病死率27.0%。PORT 评分系统因可以避免过度评价肺炎的严重度而被推荐使用,即其可保证一些没必要住院的患者在院外治疗。

为避免评价 CAP 肺炎患者的严重度不足,可使用改良的 BTS 重症肺炎标准:呼吸频率≥30 次/分、舒张压≤8.0 kPa(60 mmHg)、BUN>6.8 mmol/L 和意识障碍。四个因素中存在两个可确定患者的死亡风险更高。此标准因简单易用,且能较准确地确定 CAP 的预后而被广泛应用。

表 7-1　PORT 评分系统

患者特征	分值	患者特征	分值	患者特征	分值
年龄		脑血管疾病	10	实验室和放射学检查	
男性	−10	肾脏疾病	10	pH<7.35	30
女性	+10	体格检查		BUN>11 mmol/L (>30 mg/dL)	20
住护理院		神志改变	20	Na+<130 mmol/L	20
并存疾病		呼吸频率>30 次/分	20	葡萄糖>14 mmol/L (>250 mg/dL)	10
肿瘤性疾病	30	收缩血压<12.0 kPa (90 mmHg)	20	血细胞比容<30%	10
肝脏疾病	20	体温<35 ℃或>40 ℃	15	PaO_2<8.0 kPa(60 mmHg)	10
充血性心力衰竭	10	脉率>12 次/分	10	胸腔积液	10

　　临床肺部感染积分(clinical pulmonary infection score,CPIS)(表 7-2)则主要用于医院获得性肺炎(hospital acquired pneumonia,HAP)包括呼吸机相关性肺炎(ventilator-associated pneumonia,VAP)的诊断和严重度判断,也可用于监测治疗效果。此积分从 0～12 分,积分 6 分时一般认为有肺炎。

表 7-2　临床肺部感染积分评分表

参数	标准	分值
体温	≥36.5 ℃,≤38.4 ℃	0
	≥38.5 ℃～38.9 ℃	1
	≥39 ℃,或≤36 ℃	2
白细胞计数($\times 10^9$)	≥4.0,≤11.0	0
	<4.0,>11.0	1
	杆状核白细胞	2
气管分泌物	<14＋吸引	0
	≥14＋吸引	1
	脓性分泌物	2
氧合指数(PaO_2/FiO_2)	>240 或急性呼吸窘迫综合征	0
	≤240	2
胸部 X 线	无渗出	0
	弥漫性渗出	1
	局部渗出	2
半定量气管吸出物培养 (0,1＋,2＋,3＋)	病原菌≤1＋或无生长	0
	病原菌≥1＋	1
	革兰染色发现与培养相同的病原菌	2

三、治疗

(一)临床监测

1.体征监测

监测重症肺炎的体征是一项简单、易行和有效的方法,患者往往有呼吸频率和心率加快、发绀、肺部病变部位湿啰音等。目前,多数指南都把呼吸频率加快(≥30 次/分)作为重症肺炎诊断的主要或次要标准。意识状态也是监测的重点,神志模糊、意识不清或昏迷提示重症肺炎可能性。

2.氧合状态和代谢监测

PaO_2、PaO_2/FiO_2、pH、混合静脉血氧分压(PvO_2)、胃张力测定、血乳酸测定等都可对患者的氧合状态进行评估。单次的动脉血气分析一般仅反映患者瞬间的氧合情况;重症患者或有病情明显变化者应进行系列血气分析或持续动脉血气监测。

3.胸部影像学监测

重症肺炎患者应进行系列胸部 X 线监测,主要目的是及时了解患者的肺部病变是进展还是好转,是否合并有胸腔积液、气胸,是否发展为肺脓肿、急性呼吸窘迫综合征(acute respiratory distress syndrome,ARDS)等。检查的频度应根据患者的病情而定,如要了解病变短期内是否增大,一般每 48 h 进行一次检查评价;如患者临床情况突然恶化(呼吸窘迫、严重低氧血症等),在不能除外合并气胸或进展至 ARDS 时,应短期内复查;而当患者病情明显好转及稳定时,一般可14 d 后复查。

4.血流动力学监测

重症肺炎患者常伴有脓毒症,可引起血流动力学的改变,故应密切监测患者的血压和尿量。这 2 项指标比较简单、易行,且非常可靠,应作为常规监测的指标。中心静脉压的监测可用于指导临床补液量和补液速度。部分重症肺炎患者可并发中毒性心肌炎或 ARDS,如临床上难于区分时应考虑行漂浮导管检查。

5.器官功能监测

包括脑功能、心功能、肾功能、胃肠功能、血液系统功能等,进行相应的血液生化和功能检查。一旦发现异常,要积极处理,注意防止多器官功能障碍综合征(multiple organ dysfunction syndrome,MODS)的发生。

6.血液监测

包括外周血白细胞计数、C-反应蛋白、降钙素原、血培养等。

(二)抗生素治疗

经验性联合应用抗生素治疗重症肺炎的理论依据:联合应用能够覆盖可能的微生物并预防耐药的发生。对于铜绿假单胞菌肺炎,联用 β 内酰胺类和氨基糖苷类具有潜在的协同作用,优于单药治疗;然而氨基糖苷类抗生素的抗菌谱窄,毒性大,特别是对于老年患者,其肾损害的发生率比较高。临床应用氨基糖苷类时要注意其为浓度依赖性抗生素,一般要用足够剂量、提高峰药浓度以提高疗效,同时也应避免与毒性相关的谷浓度的升高。在监测药物的峰浓度时,庆大霉素和妥布霉素>7 $\mu g/mL$,或阿米卡星>28 $\mu g/mL$ 的效果较好。氨基糖苷类的另一个不足是对支气管分泌物的渗透性较差,仅能达到血药浓度的 40%。此外,肺炎患者的支气管分泌物 pH 较低,在这种环境下许多抗生素活性都降低。因此,有时联合应用氨基糖苷类抗生素并不能增加疗效,反而增加了肾毒性。

目前对于重症肺炎,抗生素的单药治疗也已得到临床医师的重视。新的头孢菌素、碳青霉烯类、其他β内酰胺类和氟喹诺酮类抗生素由于抗菌效力强、广谱,并且耐细菌β内酰胺酶,故可用于单药治疗。即使对于重症 HAP,只要不是耐多药的病原体,如铜绿假单胞菌、不动杆菌和耐甲氧西林金黄色葡萄球菌(MRSA)等,仍可考虑抗生素的单药治疗。对重症 VAP 有效的抗生素一般包括亚胺培南、美罗培南、头孢吡肟和哌拉西林/他唑巴坦。对于重症肺炎患者来说,临床上的初始治疗常联用多种抗生素,在获得细菌培养结果后,如果没有高度耐药的病原体就可以考虑转为针对性的单药治疗。

临床上一般认为不适合单药治疗的情况:①可能感染革兰阳性、革兰阴性菌和非典型病原体的重症 CAP。②怀疑铜绿假单胞菌或肺炎克雷伯杆菌的菌血症。③可能是金黄色葡萄球菌和铜绿假单胞菌感染的 HAP。三代头孢菌素不应用于单药治疗,因其在治疗中易诱导肠杆菌属细菌产生β内酰胺酶而导致耐药发生。

对于重症 VAP 患者,如果为高度耐药病原体所致的感染则联合治疗是必要的。目前有3种联合用药方案:①β内酰胺类联合氨基糖苷类:在抗铜绿假单胞菌上有协同作用,但也应注意前面提到的氨基糖苷类的毒性作用。②2个β内酰胺类联合使用:因这种用法会诱导出对两种药同时耐药的细菌,故虽然有过成功治疗的报道,仍不推荐使用。③β内酰胺类联合氟喹诺酮类:虽然没有抗菌协同作用,但也没有潜在的拮抗作用;氟喹诺酮类对呼吸道分泌物穿透性很好,对其疗效有潜在的正面影响。

对于铜绿假单胞菌所致的重症肺炎,联合治疗往往是必要的。抗假单胞菌的β内酰胺类抗生素包括青霉素类的哌拉西林、阿洛西林、氨苄西林、替卡西林、阿莫西林;第三代头孢菌素类的头孢他啶、头孢哌酮;第四代头孢菌素类的头孢吡肟;碳青霉烯类的亚胺培南、美罗培南;单酰胺类的氨曲南(可用于青霉素类过敏的患者);β内酰胺类/β内酰胺酶抑制剂复合剂的替卡西林/克拉维酸钾、哌拉西林/他唑巴坦。其他的抗假单胞菌抗生素还有氟喹诺酮类和氨基糖苷类。

1.重症 CAP 的抗生素治疗

重症 CAP 患者的初始治疗应针对肺炎链球菌(包括耐药肺炎链球菌)、流感嗜血杆菌、军团菌和其他非典型病原体,在某些有危险因素的患者还有可能为肠道革兰阴性菌属包括铜绿假单胞菌的感染。无铜绿假单胞菌感染危险因素的 CAP 患者可使用β内酰胺类联合大环内酯类或氟喹诺酮类(如左氧氟沙星、加替沙星、莫西沙星等)。因目前为止还没有确立单药治疗重症 CAP 的方法,所以很难确定其安全性、有效性(特别是并发脑膜炎的肺炎)或用药剂量。可用于重症 CAP 并经验性覆盖耐药肺炎链球菌的β内酰胺类抗生素有头孢曲松、头孢噻肟、亚胺培南、美罗培南、头孢吡肟、氨苄西林/舒巴坦或哌拉西林/他唑巴坦。目前高达40%的肺炎链球菌对青霉素或其他抗生素耐药,其机制不是β内酰胺酶介导而是青霉素结合蛋白的改变。虽然不少β内酰胺类和氟喹诺酮类抗生素对这些病原体有效,但对耐药肺炎链球菌肺炎并发脑膜炎的患者应使用万古霉素治疗。如果患者有假单胞菌感染的危险因素(如支气管扩张、长期使用抗生素、长期使用糖皮质激素)应联合使用抗假单胞菌抗生素并应覆盖非典型病原体,如环丙沙星加抗假单胞菌β内酰胺类,或抗假胞菌β内酰胺类加氨基糖苷类加大环内酯类或氟喹诺酮类。

临床上选取任何治疗方案都应根据当地抗生素耐药的情况、流行病学和细菌培养及实验室结果进行调整。关于抗生素的治疗疗程目前也很少有资料可供参考,应考虑感染的严重程度,菌血症、多器官功能衰竭、持续性全身炎症反应和损伤等。一般来说,根据疾病的严重程度和宿主免疫抑制的状态,肺炎链球菌肺炎疗程为 7～10 d,军团菌肺炎的疗程需要 14～21 d。ICU 的大多数治疗都是通过静脉途径的,但近期的研究表明只要病情稳定、没有发热,即使在危重患者,3 d 静脉给药后亦可转为口服治疗,即序贯或转换治疗。转换为口服治疗的药物可选择氟喹诺酮类,因其生物利用度高,口服治疗也可达到同静脉给药一样的血药浓度。

由于嗜肺军团菌在重症 CAP 的相对重要性,应特别注意其的治疗方案。虽然目前有很多体外有抗军团菌活性的药物,但在治疗效果上仍缺少前瞻性、随机对照研究的资料。回顾性的资料和长期临床经验支持使用红霉素 4 g/d 治疗住院的军团菌肺炎患者。在多肺叶病变、器官功能衰竭或严重免疫抑制的患者,在治疗的前 3～5 d 应加用利福平。其他大环内酯类(克拉霉素和阿奇霉素)也有效。除上述之外可供选择的药物有氟喹诺酮类(环丙沙星、左氧氟沙星、加替沙星、莫西沙星)或多西环素。氟喹诺酮类在治疗军团菌肺炎的动物模型中特别有效。

2.重症 HAP 的抗生素治疗

HAP 应根据患者的情况和最可能的病原体而采取个体化治疗。对于早发的(住院 4 d 内起病者)重症肺炎患者而没有特殊病原体感染危险因素者,应针对"常见病原体"治疗。这些病原体包括肺炎链球菌、流感嗜血杆菌、甲氧西林敏感的金黄色葡萄球菌和非耐药的革兰阴性细菌。抗生素可选择第二代、第三代、第四代头孢菌素、β 内酰胺类/β 内酰胺酶抑制剂复合剂、氟喹诺酮类或联用克林霉素和氨曲南。

对于任何时间起病、有特殊病原体感染危险因素的轻中症肺炎患者,有感染"常见病原体"和其他病原体危险者,应评估危险因素来指导治疗。如果有近期腹部手术或明确的误吸史,应注意厌氧菌,可在主要抗生素基础上加用克林霉素或单用 β 内酰胺类/β 内酰胺酶抑制剂复合剂;如果患者有昏迷或有头部创伤、肾衰竭或糖尿病史,应注意金黄色葡萄球菌感染,需针对性选择有效的抗生素;如果患者起病前使用过大剂量的糖皮质激素或近期有抗生素使用史或长期 ICU 住院史,即使患者的 HAP 并不严重,也应经验性治疗耐药病原体。治疗方法是联用两种抗假单胞菌抗生素,如果气管抽吸物革兰染色见阳性球菌还需加用万古霉素(或可使用利奈唑胺或奎奴普丁/达福普汀)。所有的患者,特别是气管插管的 ICU 患者,经验性用药必须持续到痰培养结果出来之后。如果无铜绿假单胞菌或其他耐药革兰阴性细菌感染,则可根据药敏情况使用单一药物治疗。非耐药病原体的重症 HAP 患者可用任何以下单一药物治疗:亚胺培南、美罗培南、哌拉西林/他唑巴坦或头孢吡肟。

ICU 中 HAP 的治疗也应根据当地抗生素敏感情况,以及当地经验和对某些抗生素的偏爱而调整。每个 ICU 都有它自己的微生物药敏情况,而且这种情况随时间而变化,因而有必要经常更新经验用药的策略。经验用药中另一个需要考虑的是"抗生素轮换"策略,它是指标准经验治疗过程中有意更改抗生素使细菌暴露于不同的抗生素从而减少抗生素耐药的选择性压力,达到减少耐药病原体感染发生率的目的。"抗生素轮换"策略目前仍在研究之中,还有不少问题未能明确,包括每个用药循环应该持续多久,应用什么药物进行循环,这种方法在内科和外科患者的有效性分别有多高,循环药物是否应该针对革兰阳性细菌同时也针对革兰阴性细菌等。

在某些患者中,雾化吸入这种局部治疗可用以弥补全身用药的不足。氨基糖苷类雾化吸入可能有一定的益处,但只用于革兰阴性细菌肺炎全身治疗无效者。多黏菌素雾化吸入也可用于耐药铜绿假单胞菌的感染。

对于初始经验治疗失败的患者,应该考虑其他感染性或非感染性的诊断,包括肺曲霉感染。对持续发热并有持续或进展性肺部浸润的患者可经验性使用两性霉素 B。虽然传统上应使用开

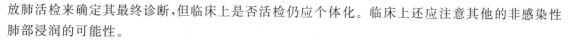

放肺活检来确定其最终诊断,但临床上是否活检仍应个体化。临床上还应注意其他的非感染性肺部浸润的可能性。

(三)支持治疗

支持治疗主要包括液体补充、血流动力学、通气和营养支持,起到稳定患者状态的作用,而更直接的治疗仍需要针对患者的基础病因。流行病学证据显示,营养不良影响肺炎的发病和危重患者的预后。同样,临床资料也支持肠内营养可以预防肺炎的发生,特别是对于创伤的患者。对于严重脓毒症和多器官功能衰竭的分解代谢旺盛的重症肺炎患者,在起病 48 h 后应开始经肠内途径进行营养支持,一般把导管插入到空肠进行喂养以避免误吸;如果使用胃内喂养,最好是维持患者半卧体位以减少误吸的风险。

(四)胸部理疗

拍背、体位引流和振动可以促进黏痰排出的效果尚未被证实。胸部理疗广泛应用的局限在于:①其有效性未被证实,特别是不能减少患者的住院时间。②费用高,需要专人使用。③有时引起 PaO_2 的下降。目前的经验是胸部理疗对于脓痰过多(>30 mL/d)或严重呼吸肌疲劳不能有效咳嗽的患者是最为有用的,如对囊性纤维化、COPD 和支气管扩张的患者。

使用自动化病床的侧翻疗法,有时加以振动叩击,是一种有效地预防外科创伤及内科患者肺炎的方法,但其地位仍不确切。

(五)促进痰液排出

雾化和湿化可降低痰的黏度,因而可改善不能有效咳嗽患者的排痰,然而雾化产生的大多水蒸气都沉积在上呼吸道并引起咳嗽,一般并不影响痰的流体特性。目前很少有数据支持湿化能特异性地促进细菌清除或肺炎吸收的观点。乙酰半胱氨酸能破坏痰液的二硫键,有时也用于肺炎患者的治疗,但由于其刺激性,因而在临床应用上受到一定限制。痰中的 DNA 增加了痰液黏度,重组的 DNA 酶能裂解 DNA,已证实在囊性纤维化患者中有助于改善症状和肺功能,但对肺炎患者其价值尚未被证实。支气管舒张药也能促进黏液排出和纤毛运动频率,对 COPD 合并肺炎的患者有效。

四、急救护理

(一)护理目标

(1)维持生命体征稳定,降低病死率。

(2)维持呼吸道通畅,促进有效咳嗽、排痰。

(3)维持正常体温,减轻高热伴随症状,增加患者舒适感。

(4)供给足够营养和液体。

(5)预防传染和继发感染。

(二)护理措施

1.病情监护

重症肺炎患者病情危重、变化快,特别是高龄及合并严重基础疾病患者,需要严密监护病情变化,包括持续监护心电、血压、呼吸、血氧饱和度,监测意识、尿量、血气分析结果、肾功能、电解质、血糖变化。任何异常变化均应及时报告医师,早期处理。同时床边备好吸引装置、吸氧装置、气管插管和气管切开等抢救用品及抢救药物等。

2.维持呼吸功能的护理

(1)密切观察患者的呼吸情况,监护呼吸频率、节律、呼吸音、血氧饱和度。出现呼吸急促、呼吸困难,口唇、指(趾)末梢发绀,低氧血症(血氧饱和度＜80％),双肺呼吸音减弱,必须及时给予鼻导管或面罩有效吸氧,根据病情变化调节氧浓度和流量。面罩呼吸机加压吸氧时,注意保持密闭,对于面颊部极度消瘦的患者,在颊部与面罩之间用脱脂棉垫衬托,避免漏气影响氧疗效果和皮肤压迫。意识清楚的患者嘱其用鼻呼吸,脱面罩间歇时间不宜过长。鼓励患者多饮水,减少张口呼吸和说话。

(2)常规及无创呼吸机加压吸氧不能改善缺氧时,采取气管插管呼吸机辅助通气。机械通气需要患者较好的配合,事先向患者简明讲解呼吸机原理、保持自主呼吸与呼吸机同步的配合方法、注意事项等。指导患者使用简单的身体语言表达需要,如用动腿、眨眼、动手指表示口渴、翻身、不适等或写字表达。机械通气期间严格做好护理,每天更换呼吸管道,浸泡消毒后再用环氧乙烷灭菌;严格按无菌技术操作规程吸痰。护理操作特别是给患者翻身时,注意呼吸机管道水平面保持一定倾斜度,使其低于患者呼吸道,集水瓶应在呼吸环路的最低位,并及时检查倾倒管道内、集水瓶内冷凝水,避免其反流入气道。根据症状、血气分析、血氧饱和度调整吸入氧浓度,力求在最低氧浓度下达到最佳的氧疗效果,争取尽快撤除呼吸机。

(3)保持呼吸道通畅,以及时清除呼吸道分泌物。

遵医嘱给予雾化吸入每天2次,有效湿化呼吸道。正确使用雾化吸入,雾化液用生理盐水配制,温度在35℃左右。使喷雾器保持竖直向上,并根据患者的姿势调整角度和位置,吸入过程护士必须在场严密观察病情,如出现呼吸困难、口周发绀,应停止吸入,立即吸痰、吸氧,不能缓解时通知医师。症状缓解后继续吸入。每次雾化后,协助患者翻身、拍背。拍背时五指并拢成空心掌,由上而下,由外向内,有节律地轻拍背部。通过振动,使小气道分泌物松动易于进入较大气道,有利于排痰及改善肺通、换气功能。每次治疗结束后,雾化器内余液应全部倾倒,重新更换灭菌蒸馏水;雾化器连接管及面罩用0.5％三氯异氰尿酸(健之素)消毒液浸泡30 min,用清水冲净后晾干备用。

指导患者定时有效咳嗽,病情允许时使患者取坐位,先深呼吸,轻咳数次将痰液集中后,用力咳出,也可促使肺膨胀。协助患者勤翻身,改变体位,每2小时拍背体疗1次。对呼吸无力、衰竭的患者,用手指压在胸骨切迹上方刺激气管,促使患者咳嗽排痰。

老年人、衰弱的患者,咳嗽反射受抑制者,呼吸防御机制受损,不能有效地将呼吸道分泌物排出时,应按需要吸痰。用一次性吸痰管,检查导管通畅后,在无负压情况下将吸痰管轻轻插入10～15 cm,退出1～2 cm,以便游离导管尖端,然后打开负压,边旋转边退出。有黏液或分泌物处稍停。每次吸痰时间应少于15 s。吸痰时,同一根吸痰管应先吸气道内分泌物,再吸鼻腔内分泌物,不能重复进入气道。

(4)研究表明,患者俯卧位发生吸入性肺炎的概率比左侧卧位和仰卧位患者低,定时帮助患者取该体位。进食时抬高床头30°～45°,减少胃液反流误吸机会。

3.合并感染性休克的护理

发生休克时,患者取去枕平卧位,下肢抬高20°～30°,增加回心血量和脑部血流量。保持静脉通道畅通,积极补充血容量,根据心功能、皮肤弹性、血压、脉搏、尿量及中心静脉压情况调节输液速度,防止肺水肿。加强抗感染,使用血管活性药物时,用药浓度、单位时间用量,严格遵医嘱,动态观察病情,及时反馈,为治疗方案的调整提供依据。体温不升者给予棉被保暖,避免使用热水袋、电热毯等加温措施。

4.合并急性肾衰竭的护理

少尿期准确记录液体出入量,留置导尿管,记录每小时尿量,严密观察肾功能及电解质变化,根据医嘱严格控制补液量及补液速度。高血钾是急性肾衰竭患者常见死亡原因之一,此期避免摄入含钾高的食物;多尿期应注意补充水分,保持水、电解质平衡。尿量小于 20 mL/h 或小于 80 mL/24 h 的急性肾衰竭者需要血液透析治疗。

5.发热的护理

高热时帮助降低体温,减轻高热伴随症状,增加患者舒适感。每 2 小时监测体温 1 次。密切观察发热规律、特点及伴随症状,以及时报告医师对症处理;寒战时注意保暖,高热给予物理降温,冷毛巾敷前额,冰袋置于腋下、腹股沟等处,或温水、乙醇擦浴。物理降温效果差时,遵医嘱给予退热剂。降温期间要注意随时更换汗湿的衣被,防止受凉,鼓励患者多饮水,保证机体需要,防止肾血流灌注不足,诱发急性肾功能不全。加强口腔护理。

6.预防传染及继发感染

(1)采取呼吸道隔离措施,切断传播途径。单人单室,避免交叉感染。严格遵守各种消毒、隔离制度及无菌技术操作规程,医护人员操作前后应洗手,特别是接触呼吸道分泌物和护理气管切开、插管患者前后要彻底流水洗手,并采取戴口罩、手套等隔离手段。开窗通风保持病房空气流通,每天定时紫外线空气消毒 30～60 min,加强病房内物品的消毒,所有医疗器械和物品特别是呼吸治疗器械定时严格消毒、灭菌。控制陪护及探视人员流动,实行无陪人管理。对特殊感染、耐药菌株感染及易感人群应严格隔离,以及时通报。

(2)加强呼吸道管理。气管切开患者更换内套管前,必须充分吸引气囊周围分泌物,以免含菌的渗出液漏入呼吸道诱发肺炎。患者取半坐位以减少误吸危险。尽可能缩短人工气道留置和机械通气时间。

(3)患者分泌物、痰液存放于黄色医疗垃圾袋中焚烧处理,定期将呼吸机集水瓶内液体倒入装有0.5%健之素消毒液的容器中集中消毒处理。

7.营养支持治疗的护理

营养支持是重要的辅助治疗。重症肺炎患者防御功能减退,体温升高使代谢率增加,机体需要增加免疫球蛋白、补体、内脏蛋白的合成,支持巨噬细胞、淋巴细胞活力及酶活性。提供重症肺炎患者高蛋白、高热量、富含维生素、易消化的流质或半流质饮食,尽量符合患者口味,少食多餐。有时需要鼻饲营养液,必要时胃肠外应用免疫调节剂,如免疫球蛋白、血浆、清蛋白和氨基酸等营养物质以提高抵抗力,增强抗感染效果。

8.舒适护理

为保证患者舒适,重视做好基础护理。重症肺炎急性期患者要卧床休息,安排好治疗、护理时间,尽量减少打扰,保证休息。帮助患者维持舒服的治疗体位。保持病室清洁、安静,空气新鲜。室温保持在22 ℃～24 ℃,使用空气湿化器保持空气相对湿度为60%～70%。保持床铺干燥、平整。保持口腔清洁。

9.采集痰标本的护理干预

痰标本是最常用的下呼吸道病原学标本,其检验结果是选择抗生素治疗的确切依据,正确采集痰标本非常重要。准确的采样是经气管采集法,但患者有一定痛苦,不易被接受。临床一般采用自然咳痰法。采集痰标本应注意必须在抗生素治疗前采集新鲜、深咳后的痰,迅速送检,避免标本受到口咽处正常细菌群的污染,以保证细菌培养结果准确性。具体方法:嘱患者先将唾液吐出、漱口,并指导或辅助患者深吸气后咳嗽,咳出肺部深处痰液,留取标本。收集痰液后应在30 min内送检。经气管插管收集痰标本时,可使用一次性痰液收集器。用无菌镊夹持吸痰管插入气管深部,注意勿污染吸痰管。留痰过程注意无菌操作。

10.心理护理

评估患者的心理状态,采取有针对性的护理。患者病情重,呼吸困难、发热、咳嗽等明显不适,导致患者烦躁和恐惧,加压通气、气管插管、机械通气患者尤其明显,上述情绪加重呼吸困难。护士要鼓励患者倾诉,多与其交流,语言交流困难时,用文字或体态语言主动沟通,尽量消除其紧张恐惧心理。了解患者的经济状况及家庭成员情况,帮助患者寻求更多支持和帮助。及时向患者及家属解释,介绍病情和治疗方案,使其信任和理解治疗、护理的作用,增加安全感,保持情绪稳定。

11.健康教育

出院前指导患者坚持呼吸功能锻炼,做深呼吸运动,增强体质。减少去公共场所的次数,预防感冒。上呼吸道感染急性期外出戴口罩。居室保持良好的通风,保持空气清新。均衡膳食,增加机体抵抗力,戒烟,避免劳累。

(孙日芬)

第八节 肺 结 核

一、病原学

结核菌在分类学上属于放线菌目、分枝杆菌科、分枝杆菌属,分人型、牛型、非洲型和鼠型4型。对人类致病的主要为人型结核菌,牛型菌很少,非洲分枝杆菌见于赤道非洲,是一种过度类型,西非国家分离菌株倾向于牛型分枝杆菌,而东非国家分离株更类似于人型分枝杆菌。田鼠分枝杆菌对人无致病力。结核菌细长而稍弯,约 $0.4~\mu m \times 4.0~\mu m$,两端微钝,不能运动,无荚膜、鞭毛或芽孢;严格需氧;不易染色,但经品红加热染色后不能被酸性乙醇脱色,故称抗酸杆菌。结核菌对不利环境和某些理化因子有抵抗力。在阴湿处能生存 5 个月以上,干燥痰标本内可存活6~8 个月,$-6~^{\circ}\!C\sim-8~^{\circ}\!C$ 下能存活 4~5 个月。结核菌不耐热,对紫外线亦甚敏感,故常采用加热或紫外线进行消毒,而高压蒸汽($120~^{\circ}\!C$)持续 30 min 是最佳的灭菌方法。结核菌培养的营养要求较高、生长缓慢,人型菌的增殖周期 15~20 h,需要 2~4 周才有可见菌落。菌落多呈粗糙型,光滑型菌落大多表示毒力减低。结核菌细胞壁富含脂质,约占细胞壁的 60%,是抗酸着色反应的主要物质基础,具有介导肉芽肿形成和促进细菌在吞噬细胞内存活的作用。细胞壁中尚含脂多糖,其中脂阿拉伯甘露聚糖(lipoarabanmannan,LAM)具有广泛的免疫原性,生长中的结核菌能大量产生,是血清学诊断中应用较多的一类抗原物质。结核菌的菌体主要是蛋白质,占菌体干重的 50%。依据蛋白抗原定位结核蛋白可区分为分泌蛋白、胞壁蛋白和热休克蛋白。结核蛋白被认为是变态反应的反应原,已鉴定出数十个蛋白抗原,部分已用于免疫血清学诊断,但迄今尚缺少特异性很高的蛋白抗原。目前结核菌标准菌株 $H_{37}RV$ 全染色体测序已经完成,全基因组

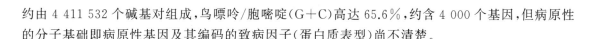

约由 4 411 532 个碱基对组成,鸟嘌呤/胞嘧啶(G+C)高达 65.6%,约含 4 000 个基因,但病原性的分子基础即病原性基因及其编码的致病因子(蛋白质表型)尚不清楚。

二、流行病学

(一)流行环节

1.传染源

传染性肺结核患者排菌是结核传播的主要来源。带菌牛乳曾是重要传染源,现已很少见。但我国牧区仍需重视牛乳的卫生消毒和管理。

2.传播途径

主要为患者与健康人之间经飞沫传播。排菌量越多,接触时间越长,危害越大;直径 1~5 μm 大小的飞沫最易在肺泡沉积,情绪激昂的讲话、用力咳嗽,特别是打喷嚏所产生的飞沫直径小、影响大。患者随地吐痰,痰液干燥后结核菌随尘埃飞扬,亦可造成吸入感染。经消化道、胎盘、皮肤伤口感染均属罕见。

3.易感人群

生活贫困、居住拥挤、营养不良等是经济不发达社会中人群结核病高发的原因。婴幼儿、青春后期和成人早期尤其是该年龄期的女性及老年人结核病发病率较高,可能与免疫功能不全或改变有关。某些疾病如糖尿病、硅沉着病、胃大部分切除后、麻疹、百日咳等常易诱发结核病;免疫抑制者,尤其好发结核病。

(二)流行现状和控制目标

目前估计全球有 20 亿结核菌感染者,现患结核病例 2 000 万人,年新发病例 800 万~900 万人,其中半数以上为传染性肺结核,每年约有 300 万人死于结核病,占各种原因死亡数的 7%、各类传染病死亡数的 19%。WHO 1995 年发布《全球结核病紧急状态宣言》,2000 年又召开 22 个结核病高负担国家"结核病控制与可持续发展部长会议",明确指出结核病对经济和社会发展的威胁,并阻碍人类发展,要求各国政府予以重视并作出承诺。WHO 要求 2005 年达到全球结核病控制目标为发现 70% 的"涂阳"结核患者,85% 的患者得到 WHO 正式推荐的直接督导下短程化疗(directly observed treatment short-course,DOTS)。据有关调查推算,20 世纪 20 年代末全中国有结核病 1 000 余万人,每年死于结核病 120 余万人;1949 年结核病患病率为 1750/10 万,死亡率为 200/10 万。2000 年全国流行病学调查显示,活动性肺结核患病率为 367/10 万,菌阳患病率为 160/10 万,涂阳患病率为 122/10 万,估算全国活动性肺结核患者约 500 万人,传染性肺结核患者 200 万人,肺结核病死亡率为 8.8/10 万。虽然我国结核病控制取得很大成绩,但仍然是世界结核病的高负担国家。目前我国正面临 HIV/AIDS 流行,与结核病形成双重夹击的严重威胁,加之在管理方面还存在不足,形势非常严峻。我国政府正履行承诺,运用现代控制技术,并实施治疗费用的减免政策,推进全国防治工作。

三、发病机制

(一)结核菌感染的宿主反应及其生物学过程

结核菌入侵宿主体内,从感染、发病到转归均与多数细菌性疾病有显著不同,宿主反应具有特殊意义。结核菌感染引起的宿主反应分为 4 期。①起始期:入侵呼吸道的结核菌被肺泡巨噬细胞吞噬,因菌量、毒力和巨噬细胞非特异性杀菌能力的不同,被吞噬结核菌的命运各异,若在出现有意义的细菌增殖和宿主细胞反应之前结核菌即被非特异性防御机制清除或杀灭,则不留任何痕迹或感染证据,如果细菌在肺泡巨噬细胞内存活和复制,便扩散至邻近非活化的肺泡巨噬细胞,形成早期感染灶。②T细胞反应期:由T细胞介导的细胞免疫(cell mediated immunity, CMI)和迟发型变态反应(delay type hypersensitivity,DTH)在此期形成,从而对结核病发病、演变及转归产生决定性影响。③共生期:生活在流行区的多数感染者发展至T细胞反应期,仅少数发生原发性结核病,大部分感染者结核菌可以持续存活,细菌与宿主处于共生状态,纤维包裹的坏死灶干酪样中央部位被认为是结核分枝杆菌持续存在的主要场所,低氧、低pH和抑制性脂肪酸的存在使细菌不能增殖。宿主的免疫机制亦是抑制细菌增殖的重要因素,倘若免疫受到损害便可引起受抑制结核菌的重新活动和增殖。④细胞外增殖和传播期:固体干酪灶中包含具有生长能力但不繁殖的结核菌,干酪灶一旦液化便给细菌增殖提供了理想环境,即使免疫功能健全的宿主,从液化干酪灶释放的大量结核分枝杆菌亦足以突破局部免疫防御机制,引起播散。

(二)CMI和DTH

CMI是宿主获得性抗结核保护作用的最主要机制。结核分枝杆菌经C3调理作用而被巨噬细胞吞噬,在细胞内酸性环境下其抗原大部分被降解,一部分则与胞体内的Ⅰa分子耦联成复合物而被溶酶体酶消化,并被转移至细胞膜和递呈给Th细胞,作为第一信号。在这一过程中伴随产生的淋巴细胞激活因子(LAF)即IL-1成为第二信号,两者共同启动T细胞应答反应。CMI以$CD4^+$细胞最重要,它产生和释放多种细胞因子放大免疫反应。$CD8^+$参与Th_1/Th_2调节。与CMI相伴的DTH是结核病免疫反应另一种形式,长期以来认为两者密不可分,只是表现形式不同。近年来大量的研究表明,DTH和CMI虽然有些过程和现象相似,但两者本质不同:①刺激两种反应的抗原不同,结核菌核糖体RNA能激发CMI,但无DTH;结核蛋白及脂质D仅引起DTH,而不产生CMI。②介导两种反应的T细胞亚群不同,DTH是由TDTH细胞介导的,而介导CMI的主要是Th细胞,Tc在两种反应都可以参与作用。③菌量或抗原负荷差异和Th_1/Th_2偏移,感染结核菌后机体同时产生Th_1+Th_2介导的免疫反应,在菌量少、毒力低或感染早期Th_1型反应起主导作用,表现为CMI为主;而菌量大、毒力强或感染后期,则向Th_2型反应方向偏移,出现以DTH为主的反应。④起调节作用的细胞因子(cytokines,CKs)不同,调节CMI效应的CKs很多,而DTH引起组织坏死的主要是TNF。⑤对结核菌的作用方式不同,CMI通过激活巨噬细胞来杀灭细胞内吞噬的结核菌,而DTH则通过杀死含菌而未被激活的巨噬细胞及其邻近的细胞组织,以消除十分有利于细菌生长的细胞内环境。关于DTH是否对抗结核保护反应负责或参与作用,在很大程度上取决于DTH反应的程度。轻度DTH可以动员和活化免疫活性细胞,并能直接杀伤靶细胞,使感染有结核菌的宿主细胞死亡而达到杀菌功效。比较剧烈的DTH则造成组织溃烂、坏死液化和空洞形成,已被吞噬的结核菌释放至细胞外,取得养料,从而进行复制和增殖,并引起播散。总体上DTH的免疫损伤超过免疫保护作用。

四、病理

(一)渗出型病变

表现为组织充血、水肿,随之有中性粒细胞、淋巴细胞、单核细胞浸润和纤维蛋白渗出,可有少量类上皮细胞和多核巨细胞,抗酸染色可见到结核菌。其发展演变取决于DTH和CMI,剧烈DTH可导致病变坏死,进而液化,若CMI强或经有效治疗,病变可完全吸收,不留痕迹或残留纤维化,或演变为增生型病变。

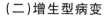

(二)增生型病变

典型表现为结核结节,其中央为巨噬细胞衍生而来的朗罕巨细胞,周围由巨噬细胞转化来的类上皮细胞成层排列包绕。在类上皮细胞外围还有淋巴细胞和浆细胞散在分布与覆盖。增生型病变另一种表现是结核性肉芽肿,多见于空洞壁、窦道及其周围及干酪坏死灶周围,由类上皮细胞和新生毛细血管构成,其中散布有朗罕巨细胞、淋巴细胞及少量中性粒细胞。

(三)干酪样坏死

为病变恶化的表现。干酪样坏死灶可以多年不变,坏死病变中结核菌很少。倘若局部组织变态反应剧烈,干酪样坏死组织发生液化,经支气管排出即形成空洞,其内壁含有大量代谢活跃、生长旺盛的细胞外结核菌,成为支气管播散的来源。在有效化疗作用下,空洞内结核菌的消灭和病灶的吸收使空洞壁变薄并逐渐缩小,最后空洞完全闭合。有些空洞不能完全关闭,但结核的特异性病变均告消失,支气管上皮细胞向洞壁内伸展,成为净化空洞,亦是空洞愈合的良好形式。有时空洞引流支气管阻塞,其中坏死物浓缩,空气被吸收,周围逐渐为纤维组织所包绕,形成结核球,病灶较前缩小并可以保持稳定,但一旦支气管再通,空洞出现,病灶重新活动。

由于机体反应性、免疫状态、局部组织抵抗力的不同,入侵菌量、毒力、类型和感染方式的差别,以及治疗措施的影响,上述 3 种基本病理改变可以互相转化、交错存在,很少单一病变独立存在,而以某一种改变为主。

五、临床表现

(一)发病过程和临床类型

1.原发型肺结核

原发型肺结核指初次感染即发病的肺结核,又称初染结核。典型病变包括肺部原发灶、引流淋巴管和肺门或纵隔淋巴结的结核性炎症,三者联合称为原发复合征。有时 X 线上仅显示肺门或纵隔淋巴结肿大,也称支气管淋巴结结核。多见于儿童,偶尔见于未受感染的成年人。原发性病灶多好发于胸膜下通气良好的肺区如上叶下部和下叶上部。其时机体尚未形成特异性免疫力,病菌沿所属淋巴管到肺门淋巴结,进而可出现早期菌血症。4～6 周免疫力形成,原发灶和肺门淋巴结炎消退,90％以上不治自愈。倘若原发感染机体不能建立足够免疫力或变态反应强烈,则发展为临床原发性肺结核。少数严重者肺内原发灶可成为干酪性肺炎;淋巴结干酪样坏死破入支气管引起支气管结核和沿支气管的播散;肿大淋巴结压迫或大量坏死物破入和阻塞支气管可出现肺不张;早期菌血症或干酪性病变蚀及血管可演进为血行播散性结核病。

2.血行播散型肺结核

大多伴随于原发性肺结核,儿童较多见。在成人,原发感染后隐潜性病灶中的结核菌破溃进入血行,偶尔由于肺或其他脏器继发性活动性结核病灶侵蚀邻近淋巴血道而引起。本型肺结核发生于免疫力极度低下者。急性血行播散型肺结核常伴有结核性脑膜炎和其他脏器结核。

3.继发型肺结核

由于初染后体内潜伏病灶中的结核菌重新活动和释放而发病,少数可以为外源性再感染,特别是 HIV/AIDS 时。本型是成人肺结核的最常见类型。常呈慢性起病和经过,但也有呈急性发病和急性临床过程者。由于免疫和变态反应的相互关系及治疗措施等因素影响,继发型肺结核在病理和 X 线形态上又有渗出浸润型肺结核、增生型肺结核、纤维干酪型肺结核、干酪型肺炎、空洞型肺结核、结核球(瘤)、慢性纤维空洞型肺结核等区分。继发型肺结核好发于两肺上叶尖后段或下叶尖段,肺门淋巴结很少肿大,病灶趋于局限,但易有干酪坏死和空洞形成,排菌较多,在流行病学上更具重要性。

(二)症状和体征

1.全身症状

发热为肺结核最常见的全身性毒性症状,多数为长期低热,每于午后或傍晚开始,次晨降至正常,可伴有倦怠、乏力、夜间盗汗。当病灶急剧进展扩散时则出现高热,呈稽留热或弛张热热型,可以有畏寒,但很少寒战。其他全身症状有食欲减退、体重减轻、妇女月经不调、易激惹、心悸、面颊潮红等轻度毒性和自主神经功能紊乱症状。

2.呼吸系统症状

(1)咳嗽、咳痰:浸润性病灶咳嗽轻微,干咳或仅有少量黏液痰。有空洞形成时痰量增加,若伴继发感染,痰呈脓性。合并支气管结核时则咳嗽加剧,可出现刺激性呛咳,伴局限性哮鸣或喘鸣。

(2)咯血:1/3~1/2的患者在不同病期有咯血。结核性炎症使毛细血管通透性增高,常表现血痰;病变损伤小血管则血量增加;若空洞壁的动脉瘤破裂则引起大咯血,出血可以源自肺动脉,亦可来自支气管动脉。凡合并慢性气道疾病、心肺功能损害、年迈、咳嗽反射抑制、全身衰竭等,使气道清除能力减弱,咯血容易导致窒息。咯血易引起结核播散,特别是中大量咯血时,咯血后的持续高热常是有力提示。

(3)胸痛:部位不定的隐痛为神经反射引起。固定性针刺样痛随呼吸和咳嗽加重,而患侧卧位症状减轻,常是胸膜受累的缘故。

(4)气急:重度毒血症状和高热可引起呼吸频率增加。真正气急仅见于广泛肺组织破坏、胸膜增厚和肺气肿,特别是并发肺心病和心肺功能不全时。

3.体征

取决于病变性质、部位、范围或程度。病灶以渗出型病变为主的肺实变且范围较广或干酪性肺炎时,叩诊浊音,听诊闻及支气管呼吸音和细湿音。继发型肺结核好发于上叶尖后段,于肩胛间区闻及细湿啰音,极大提示有诊断价值。空洞性病变位置浅表而引流支气管通畅时,有支气管呼吸音或伴湿啰音;巨大空洞可出现带金属调的空瓮音,现已很少见。慢性纤维空洞性肺结核的体征有患侧胸廓塌陷、气管和纵隔间向患侧移位、叩诊音浊、听诊呼吸音降低或闻及湿啰音,以及肺气肿征象。支气管结核有局限性哮鸣音,特别是于呼气或咳嗽末。

4.特殊表现

(1)变态反应:多见于青少年女性。临床表现类似风湿热,故有人称其为结核性风湿症。多发性关节痛或关节炎,以四肢大关节较常受累。皮肤损害表现为结节性红斑及环形红斑,前者多见,好发于四肢尤其是四肢伸侧面及踝关节附近,此起彼伏,间歇性地出现。常伴有长期低热。水杨酸制剂治疗无效。其他变态反应表现有类白塞病、滤泡性结膜角膜炎等。

(2)无反应性结核:一种严重的单核-吞噬细胞系统结核病,亦称结核性败血症。肝、脾、淋巴结或骨髓及肺、肾等呈严重干酪样坏死,其中有大量成簇结核菌,而缺乏类上皮细胞和巨细胞反应,渗出性反应亦极轻微,见于极度免疫抑制的患者。临床表现为持续高热、骨髓抑制或见类白血病反应。呼吸道症状和胸部 X 线表现往往很不明显或者缺如。无反应性结核病易误诊为败血症、白血病、伤寒、结缔组织疾病等。

六、实验室和辅助检查

(一)病原学检查

1.痰涂片显微镜检查

痰标本涂片萋-尼染色找抗酸杆菌具有快速、简便等优点。厚涂片可提高检测阳性率。荧光染色检查不需油镜,视野范围广、敏感性高,但容易有假阳性。抗酸染色直接镜检不能区分结核和非结核分枝杆菌(nontuberculous mycobacteria,NTM),但在我国非结核分枝杆菌病相对较少,涂片找到抗酸杆菌绝大多数为结核分枝杆菌,可以提示诊断。

2.结核菌培养

敏感性和特异性高。培养后可进行药敏测试,随着耐多药结核菌增多,药敏越显重要。结核菌培养传统方法至少1个月,近来应用BactecTB系统进行培养和早期鉴定,可以缩短至2周左右,药敏通常在培养阳性后的4～6 d即可完成。

3.分子生物学检测

聚合酶链反应(PCR)技术可以将标本中微量的结核菌DNA加以扩增。一般镜检仅能检测每毫升 10^4～10^5 条菌,而PCR可检出1～100 fg结核菌DNA(相当于每毫升1～20条菌)。但DNA提取过程遭遇污染等技术原因可以出现假阳性,而且PCR无法区别活菌和死菌,故不能用于结核病的治疗效果评估、流行病学调查等。目前PCR检测仅推荐在非结核分枝杆菌病高发地区涂片抗酸杆菌阳性病例,用来快速区分结核与非结核分枝杆菌。

4.结核菌抗原和抗体检测

采用ELISA方法检测痰标本中结核菌抗原的结果差异甚大,可能与痰标本中结核菌抗原分布不甚均匀有关。采用不同的抗原(如A60、LAM等)检测肺结核患者血标本中结核菌IgG的诊断价值尚不肯定。

5.γ-干扰素释放试验

γ-干扰素释放试验(interferon-gamma release assays,IGRA)采用结核分枝杆菌比较特异性抗原(卡介苗和绝大多数非结核分枝杆菌所不具有),包括早期分泌性抗原靶6(ESAT-6)和培养滤过蛋白-10(CFP-10),在体外刺激血液单核细胞释放干扰素-γ,对后者加以测定。操作过程很少受干扰,报告结果快(24 h)。IGRA敏感性70%左右,虽然尚欠理想,但特异性大多在95%以上。

(二)影像学检查

胸部后前位普通X线检查是诊断肺结核十分有用的辅助方法。它对了解病变部位、范围、性质及其演变有帮助,典型X线改变有重要诊断参考价值。X线检查诊断肺结核缺乏特异性,尤其病变在非好发部位及形态不典型时更是如此。胸部CT检查有助于微小或隐蔽性肺结核病灶的发现和结节性病灶的鉴别诊断。耐多药肺结核病考虑外科手术治疗时,需要比较精确地了解病变累及范围,可考虑胸部CT检查。

(三)结核菌素(简称结素)皮肤试验

结素是结核菌的代谢产物,从长出结核菌的液体培养基提炼而成,主要成分为结核蛋白,目前国内均采用国产结素纯蛋白衍生物(purified protein derivative,PPD)。我国推广的试验方法是国际通用的皮内注射法(Mantoux法)。将PPD 5 IU(0.1 mL)注入左前臂内侧上中1/3交界处内,使局部形成皮丘。48～96 h(一般为72 h)观察局部硬结大小。判断标准:硬结直径

<5 mm为阴性反应,5~9 mm为一般阳性反应,10~19 mm为中度阳性反应,≥20 mm或不足20 mm但有水疱或坏死为强阳性反应。美国则根据不同年龄、免疫状态、本土居民还是移民(来自何地)等对结核菌素皮肤试验(tuberculin skin test,TST)判断有不同标准。结素试验的主要用途:①社区结核菌感染的流行病学调查或接触者的随访;②监测阳转者,适用于儿童和易感高危对象;③协助诊断。目前所用结素(抗原)并非高度特异。许多因素可以影响反应结果,如急性病毒感染或疫苗注射、免疫抑制性疾病或药物、营养不良、结节病、肿瘤、其他难治性感染、老年人迟发变态反应衰退者,可以出现假阴性。尚有少数患者已证明活动性结核病,并无前述因素影响,但结素反应阴性,即"无反应性"。尽管结素试验在理论和解释上尚存在困惑,但在流行病学和临床上仍是有用的。阳性反应表示感染,在3岁以下婴幼儿按活动性结核病论;成人强阳性反应提示活动性结核病可能,应进一步检查;阴性反应特别是较高浓度试验仍阴性则可排除结核病;菌阴肺结核诊断除典型X线征象外,必须辅以结素试验阳性以佐证。

(四)纤维支气管镜检查

经纤维支气管镜对支气管或肺内病灶钳取活组织作病理学检查,同时采取刷检、冲洗或吸引标本用于结核菌涂片和培养,有利于提高肺结核的诊断敏感性和特异性,尤其适用于痰涂阴性等诊断困难患者。纤维支气管镜对于支气管结核的诊断和鉴别诊断尤其具有价值。

七、诊断与鉴别诊断

(一)病史和临床表现

轻症肺结核病例可以无症状而仅在X线检查时发现,即使出现症状亦大多缺少特异性,但病史和临床表现仍是诊断的基础,凡遇下列情况者应高度警惕结核病的可能性:①反复发作或迁延不愈的咳嗽咳痰,或呼吸道感染经抗生素治疗3~4周仍无改善;②痰中带血或咯血;③长期低热或所谓"发热待查";④体检肩胛间区有湿啰音或局限性哮鸣音;⑤有结核病诱因或好发因素,尤其是糖尿病、免疫抑制性疾病和接受激素或免疫抑制剂治疗者;⑥有关节疼痛和皮肤结节性红斑、滤泡性结膜角膜炎等变态反应性表现;⑦有渗出性胸膜炎、肛瘘、长期淋巴结肿大既往史及婴幼儿和儿童有家庭开放性肺结核密切接触史者。

(二)诊断依据

1.菌阳肺结核

痰涂片和/或培养阳性,并具有相应临床和X线表现,确诊肺结核。

2.菌阴肺结核

符合以下4项中至少3项临床诊断成立:①典型肺结核临床症状和肺部X线表现;②临床可排除其他非结核性肺部疾病;③PPD(5 IU)阳性或血清抗结核抗体阳性;④诊断性抗结核治疗有效。必要时应作纤维支气管镜采集微生物标本和活检标本通过微生物学和/或组织病理学确诊。

(三)活动性判定

确定肺结核有无活动性对治疗和管理十分重要,是诊断的一个重要内容。活动性判断应综合临床、X线表现和痰菌决定,而主要依据是痰菌和X线检查。痰菌阳性肯定属活动性。X线检查上凡渗出型和渗出增生型病灶、干酪型肺炎、干酪灶和空洞(除净化空洞外)都是活动性的征象;增生型病灶、纤维包裹紧密的干酪硬结灶和纤维钙化灶属非活动性病变。由于肺结核病变多为混合性,在未达到完全性增生或纤维钙化时仍属活动性。在X线检查上非活动性应使病变达

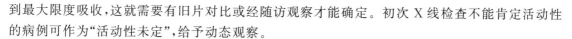

到最大限度吸收,这就需要有旧片对比或经随访观察才能确定。初次 X 线检查不能肯定活动性的病例可作为"活动性未定",给予动态观察。

(四)分类和记录程序

为适应我国目前结核病控制和临床工作的实际,中华医学会结核病学分会《结核病新分类法》将结核病分为原发型肺结核、血行播散型肺结核、继发型肺结核、结核性胸膜炎和其他肺外结核 5 型。在诊断时应按分类书写诊断,并注明范围(左侧、右侧、双侧)、痰菌和初治、复治情况。

(五)鉴别诊断

肺结核临床和 X 线表现可以酷似许多疾病,必须详细搜集临床及实验室和辅助检查资料,综合分析,并根据需要选择侵袭性诊断措施如纤维支气管镜采集微生物标本和活组织检查。不同类型和 X 线表现的肺结核需要鉴别的疾病不同。

1.肺癌

中央型肺癌常有痰中带血,肺门附近有阴影,与肺门淋巴结结核相似。周围型肺癌可呈球状、分叶状块影,需与结核球鉴别。肺癌多见于 40 岁以上嗜烟男性,常无明显毒性症状,多有刺激性咳嗽、胸痛及进行性消瘦。在 X 线检查上结核球周围可有卫星灶、钙化,而肺癌病灶边缘常有切迹、毛刺。胸部 CT 扫描对鉴别诊断常有帮助。结合痰结核菌、脱落细胞检查及通过纤维支气管镜检查与活检等,常能及时鉴别。肺癌与肺结核可以并存,亦需注意发现。

2.肺炎

原发复合征的肺门淋巴结结核不明显或原发灶周围存在大片渗出,病变波及整个肺叶并将肺门掩盖时,以及继发型肺结核主要表现为渗出性病变或干酪性肺炎时,需与肺炎特别是肺炎链球菌肺炎鉴别。细菌性肺炎起病急骤、高热、寒战、胸痛伴气急,X 线检查上病变常局限于一个肺叶或肺段,血白细胞总数及中性粒细胞增多,抗生素治疗有效,可资鉴别;肺结核尚需注意与其他病原体肺炎进行鉴别,关键是病原学检测有阳性证据。

3.肺脓肿

肺脓肿空洞多见于肺下叶,脓肿周围的炎症浸润较严重,空洞内常有液平面。肺结核空洞则多发生在肺上叶,空洞壁较薄,洞内很少有液平面或仅见浅液平。此外,肺脓肿起病较急、高热、大量脓痰,痰中无结核菌,但有多种其他细菌,血白细胞总数及中性粒细胞增多,抗生素治疗有效。慢性纤维空洞合并感染时易与慢性肺脓肿混淆,后者痰结核菌阴性。

4.支气管扩张

有慢性咳嗽、咳脓痰及反复咯血史,需与继发型肺结核鉴别。X 线检查多无异常发现或仅见局部肺纹理增粗或卷发状阴影,CT 检查有助确诊。应当警惕的是化脓性支气管扩张症可以并发结核感染,在细菌学检测时应予顾及。

5.慢性支气管炎

症状酷似继发型肺结核。近年来老年人肺结核的发病率增高,与慢性支气管炎的高发年龄趋近,需认真鉴别,以及时 X 线检查和痰检有助确诊。

6.非结核分枝杆菌肺病

非结核分枝杆菌(nontuberculous mycobacteria,NTM)指结核和麻风分枝杆菌以外的所有分枝杆菌,可引起各组织器官病变,其中 NTM 肺病临床和 X 线表现类似肺结核。鉴别诊断依据菌种鉴定。

7.其他发热性疾病

伤寒、败血症、白血病、纵隔淋巴瘤等与结核病有诸多相似之处。伤寒有高热、血白细胞计数减少及肝脾大等临床表现,易与急性血行播散型肺结核混淆。但伤寒热型常呈稽留热,有相对缓脉、皮肤玫瑰疹,血清肥达试验阳性,血、粪便培养伤寒杆菌生长。败血症起病急,有寒战及弛张热型,白细胞及中性粒细胞增多,常有近期皮肤感染,疖疮挤压史或尿路、胆道等感染史,皮肤常见瘀点,病程中出现迁徙病灶或感染性休克,血或骨髓培养可发现致病菌。结核病偶见血象呈类白血病反应或单核细胞异常增多,需与白血病鉴别。后者多有明显出血倾向,骨髓涂片及动态X线检查随访有助确立诊断。支气管淋巴结结核表现为发热及肺门淋巴结肿大,应与结节病、纵隔淋巴瘤等鉴别。结节病患者结素试验阴性,肺门淋巴结肿大常呈对称性,状如"土豆";而淋巴瘤发展迅速,常有肝脾及浅表淋巴结肿大,确诊需组织活检。

八、治疗

(一)抗结核化学治疗

1.化疗药物

(1)异烟肼(isoniazid,INH):具有强杀菌作用、价格低廉、不良反应少、可口服等特点,是治疗肺结核病的基本药物之一。INH抑制结核菌叶酸合成,包括3个环节:①INH被结核菌摄取;②INH被结核菌内触酶-过氧化酶活化;③活化的INH阻止结核菌叶酸合成。它对于胞内和胞外代谢活跃、持续繁殖或近乎静止的结核菌均有杀菌作用。INH可渗入全身各组织中,容易通过血-脑屏障,胸腔积液、干酪样病灶中药物浓度很高。成人剂量每天300 mg(或每天4～8 mg/kg),一次口服;儿童每天5～10 mg/kg(每天不超过300 mg)。急性血行播散型肺结核和结核性脑膜炎,剂量可以加倍。主要不良反应有周围神经炎、中枢神经系统中毒,采用维生素 B_6 能缓解或消除中毒症状。但维生素 B_6 可影响INH疗效;常规剂量时神经系统不良反应很少,故无需服用维生素 B_6。肝脏损害(血清ALT升高等)与药物的代谢毒性有关,如果ALT高于正常值上限3倍则需停药。通常每月随访一次肝功能,对于肝功能已有异常者应增加随访次数,且需与病毒性肝炎相鉴别。

(2)利福平(rifampin,RFP):对胞内和胞外代谢旺盛、偶尔繁殖的结核菌均有杀菌作用。它属于利福霉素的半合成衍生物,通过抑制RNA聚合酶,阻止RNA合成发挥杀菌活性。RFP主要在肝脏代谢,胆汁排泄。仅有30%通过肾脏排泄,肾功能损害一般不需减量。RFP能穿透干酪样病灶和进入巨噬细胞内。在正常情况下不通过血-脑屏障,而脑膜炎症可增加其渗透能力。RFP在组织中浓度高,在尿、泪、汗和其他体液中均可检测到。成人剂量空腹450～600 mg,每天1次。主要不良反应有胃肠道不适、肝功能损害(ALT升高、黄疸等)、皮疹和发热等。间歇疗法应用高剂量(600～1 200 mg/d)易产生免疫介导的流感样反应、溶血性贫血、进行肾衰竭和血小板减少症,一旦发生,应予以停药。

(3)吡嗪酰胺(pyrazinamide,PZA):类似于INH的烟酸衍生物,但与INH之间无交叉耐药性。PZA能杀灭巨噬细胞内尤其酸性环境中的结核菌,已成为结核病短程化疗中不可缺少的主要药物。胃肠道吸收好,全身各部位均可到达,包括中枢神经系统。PZA由肾脏排泄。最常见的不良反应为肝毒性反应(ALT升高和黄疸等)、高尿酸血症,皮疹和胃肠道症状少见。

(4)链霉素(streptomycin,SM)和其他氨基糖苷类:通过抑制蛋白质合成来杀灭结核菌。对于空洞内胞外结核菌作用强,pH中性时起效。尽管链霉素具有很强的组织穿透力,而对于血-脑屏障仅在脑膜炎时才能透入。主要不良反应为不可逆的第Ⅷ对脑神经损害,包括共济失调、眩晕、耳鸣、耳聋等。与其他氨基糖苷类相似,可引起肾脏毒性反应。变态反应少见。成人每天 15～20 mg/kg,或每天 0.75～1.0 g(50 岁以上或肾功能减退者可用 0.5～0.75 g),分 1～2 次肌内注射。目前已经少用,仅用于怀疑 INH 初始耐药者。其他氨基糖苷类如阿米卡星(AMK)、卡那霉素(KM)也有一定抗结核作用,但不用作一线药物。

(5)乙胺丁醇(ethambutol,EMB):通过抑制结核菌 RNA 合成发挥抗菌作用,与其他抗结核药物无交叉耐药性,且产生耐药性较为缓慢。成人与儿童剂量均为每天 15～25 mg/kg,开始时可以每天25 mg/kg,2 个月后减至每天 15 mg/kg。可与 INH、RFP 同时一次顿服。常见不良反应有球后视神经炎、变态反应、药物性皮疹、皮肤黏膜损伤等。球后视神经炎可用大剂量维生素 B_1 和血管扩张药物治疗,必要时可采用烟酰胺球后注射治疗,大多能在 6 个月内恢复。

(6)对氨基水杨酸(para-aminosalicylic acid,PAS):对结核菌抑菌作用较弱,仅作为辅助抗结核治疗药物。可能通过与对氨苯甲酸竞争影响叶酸合成,或干扰结核菌生长素合成,使之丧失摄取铁的作用而达到抑菌作用。成人 8～12 g/d,分 2～3 次口服。静脉给药一般用 8～12 g,溶于 5%葡萄糖液 500 mL 中滴注。本药需新鲜配制和避光静脉滴注。肾功能不全患者慎用。主要不良反应有胃肠道刺激、肝功能损害、溶血性贫血及变态反应(皮疹、剥脱性皮炎)等。

(7)其他:氨硫脲(thiosemicarbazone,TB_1)、卷曲霉素(capreomycin,CPM)、环丝霉素(cycloserinum,CS)、乙硫异烟胺(ethionamade,1314Th)和丙硫异烟胺(prothionamide,1321Th)为第二线抗结核药物,作用相对较弱,不良反应多,故目前仅用于 MDR-TB。氟喹诺酮类抗菌药物(FQs)对结核分枝杆菌有良好的抑制作用。这些药物仅用于 MDR-TB 的治疗。

2.化疗的理论基础和基本原则

现代化疗的目标不仅是杀菌和防止耐药性产生,而且在于最终灭菌,防止和杜绝复发。结核菌的代谢状态及其同药物的相互作用是影响化疗的重要因素。结核病灶中存在 4 种不同代谢状态菌群。A 群(快速繁殖菌)细菌处于生长繁殖、代谢旺盛期,主要见于 pH 中性的结核空洞壁和空洞内。INH 对快速生长的细菌作用最强,RFP 其次。B 群为酸性环境中半休眠状态的菌群,PZA 能作用于此类菌群,有利于最终消灭细胞内静止菌。由于急性炎症伴缺氧及二氧化碳、乳酸蓄积,pH 可降至 5.0～5.5,PZA 对这种环境下的细胞外菌亦有作用。C 群是半休眠状态但偶有突发性或短期内旺盛生长的细菌,RFP 对此最为有效。D 群则为完全休眠菌,药物不起作用,须靠机体免疫机制加以消除。联合用药不仅防止耐药,而且有希望达到灭菌和彻底治愈。结核区别于其他病原菌的重要生物学特性,是它可以长期处于代谢低落的静止或者半休眠状态(B、C 组菌群),一定条件下又重新生长繁殖。因此,药物治疗除联合外尚必须长时间维持相对稳定的血药浓度,使未被杀灭的静止菌在重新转为生长繁殖菌时即暴露在有效药物的控制下,这就需要规则用药并完成全疗程。用药不规则或未完成疗程是化疗失败的最重要原因。从结核病的病理组织学特点来看,以渗出为主的早期病变,血运丰富,药物易于渗入病灶内。而这类病灶中细菌大多处于代谢活跃状态,药物最易发挥作用。相反在纤维干酪样病灶特别是厚壁空洞,药物作用明显削弱。结核病组织学改变的可逆性,或者一定程度上也就是对抗结核药物的治疗反应依渗出、早期干酪灶、包裹性干酪灶和纤维空洞的顺序而递减。虽然现代化疗是一种严格的抗感染治疗,而不以组织复原为主要目标,但不同组织学改变对化疗的反应依然是影响化疗疗效的重要因素,早期治疗无疑事半而功倍。因此,结核病的化疗显著区别于通常细菌性感染的化疗,必须根据其特有规律,掌握正确原则。这些原则概括为早期、联合、规则、适量、全程,其中以联合和规则用药最为重要。为保证这些原则的有效贯彻,在管理上必须实行督导下化疗。

3.标准化治疗方案

(1)初治:肺结核(包括肺外结核)必须采用标准化治疗方案。对于新病例其方案分两个阶段,即2个月强化(初始)期和4~6个月的巩固期。强化期通常联合用3~4个杀菌药,约在2周之内传染性患者经治疗转为非传染性,症状得以改善。巩固期药物减少,但仍需灭菌药,以清除残余菌并防止复发。

WHO推荐的初治标准化疗方案:2HRZ/4HR(异烟肼、利福平、吡嗪酰胺2个月强化期/异烟肼、利福平4个月巩固期)。

衍生方案全程督导化疗:①2HRZ/4H$_3$R$_3$(下角阿拉伯数字表示每周服药次数,后同);②2HRZ/4H$_2$R$_2$;③2E$_3$H$_3$R$_3$Z$_3$/4H$_3$R$_3$;④2S$_3$H$_3$R$_3$Z$_3$/4H$_3$R$_3$。

用于高初始耐药地区方案:①2EHRZ/4HR;②2SHRZ/4HR。

我国卫健委推荐的化疗方案,初治菌阳肺结核(含初治菌阴空洞肺结核或粟粒型肺结核):①2HRZE(S)/4HR;②2HRZE(S)/4H$_3$R$_3$;③2H$_3$R$_3$Z$_3$(S$_3$)/4H$_3$R$_3$。如果第二个月末痰菌仍阳性,则延长1个月强化期,相应缩短1个月巩固期。

初治菌阴肺结核(除外有空洞、粟粒型肺结核):①2HRZ/4HR;②2HRZ/4H$_3$R$_3$;③2H$_3$R$_3$Z$_3$/4H$_3$R$_3$。

(2)复治:①初治失败的患者;②规则用药满疗程后痰菌又转阳的患者;③不规则化疗超过1个月的患者;④慢性排菌患者。获得性耐药是复治中的难题,推荐强化期5药和巩固期3药的联合方案。强化期能够至少有2个仍然有效的药物,疗程亦需适当延长。

(3)MDR-TB的治疗:MDR-TB是被WHO认定的全球结核病疫情回升的第三个主要原因。治疗有赖于通过药敏测定筛选敏感药物。疑有多耐药而无药敏试验条件时可以分析用药史进行估计。强化期选用4~5种药物,其中至少包括3种从未使用过的药物或仍然敏感的药物如PZA、KM、CPM、1321Th、PAS(静脉)、FQs,推荐的药物尚有CS、氯苯酚嗪等。强化期治疗至少3个月。巩固期减至2~3种药物,至少应用18~21个月。

(二)症状治疗

1.发热

随着有效抗结核治疗,肺结核患者的发热大多在1周内消退,少数发热不退者可应用小剂量非甾体退热剂。急性血行播散型肺结核和浆膜渗出性结核伴有高热等严重毒性症状或高热持续时,激素可能有助于改善症状,亦可促进渗液吸收、减少粘连,但必须在充分有效抗结核药物保护下早期应用,疗程1个月左右即应逐步撤停。

2.大咯血

大咯血是肺结核患者的重要威胁,应特别警惕和尽早发现窒息先兆征象,如咯血过程突然中断,出现呼吸急促、发绀、烦躁不安、精神极度紧张、有濒死感或口中有血块等。抢救窒息的主要措施是畅通气道(体位引流、支气管镜吸引气管插管)。止血药物治疗可以应用神经垂体后叶素。对于药物难以控制而肺结核病变本身具备手术指征且心肺功能可胜任者,手术治疗可以显著降低大咯血病死率。对于不能耐受手术和病变不适宜手术的大咯血,支气管动脉栓塞止血有良效。

九、主要护理诊断及医护合作性问题

(一)活动无耐力
与疲劳、营养不良和慢性低热有关。

(二)营养失调,低于机体需要量
与机体消耗增加、食欲减退有关。

(三)知识缺乏
缺乏配合结核病药物治疗的知识。

(四)潜在并发症
大咯血、窒息。

十、护理目标

患者疲乏感减轻,营养得到改善,对结核防病知识有了更多的了解,没有出现窒息。

十一、护理措施

(一)适当休息和活动,增加机体耐力
1.与患者一起讨论

与患者一起讨论预防和减轻疲劳的方法,如指导患者使用全身放松术,解除精神负担和心理压力;协助患者日常活动,减少机体消耗和减轻疲乏感。

2.了解患者的活动能力、方式和活动量,制订合理的休息与活动计划

(1)急性期应取半坐卧位卧床休息,使膈肌下降,胸腔容量扩大,肺活量增加,以改善呼吸困难,还可减轻体力和氧的消耗,避免活动后加重呼吸困难和疲劳感;肺结核进展期或咯血时,以卧床休息为主,适当离床活动;大咯血应绝对卧床休息,保证患侧卧位,以免病灶扩散。

(2)稳定期可适当增加户外活动,如散步、打太极拳、做保健操等,加强体质锻炼,提高机体耐力和抗病能力。呼吸功能的锻炼可减少肺功能受损。

(3)轻症患者在化疗的同时,可进行正常工作,但应避免劳累和重体力劳动。

(二)加强营养,补充机体需要
(1)制订较全面的饮食营养摄入计划。补充蛋白质、维生素等营养物质,如鱼、肉、蛋、牛奶、豆制品等动植物蛋白,成人每天蛋白质总量为90～120 g,以增加机体的抗病能力及修复能力;每天摄入一定量的新鲜蔬菜和水果,满足机体对维生素 C、维生素 B_1 等的需要;注意食物合理搭配,色、香、味俱全,以增加食欲及促进消化液的分泌,保证摄入足够的营养。

(2)患者如无心、肾功能障碍,应补充足够的水分。由于机体代谢增加,盗汗使体内水分的消耗量增加,应鼓励患者多饮水,每天不少于1 500～2 000 mL,既保证机体代谢的需要,又有利于体内毒素的排泄。

(3)每周测体重1次并记录,观察患者营养状况的改善情况。

(三)用药护理
(1)掌握早期、联用、适量、规律和全程的抗结核化疗的原则,督促患者按化疗方案用药,不遗漏或中断。加强访视宣传,取得患者合作,才能保证治疗计划的顺利完成。

(2)用药剂量要适当。药量不足,组织内药物达不到有效浓度,影响疗效,还易使细菌产生继

发性耐药；滥用药物或药量过大，非但造成浪费，且使毒副作用增加。

（3）向患者说明用药过程中可能出现的不良反应，并注意观察有无巩膜黄染、肝区疼痛及胃肠道反应等，发现异常随时报告医师并协助处理（表7-3）。

表7-3　常用抗结核药的用法、不良反应和注意事项

药名	成人每天用量（g）	间歇疗法一日量（g）	主要不良反应	注意事项
异烟肼	0.3～0.4 空腹顿服	0.6～0.8 2～3次/周	偶有眩晕，周围神经炎，精神异常，发热，皮疹等	避免与抗酸药同时服用注意消化道反应，肢体远端感觉及精神状态定期查肝功能
利福平	0.45～0.6 空腹顿服（或分3次饭前一小时服）	0.6～0.9 2～3次/周	偶有肝功能损害，胃肠道不适，腹泻，血白细胞及血小板减少，流感样综合征	体液及分泌物呈橘黄色，使隐形眼镜永久变色监测肝脏毒性及变态反应会加速口服避孕药、口服降糖药、茶碱、抗凝血等药物的排泄，使药效降低或失效
链霉素	0.75～1.0 一次肌内注射	0.75～1.0 2次/周	听神经损害，眩晕，听力减退，口周麻木，过敏性皮疹、肾功能损害	进行听力检查，注意听力变化及有无平衡失调（用药前、用药后1～2个月复查1次）了解尿常规及肾功能的变化
吡嗪酰胺	1.5～2.0 顿服（或分3次）	2～3次 2～3次/周	可引起发热、黄疸、肝功能损害及痛风	警惕肝脏毒性注意关节疼痛、皮疹等反应定期监测ALT及血清尿酸避免日光过度照射
乙胺丁醇	0.75～1.0 顿服（或分3次）	1.5～2.0 2～3次/周	视神经损害，视力减退，皮疹	检查视觉灵敏度和颜色的鉴别力（用药前、用药后1～2个月复查1次）
对氨基水杨酸钠	8～12 分3次饭后服用	10～12 3次/周	胃肠道不适，变态反应，有恶心、呕吐、食欲减退、腹痛、腹泻、皮疹、黄疸及肝功能损害	监测不良反应的症状、体征定期查肝功能

（四）健康指导

1.指导用药、配合治疗

（1）根据患者及家属对结核病知识认识程度及接受知识的能力，进行卫生宣教，使之了解结核病是一种慢性呼吸道感染病，抗结核用药时间至少半年，有时长达一年半之久，患者往往难以坚持，而只有坚持合理、全程化疗，才可完全康复。告知患者，不规则服药或过早停药是治疗失败的主要原因。

（2）帮助住院患者尽快适应环境，消除焦虑、紧张心理，充分调动人体内在的自身康复能力，增进机体免疫功能，树立信心，使患者处于接受治疗的最佳心理状态，积极配合治疗。

2.重视营养

宣传饮食营养与人体健康及疾病痊愈的关系，在坚持药物治疗的同时，辅以营养疗法的意义。使患者了解结核病是一种慢性消耗性疾病，由于体内分解代谢加速和抗结核药物的毒性反

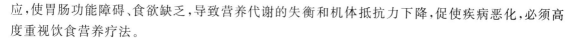

应,使胃肠功能障碍、食欲缺乏,导致营养代谢的失衡和机体抵抗力下降,促使疾病恶化,必须高度重视饮食营养疗法。

3.户外活动和锻炼

(1)指导患者进行有利于身心健康和疾病恢复的有益活动,如保健体操、行走、太极拳等,以促进疾病早日康复。

(2)宣传休息、营养、阳光、空气对结核病康复的重要性。有条件的患者可选择在空气新鲜、阳光充足、气候温和、花草茂盛、风景宜人的海滨湖畔疗养。

4.消毒、隔离

宣传结核病的传播途径及消毒、隔离的重要性,指导患者采取有效的消毒、隔离措施,并能自觉遵照执行。

(1)患者单居一室,实行呼吸道隔离,室内保持良好通风,每天用紫外线照射消毒,或用1‰过氧乙酸1~2 mL加入空气清洁剂内作为空气喷雾消毒。

(2)注意个人卫生,严禁随地吐痰,痰液须经灭菌处理,如将痰吐在纸上直接焚烧是最简易的灭菌方法;打喷嚏或咳嗽时避免面对他人,并用双层纸巾遮住口鼻,纸巾用后焚烧,以控制感染源;为避免结核菌的传播,外出时应戴口罩。

(3)实行分餐制,同桌共餐时使用公筷;餐具、痰杯煮沸消毒或用消毒液浸泡消毒,以预防结核菌经消化道进入。

(4)不饮未消毒的牛奶,以免肠道结核菌感染。

(5)患者使用的被褥、书籍应在烈日下曝晒,时间不少于6 h。

5.出院指导

指导出院患者定期随诊,接受肝功能和X线检查,以了解病情变化,有利治疗方案的调整,继续巩固治疗至疾病痊愈。

6.预防接种

做好结核病的预防工作和结核患者的登记管理工作。对未受过结核菌感染的新生儿、儿童及青少年及时接种卡介苗,使人体对结核菌产生获得性免疫力。

十二、护理评价

(1)患者身心得到休息,能够维持日常生活和社交活动,乏力等不适症状减轻。

(2)遵循饮食计划,保证营养物质的摄入,维持足够的营养和液体,体重增加。

(3)患者获得有关结核病知识,治疗期间按时服药。

(4)呼吸道通畅,无窒息发生。

(赵荣荣)

第九节 肺 脓 肿

肺脓肿是由多种病原菌引起肺实质坏死的肺部化脓性感染。早期为肺组织的化脓性炎症,继而坏死、液化,由肉芽组织包绕形成脓肿。高热、咳嗽和咳大量脓臭痰为其临床特征。本病可见于任何年龄,青壮年男性及年老体弱有基础疾病者多见。自抗生素广泛应用以来,发病率有明显降低。

一、护理评估

(一)病因及发病机制

急性肺脓肿的主要病原体是细菌,常为上呼吸道、口腔的定植菌,包括需氧、厌氧和兼性厌氧菌。厌氧菌感染占主要地位,较重要的厌氧菌有核粒梭形杆菌、消化球菌等。常见的需氧和兼性厌氧菌为金黄色葡萄球菌、化脓链球菌(A组溶血性链球菌)、肺炎克雷伯杆菌和铜绿假单胞菌等。免疫力低下者,如接受化学治疗、白血病或艾滋病患者其病原菌也可为真菌。根据不同病因和感染途径,肺脓肿可分为以下三种类型。

1.吸入性肺脓肿

吸入性肺脓肿是临床上最多见的类型,病原体经口、鼻、咽吸入致病,误吸为最主要的发病原因。正常情况下,吸入物可由呼吸道迅速清除,但当由于受凉、劳累等诱因导致全身或局部免疫力下降时;有意识障碍,如全身麻醉或气管插管、醉酒、脑血管意外时,吸入的病原菌即可致病。此外,也可由上呼吸道的慢性化脓性病灶,如扁桃体炎、鼻窦炎、牙槽脓肿等脓性分泌物经气管被吸入肺内致病。吸入性肺脓肿发病部位与解剖结构有关,常为单发性,由于右主支气管较陡直,且管径较粗大,因而右侧多发。病原体多为厌氧菌。

2.继发性肺脓肿

继发性肺脓肿可继发于:①某些肺部疾病如细菌性肺炎、支气管扩张、空洞型肺结核、支气管肺癌、支气管囊肿等感染。②支气管异物堵塞也是肺脓肿尤其是小儿肺脓肿发生的重要因素。③邻近器官的化脓性病变蔓延至肺,如食管穿孔感染、膈下脓肿、肾周围脓肿及脊柱脓肿等波及肺组织引起肺脓肿。阿米巴肝脓肿可穿破膈肌至右肺下叶,形成阿米巴肺脓肿。

3.血源性肺脓肿

因皮肤外伤感染、痈、疖、骨髓炎、静脉吸毒、感染性心内膜炎等肺外感染病灶的细菌或脓毒性栓子经血行播散至肺部引起小血管栓塞,产生化脓性炎症、组织坏死导致肺脓肿。金黄色葡萄球菌、表皮葡萄球菌及链球菌为常见致病菌。

(二)病理

肺脓肿早期为含致病菌的污染物阻塞细支气管,继而形成小血管炎性栓塞,进而致病菌繁殖引起肺组织化脓性炎症、坏死,形成肺脓肿,继而肺坏死组织液化破溃经支气管部分排出,形成有气液平的脓腔。另因病变累及部位不同,可并发支气管扩张、局限性纤维蛋白性胸膜炎、脓胸、脓气胸、支气管胸膜瘘等。急性肺脓肿经积极治疗或充分引流,脓腔缩小甚至消失,或仅剩少量纤维瘢痕。如治疗不彻底或支气管引流不畅,炎症持续存在,超过3个月称为慢性肺脓肿。

(三)健康史

多数吸入性肺脓肿患者有齿、口咽部的感染灶,故要了解患者是否有口腔、上呼吸道慢性感染病灶如龋齿、化脓性扁桃体炎、鼻窦炎、牙周溢脓等;或手术、劳累、受凉等;是否应用了大量抗生素。

(四)身体状况

1.症状

急性肺脓肿患者,起病急,寒战、高热,体温高达39 ℃～40 ℃,伴有咳嗽、咳少量黏液痰或黏液脓性痰,典型痰液呈黄绿色、脓性,有时带血。炎症累及胸膜可引起胸痛。伴精神不振、全身乏力、食欲减退等全身毒性症状。如感染未能及时控制,于发病后 10～14 d 可突然咳出大量脓臭痰及坏死组织,痰量可达300～500 mL/d,痰静置后分三层。厌氧菌感染时痰带腥臭味。一般在咳出大量脓痰后,体温明显下降,全身毒性症状随之减轻。约 1/3 的患者有不同程度的咯血,偶有中、大量咯血而突然窒息死亡者。部分患者发病缓慢,仅有一般的呼吸道感染症状。血源性肺脓肿多先有原发病灶引起的畏寒、高热等全身脓毒血症的表现。经数天或数周后出现咳嗽、咳痰,痰量不多,极少咯血。慢性肺脓肿患者除咳嗽、咳脓痰、不规则发热、咯血外,还有贫血、消瘦等慢性消耗症状。

2.体征

肺部体征与肺脓肿的大小、部位有关。早期病变较小或位于肺深部,多无阳性体征;病变发展较大时可出现肺实变体征,有时可闻及异常支气管呼吸音;病变累及胸膜时,可闻及胸膜摩擦音或胸腔积液体征。慢性肺脓肿常有杵状指(趾)、消瘦、贫血等。血源性肺脓肿多无阳性体征。

(五)实验室及其他检查

1.实验室检查

急性肺脓肿患者血常规白细胞计数明显增高,中性粒细胞在 90% 以上,多有核左移和中毒颗粒。慢性肺脓肿血白细胞可稍升高或正常,红细胞和血红蛋白减少。血源性肺脓肿患者的血培养可发现致病菌。并发脓胸时,可做胸腔脓液培养及药物敏感试验。

2.痰细菌学检查

气道深部痰标本细菌培养可有厌氧菌和/或需氧菌存在。血培养有助于确定病原体和选择有效的抗菌药物。

3.影像学检查

X 线检查早期可见肺部炎性阴影,肺脓肿形成后,脓液排出,脓腔出现圆形透亮区和气液平面,四周有浓密炎症浸润。炎症吸收后遗留有纤维条索状阴影。慢性肺脓肿呈厚壁空洞,周围有纤维组织增生及邻近胸膜增厚。CT 检查能更准确定位及发现体积较小的脓肿。

4.纤维支气管镜检查

纤维支气管镜检查有助于明确病因、病原学诊断及治疗。

(六)心理、社会评估

部分肺脓肿患者起病多急骤,畏寒、高热伴全身中毒症状明显,厌氧菌感染时痰有腥臭味等,使患者及家属常深感不安。患者会表现出忧虑、悲观、抑郁和恐惧。

二、主要护理诊断及医护合作性问题

(一)体温过高

与肺组织炎症性坏死有关。

(二)清理呼吸道无效

与脓痰聚积有关。

(三)营养失调,低于机体需要量

与肺部感染导致机体消耗增加有关。

(四)气体交换受损

与气道内痰液积聚、肺部感染有关。

(五)潜在并发症

咯血、窒息、脓气胸、支气管胸膜瘘。

三、护理目标

体温降至正常,营养改善,呼吸系统症状减轻或消失,未发生并发症。

四、护理措施

(一)一般护理

保持室内空气流通、适宜温湿度、阳光充足。晨起、饭后、体位引流后及睡前协助患者漱口,做好口腔护理。鼓励患者多饮水,进食高热量、高蛋白、高维生素等营养丰富的食物。

(二)病情观察

观察痰的颜色、性状、气味和静置后是否分层。准确记录 24 h 排痰量。当大量痰液排出时,要注意观察患者咳痰是否顺畅,咳嗽是否有力,避免脓痰引起窒息;当痰液减少时,要观察患者中毒症状是否好转,若中毒症状严重,提示痰液引流不畅,做好脓液引流的护理,以保持呼吸道通畅。若发现血痰,应及时报告医师,咯血量较多时,应严密观察体温、脉搏、呼吸、血压及神志的变化,准备好抢救药品和用品,嘱患者患侧卧位,头偏向一侧,警惕大咯血或窒息的突然发生。

(三)用药及体位引流护理

肺脓肿治疗原则是抗生素治疗和痰液引流。

1.抗生素治疗

吸入性肺脓肿一般选用青霉素,对青霉素过敏或不敏感者可用林可霉素、克林霉素或甲硝唑等药物。开始给药采用静脉滴注,体温通常在治疗后 3~10 d 降至正常,然后改为肌内注射或口服。如抗生素有效,宜持续 8~12 周,直至胸片上空洞和炎症完全消失,或仅有少量稳定的残留纤维化。若疗效不佳,要注意根据细菌培养和药物敏感试验结果选用有效抗菌药物。遵医嘱使用抗生素、祛痰药、支气管扩张剂等药物,注意观察疗效及不良反应。

2.痰液引流

痰液引流可缩短病程,提高疗效。无大咯血、中毒症状轻者可进行体位引流排痰,每天 2~3 次,每次 10~15 min。痰黏稠者可用祛痰药、支气管舒张药或生理盐水雾化吸入以利脓液引流。有条件应尽早应用纤维支气管镜冲洗及吸引治疗,脓腔内还可注入抗生素,加强局部治疗。

3.手术治疗

内科积极治疗 3 个月以上效果不好,或有并发症可考虑手术治疗。

(四)心理护理

向患者及家属及时介绍病情,解释各种症状和不适的原因,说明各项诊疗、护理操作目的、操作程序和配合要点。由于疾病带来口腔脓臭气味使患者害怕与人接近,在帮助患者口腔护理的同时消除患者的紧张心理。主动关心并询问患者的需要,使患者增加治疗的依从性和信心,指导患者正确对待本病,使其勇于说出内心感受,并积极进行疏导。教育患者家属配合医护人员做好患者的心理指导,使患者树立治愈疾病的信心,以促进疾病早日康复。

(五)健康指导

1.疾病知识指导

指导患者及家属了解肺脓肿发生、发展、治疗和有效预防方面的知识。积极治疗肺炎,皮肤疖、痈或肺外化脓性等原发病灶。教会患者练习深呼吸,鼓励患者咳嗽并采取有效的咳嗽方式进行排痰,保持呼吸道的通畅,促进病变的愈合。对重症患者做好监护,教育家属及时发现病情变化,并及时向医师报告。

2.生活指导

指导患者生活要有规律,注意休息,劳逸结合,应增加营养物质的摄入。提倡健康的生活方式,重视口腔护理,在晨起、饭后、体位引流后、晚睡前要漱口、刷牙,防止污染分泌物误吸入下呼吸道。鼓励平日多饮水,戒烟、酒。保持环境整洁、舒适,维持适宜的室温与湿度,注意保暖,避免受凉。

3.用药指导

抗生素治疗非常重要,但需要时间较长,为防止病情反复,应遵从治疗计划。指导患者及家属根据医嘱服药,向患者讲解抗生素等药物的用药疗程、方法、不良反应,发现异常及时向医师报告。

4.加强易感人群护理

对意识障碍、慢性病、长期卧床者,应注意指导家属协助患者经常变换体位、翻身、拍背促进痰液排出,疑有异物吸入时要及时清除。有感染征象时应及时就诊。

五、护理评价

患者体温平稳,呼吸系统症状消失,营养改善,无并发症发生或发生后及时得到处理。

(赵荣荣)

第十节 急性肺水肿

急性肺水肿是由不同原因引起肺组织血管外液体异常增多,液体由间质进入肺泡,甚至呼吸道出现泡沫状分泌物。表现为急性呼吸困难、发绀,呼吸做功增加,两肺布满湿啰音,甚至从气道涌出大量泡沫样液体。人类可发生下列两类性质完全不同的肺水肿:心源性肺水肿(亦称流体静力学或血流动力学肺水肿)和非心源性肺水肿(亦称通透性增高肺水肿、急性肺损伤或急性呼吸窘迫综合征)。

一、发病机制

(一)肺毛细血管静水压

肺毛细血管静水压(Pmv)是使液体从毛细血管流向间质的驱动力,正常情况下,Pmv 约 1.1 kPa(8 mmHg),有时易与 PCWP 相混淆。PCWP 反映肺毛细血管床的压力,可估计左心房压(LAP),正常情况下较 Pmv 高 0.1~0.3 kPa(1~2 mmHg)。肺水肿时 PCWP 和 Pmv 并非呈直接相关,两者的关系取决于总肺血管阻力(肺静脉阻力)。

(二)肺间质静水压

肺毛细血管周围间质的静水压即肺间质静水压(Ppmv),与 Pmv 相对抗,两者差别越大,则毛细血管内液体流出越多。肺间质静水压为负值,正常值为 -2.3~-1.1 kPa(-17~-8 mmHg),可能与肺组织的机械活动、弹性回缩及大量淋巴液回流对肺间质的吸引有关。理论上 Ppmv 的下降亦可使静水压梯度升高,当肺不张进行性再扩张时,出现复张性肺水肿可能与 Ppmv 骤降有关。

(三)肺毛细血管胶体渗透压

肺毛细血管胶体渗透压(πmv)由血浆蛋白形成,正常值为 $3.3\sim3.7$ kPa($25\sim28$ mmHg),但随个体的营养状态和输液量不同而有所差异。πmv 是对抗 Pmv 的主要力量,单纯的 πmv 下降能使毛细血管内液体外流增加。但在临床上并不意味着血液稀释后的患者会出现肺水肿,经血液稀释后血浆蛋白浓度下降,但过滤至肺组织间隙的蛋白也不断地被淋巴系统所转移,Pmv 的下降可与 πmv 的降低相平行,故 πmv 与 Pmv 间梯度即使发挥净渗透压的效应,也可保持相对的稳定。

πmv 和 PCWP 间的梯度与血管外肺水压呈非线性关系。当 Pmv<2.0 kPa(15 mmHg)、毛细血管通透性正常时,πmv-PCWP$\leqslant1.2$ kPa(9 mmHg)可作为出现肺水肿的界限,也可作为治疗肺水肿疗效观察的动态指标。

(四)肺间质胶体渗透压

肺间质胶体渗透压(πpmv)取决于间质中渗透性、活动的蛋白质浓度,它受反应系数(δf)和毛细血管内液体流出率(Qf)的影响,是调节毛细血管内液体流出的重要因素。πpmv 正常值为 $1.6\sim1.9$ kPa($12\sim14$ mmHg),难以直接测定。临床上可通过测定支气管液的胶体渗透压鉴别肺水肿的类型,如支气管液与血浆蛋白的胶体渗透压比值<60%,则为血流动力学改变所致的肺水肿,如比值>75%,则为毛细血管渗透增加所致的肺水肿,称为肺毛细血管渗漏综合征。

(五)毛细血管通透性

资料表明,越过内皮细胞屏障时,通透性肺水肿透过的蛋白多于压力性水肿,仅越过上皮细胞屏障时,两者没有明显差别。毛细血管通透性增加,使 δ 从正常的 0.8 降至 $0.3\sim0.5$,表明血管内蛋白,尤其是白蛋白大量外渗,使 πmv 与 πpmv 梯度下降。

二、病理与病理生理

(一)心源性急性肺水肿

正常情况下,两侧心腔的排血量相对恒定,当心肌严重受损和左心负荷过重而引起心排血量降低和肺淤血时,过多的液体从肺泡毛细血管进入肺间质甚至肺泡内,则产生急性肺水肿,实际上是左心衰竭最严重的表现,多见于急性左心衰竭和二尖瓣狭窄患者。

有以下并发症的患者术中易发生左心衰竭:①左心室心肌病变,如冠心病、心肌炎等;②左心室压力负荷过度,如高血压、主动脉狭窄等;③左心室容量负荷过重,如主动脉瓣关闭不全、左向右分流的先天性心脏病等。

当左心室舒张末压>1.6 kPa(12 mmHg),毛细血管平均压>4.7 kPa(35 mmHg),肺静脉平均压>4.0 kPa(30 mmHg)时,肺毛细血管静水压超过血管内胶体渗透压及肺间质静水压,可导致急性肺水肿,若同时有肺淋巴管回流受阻,更易发生急性肺水肿。其病理生理表现为肺顺应性减退、气道阻力和呼吸作用增强、缺氧、呼吸性酸中毒、间质静水压增高压迫肺毛细血管、升高肺动脉压,从而增加右心负荷,导致右心功能不全。

(二)神经源性肺水肿

中枢神经系统损伤后,颅内压急剧升高,脑血流量减少,造成下丘脑功能紊乱,解除了对视前核水平和下丘脑尾部"水肿中枢"的抑制,引起交感神经系统兴奋,释放大量儿茶酚胺,使周围血管强烈收缩,血流阻力加大,大量血液由阻力较高的体循环转至阻力较低的肺循环,引起肺静脉高压,肺毛细血管楔压随之升高,跨肺毛细血管 Starling 力不平衡,液体由血管渗入至肺间质和肺泡内,最终形成急性肺水肿。延髓是发生神经源性肺水肿的关键神经中枢,交感神经的激发是产生肺高压及肺水肿的基本因素,而肺高压是神经源性肺水肿发生的重要机制。通过给予交感神经阻滞剂和肾上腺素 α 受体阻滞剂均可降低或避免神经源性肺水肿的发生。

(三)液体负荷过重

围术期输血补液过快或输液过量,使右心负荷增加。当输入胶体液达血浆容量的 25% 时,心排血量可增多至 300%。若患者伴有急性心力衰竭,虽通过交感神经兴奋维持心排血量,但神经性静脉舒张作用减弱,对肺血管压力和容量的骤增已经起不到有效的调节作用,导致肺组织间隙水肿。

大量输注晶体液,使血管内胶体渗透压下降,增加液体从血管的滤出,聚集到肺组织间隙中,易致心、肾功能不全、静脉压增高或淋巴循环障碍患者发生肺水肿。

(四)复张性肺水肿

复张性肺水肿是各种原因所致肺萎陷后,在肺复张时或复张后 24 h 内发生的急性肺水肿。一般认为与多种因素有关,如负压抽吸迅速排出大量胸膜积液、大量气胸所致的突然肺复张,均可造成单侧性肺水肿。

临床上多见于气胸或胸腔积液 3 个月后出现进行性快速肺复张,1 h 后可表现为肺水肿的临床症状,50% 的肺水肿发生在 50 岁以上老年人。水肿液的形成遵循 Starling 公式。复张性肺水肿发生时,肺动脉压和 PCWP 正常,水肿液蛋白浓度与血浆蛋白浓度的比值 >0.7,说明存在肺毛细血管通透性增加。肺萎陷越久,复张速度越快,胸膜腔负压越大,越易发生肺水肿。

肺复张性肺水肿可能的病理生理机制:①肺泡长期萎缩,使Ⅱ型肺细胞代谢障碍,肺泡表面活性物质减少,肺泡表面张力增加,使肺毛细血管内液体向肺泡内滤出。②肺组织长期缺氧,使肺毛细血管内皮和肺泡上皮的完整性受损,通透性增加。③使用负压吸引设备,突然增加胸内负压,使复张肺的毛细血管压力与血流量增加,作用于已受损的毛细血管,使管壁内外的压力差增大;机械性力量使肺毛细血管内皮间隙孔变形,间隙增大,促使血管内液和血浆蛋白流入肺组织间隙。④在声门紧闭的情况下用力吸气,负压峰值可超 -50 cmH$_2$O,如负的胸膜腔内压传至肺间质,增加肺毛细血管和肺间质静水压之差,则增加肺循环液体的渗出。⑤肺的快速复张引起胸膜腔内压急剧改变,肺血流增加而压力升高,并产生高的直线血流速度,加大了血管内和间质的压差。当其超过一定阈值时,液体进入间质和肺泡形成肺水肿。

(五)高原性肺水肿

高原性肺水肿是一种由低地急速进入海拔 3 000 m 以上地区的常见病,主要表现为发绀、心率增快、心排血量增多或减少、体循环阻力增加和心肌受损。其发病因素是多方面的,如缺氧性肺血管收缩、肺动脉高压、高原性脑水肿、全身和肺组织生化改变。肺代偿功能异常和心功能减退是造成重度低氧血症的直接原因。高原性肺水肿为高蛋白渗出性肺水肿,炎性介质是毛细血管增加的主要原因。

(六)通透性肺水肿

通透性肺水肿指肺水和血浆蛋白均通过肺毛细血管内间隙进入肺间质,肺淋巴液回流量增加,且淋巴液内蛋白含量亦明显增加,表明肺毛细血管内皮细胞功能失常。

1.感染性肺水肿

感染性肺水肿指继发于全身感染和/或肺部感染的肺水肿,如革兰阴性杆菌感染所致的败血症和肺炎球菌性肺炎均可引起肺水肿,主要是通过增加肺毛细血管壁通透性所致。肺水肿亦可继发于病毒感染。流感病毒、水痘-带状疱疹病毒所致的病毒性肺炎均可引起肺水肿。

2.毒素吸入性肺水肿

毒素吸入性肺水肿指吸入有害性气体或毒物所致的肺水肿。有害性气体包括二氧化氮、氯、光气、氨、氟化物、二氧化硫等,毒物以有机磷农药最为常见。其病理生理:①有害性气体引起变态反应或直接损害,使肺毛细血管通透性增加,减少肺泡表面活性物质,并通过神经体液因素引起肺静脉收缩和淋巴管痉挛,使肺组织水分增加。②有机磷通过皮肤、呼吸道和消化道进入人体,与胆碱酯酶结合,抑制该酶的作用,使乙酰胆碱在体内积聚,导致支气管痉挛、分泌物增加、呼吸肌麻痹和呼吸中枢抑制,导致缺氧和肺毛细血管通透性增加。

3.淹溺性肺水肿

淹溺性肺水肿指淡水和海水淹溺所致的肺水肿。淡水为低渗性,被大量吸入后,很快通过肺泡-毛细血管膜进入血循环,导致肺组织的组织学损伤和全身血容量增加,肺泡-毛细血管膜损伤较重或左心代偿功能障碍时,诱发急性肺水肿。高渗性海水进入肺泡后,使得血管内大量水分进入肺泡引起肺水肿。肺水肿引起缺氧可加重肺泡上皮、毛细血管内皮细胞损害,增加毛细血管通透性,进一步加重肺水肿。

4.尿毒症性肺水肿

肾衰竭患者常伴肺水肿和纤维蛋白性胸膜炎。主要发病因素:①高血压所致左心衰竭;②少尿患者循环血容量增多;③血浆蛋白减少,血管内胶体渗透压降低,肺毛细血管静水压与胶体渗透压差距增大,促进肺水肿形成。

5.氧中毒性肺水肿

氧中毒性肺水肿指长时间吸入高浓度($>60\%$)氧引起肺组织损害所致的肺水肿。一般在常压下吸入纯氧 $12\sim24$ h,高压下 $3\sim4$ h 即可发生氧中毒。氧中毒的损害以肺组织为主,表现为上皮细胞损害、肺泡表面活性物质减少、肺泡透明膜形成,引起肺泡和间质水肿,以及肺不张。其毒性作用是由于氧分子还原成水时所产生的中间产物自由基(如超氧阴离子、过氧化氢、羟自由基和单线态氧等)所致。正常时氧自由基为组织内抗氧化系统,如超氧化物歧化酶(SOD)、过氧化氢酶、谷胱甘肽氧化酶所清除。吸入高浓度氧,氧自由基形成加速,当其量超过组织抗氧化系统清除能力时,即可造成肺组织损伤,形成肺损伤。

(七)与麻醉相关的肺水肿

1.麻醉药过量

麻醉药过量引起肺水肿,可见于吗啡、美沙酮、急性巴比妥酸盐和海洛因中毒。发病机制可能与下列因素有关:①抑制呼吸中枢,引起严重缺氧,使肺毛细血管通透性增加,同时伴有肺动脉高压,产生急性肺水肿。②缺氧刺激下丘脑引起周围血管收缩,血液重新分布而致肺血容量增加。③海洛因所致肺水肿可能与神经源性发病机制有关。④个别患者的易感性或变态反应。

2.呼吸道梗阻

围术期喉痉挛常见于麻醉诱导期插管强烈刺激,亦见于术中神经牵拉反应,以及甲状腺手术因神经阻滞不全对气道的刺激。气道通畅时,胸腔内压对肺组织间隙压力的影响不大,但急性上呼吸道梗死时,用力吸气造成胸膜腔负压增加,几乎全部传导至血管周围间隙,促进血管内液进入肺组织间隙。上呼吸道梗阻时,患者处于挣扎状态,缺氧和交感神经活性极度亢进,可导致肺小动脉痉挛性收缩、肺小静脉收缩、肺毛细血管通透性增加。酸中毒又可增加对心脏做功的抑制,除非呼吸道梗阻解除,否则将形成恶性循环,加速肺水肿的发展。

3.误吸

围术期呕吐或胃内容物反流可引起吸入性肺炎和支气管痉挛,肺表面活性物质灭活和肺毛细血管内皮细胞受损,从而使液体渗出至肺组织间隙内,发生肺水肿。患者表现为发绀、心动过速、支气管痉挛和呼吸困难。肺组织损害的程度与胃内容物的 pH 直接相关,pH＞2.5 的胃液所致的损害要比 pH＜2.5 者轻微得多。

4.肺过度膨胀

一侧肺不张使单肺通气,全部潮气量进入一侧肺内,导致肺过度充气膨胀,随之出现肺水肿,其机制可能与肺容量增加有关。

三、临床表现

发病早期,均先有肺间质性水肿,肺泡毛细血管间隔内的胶原纤维肿胀,刺激附近的肺毛细血管旁"J"感受器,反射性引起呼吸频率增快,促进肺淋巴液回流,同时表现为过度通气。

水肿液在肺泡周围积聚后,沿着肺动脉、静脉和小气道鞘延伸,在支气管堆积到一定程度,引起支气管狭窄,可出现呼气性啰音。患者常主诉胸闷、咳嗽,有呼吸困难、颈静脉怒张,听诊可闻及哮鸣音和少量湿啰音。若不及时发现和治疗,则继发为肺泡性肺水肿。

肺泡性肺水肿时,水肿液进入末梢细支气管和肺泡,当水肿液溢满肺泡后,出现典型的粉红色泡沫痰,液体充满肺泡后不能参与气体交换,通气/血流比值下降,引起低氧血症。插管患者可表现呼吸道阻力增大和发绀,经气管导管喷出或涌出大量的粉红色泡沫痰。

四、诊断

肺水肿发病早期多为间质性肺水肿,若未及时发现和治疗,可继发为肺泡性肺水肿,加重心肺功能紊乱,故应重视早期诊断和治疗。

肺水肿的诊断主要根据症状、体征和 X 线表现,一般并不困难。临床上同时测定 PCWP 和 πmv,πmv-PCWP 正常值为 (1.2 ± 0.2) kPa $[(9.7\pm1.7)$ mmHg$]$,当 πmv-PCWP≤0.5 kPa(4 mmHg) 时,提示肺内肺水增多,有助于早期诊断。复张性肺水肿常伴有复张性低血压。

五、鉴别诊断

心源性肺水肿在肺间质和肺泡腔的渗出以红细胞为主。左心衰竭导致肺淤血。非心源性肺水肿在肺间质和肺泡腔的渗出以血浆内的一些蛋白、体液为主。肺泡-毛细血管膜的通透性增加,为漏出性肺水肿。

(一)心源性肺水肿

1.主要表现

常突然发作、高度气急、呼吸浅速、端坐呼吸、咳嗽、咳白色或粉红色泡沫痰、面色灰白、口唇及肢端发绀、大汗、烦躁不安、心悸、乏力等。

2.体征

包括双肺广泛水泡音和/或哮鸣音、心率增快、心尖区奔马律及收缩期杂音、心界向左扩大,可有心律失常和交替脉,不同心脏病尚有相应体征和症状。

急性心源性肺水肿是一种严重的重症,必须分秒必争进行抢救,以免危及患者生命。具体急救措施:①非特异性治疗;②查出肺水肿的诱因并加以治疗;③识别及治疗肺水肿的基础心脏病变。

(二)非心源性肺水肿

1.主要表现

进行性加重的呼吸困难、端坐呼吸、大汗、发绀、咳粉红色泡沫痰。

2.体征

双肺可闻及广泛湿啰音,可先出现在双肺中下部,然后波及全肺。

3.X线

早期可出现 Kerley 线,提示间质性肺水肿,进一步发展可出现肺泡肺水肿的表现。

肺毛细血管楔压(PCWP)用于鉴别心源性及非心源性肺水肿。前者 PCWP>1.6 kPa (12 mmHg),后者PCWP≤1.6 kPa(12 mmHg)。

六、治疗

治疗原则为病因治疗,是缓解和根本消除肺水肿的基本措施;维持气道通畅,充分供氧和机械通气治疗,纠正低氧血症;降低肺血管静水压,提高血浆胶体渗透压,改善肺毛细血管通透性;保持患者镇静,预防和控制感染。

(一)充分供氧和机械通气治疗

1.维持气道通畅

水肿液进入肺泡和细支气管后汇集至气管,使呼吸道阻塞,增加气道压,从气管喷出大量粉红色泡沫痰,即便用吸引器抽吸,水肿液仍大量涌出。采用去泡沫剂能提高水肿液清除效果。

2.充分供氧

轻度缺氧患者可用鼻导管给氧,每分钟 6~8 L;重度低氧血症患者,行气管内插管,进行机械通气,同时保证呼吸道通畅。约 85% 的急性肺水肿患者须行短时间气管内插管。

3.间歇性正压通气

间歇性正压通气(IPPV)通过增加肺泡压和肺组织间隙压力,阻止肺毛细血管内液滤出;降低右心房充盈压,减少肺内血容量,缓解呼吸肌疲劳,降低组织氧耗量。常用的参数是:潮气量 8~10 mL/kg,呼吸频率 12~14 次/分钟,吸气峰值压力应小于 4.0 kPa(30 mmHg)。

4.持续正压通气或呼气末正压通气

应用 IPPV,FiO_2>0.6 仍不能提高 PaO_2,可用持续正压通气(CPAP)或呼气末正压通气(PEEP)。通过开放气道,扩张肺泡,增加功能残气量,改善肺顺应性及通气/血流比值。合适的 PEEP 通常先从5 cmH_2O开始,逐步增加到 10~15 cmH_2O,其前提是对患者心排血量无明显影响。

(二)降低肺毛细血管静水压

1.增强心肌收缩力

急性肺水肿合并低血压时,病情更为险恶。应用适当的正性变力药物使左心室能在较低的充盈压下维持或增加心排血量,包括速效强心苷、拟肾上腺素药和能量合剂等。

强心苷药物表现为剂量相关性的心肌收缩力增强,同时可以降低心房颤动时的心率、延长舒

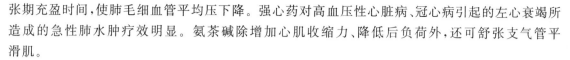

张期充盈时间,使肺毛细血管平均压下降。强心药对高血压性心脏病、冠心病引起的左心衰竭所造成的急性肺水肿疗效明显。氨茶碱除增加心肌收缩力、降低后负荷外,还可舒张支气管平滑肌。

2.降低心脏前后负荷

当 CVP 为 15 cmH$_2$O,PCWP 增高达 2.0 kPa(15 mmHg)以上时,应限制输液,同时静脉注射利尿药,如呋塞米、依他尼酸等。若不见效,可加倍剂量重复给药,尤其对心源性或输液过多引起的急性肺水肿,可迅速有效地从肾脏将液体排出体外,使肺毛细血管静水压下降,减少气道水肿液。使用利尿药时应注意补充氯化钾,并避免血容量过低。

吗啡解除焦虑、松弛呼吸道平滑肌,有利于改善通气,同时具有降低外周静脉张力、扩张小动脉的作用,减少回心血量,降低肺毛细血管静水压。一般静脉注射吗啡 5 mg,起效迅速,对高血压、二尖瓣狭窄等引起的肺水肿效果良好,应早期使用。在没有呼吸支持的患者,应严密监测呼吸功能,防止吗啡抑制呼吸。休克患者禁用吗啡。

东莨菪碱、山莨菪碱及阿托品对中毒性急性肺水肿疗效满意,该类药物具有较强的解除阻力血管及容量血管痉挛的作用,可降低心脏前后负荷,增加肺组织灌注量及冠状动脉血流,增加动脉血氧分压,同时还具有解除支气管痉挛、抑制支气管分泌过多液体、兴奋呼吸中枢及抑制大脑皮质活动的作用。

患者体位对回心血量有明显影响,取坐位或头高位有助于减少静脉回心血量、减轻肺淤血、降低呼吸做功和增加肺活量,但低血压和休克患者应取平卧位。

α受体阻滞剂可使全身及内脏血管扩张、回心血量减少,改善肺水肿。可用酚妥拉明 10 mg 加入 5%葡萄糖溶液 100~200 mL 静脉滴注。硝普钠通过降低心脏后负荷改善肺水肿,但对二尖瓣狭窄引起者要慎用。

(三)镇静及感染的防治

1.镇静药物

咪达唑仑、丙泊酚具有较强的镇静作用,可减少患者的惊恐和焦虑,减轻呼吸急促,将急促而无效的呼吸调整为均匀有效的呼吸,减少呼吸做功。有利于通气治疗患者的呼吸与呼吸机同步,以改善通气。

2.预防和控制感染

感染性肺水肿继发于全身感染和/或肺部感染所致的肺水肿,革兰阴性杆菌所致的败血症是引起肺水肿的主要原因。各种原因引起的肺水肿均应预防肺部感染,除加强护理外,应常规给予抗生素以预防肺部感染。常用的抗生素有氨基糖苷类抗生素、头孢菌素和氯霉素。

给予抗生素的同时,应用肾上腺皮质激素,可以预防毛细血管通透性增加,减轻炎症反应,促使水肿消退,并能刺激细胞代谢,促进肺泡表面活性物质产生,增强心肌收缩,降低外周血管阻力。

临床常用的药物有氢化可的松、地塞米松和泼尼松龙,通常在发病 24~48 h 用大剂量皮质激素。氢化可的松首次静脉注射 200~300 mg,24 h 用量可达 1 g 以上;地塞米松首次用量可静脉注射 30~40 mg,随后每 6 小时静脉注射 10~20 mg,甲泼尼龙的剂量为 30 mg/kg 静脉注射,用药不宜超过72 h。

(四)复张性肺水肿的防治

防止跨肺泡压的急剧增大是预防肺复张性肺水肿的关键。行胸腔穿刺或引流复张时,应逐步减少胸内液气量,复张过程应在数小时以上,负压吸引不应超过 10 cmH$_2$O,每次抽液量不应超过 1 000 mL。

若患者出现持续性咳嗽,应立即停止抽吸或钳闭引流管,术中膨胀肺时,应注意潮气量和压力适中,主张采用双腔插管以免健侧肺过度扩张,肺复张后持续做一段时间的 PEEP,以保证复张过程中跨肺泡压差不致过大,防止复张后肺毛细血管渗漏的增加。

肺复张性肺水肿治疗的目的是维持患者足够的氧合和血流动力学的稳定。无症状者无须特殊处理,低氧血症较轻者予以吸氧,较重者则需气管内插管,应用 PEEP 及强心利尿剂和激素。向胸内注入 50～100 mL 气体、做肺动脉栓塞术均是可取的方法。在肺复张期间要避免输液过多、过快。

七、病情观察与评估

(1)监测生命体征,观察患者有无呼吸增快(频率可达 30～40 次/分钟)、心率增快、脉搏细速、血压升高或持续下降。

(2)观察有无皮肤发绀、湿冷、毛孔收缩、尿量减少等微循环灌注不足表现。

(3)观察患者有无咯粉红色泡沫痰等肺水肿特征性表现。

(4)心肺听诊有无干啰音或湿啰音。

八、护理措施

(一)体位
协助患者取坐位,双腿下垂。

(二)氧疗
遵医嘱予以吸氧 6～8 L/min,可于湿化瓶中加入 50%乙醇湿化,乙醇可使肺泡内泡沫表面张力降低而破裂、消散。若患者不能耐受,可降低乙醇浓度或间歇使用。病情严重者采用无创或有创机械通气。

(三)用药护理
1.镇静剂

常用吗啡皮下或静脉注射,注意观察患者有无呼吸抑制、心动过缓、血压下降。呼吸衰竭、昏迷、严重休克者禁用。

2.利尿剂

常用呋塞米静脉推注,观察患者有无腹胀、恶心、呕吐、心律失常;有无嗜睡、意识淡漠、肌痛性痉挛;有无烦躁或谵妄、呼吸浅慢、手足抽搐等低钾、低钠血症及低氯性碱中毒等电解质紊乱表现。准确记录 24 h 尿量,监测血钾变化和心律。

3.血管扩张剂

常用硝普钠和硝酸甘油静脉滴注或微量泵泵入。硝普钠现配现用,避光输注,控制速度,严密监测血压变化,根据血压调整剂量。

4.洋地黄制剂

常用毛花苷 C 0.2～0.4 mg 稀释后缓慢静脉推注,观察心率和节律变化,心率或脉搏<60 次/分钟时停止用药。当出现食欲减退、恶心、心悸、头痛、黄绿视、视物模糊,心律从规则变为不规则,或从不规则变为规则时可能是中毒反应,应立即停药并告知医师。

九、健康指导

(1)告知患者避免劳累、情绪激动等诱因。

(2)告知患者限制钠盐及液体摄入。

(3)告知患者疾病相关知识,如出现频繁咳嗽、气喘、咳粉红色泡沫痰时,立即取端坐位并及时就诊。

(赵荣荣)

第十一节 肺 癌

一、概述

肺癌大多数起源于支气管黏膜上皮,因此也称支气管肺癌,是肺部最常见的恶性肿瘤。肺癌的发生与环境的污染及吸烟密切相关,肺部慢性疾病、人体免疫功能低下、遗传因素等对肺癌的发生也有一定影响。根据肺癌的生物学行为及治疗特点,将肺癌分为小细胞肺癌、鳞癌、腺癌、大细胞癌。根据肿瘤的位置分为中心型肺癌及周边型肺癌。肺癌转移途径有直接蔓延、淋巴结转移、血行转移及种植性转移。

二、诊断

(一)症状

肺癌的临床症状根据病变的部位、肿瘤侵犯的范围、是否有转移及肺癌副癌综合征全身表现不同而异,最常见的症状是咳嗽、咯血、气短、胸痛和消瘦,其中以咳嗽和咯血最常见,咳嗽的特征往往为刺激性咳嗽、无痰;咯血以痰中夹血丝或混有粉红色的血性痰液为特征,少数患者咯血可出现整口的鲜血,肺癌在胸腔内扩散侵犯周围结构可引起声音嘶哑、Hornet 综合征、吞咽困难和肩部疼痛。当肺癌侵犯胸膜和心包时可能表现为胸腔积液和心包积液,肿瘤阻塞支气管可引起阻塞性肺炎而发热,上腔静脉综合征往往是肿瘤或转移的淋巴结压迫上腔静脉所致。小细胞肺癌常见的副癌综合征主要表现恶病质、高血钙和肺性骨关节病或非恶病质患者清/球蛋白倒置、高血糖和肌肉分解代谢增加等。

(二)体征

1.一般情况

以消瘦和低热为常见。

2.专科检查

如前所述,肺癌的体征根据其病变的部位、肿瘤侵犯的范围、是否有转移及副癌综合征全身表现不同而异。肿瘤阻塞支气管可致一侧或叶肺不张而使该侧肺呼吸音消失或减弱,肿瘤阻塞支气管可继发肺炎出现发热和肺部啰音,肿瘤侵犯胸膜或心包造成胸腔或心包积液出现相应的体征,肿瘤淋巴转移可出现锁骨上、腋下淋巴结增大。

（三）检查

1.实验室检查

痰涂片检查找癌细胞是肺癌诊断最简单、最经济、最安全的检查，由于肺癌细胞的检出阳性率较低，因此往往需要反复多次的检查，并且标本最好是清晨首次痰液立即检查。肺癌的其他实验室检查往往是非特异性的。

2.特殊检查

（1）X线检查：可见肺内球形灶，有分叶征、边缘毛刺状，密度不均匀，部分患者见胸膜凹陷征（兔耳征），厚壁偏心空洞，肺内感染、肺不张等。

（2）CT检查：已成为常规诊断手段，特别是对位于肺尖部、心后区、脊柱旁、纵隔后等隐蔽部位的肿瘤的发现有益。

（3）MRI检查：在于分辨纵隔及肺门血管，显示隐蔽部的淋巴结，但不作为首选。

（4）痰细胞学检查：痰细胞学检查阳性率可达80%，一般早晨血性痰涂片阳性率高，至少需连查3次以上。

（5）支气管镜检查：可直接观察气管、主支气管、各叶、段管壁及开口处病变，可活检或刷检取分泌物进行病理学诊断，对手术范围及术式的确定有帮助。

（6）其他：①经皮肺穿刺活检，适用于周围型肺内占位性病变的诊断，可引起血胸、气胸等并发症；②对于有胸腔积液者，可经胸穿刺抽液离心检查，寻找癌细胞；③PET对于肺癌鉴别诊断及有无远处转移的判断准确率可达90%，但目前价格昂贵。

其他诊断方法如放射性核素扫描、淋巴结活检、胸腔镜下活检术等，可根据病情及条件酌情采用。

（四）诊断要点

（1）有咳嗽、咯血、低热和消瘦的病史和长期吸烟史；晚期患者可出现声音嘶哑、胸腔积液及锁骨淋巴结肿大。

（2）影像学检查有肺部肿块并具有恶性肿瘤的影像学特征。

（3）病理学检查发现癌细胞。

（五）鉴别诊断

1.肺结核

（1）肺结核球：易与周围型肺癌混淆。肺结核球多见于青年，一般病程较长，发展缓慢。病变常位于上叶尖后段或下叶背段。在X线检查上肿块影密度不均匀，可见到稀疏透光区和钙化点，肺内常另有散在性结核病灶。

（2）粟粒型肺结核：易与弥漫型细支气管肺泡癌混淆。粟粒型肺结核常见于青年，全身毒性症状明显，抗结核药物治疗可改善症状，病灶逐渐吸收。

（3）肺门淋巴结结核：在X线检查上肺门肿块影可能误诊为中心型肺癌。肺门淋巴结结核多见于青少年，常有结核感染症状，很少有咯血。

2.肺部炎症

（1）支气管肺炎：早期肺癌产生的阻塞性肺炎，易被误诊为支气管肺炎。支气管肺炎发病较急，感染症状比较明显。X线检查上表现为边界模糊的片状或斑点状阴影，密度不均匀，且不局限于一个肺段或肺叶。经抗菌药物治疗后，症状迅速消失。肺部病变吸收也较快。

（2）肺脓肿：肺癌中央部分坏死液化形成癌性空洞时，X线检查上表现易与肺脓肿混淆。肺

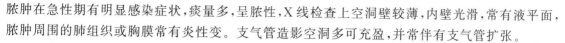

脓肿在急性期有明显感染症状,痰量多,呈脓性,X线检查上空洞壁较薄,内壁光滑,常有液平面,脓肿周围的肺组织或胸膜常有炎性变。支气管造影空洞多可充盈,并常伴有支气管扩张。

3.肺部其他肿瘤

(1)肺部良性肿瘤:如错构瘤、纤维瘤、软骨瘤等有时需与周围型肺癌鉴别。一般良性肿瘤病程较长,生长缓慢,临床上大多没有症状。X线检查上呈现接近圆形的块影,密度均匀,可以有钙化点,轮廓整齐,多无分叶状。

(2)支气管腺瘤:是一种低度恶性肿瘤。发病年龄比肺癌轻,女性发病率较高。临床表现与肺癌相似,常反复咯血。X线检查表现有时也与肺癌相似。经支气管镜检查,诊断未能明确者宜尽早做剖胸探查术。

4.纵隔淋巴肉瘤

纵隔淋巴肉瘤可与中心型肺癌混淆。纵隔淋巴肉瘤生长迅速,临床上常有发热和其他部位浅表淋巴结肿大。在X线检查上表现为两侧气管旁和肺门淋巴结肿大。对放射疗法高度敏感,小剂量照射后即可见到肿块影缩小。纵隔镜检查也有助于明确诊断。

三、治疗

治疗肺癌的方法主要有外科手术治疗、放射治疗、化学药物治疗、中医中药治疗及免疫治疗等。尽管80%的肺癌患者在明确诊断时已失去手术机会,但手术治疗仍然是肺癌最重要和最有效的治疗手段。然而,目前所有的各种治疗肺癌的方法效果均不能令人满意,必须适当地联合应用,进行综合治疗以提高肺癌的治疗效果。具体的治疗方案应根据肺癌的分级和TNM分期、病理细胞学类型、患者的心肺功能和全身情况及其他有关因素等,进行认真详细地综合分析后再做决定。

(一)手术治疗

手术治疗的目的是彻底切除肺部原发癌肿病灶和局部及纵隔淋巴结,并尽可能保留健康的肺组织。

肺切除术的范围决定于病变的部位和大小。对周围型肺癌,一般施行肺叶切除术;对中心型肺癌,一般施行肺叶或一侧全肺切除术。有的病例,癌变位于一个肺叶内,但已侵及局部主支气管或中间支气管,为了保留正常的邻近肺叶,避免行一侧全肺切除术,可以切除病变的肺叶及一段受累的支气管,再吻合支气管上下切端,临床上称为支气管袖状肺叶切除术。如果相伴的肺动脉局部受侵,也可同时做部分切除,端端吻合,此手术称为支气管袖状肺动脉袖状肺叶切除术。

手术治疗效果:非小细胞肺癌、T_1或$T_2N_0M_0$病例经手术治疗后,约有半数的患者能获得长期生存,有的报道其5年生存率可达70%以上。Ⅱ期及Ⅲ期病例生存率则较低。据统计,我国目前肺癌手术的切除率为85%～97%,术后30 d病死率在2%以下,总的5年生存率为30%～40%。

手术禁忌证:①远处转移,如脑、骨、肝等器官转移(即M_1患者);②心、肺、肝、肾功能不全,全身情况差的患者;③广泛肺门、纵隔淋巴结转移,无法清除者;④严重侵犯周围器官及组织,估计切除困难者;⑤胸外淋巴结转移,如锁骨上(N_3)等,肺切除术应慎重考虑。

(二)放射治疗

放射治疗是局部消灭肺癌病灶的一种手段。临床上使用的主要放疗设备有^{60}Co治疗机和加速器等。

在各种类型的肺癌中,小细胞癌对放射疗法敏感性较高,鳞癌次之,腺癌和细支气管肺泡癌最低。通常是将放射疗法、手术与药物疗法综合应用,以提高治愈率。临床上常采用的是手术后放射疗法。对癌肿或肺门转移病灶未能彻底切除的患者,于手术中在残留癌灶区放置小的金属环或金属夹做标记,便于术后放疗时准确定位。一般在术后1个月左右患者健康状况改善后开始放射疗法,剂量为40～60 Gy,疗程约6周。为了提高肺癌病灶的切除率,有的病例可手术前进行放射治疗。

晚期肺癌病例,并有阻塞性肺炎、肺不张、上腔静脉阻塞综合征或骨转移引起剧烈疼痛者及癌肿复发的患者,也可进行姑息性放射疗法,以减轻症状。

放射疗法可引起倦乏、胃纳减退、低热、骨髓造血功能抑制、放射性肺炎、肺纤维化和癌肿坏死液化空洞形成等放射反应和并发症,应给予相应处理。

下列情况一般不宜施行放射治疗:①健康状况不佳,呈现恶病质者;②高度肺气肿放射治疗后将引起呼吸功能代偿不全者;③全身或胸膜、肺广泛转移者;④癌变范围广泛,放射治疗后将引起广泛肺纤维化和呼吸功能代偿不全者;⑤癌性空洞或巨大肿瘤,后者放射治疗将促进空洞形成。

对于肺癌脑转移患者,若颅内病灶较局限,可采用γ刀放射治疗,有一定的缓解率。

(三)化学治疗

有些分化程度低的肺癌,特别是小细胞癌,疗效较好。化学疗法作用遍及全身,临床上可以单独应用于晚期肺癌病例,以缓解症状,或与手术、放射等疗法综合应用,以防止癌肿转移复发,提高治愈率。

常用于治疗肺癌的化学药物有:环磷酰胺、氟尿嘧啶、丝裂霉素、多柔比星、表柔比星、丙卡巴肼(甲基苄肼)、长春碱、甲氨蝶呤、洛莫司汀(环己亚硝脲)、顺铂、卡铂、紫杉醇等。应根据肺癌的类型和患者的全身情况合理选用药物,并根据单纯化疗还是辅助化疗选择给药方法、决定疗程的长短及哪几种药物联合应用、间歇给药等,以提高化疗的疗效。

需要注意的是,目前化学药物对肺癌疗效仍然较低,症状缓解期较短,不良反应较多。临床应用时,要掌握药物的性能和剂量,并密切观察不良反应。出现骨髓造血功能抑制、严重胃肠道反应等情况时要及时调整药物剂量或暂缓给药。

(四)中医中药治疗

按患者临床症状、脉象、舌苔等表现,应用辨证论治法则治疗肺癌,一部分患者的症状得到改善,生存期延长。

(五)免疫治疗

近年来,通过实验研究和临床观察,发现人体的免疫功能状态与癌肿的生长发展有一定关系,从而促使免疫治疗的应用。免疫治疗的具体措施有以下几种。

1.特异性免疫疗法

用经过处理的自体肿瘤细胞或加用佐剂后,皮下接种进行治疗。此外尚可应用各种白介素、肿瘤坏死因子、肿瘤核糖核酸等生物制品。

2.非特异性免疫疗法

用卡介苗、短小棒状杆菌、转移因子、干扰素、胸腺肽等生物制品,或左旋咪唑等药物以激发和增强人体免疫功能。

当前肺癌的治疗效果仍不能令人满意。由于治疗对象多属晚期,其远期生存率低,预后较差。因此,必须研究和开展以下几方面的工作,以提高肺癌治疗的总体效果:①积极宣传,普及肺癌知识,提高肺癌诊断的警惕性,研究和探索早期诊断方法,提高早期发现率和诊断率;②进一步研究和开发新的有效药物,改进综合治疗方法;③改进手术技术,进一步提高根治性切除的程度和同时最大范围地保存正常肺组织的技术;④研究和开发分子生物学技术,探索肺癌的基因治疗技术,使之能有效地为临床服务。

四、护理措施

(一)做好心理支持,克服恐惧绝望心理

当患者得知自己患肺癌时,会面临巨大的身心应激,而心理应对结果会对疾病产生明显的积极或消极影响,护士通过多种途径给患者及家属提供心理与社会支持。根据患者的性别、年龄、职业、文化程度、性格等,多与其交谈,耐心倾听患者诉说,尽量解答患者提出的问题和提供有益的信息,帮助患者正确估计所面临的情况,让其了解肺癌的有关知识及将接受的治疗、患者和家属应如何配合、在治疗过程中的注意事项,请治愈患者现身说法,增强对治疗的信心,积极应对癌症的挑战,与疾病作斗争。

(二)保持呼吸道通畅,做好咳嗽、咳痰的护理

分析患者病情,判断引起呼吸困难的原因,根据不同病因,采取不同的护理措施。

(1)如肿瘤转移至胸膜,可产生大量胸腔积液,导致气体交换面积减少,引起呼吸困难,要配合医师及时行胸腔穿刺置管引流术。

(2)若患者肺部感染痰液过多、纤毛功能受损、机体活动减少,或放疗、化疗导致肺纤维化,痰液黏稠,无力咳出而出现呼吸困难,应密切观察咳嗽、咳痰情况,详细记录痰液的色、量、质,正确收集痰标本,以及时送检,为诊断和治疗提供可靠的依据,并采取以下护理措施:①提供整洁、舒适的环境,减少不良刺激,病室内维持适宜的温度(18 ℃~20 ℃)和相对湿度(50%~60%),以充分发挥呼吸道的自然防御功能;避免尘埃与烟雾等刺激,对吸烟的患者与其共同制订有效的戒烟计划;注意患者的饮食习惯,保持口腔清洁,避免油腻、辛辣等刺激性食物,一般每天饮水 1 500 mL 以上,可保证呼吸道黏膜的湿润和病变黏膜的修复,利于痰液稀释和排除。②促进有效排痰是指导患者掌握有效咳嗽的正确方法:患者坐位,双脚着地,身体稍前倾,双手环抱一个枕头。进行数次深而缓慢的腹式呼吸,深吸气末屏气,然后缩唇,缓慢地通过口腔尽可能呼气(降低肋弓、使腹部往下沉)。在深吸一口气后屏气 3~5 s,身体前倾,从胸腔进行 2~3 次短促有力的咳嗽,张口咳出痰液,咳嗽时收缩腹肌,或用自己的手按压上腹部,帮助咳嗽,有效咳出痰液。湿化和雾化疗法:湿化疗法可达到湿化气道、稀释痰液的目的。适用于痰液黏稠和排痰困难者。常用湿化液有蒸馏水、生理盐水、低渗盐水。临床上常在湿化的同时加入药物以雾化方式吸入。可在雾化液中加入痰溶解剂、抗生素、平喘药等,达到祛痰、消炎、止咳、平喘的作用。胸部叩击与胸壁震荡:适用于肺癌晚期长期卧床、体弱、排痰无力者,禁用于肺癌伴肋骨转移、咯血、低血压、肺水肿等患者。操作前让患者了解操作的意义、过程、注意事项,以配合治疗,肺部听诊,明确病变部位。叩击时避开乳房、心脏和骨突出部位及拉链、纽扣部位。患者侧卧,叩击者两手手指并拢,使掌侧呈杯状,以手腕力量,从肺底自下而上、由外向内、迅速而有节律地叩击胸壁,震动气道,每一肺叶叩击 1~3 min,120~180 次/分钟,叩击时发出一种空而深的拍击音则表明手法正确。胸壁震荡法时,操作者双手掌重叠置于欲引流的胸壁部位,吸气时手掌随胸廓扩张慢慢抬起,不施加压力,从吸气最高点开始,在整个呼气期手掌紧贴胸壁,施加一定的压力并做轻柔的上下抖动,即快速收缩和松弛手臂和肩膀,震荡胸壁 5~7 次,每一部位重复 6~7 个呼吸周期,震荡法在呼气期进行,

且紧跟叩击后进行。叩击力量以患者不感到疼痛为宜,每次操作时间 5～15 min,应在餐后 2 h 至餐前30 min完成,避免治疗中呕吐。操作后做好口腔护理,除去痰液气味,观察痰液情况,复查肺部呼吸音及啰音变化。③机械吸痰:适用于意识不清、痰液黏稠无力咳出、排痰困难者。可经患者的口、鼻腔、气管插管或气管切开处进行负压吸痰,也可配合医师用纤维支气管镜吸出痰液。

(三)对于咯血或痰中带血的患者

应予以耐心解释,消除其紧张情绪,嘱患者轻轻将气管内存留的积血咯出,以保持呼吸道通畅,咯血时不能屏气,以免诱发喉头痉挛,血液引流不畅导致窒息。小量咯血者宜进少量凉或温的流质饮食,多饮水,多食富含纤维素食物,以保持大便通畅,避免排便时腹压增加而咯血加重;密切观察咯血的量、色,大咯血时,护理方法见应急措施。大量咯血不止者,可采用丝线固定双腔球囊漂浮导管经纤维支气管镜气道内置入治疗大咯血的方法(详见应急措施);同时做好应用垂体后叶素的护理,静脉滴注速度勿过快,以免引起恶心、便意、心悸、面色苍白等不良反应,监测血压、血氧饱和度;冠心病患者、高血压病患者及孕妇忌用;配血备用,可酌情适量输血。

(四)疼痛的护理

(1)采取各种护理措施减轻疼痛。提供安静的环境,调整舒适的体位,小心搬动患者,避免拖、拉、拽动作,滚动式平缓地给患者变换体位,必要时支撑患者各肢体,指导、协助胸痛患者用手或枕头护住胸部,以减轻深呼吸、咳嗽或变换体位所引起的胸痛;胸腔积液引起的疼痛,可嘱患者患侧卧位,必要时用宽胶布固定胸壁,以减少胸部活动幅度,减轻疼痛;采用按摩、针灸、经皮肤电刺激止痛穴位或局部冷敷等,以降低疼痛的敏感性。

(2)药物止痛,按医嘱用药,根据患者疼痛再发时间,提前按时用药,在应用镇痛药期间,注意预防药物的不良反应,如便秘、恶心、呕吐、镇静和精神紊乱等,嘱患者多进食富含纤维素的蔬菜和水果,缓解和预防便秘。

(3)患者自控镇痛,可自行间歇性给药,做到个体化给药,增加了患者自我照顾和对疼痛的自主控制能力。

(五)饮食支持护理

根据患者的饮食习惯,给予高蛋白、高热量、高维生素、易消化饮食,调配好食物的色、香、味,以刺激食欲,创造清洁舒适、愉快的进餐环境,促进食欲。病情危重者应采取喂食、鼻饲或静脉输入脂肪乳、复方氨基酸和含电解质的液体。对于有大量胸腔积液的患者,应酌情输血、血浆或清蛋白,以减少胸腔积液的产生,补充癌肿或大量抽取胸腔积液等因素所引起的蛋白丢失,增强机体抗病能力。有吞咽困难者应给予流质饮食,进食宜慢,取半卧位以免发生吸入性肺炎或呛咳,甚至窒息。

(六)做好口腔护理

向患者讲解放疗、化疗后口腔唾液腺分泌减少,pH 下降,易发生口腔真菌感染和牙周病,使其理解保持口腔卫生的重要性,以便主动配合。患者睡前及三餐后进行口腔护理;戒烟酒,以防刺激黏膜;忌食辛辣及可能引起黏膜创伤的食物,如带刺或碎骨头的食物,用软牙刷刷牙,勿用牙签剔牙,并延期牙科治疗,防止黏膜受损;进食后,用盐水或复方硼砂溶液漱口,控制真菌感染;口唇涂润滑剂,保持黏膜湿润,黏膜口腔溃疡,按医嘱应用表面麻醉剂止痛。

(七)化疗药物毒性反应的护理

1.骨髓抑制反应的护理

化疗后机体免疫力下降,发生感染、出血。护士接触患者之前要认真洗手,严格执行无菌操作,避免留置尿管或肛门指检,预防感染;告知患者不可到公共场所或接触感冒患者;在做全身卫生处置时,要特别注意易感染部位,如鼻腔、口腔、肛门、会阴等,各部位使用毛巾要分开,以免交叉感染;监测体温,观察皮肤温度、色泽、气味,早期发现感染征象;当白细胞总数降至 $1 \times 10^9/L$ 时,做好保护性隔离。对血小板计数小于 $50 \times 10^9/L$ 时,密切观察有无出血倾向,采取预防出血的措施,避免患者外出活动,防止身体受挤压或外伤,保持口腔、鼻腔清洁湿润,勿用手抠鼻痂、牙签剔牙,尽量减少穿刺次数,穿刺后应实施局部较长时间按压,必要时,遵医嘱输血小板控制出血。

2.恶心呕吐的护理

化疗期间如患者出现恶心呕吐,按医嘱给予止吐药,嘱患者深呼吸,勿大动作转动身体,给予高营养清淡易消化的饮食,少食多餐,不催促患者进食,忌食辛辣等刺激性食物,戒烟酒,不要摄入加香料、肉汁和油腻的食物,建议平时咀嚼口香糖或含糖果,加强口腔护理去除口腔异味。对已有呕吐患者灵活掌握进食时间,可在其间歇期进食,多饮清水,多食薄荷类食物及冷食等。

3.静脉血管的保护

在给化疗药时,要选择合适的静脉,给化疗药前,先观察是否有回血,强刺激性药物护士应在床旁监护,或采用静脉留置针及中小静脉插管;观察药物外渗的早期征象,如穿刺部位疼痛、烧灼感、输液速度减慢、无回血、药液外渗,应立即停止输注,应用地塞米松加利多卡因局部封闭,24 h 内给予冷敷,50%硫酸镁湿敷,24 h 后可给予热敷。

4.应用化疗药后

常出现脱发,影响患者形象,增加其心理压力,护士要告诉患者脱发是暂时的,停药后头发会再生,鼓励其诉说自己的感受,帮助其调整外观的变化,让患者戴假发或帽子、头巾遮挡,改善自我形象,夜间睡眠可佩戴发帽,减轻头发掉在床上而至的心理不适;指导患者头发的护理,如动作轻柔减少头发梳、刷、洗、烫等,可用中性洗发护发素。

五、健康教育

(1)宣传吸烟对健康的危害,提倡不吸烟或戒烟,并注意避免被动吸烟。

(2)对肺癌高危人群要定期进行体检,早期发现肿瘤,早期治疗。

(3)改善工作和生活环境,防止空气污染。

(4)给予患者和家属心理上的支持,使之正确认识肺癌,增强治疗信心,维持生命质量。

(5)督促患者坚持化疗或放疗,告诉患者出现呼吸困难、咯血或疼痛加重时应立即到医院就诊。

(6)指导患者加强营养支持,合理安排休息,适当活动,保持良好精神状态,避免呼吸道感染以调整机体免疫力,增强抗病能力。

(7)对晚期癌肿转移患者,要指导家属对患者临终前的护理,告知患者及家属对症处理的措施,使患者平静地走完人生最后一程。

(任旭坤)

第十二节 间质性肺疾病

间质性肺疾病(interstitial lung disease,ILD)是一组肺间质的炎症性疾病,是主要累及肺间质、肺泡和/或细支气管的一组肺部弥漫性疾病。除细支气管以上的各级支气管外,ILD几乎累及所有肺组织。由于细支气管和肺泡壁纤维化,使肺顺应性下降,肺容量减少和限制性通气功能障碍,细支气管的炎症及肺小血管闭塞引起通气/血流比例失调和弥散功能降低,最终发生低氧血症和呼吸衰竭。

一、病因与病理生理

(一)病因

1.职业/环境

无机粉尘包括二氧化硅、石棉、滑石、铍、煤、铝、铁等引起的尘肺;有机粉尘吸入导致的外源性过敏性肺泡炎(如霉草、蘑菇肺、蔗尘、饲鸽肺等)。

2.药物

抗肿瘤药物(博莱霉素、甲氨蝶呤等)、心血管药物(胺碘酮等)、抗癫痫药(苯妥英钠等)、其他药物(呋喃妥因、口服避孕药、口服降糖药等)。

3.其他

治疗诱发:放射线照射、氧中毒等治疗因素。感染:结核、病毒、细菌、真菌、卡氏肺孢子菌、寄生虫等感染。恶性肿瘤:癌性淋巴管炎、肺泡细胞癌、转移性肺癌等。

4.病因不明

结缔组织病相关的肺间质病包括类风湿关节炎、全身性硬化症、系统性红斑狼疮、多发性肌炎、皮肌炎、干燥综合征、混合性结缔组织病、强直性脊柱炎等。遗传性疾病相关的肺间质病包括家族性肺纤维化、结节性硬化病、神经纤维瘤病等。

(二)病理生理

肺泡结构的破坏,纤维化伴蜂窝肺形成。早期主要是炎性细胞渗出,晚期是成纤维细胞和胶原纤维增生,逐渐形成纤维化,气腔变形扩张成囊状大小从1厘米至数厘米,称之为蜂窝肺。

二、临床表现

(一)咳嗽、咳痰

初期仅有咳嗽,多以干咳为主,个别病例有少量白痰或白色泡沫痰,部分患者痰中带血,但大咯血非常少见。

(二)气促、发绀

气促是最常见的首诊症状,多为隐袭性,在较剧烈活动时开始,渐进性加重,常伴浅快呼吸,很多患者伴有明显的易疲劳感,偶有胸痛、严重时出现胸闷、呼吸困难。病情进一步加重可出现发绀并可发展为肺心病。

（三）发热

急性感染时可有发热。

三、诊断要点

（一）胸部 X 线

可见双肺弥漫性网状、结节状阴影。双肺底部网状形、提示间质水肿或纤维化，随病情发展，出现粗网状影，至病变晚期可出现环状条纹影。结节大小、形状和边缘可各不相同，为肺内肉芽肿和肺血管炎。

（二）肺功能检查

间质性肺疾病常为限制性通气功能障碍，如肺活量和肺总量减少，残气量随病情进展而减低。第 1 s 用力呼气量与用力肺活量之比值升高，流量容积曲线呈限制性描图。间质纤维组织增生，弥散距离增加，弥散功能降低，肺顺应性差，中晚期出现通气与血流比例失调，因而出现低氧血症，并引起通气代偿性增加所致的低碳酸血症。间质性肺病在 X 线影像未出现异常之前，即有弥散功能降低和运动负荷时发生低氧血症。肺功能检查对评价呼吸功能损害的性质和程度，以及治疗效果有帮助。

四、治疗要点

（一）首要的治疗

去除诱因。有部分患者在脱离病因及诱因后，可自然缓解，不需要应用激素治疗。

（二）主要的治疗

抗炎、抗纤维化、抗氧化剂、抗蛋白酶、抗凝剂、细胞因子拮抗剂、基因治疗及肺移植等。

（三）最常用、有效的治疗

应用糖皮质激素和免疫抑制剂，以及应用干预肺间质纤维化形成的药物。

（四）氧疗

给予氧气吸入，必要时应用无创呼吸机辅助通气。

五、护理

（一）护理评估

（1）评估患者的病情、意识、呼吸状况、合作程度及缺氧程度。

（2）评估患者的咳痰能力、影响咳痰的因素、痰液的黏稠度及气道通畅情况。

（3）评估肺部呼吸音情况。

（二）氧疗护理

（1）护士必须掌握给氧的方法（如持续或间歇给氧和给氧的流量），正确安装氧气装置。

（2）了解肺功能检查和血气分析的临床意义，发现异常及时通知医师。

（3）用氧的过程中严密观察病情，密切观察患者的呼吸，神志、血氧饱和度及缺氧程度改善情况等。

（三）用药护理

（1）嘱患者按时服用护胃药。避免粗糙过硬饮食。观察大便色、质，询问有无腹痛等情况。

（2）使用激素时必须规律、足量、全程服用药物，不能擅自停药或减量。劳逸结合，少去公共场所,以免交叉感染。

(3)建议补钙,预防骨质疏松,注意饮食中补充蛋白质,控制脂肪与糖分的摄入。注意血压及血糖的改变,定期、定时监测血压及血糖。

(四)健康指导

(1)注意保暖,随季节的变更加减衣服,预防感冒,少去公共场所,如有不适及时就医。

(2)适当锻炼,如慢走、上下楼等,用以提高抗病能力。进行呼吸功能锻炼以改善通气功能。

(3)吸烟对人体的危害,劝告患者戒烟。

(4)指导有效的咳嗽、排痰。间质性肺病的患者常有咳嗽,一般情况下为刺激性干咳,合并肺部感染时,有咳痰,因此有效的咳嗽能促进痰液的排出,保持呼吸道通畅。

(5)使用激素时必须规律、足量、全程服用药物,不能擅自停药或减量。

(任旭坤)

第十三节 肺 栓 塞

一、概述

肺栓塞(pulmonary embolism,PE)是由内源性或外源性栓子堵塞肺动脉或其分支引起肺循环和右心功能障碍的一组临床和病理生理综合征,包括肺血栓栓塞症(pulmonary thromboembolism,PTE)、脂肪栓塞综合征、羊水栓塞、空气栓塞、肿瘤栓塞等。

来自静脉系统或右心的血栓堵塞肺动脉或其分支引起肺循环和呼吸功能障碍的临床和病理综合征称为 PTE,临床上 95% 以上的 PE 是由于 PTE 所致,是最常见的 PE 类型,因此,临床上所说的 PE 通常指的是 PTE。PE 中 80%～90% 的栓子来源于下肢或骨盆深静脉血栓,临床上又把 PE 和深静脉血栓形成(deep venous thrombosis,DVT)划归于静脉血栓栓塞症(venous thromboembolism,VTE),并认为 PE 和 DVT 具有相同的易患因素,大多数情况下二者伴随发生,为 VTE 的两种不同临床表现形式。PE 可单发或多发,但常发生于右肺和下叶。当栓子堵塞肺动脉,如果其支配区的肺组织因血流受阻或中断而发生坏死,称之为肺梗死(pulmonary infarction,PI)。由于肺组织同时接受肺动脉、支气管动脉和肺泡内气体三重供氧,因此肺动脉阻塞时临床上较少发生肺梗死。如存在基础心肺疾病或病情严重,影响到肺组织的多重氧供,才有可能导致 PI。

经济舱综合征(economy class syndrome,ECS)是指由于长时间空中飞行,静坐在狭窄而活动受限的空间内,双下肢静脉回流减慢,血液淤滞,从而发生 DVT 和/或 PTE,又称为机舱性血栓形成。长时间坐车(火车、汽车、马车等)旅行也可以引起 DVT 和/或 PTE,故广义的 ECS 又称为旅行者血栓形成。

"e 栓塞"是指上网时间比较长而导致的下肢静脉血栓形成并栓塞的事件,与现代工作中电脑普及及相应工作习惯有关。

二、病因与发病机制

PE 的栓子 99% 是属血栓性质的,因此,导致血栓形成的危险因素均为 PE 的病因。这些危险因素包括自身因素(多为永久性因素)和获得性因素(多为暂时性因素)。自身因素一般指的是血液中一些抗凝物质及纤溶物质先天性缺损,如蛋白 C 缺乏、蛋白 S 缺乏、抗凝血酶Ⅲ(ATⅢ)缺乏,以及凝血因子 V Leiden 突变和凝血酶原(PTG)20210A 突变等,为明确的 VTE 危险因素,常以反复静脉血栓形成和栓塞为主要临床表现,称为遗传性血栓形成倾向,或遗传性易栓症。若 40 岁以下的年轻患者无明显诱因反复发生 DVT 和 PTE,或发病呈家族聚集倾向,应注意检测这些患者的遗传缺陷。获得性因素临床常见有高龄、长期卧床、长时间旅行、动脉疾病(含颈动脉及冠状动脉病变)、近期手术史、创伤或活动受限如卒中、肥胖、真性红细胞增多症、管状石膏固定患肢、VTE 病史、急性感染、抗磷脂抗体综合征、恶性肿瘤、妊娠、口服避孕药或激素替代治疗等。另外随着医学科学技术的发展,心导管、有创性检查及治疗技术(如 ICD 植入和中心静脉置管等)的广泛开展,也大大增加了 DVT-PE 的发生,因此,充分重视上述危险因素将有助于对 PE 的早期识别。

引起 PTE 的血栓可以来源于下腔静脉径路、上腔静脉径路或右心腔,其中大部分来源于下肢深静脉,尤其是从腘静脉上端到髂静脉段的下肢近端深静脉(占 50%~90%)。盆腔静脉丛亦是血栓的重要来源。

由于 PE 致肺动脉管腔阻塞,栓塞部位肺血流量减少或中断,机械性肺毛细血管前动脉高压,加之肺动脉、冠状动脉反射性痉挛,使肺毛细血管床减少,肺循环阻力增加,肺动脉压力上升,使右心负荷加重,心排血量下降。由于右心负荷加重致右心压力升高,右心室扩张致室间隔左移,导致左心室舒张末期容积减少和充盈减少,使主动脉与右心室压力阶差缩小及左心室功能下降,进而心排血量减少,体循环血压下降,冠状动脉供血减少及心肌缺血,致脑动脉及冠状动脉供血不足,患者可发生脑供血不足、脑梗死、心绞痛、急性冠状动脉综合征、心功能不全等。肺动脉压力升高程度与血管阻塞程度有关。由于肺血管床具备强大的储备能力,对于原无心肺异常的患者,肺血管床面积减少 25%~30% 时,肺动脉平均压轻度升高;肺血管床面积减少 30%~40% 时,肺动脉平均压可达 4.0 kPa(30 mmHg)以上,右心室平均压可升高;肺血管床面积减少 40%~50% 时,肺动脉平均压可达 5.3 kPa(40 mmHg),右心室充盈压升高,心排血指数下降;肺血管床面积减少 50%~70% 时,可出现持续性肺动脉高压;肺血管床面积减少达 85% 以上时,则可发生猝死。PE 时由于低氧血症及肺血管内皮功能损伤,释放内皮素、血管紧张素Ⅱ,加之血栓中的血小板活化脱颗粒释放 5 羟色胺、缓激肽、血栓素 A、二磷酸腺苷、血小板活化因子等大量血管活性物质,均进一步使肺动脉血管收缩,致肺动脉高压等病理生理改变。PE 后堵塞部位肺仍保持通气,但无血流,肺泡不能充分地进行气体交换,致肺泡无效腔增大,导致肺通气/血流比例失调,低氧血症发生。由于右心房与左心房之间压差倒转,约 1/3 的患者超声可检测到经卵圆孔的右向左分流,加重低氧血症,同时也增加反常栓塞和卒中的风险。较小的和远端的栓子虽不影响血流动力学,但可使肺泡出血致咯血、胸膜炎和轻度的胸膜渗出,临床表现为"肺梗死"。

若急性 PE 后肺动脉内血栓未完全溶解,或反复发生 PTE,则可能形成慢性血栓栓塞性肺动脉高压(chronic thromboembolic pulmonary hypertension,CTEPH),继而出现慢性肺心病,右心代偿性肥厚和右心衰竭。

三、临床表现

PE 发生后临床表现多种多样，可涉及呼吸、循环及神经系统等多个系统，但是缺乏特异性。其表现主要取决于栓子的大小、数量、与肺动脉堵塞的部位、程度、范围，也取决于过去有无心肺疾病、血流动力学状态、基础心肺功能状态、患者的年龄及全身健康状况等。较小栓子可能无任何临床症状。小范围的 PE（面积小于肺循环 50% 的 PE）一般没有症状或仅有气促，以活动后尤为明显。当肺循环＞50% 突然发生栓塞时，就会出现严重的呼吸功能和心功能障碍。

多数患者因呼吸困难、胸痛、先兆晕厥、晕厥和/或咯血而疑诊为急性肺栓塞。常见症状：①不明原因的呼吸困难及气促，尤以活动后明显，为 PE 最重要、最常见症状，发生率为 80%～90%。②胸痛：为 PE 常见的症状，发生率为 40%～70%，可分为胸膜炎性胸痛（40%～70%）及心绞痛样胸痛（4%～12%）。胸膜炎性胸痛常为较小栓子栓塞周边的肺小动脉，局部肺组织中的血管活性物质及炎性介质释放累及胸膜所致。胸痛多与呼吸有关，吸气时加重，并随炎症反应消退或胸腔积液量的增加而消失。心绞痛样胸痛常为较大栓子栓塞大的肺动脉所致，是梗死面积较大致血流动力学变化，引起冠状动脉血流减少，患者发生典型心绞痛样发作，发生时间较早，往往在栓塞后迅速出现。③晕厥：发生率为 11%～20%，为大面积 PE 所致心排血量降低致脑缺血，值得重视的是临床上晕厥可见于 PE 首发或唯一临床症状。出现晕厥往往提示预后不良，有晕厥症状的 PTE 病死率高达 40%，其中部分患者可猝死。④咯血占 10%～30%，多于梗死后 24 h 内发生，常为少量咯血，大咯血少见，多示肺梗死发生。⑤烦躁不安、惊恐甚至濒死感：多提示梗死面积较大，与严重呼吸困难或胸痛有关。⑥咳嗽、心悸等。各病例可出现以上症状的不同组合。临床上有时出现所谓"三联征"，即同时出现呼吸困难、胸痛及咯血，但仅见于 20% 的患者，常常提示肺梗死患者。急性肺栓塞也可完全无症状，仅在诊断其他疾病或尸检时意外发现。

（一）症状

常见体征如下。①呼吸系统：呼吸频率增加（＞20 次/分钟）最常见，发绀，肺部有时可闻及哮鸣音和/或细湿啰音，合并肺不张和胸腔积液时出现相应的体征。②循环系统：心率加快（＞90 次/分钟），主要表现为窦性心动过速，也可发生房性心动过速、心房颤动、心房扑动或室性心律失常；多数患者血压可无明显变化，低血压和休克罕见，但一旦发生常提示中央型急性肺栓塞和/或血流动力学受损；颈静脉充盈、怒张或搏动增强；肺动脉瓣区第二心音亢进或分裂，三尖瓣可闻收缩期杂音。③其他：可伴发热，多为低热，提示肺梗死。

（二）体征

下肢 DVT 的主要表现为患肢肿胀、周径增大、疼痛或压痛、皮肤色素沉着，行走后患肢易疲劳或肿胀加重。但半数以上的下肢 DVT 患者无自觉症状和明显体征。应测量双侧下肢的周径来评价其差别。

（三）DVT 的症状与体征

周径的测量点分别为髌骨上缘以上 15 cm 处，髌骨下缘以下 10 cm 处。双侧相差＞1 cm 即考虑有临床意义。

四、辅助检查

尽管血气分析的检测指标不具有特异性，但有助于对 PE 的筛选。为提高血气分析对 PE 诊断的准确率，应以患者就诊时卧位、未吸氧、首次动脉血气分析的测量值为准。由于动脉血氧分

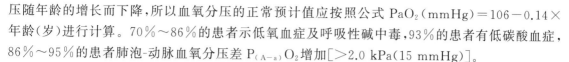

压随年龄的增长而下降,所以血氧分压的正常预计值应按照公式 $PaO_2(mmHg)=106-0.14\times$ 年龄(岁)进行计算。70%～86%的患者示低氧血症及呼吸性碱中毒,93%的患者有低碳酸血症,86%～95%的患者肺泡-动脉血氧分压差 $P_{(A-a)}O_2$ 增加[>2.0 kPa(15 mmHg)]。

(一)动脉血气分析

动脉血气分析为目前诊断 PE 及 DVT 的常规实验室检查方法。急性血栓形成时,凝血和纤溶系统同时激活,引起血浆 D-二聚体水平升高,如>500 $\mu g/L$ 对诊断 PE 有指导意义。D-二聚体水平与血栓大小、堵塞范围无明显关系。由于血浆中 2%～3%的血浆纤维蛋白原转变为血浆蛋白,故正带人血浆中可检测到微量 D-二聚体,正常时 D-二聚体<250 $\mu g/L$。D-二聚体测定敏感性高而特异性差,阴性预测价值很高,水平正常多可以排除急性 PE 和 DVT。在某些病理情况下也可以出现 D-二聚体水平升高,如肿瘤、炎症、出血、创伤、外科手术及急性心肌梗死和主动脉夹层,所以 D-二聚体水平升高的阳性预测价值很低。本项检查的主要价值在于急诊室排除急性肺栓塞,尤其是低度可疑的患者,而对确诊无益。中度急性肺栓塞可疑的患者,即使检测 D-二聚体水平正常,仍需要进一步检查。高度急性肺栓塞可疑的患者,不主张检测 D-二聚体水平,此类患者不论检测的结果如何,均不能排除急性肺栓塞,需行超声或 CT 肺动脉造影进行评价。

(二)血浆 D-二聚体测定

心电图改变是非特异性的,常为一过性和多变性,需动态比较观察有助于诊断。窦性心动过速是最常见的心电图改变,其他包括电轴右偏,右心前区导联及 Ⅱ、Ⅲ、aVF 导联 T 波倒置(此时应注意与非 ST 段抬高性急性冠脉综合征进行鉴别),完全性或不完全性右束支传导阻滞等;最典型的心电图表现是 $S_IQ_{III}T_{III}$(Ⅰ 导联 S 波变深,S 波>1.5 mm,Ⅲ 导联有 Q 波和 T 波倒置),但比较少见。房性心律失常,尤其是心房颤动也比较多见。

(三)心电图

在提示诊断、预后评估及除外其他心血管疾病方面有重要价值。超声心动图具有快捷、方便和适合床旁检查等优点,尤其适用于急诊,可提供急性肺栓塞的直接和间接征象,直接征象为发现肺动脉近端或右心腔(包括右心房和右心室)的血栓,如同时患者临床表现符合 PTE,可明确诊断。间接征象多是右心负荷过重的表现,如右心室壁局部运动幅度降低;右心室和/或右心房扩大;室间隔左移和运动异常;近端肺动脉扩张;三尖瓣反流速度增快等。既往无心肺疾病的患者发生急性肺栓塞,右心室壁一般无增厚,肺动脉收缩压很少超过 5.3 kPa(40 mmHg)。因此在临床表现的基础上,结合超声心动图的特点,有助于鉴别急、慢性肺栓塞。

(四)超声心动图

PE 时 X 线检查可有以下征象。①肺动脉阻塞征:区域性肺血管纹理纤细、稀疏或消失,肺野透亮度增加。②肺动脉高压症及右心扩大征:右下肺动脉干增宽或伴截断征,肺动脉段膨隆及右心室扩大。③肺组织继发改变:肺野局部片段阴影,尖端指向肺门的楔形阴影,肺不张

(五)胸部 X 线检查

胸部 X 线检查或膨胀不全,肺不张侧可见膈肌抬高,有时合并胸腔积液。CT 肺动脉造影具有无创、快捷、图像清晰和较高的性价比等特点,同时由于可以直观地判断肺动脉阻塞的程度和形态,以及累的部位和范围,因此是目前急诊确诊 PE 最主要确诊手段之一。CT 肺动脉造影可显示主肺动脉、左右肺动脉及其分支的血栓或栓子,不仅能够发现段以上肺动脉内的栓子,对亚段或以上的 PE 的诊断价值较高,其诊断敏感度为 83%,特异度为 78%～100%,但对亚段以下的肺动脉内血栓的诊断敏感性较差。PE 的直接征象为肺动脉内的低密度充盈缺损,部分或

完全包围在不透光的血流之间(轨道征),或者呈完全充盈缺损,远端血管不显影。间接征象包括肺野楔形密度增高影,条带状的高密度区或盘状肺不张,中心肺动脉扩张及远端血管分支减少或消失等。同时也可以对右室的形态和室壁厚度等右心室改变的征象进行分析。

(六)CT 肺动脉造影

本项检查是二线诊断手段,在急诊的应用价值有限,通常禁用于肾功能不全、造影剂过敏或者妊娠妇女。严重肺动脉高压,中度以上心脏内右向左分流及肺内分流者禁用此诊断方法。典型征象是与通气显像不匹配的肺段分布灌注缺损。其诊断肺栓塞的敏感性为 92%,特异性为 87%,且不受肺动脉直径的影响,尤其在诊断亚段以下肺动脉血栓栓塞中具有特殊意义。

(七)放射性核素肺通气灌注扫描

放射性核素肺通气灌注扫描是公认诊断 PE 的金指标,属有创性检查,不作为 PTE 诊断的常规检查方法。肺动脉造影可显示直径 1.5 mm 的血管栓塞,其敏感性为 98%,特异性为 95%～98%。肺动脉造影影像特点:直接征象为血管腔内造影剂充盈缺损,伴或不伴轨道征的血流阻断;间接征象为栓塞区域血流减少及肺动脉分支充盈及排空延迟。多在患者需要介入治疗如导管抽吸栓子、直接肺动脉内溶栓时应用。

(八)肺动脉造影

单次屏气 20 s 内完成 MRPA 扫描,可直接显示肺动脉内栓子及肺栓塞所致的低灌注区。与 CT 肺动脉造影相比,MRPA 的一个重要优势在于可同时评价患者的右心功能,对于无法进行造影的碘过敏患者也适用,缺点在于不能作为独立排除急性肺栓塞的检查。

(九)磁共振肺动脉造影(MRPA)

对于 PE 来讲这项检查十分重要,可寻找 PE 栓子的来源。血管超声多普勒检查为首选方法,可对血管腔大小、管壁厚度及管腔内异常回声均可直接显示。除下肢静脉超声外,对可疑的患者应推荐加压静脉超声成像(compression venous ultrasonography,CUS)检查,即通过探头压迫静脉等技术诊断 DVT,静脉不能被压陷或静脉腔内无血流信号为 DVT 的特定征象。CUS 诊断近端血栓的敏感度为 90%,特异度为 95%。

五、病情观察与评估

(1)监测生命体征,观察患者有无呼吸、脉搏增快,血压下降。

(2)观察有无剧烈胸痛、晕厥、咯血"肺梗死三联征"。

(3)观察有无口唇及肢端发绀、鼻翼翕动、三凹征、辅助呼吸肌参与呼吸等呼吸困难的表现。

(4)观察患者有无下肢肿胀、疼痛或压痛,皮肤发红或色素沉着等深静脉血栓的表现。

(5)评估辅助检查结果 D -二聚体在肺血栓栓塞症(PTE)急性期升高;动脉血气分析表现为低氧血症、低碳酸血症、肺泡-动脉血氧分压差增大;深静脉超声检查发现血栓。

(6)评估有无活动性出血、近期自发颅内出血等溶栓禁忌证。

六、护理措施

(一)体位与活动

抬高床头,绝对卧床休息。

(二)氧疗

根据缺氧严重程度选择鼻导管或面罩给氧。如患者有意识改变,氧分压(PaO_2)<8.0 kPa

（60 mmHg），二氧化碳分压（PaCO$_2$）＞6.7 kPa（50 mmHg）时行机械通气。

（三）用药护理

1.溶栓药

常用尿激酶、链激酶、重组纤溶酶原激活物静脉输注。

2.抗凝药物

常用普通肝素输注、低分子量肝素皮下注射、华法林口服。

3.镇静止痛药物

常用吗啡或哌替啶止痛。

4.用药注意事项

溶栓、抗凝治疗期间观察大小便颜色，有无皮下、口腔黏膜、牙龈、鼻腔、穿刺点出血等。观察患者神志，警惕颅内出血征象。使用吗啡者观察有无呼吸抑制。定时测定国际标准化比值（INR）、部分凝血活酶时间（APTT）、凝血酶原时间（PT）及血小板。

七、健康指导

（1）告知患者避免挖鼻、剔牙及肌内注射，禁用硬毛牙刷，以免引起出血。

（2）禁食辛辣、坚硬、多渣饮食，服用华法林期间，避免食用萝卜、菠菜、咖啡等食物。

（3）告知患者戒烟，控制体重、血压、血脂、血糖。

（4）告知下肢静脉血栓患者患肢禁止按摩及冷热敷。

（5）定期随访，定时复查 INR、APTT、PT 及血小板。

（任旭坤）

第十四节　肺动脉高压

肺动脉高压（pulmonary arterial hypertension，PAH）是发病率较低、预后较差的恶性肺血管疾病，表现为肺动脉压力和肺血管阻力进行性升高，最终导致右心室衰竭和死亡。肺动脉高压是一种肺动脉循环血流受限引起肺血管阻力病理性增高，并最终导致右心衰竭的综合征。从血流动力学角度来看，是指海平面水平，右心导管测得平均肺动脉压（mPAP）≥3.3 kPa（25 mmHg），同时心排血量减少或正常和肺小动脉楔压（PAWP）≤2.0 kPa（15 mmHg）和肺血管阻力（PVR）＞3 WU（wood units）。

20 世纪 80 年代进行的美国原发性 PAH 登记注册研究（NIH）显示其 1 年、3 年、5 年生存率分别为 68％、48％、34％。近 10 年来随着 PAH 规范化诊治的推广，新的靶向药物的应用，2000 年后进行的 PAH 登记注册研究结果均显示预后较前有所改善，2002－2003 年进行的法国登记注册研究显示 PAH 的 1 年、2 年、3 年生存率分别为 85.7％、69.6％、54.9％。

一、肺动脉高压病因、分类与发病机制

（一）病因、分类

2013 年 Nice 举行的第五次世界肺高血压会议对肺高血压的诊断分类再次进行更新。

（二）发病机制

PAH 的研究已有 100 多年，但其发病机制尚未完全明了。PAH 的病理改变为肺小动脉闭塞及有效循环血管床数量的锐减，肺血管内皮细胞损伤引起血管收缩反应增强和肺动脉平滑肌细胞增生、肥厚，外周小血管肌化，以及细胞外基质的增多，导致肺血管重构。研究认为与肺血管内皮功能异常、血管收缩及血栓形成有关。从病理学角度分析，是由于各种原因引起肺动脉内皮细胞，平滑肌细胞，包括离子通道的损伤，导致细胞内钙离子浓度升高，平滑肌细胞过度收缩和增殖，以及凋亡减弱等一系列血管重构过程，引起肺血管闭塞，血管阻力增加。可能与缺氧、神经体液、先天性、遗传等因素有关。其组织病理学改变主要累及内径为 $100\sim1\,000\;\mu m$ 的肺毛细血管前肌型小动脉，早期病变为血管中层平滑肌细胞和内膜细胞增生，晚期为血管壁纤维化，胶原沉着，呈特征性的丛样病变。

随着 PAH 发病机制的深入研究，发现一氧化氮（NO）、内皮素（ET-1）、5-羟色胺（5-HT）、血栓烷（TX_2）和前列环素失衡、血管生成素等细胞因子、基因分子等成分对肺血管的舒张和收缩调节失衡，引起肺血管收缩、增厚、内皮细胞瘤样增生、血栓形成等病理形态学改变，导致血管重塑、心力衰竭、静脉淤血等使病情进行性加重。近年来，细胞生物学和分子遗传学的飞速发展促进了对肺动脉高压发病机制的深入研究，进而带动了肺动脉高压诊断学和治疗学研究的进步。

二、临床表现

肺动脉高压缺乏特异性的临床症状，患者早期可无自觉症状或仅出现原发疾病的临床表现，随肺动脉压力升高出现一些非特异性症状，如劳力性呼吸困难、乏力、晕厥、胸痛、水肿、腹胀等。

（一）气短、呼吸困难

气短、呼吸困难是早期、常见的症状，其特征是劳力性，发生率超过 98%。主要表现为活动后气短，休息时好转；严重患者休息时亦可出现。

（二）疲乏

因心排血量下降，氧交换和运输减少引起的组织缺氧。各人的表现不尽相同，严重程度常与气喘相似。

（三）胸痛

约 30% 的患者会出现胸痛，多在活动时出现。其持续时间、部位和疼痛性质多变，并无特异性表现。

（四）晕厥

PAH 患者由于小肺动脉存在广泛狭窄甚至闭塞样病变，肺血管阻力明显增加，导致心脏排血量下降。患者活动时由于心排血量不能相应增加，脑供血不足，容易引起低血压甚至晕厥。诱发晕厥的可能因素：①肺血管高阻力限制运动心排血量的增加；②低氧性静脉血通过开放的卵圆孔分流向体循环系统；③体循环阻力下降；④肺小动脉痉挛；⑤大的栓子堵塞肺动脉；⑥突发心律失常，特别是恶性心动失常。有些患者晕厥前没有前驱症状，如患者出现胸痛、头晕、肢体麻木感应警惕晕厥发生。

（五）水肿

右心功能不全时可出现身体不同部位的水肿，严重时可有颈静脉充盈、怒张，肝大，腹水、胸腔积液甚至心包积液，这些症状的出现标志着患者右心功能不全已发展到比较严重的程度。

（六）咳嗽、咯血

PAH患者肺小动脉狭窄、闭塞，引起侧支循环血管开放。由于侧支循环血管的管壁较薄，在高压力血流的冲击下容易破裂出血。出血主要发生在毛细血管前小肺动脉及各级分支和/或肺泡毛细血管。约20%的PAH患者有咳嗽，多为干咳，有时可能伴痰中带血或咯血。咯血量较少，也可因大咯血死亡。

（七）发绀

1.中心性发绀

多见于先天性心脏病、艾森门格综合征、心力衰竭、支气管扩张的患者。出现中心性发绀提示患者全身组织缺氧，是疾病严重的标志之一。

2.差异性发绀

差异性发绀是动脉导管未闭、艾森门格综合征患者特有的临床表现，有很高的诊断价值。

（八）杵状指

有些先天性心脏病和慢性肺疾病的患者，其手指或足趾末端增生、肥厚、呈杵状膨大，这种现象称为杵状指。

（九）雷诺现象

雷诺现象是由于手指和足趾对寒冷异常敏感所致，10%～14%的PAH患者存在雷诺现象，提示预后不佳。

（十）其他

如PAH患者出现声音嘶哑，肺动脉扩张挤压左侧喉返神经所致，病情好转后可消失。

所有类型的PAH患者症状都类似，但上述症状都缺乏特异性，PAH以外的疾病也可引起。PAH患者症状的严重程度与PAH的发展程度有直接相关性。

三、肺动脉高压诊断标准与检查

（一）诊断标准

根据肺动脉高压诊治指南，PAH的诊断标准：静息状态下，右心导管测得的平均肺动脉压（mPAP）≥3.3 kPa（25 mmHg），并且PAWP≤2.0 kPa（15 mmHg），PVR>3 WU。肺动脉高压的诊断应包含两部分：①确诊肺动脉高压；②确定肺动脉高压的类型和病因。

（二）检查

PAH的早期诊断和治疗，是决定其预后的关键。美国胸科医师学会（ACCP）PAH诊断和治疗指南推荐对高危人群进行筛查。2009年欧洲心脏病学会和欧洲呼吸病学会（ESC/ERS）发布的《肺动脉高压诊治指南》提到下列实验室和辅助检查有助于PAH的诊断，确定PAH的分类。

1.实验室检查

主要包括脑钠肽、肌钙蛋白、C-反应蛋白水平、代谢生化标志物等。脑钠肽能反应PAH患者病情的严重程度、疗效、生存和预后，且与血流动力学变化密切相关，是监测右心衰竭的重要指标。肌钙蛋白T检测敏感性和特异性很高，其血浆中浓度与心肌受损程度成正相关。C-反应蛋白水平在PAH患者中明显升高，与疾病严重程度密切相关，是预测PAH死亡和临床恶化独立的风险因素。

2.心电图

PAH 特征性的心电图改变:①电轴右偏;②Ⅰ导联出现 s 波;③肺型 P 波;④右心肥厚的表现,右胸前导联可出现 ST-T 波低平或倒置。心电图检查作为筛查手段,其敏感性和特异性均不是很高。

3.胸部 X 线

PAH 患者胸片的改变包括肺动脉扩张和周围肺纹理减少。胸部 X 线检查可以帮助排除中至重度的肺部疾病或肺静脉高压患者。但肺动脉高压的严重程度和肺部 X 线检查的结果可不一致。

4.肺功能检查和动脉血气分析

PAH 患者的肺功能特点为通气功能相对正常,弥散功能减退,运动肺功能异常。由于过度换气,动脉二氧化碳分压通常降低。

5.超声心动图

超声心动图是筛选 PAH 最重要的无创性检查方法,它提供肺动脉压力估测数值,同时能评估病情严重程度和预后。每个疑似 PAH 患者都应该进行该项检查。右心的形态、功能与 PAH 患者的预后密切相关,也是超声心动图评价 PAH 的核心。研究显示临床常规采集的一些指标可以反映 PAH 患者的预后。超声探测到中量至大量心包积液的 PAH 患者病死率增加。

6.腹部超声

可以排除肝硬化和门静脉高压。应用造影剂和彩色多普勒超声能够提高准确率。门静脉高压可以通过右心导管检查阻塞静脉和非阻塞静脉压力差确诊。

7.高分辨率计算机体层成像(CTPA)

作为一种成熟的技术在肺动脉高压鉴别诊断中有重要的作用,也是不明原因的肺动脉高压的一线检查手段。

8.胸部磁共振(MRI)

MRI 诊断 PAH 可以从肺动脉形态改变,也可以从其功能变化上进行较全面分析肺动脉及其分支管径和右心功能情况。

9.通气/灌注显像

用于 PAH 中怀疑慢性血栓栓塞性肺动脉高压(CETPH)的患者。通气/灌注扫描在确诊 CTEPH 中比 CT 的敏感性高。

10.肺动脉造影(PAA)

肺动脉造影是了解肺血管分布、解剖结构、血流灌注的重要手段之一。

11.右心导管检查(RHC)

右心导管检查是目前临床测定肺动脉压力最为准确的方法,也是评价各种无创性测压方法准确性的"金标准",能准确评价血流动力学受损的程度、测试肺血管反应性。

12.急性血管扩张试验

这一试验现已成为国际上公认筛选钙通道阻滞剂敏感患者的最可靠检查手段。研究证实,急性血管扩张试验阳性患者使用钙通道阻滞剂治疗可以使预后得到显著的改善。

四、肺动脉高压患者功能分级评价标准

功能分级是临床上选择用药方案的根据及评价用药后疗效的重要指标。世界卫生组织

(WHO)根据 PAH 患者临床表现的严重程度将 PAH 分为 4 级,从Ⅰ级到Ⅳ级表示病情逐渐加重,是评估患者病情的重要指标。WHO 心功能分级是对患者运动耐力的粗略评估,研究显示心功能分级是预后的强预测因子,与 WHO 心功能Ⅱ级患者相比,心功能Ⅲ级及Ⅳ级的患者预后差,而经治疗后心功能分级改善的患者生存率也改善。

五、肺动脉高压的治疗

目前 PAH 仍是一种无法根治的恶性疾病。现有的治疗手段无法从根本上逆转 PAH,只能相对延缓病情恶化。

20 世纪 90 年代前对 PAH 缺少治疗手段,医学界常采用主要针对右心功能不全和肺动脉原位血栓形成的、无特异性的传统治疗(氧疗、利尿、强心和抗凝等)。20 世纪 90 年代后,联合新型靶向药物治疗(目前公认的 PAH 三大治疗途径靶向药物,如钙通道阻滞剂、内皮素受体阻滞剂、前列环素及其类似物、吸入一氧化氮和 5 型磷酸二酯酶抑制等),生存率得到明显提高。但 PAH 患者的治疗不能仅仅局限于单纯的药物治疗,专科医师根据 PAH 的不同临床类型、PAH 的功能分类,评估患者的病情、血管反应性、药物有效性和不同药物联合治疗等,制订一套完整的个体化治疗方案,其中包括原发病、基础疾病的治疗,靶向治疗及手术治疗。

(一)肺动脉高压的传统治疗

吸氧、强心、利尿、抗凝是肺动脉高压的基本治疗措施。低氧是强烈的肺血管收缩因子,可影响肺动脉高压的发生和发展。通常认为将患者的动脉血氧饱和度持续维持在 90% 以上很重要。肺动脉高压患者合并右心衰竭失代偿时使用利尿剂可明显减轻症状。在使用利尿剂时,应密切观察电解质和肾功能的变化。肺动脉高压患者常有心力衰竭和体力活动减少等危险因素存在,易发生静脉血栓栓塞,抗凝治疗可提高患者生存率。

(二)肺动脉高压靶向药物治疗

包括钙通道阻滞剂类、前列环素类似物(贝前列素钠、吸入用伊洛前列素溶液)、内皮素受体拮抗剂(波生坦、安立生坦)、5 型磷酸二酯酶抑制剂(西地那非、伐地那非)、Rho 激酶抑制剂等。

1.钙通道阻滞剂(CCB)

钙通道阻滞剂在急性血管反应试验阳性患者中有较好的疗效,长期应用大剂量 CCB 可以延长此类患者的生存期,与 CCB 治疗无效的患者相比,其 5 年生存率明显提高,分别为 95% 和 27%。但须指出的是,其仅对 5%～10% 的急性血管扩张试验阳性的轻、中度 PAH 患者有效,在不出现不良事件的情况下,可以最高耐受量进行治疗。

2.前列环素及类似物(PGI2)

能明显扩张肺循环和体循环,抑制血小板聚集,抑制平滑肌细胞的迁移和增殖,延缓肺血管结构重建,抑制 ET 合成和分泌等作用。PGI2 类似物伊洛前列素、曲前列环素等药物相继在欧洲、美国、日本等国家上市用于治疗肺动脉高压,均取得较好疗效。

3.内皮素受体阻滞剂(ET)

ET-A 受体激活引起血管收缩和血管平滑肌细胞增殖,ET-B 受体激活后调节血管内皮素的清除和诱导内皮细胞产生一氧化氮和前列环素。内皮素受体阻滞剂有双重内皮素受体阻滞剂波生坦和选择性内皮素 A 受体阻滞剂西他生坦。多中心对照临床试验结果证实,该药可改善肺动脉高压患者的临床症状和血流动力学指标,提高运动耐量,改善生活质量和生存率,推迟临床恶化的时间。欧洲和美国的指南认为,该药是治疗心功能Ⅲ级肺动脉高压患者首选治疗药物。

4.磷酸二酯酶(PDE-5)抑制剂

西地那非是一种选择性口服 PDE-5 的抑制剂,通过升高细胞内环磷鸟苷水平舒张血管并起到抗血管平滑肌细胞增殖的作用。多项临床试验证实,西地那非能够改善 PAH 患者的运动力,降低肺动脉压力和改善血流动力学。

肺动脉高压是由多因素导致肺血管损伤的病理生理过程。药物联合治疗可以使药物的治疗作用相互叠加,互相促进,从而疗效增加。开展药物联合治疗可能寻找到长期有效的肺动脉高压治疗方案。

(三)肺动脉高压的外科治疗

介入和手术治疗适用于重度 PAH 患者,行房间隔造瘘术可提高生存率,但经导管或手术行房间隔造瘘术均是姑息方法,适应证为内科治疗无效或者为肺移植过渡治疗的患者。

六、肺动脉高压的护理

(一)护理评估

1.一般情况评估

(1)一般资料:包括护理对象的姓名、性别、年龄、民族、职业、婚姻状况、受教育水平、家庭住址、联系人等。

(2)目前健康状况:包括此次患病的情况,主述,当前的饮食、营养、排泄、睡眠、自理和活动等情况。

(3)既往健康状况:包括既往患病史、创伤史、手术史、过敏史、烟酒嗜好,女性患者的婚育史和月经史、家族史等。

(4)心理状态:包括护理对象对疾病的认识和态度,康复的信心,患病后精神、情绪及行为的改变等。

(5)社会文化状况:包括护理对象的职业、经济状况、卫生保健待遇,以及家庭、社会的支持系统状况等。

2.症状评估

(1)评估神志,面色,颈静脉充盈情况,皮肤温度、湿度;有无发绀、咯血、胸痛、晕厥、声音嘶哑、杵状指(趾)、四肢厥冷等症状。

(2)评估心率、心律、节律等变化。

(3)评估呼吸频率、节律、呼吸方式等变化,监测动脉血气等。

(4)评估血压,脉压的变化,询问患者有无头晕、乏力等症状。

(5)评估体温变化,尤其是危重患者及合并肺部感染患者。

(6)评估患者有无双下肢水肿、腹水等情况。

(二)病情观察

(1)加强患者生命体征情况的观察,以及时发现病情变化,异常时及时通知医师,准确执行各项医嘱。

(2)观察患者神志,面色,颈静脉充盈情况,皮肤温度、湿度;有无发绀、咯血、胸痛、晕厥、声音嘶哑、杵状指(趾)、四肢厥冷等症状。

(3)心力衰竭患者输液速度控制在 20～30 滴/分钟;观察药物作用及不良反应。

(4)准确记录 24 h 出入量,每天测量腹围、体重等。

（三）氧疗护理

低氧会引起肺血管收缩，能加重肺动脉高压。氧疗可以缓解支气管痉挛、减轻呼吸困难，改善通气功能障碍；能改善睡眠和大脑供氧状况，提高运动耐力和生命质量；能减轻红细胞增多症，降低血液黏稠度，减轻右心室负荷，延缓右心衰竭的发生、发展。

（1）PAH患者需要长期氧疗，使患者动脉血氧饱和度＞90%。通常氧流量控制在2～3 L/min，每天吸氧时间一般不少于6 h；静息时指末氧饱和度低于90%患者吸氧不少于15 h/d。

（2）合并心力衰竭患者缺氧严重而无二氧化碳潴留时氧流量为6～8 L/min；低氧血症，伴二氧化碳潴留时氧流量为1～2 L/min。

（3）观察氧疗效果，如呼吸困难缓解，心率下降，发绀减轻，氧分压（PaO_2）上升等，表示纠正缺氧有效。若出汗、球结膜充血、呼吸过缓、意识障碍加深，二氧化碳氧分压（$PaCO_2$）升高，须警惕二氧化碳潴留加重，遵医嘱予呼吸兴奋剂静脉滴注或无创呼吸机辅助呼吸。

（4）为了预防呼吸道感染，清洁鼻腔2次/天，75%乙醇棉球消毒鼻导管2次/天，湿化瓶每天消毒。

（四）饮食护理

（1）指导患者进食易消化、低盐、低蛋白、维生素丰富和适量无机盐的食物。进餐时取端坐位，少量多餐，切忌过饱，避免餐后胃肠过度充盈及横膈抬高，增加心脏负荷；避免摄入过多碳酸饮料、进食产气、油腻食物；饭后取坐位或半卧位30 min。香烟中的尼古丁可损伤血管内皮细胞，引起静脉收缩，影响血液循环，禁忌吸烟。

（2）合并心力衰竭的饮食护理：指导患者进流质、半流质饮食，病情好转后进食软饭；吃新鲜蔬菜、水果，适量吃鱼、瘦肉、牛奶等；维生素 B_1 及维生素C，可以保护心肌。低钾血症时会出现心律失常，长期利尿治疗的患者应多吃含钾丰富的食物及水果，如土豆、紫菜、油菜、西红柿、牛奶、香蕉、红枣、橘子等；限制钠盐摄入，每天2～3 g为宜。忌食用各种咸菜、豆制品、腌制食品等；一般情况下，量出而入，可根据患者的运动量、排尿量计算入水量；每天蛋白质可控制在25～30 g。一般情况下，量出而入，WHO心功能Ⅰ、Ⅱ级患者24 h液体摄入量为1 500 mL左右，夏季可稍增加；WHO心功能Ⅲ级、Ⅳ级者应严格控制饮水量，一般24 h不超过800 mL。

（3）抗凝治疗的饮食护理：适当减少摄入酸奶酪、猪肝、蛋黄、豆类、海藻类、绿色蔬菜和维生素E制剂。因为绿色蔬菜中含有丰富的维生素K，维生素K可以增加凝血酶的生成，导致华法林的作用减弱。

（五）用药观察

目前临床应用于PAH的药物有强心药、抗凝剂、利尿剂、靶向药物等。

1.地高辛

使用地高辛时应观察有无恶心、厌食、腹泻、腹痛、头痛、精神错乱、幻觉、抑郁、视力变化（黄绿色晕）等中毒反应；测心率、心律；心率小于60次/分钟或大于120次/分钟，心律不齐等及时报告医师，必要时停药。

2.抗凝剂

应用抗凝剂时，应重点观察患者口腔黏膜、牙龈、鼻腔及皮下的出血倾向；关注华法林用量、INR的监测间隔时间是否需要进行调整，还应指导患者规律服药，不能漏服、重复及延迟用药。

3.利尿剂

使用利尿剂的患者,应观察患者血电解质情况,要准确记录出入量,观察其下肢水肿有无加重。

4.靶向药物

治疗者观察药物不良反应,如有无头晕、头痛、面部潮红、腹泻等症状。护士应落实药物宣教,必要时提供专用的分药器,指导患者正确分药,尽量使药物分割均匀,保证每次剂量准确。

(1)钙通道阻滞剂:患者可出现头痛、面红、心悸等不良反应,密切观察心律、心率,血压的变化。

(2)前列环素及类似物:如吸入性伊洛前列素(商品名:万他维)是一种治疗 PAH 安全有效的药物,主要不良反应有潮热、面部发红、头痛、颊肌痉挛(口腔开合困难)、咳嗽加重、血压降低(低血压)、抑制血小板功能和呼吸窘迫等。伊洛前列素雾化吸入时患者尽量取坐位或半卧位,如果患者出现呼吸困难、气急,可暂停,予吸氧。伊洛前列素的血管扩张作用,会引起颜面部血管扩张充血,皮肤潮红,在雾化治疗期间避免使用面罩,仅使用口含器来给药。有晕厥史的患者应避免情绪激动,每天清醒未下床时吸入首剂。

(3)内皮素受体阻滞剂:如波生坦,主要不良反应是肝功能异常,需要每个月检测 1 次肝功能,当转氨酶升高大于正常、血红蛋白减少时应减少剂量或停药;并对患者做好安抚工作。

(4)磷酸二酯酶(PDE-5)抑制剂:如西地那非。口服西地那非的患者常会出现晕厥现象。因此,护理人员要重视安全护理,患者服药后卧床休息 $30\sim60$ min,防止直立性低血压。另外,西地那非联合利尿剂使用会导致患者口渴,应注意控制饮水量在 $600\sim800$ mL/d,并向患者讲解限水的重要性。将湿纱布含于清醒无睡眠的患者口中,可起到解渴作用。

5.其他

如有异常及时报告医师,停止用药。

(六)休息与排便

1.建立良好的睡眠卫生习惯

根据心功能状况合理安排活动量。WHO 肺高压功能Ⅲ级的患者,护理人员协助进食、洗漱、大小便等生活护理,严格限制体力活动;WHO 肺高压功能Ⅳ级的患者需绝对卧床、进食、洗漱、大小便均在床上,由护理人员帮助完成一切生活护理。

2.养成按时排便习惯

保持大便通畅,避免发生便秘。如果排便不畅,予温水按摩腹部或开塞露纳肛,必要时甘油灌肠剂灌肠等通便治疗,严禁排便时用力屏气,防止诱发阿-斯综合征。

(七)心理护理

靶向药物基本上是进口药,价格较贵,目前大部分地区尚未列入医保。患者需要长期治疗,医疗费用高,精神压力、经济压力巨大。患者易生气,产生悲观、焦虑、抑郁、烦躁等心理。抑郁、焦虑、生气等会使肺动脉压力升高,不利于疾病恢复。护士提供持续的情感支持,加强与患者沟通,提供优质护理服务,尽量满足患者的需求,鼓励、帮助患者树立战胜疾病的信心,积极配合治疗与护理。

(八)出院指导

(1)加强锻炼,按时作息,注意休息,避免劳累,劳累后易诱发心力衰竭。

(2)消除患者紧张、焦虑、恐惧情绪,保证睡眠质量。

(3)外出时注意保暖,尽量不要去人群密集的地方,避免感冒,因为感冒后易诱发心力衰竭。

(4)长期家庭氧疗。

(5)扩张肺血管、激素、抗凝、利尿、补钾等治疗药,必须规律、足量、全程用药,必须在专业医师指导下用药,不能擅自停药或减量。

(6)有咳嗽、胸闷、气急、呼吸困难、尿量减少、下肢水肿等病情变化,以及时就医。

(7)禁烟,可以适量喝红葡萄酒。

(8)定期随访。

(任旭坤)

第十五节 自发性气胸

自发性气胸是在没有创伤或人为因素的情况下,肺组织及脏层胸膜自发性破裂,空气进入胸膜腔,导致肺组织受压,引发的一系列综合征。本病是常见的急诊疾病之一,如不及时诊断和抢救则危及患者生命。因此,熟悉掌握气胸的类型及病因、并发症、急救措施、护理等方面的知识和技能是极其重要的。

一、病因

任何原因引起的肺或胸壁穿孔,破坏了胸膜腔的密闭性,导致气体进入胸膜腔内,均可形成气胸。诱发气胸的因素为剧烈运动、咳嗽、提重物或上臂高举、举重运动和用力解大便等。当剧烈咳嗽或用力解大便时,肺泡内压力升高,致使原有病损或缺陷的肺组织破裂引起气胸。使用人工呼吸器,若送气压力太高,就可能发生气胸。据统计,有 50%～60% 的病例找不到明显诱因,有 6% 左右的患者甚至会在卧床休息时发病。

二、临床表现及分类

(一)临床表现

在气胸同侧胸部突然发生胸痛,继以胸闷、气急、呼吸困难和刺激性咳嗽。

(二)分类

根据有无原发疾病,自发性气胸可分为原发性和继发性气胸两种类型。原发性气胸好发于青年人,特别是男性瘦长者,根据国外文献报道,原发性气胸占自发性气胸首位,而国内则以继发性气胸为主。根据气胸性质可分为闭合性、开放性和张力性 3 种。

1.闭合性气胸

胸膜破口小,可随肺萎缩而自行闭合,不再有空气进入胸膜腔,胸膜腔内压增高,抽气后压力下降,不再复升,表明其破口已闭合。

2.开放性气胸

破口较大或因两层胸膜间有粘连或牵拉,使其破口持续的开启,吸气与呼气时,空气自由进入胸膜腔。

3.张力性气胸

破口成活瓣样阻塞,吸气时开启,空气进入胸膜腔;呼气时关闭,使胸膜腔内空气越积越多形成高压。由于肺脏明显萎缩,纵隔移位,静脉回流受阻,回心血量减少而引起急性心肺功能衰竭。此型胸膜腔内压明显增高,甚至高达 $20\ cmH_2O$,抽气成负压后迅速转为正压,此型为内科急症,必须紧急抢救处理。

三、诊断要点

(一)X线检查

X线检查是诊断气胸可靠的方法,可显示肺萎陷的程度,肺部情况,有无胸膜粘连,胸腔积液及纵隔移位等。少量气胸时,往往局限于胸腔上部,常被骨骼掩盖,此时嘱患者深呼气,使萎陷的肺更为缩小,密度增高,与外带积气透光区形成更鲜明的对比,从而显示气胸带;大量气胸时,患侧肺被压缩,聚集在肺门区呈球形阴影,有些患者在X线检查上可以见到肺尖部肺大疱;根据X线影像,大致可计算气胸后肺脏受压缩的程度,这对临床处理气胸有一定指导意义。

(二)胸部CT扫描

能清晰显示胸腔积气的范围和积气量,肺被压缩的程度,有些患者可以见到肺尖部肺大疱的存在,同时胸部CT还能显示胸腔积液的多少,尤其是对含极少量气体的气胸和主要位于前中胸膜腔的局限性气胸。

四、急救与治疗要点

(一)急救

1.闭合性气胸

肺萎缩30%以上需做胸腔穿刺抽气,应用抗生素预防感染。

2.开放性气胸

迅速用凡士林纱布加厚敷料,于呼气末封闭胸腔伤口。清创,闭式胸膜腔引流,抗休克,预防感染。

3.张力性气胸

在伤侧锁骨中线第2肋间穿刺排气。闭式胸膜腔引流,抗休克,预防感染,必要时手术治疗。

(二)治疗

吸氧是气胸治疗的基本措施,通常氧流量为 $3\ L/min$。单纯抽气:在腋前线第4、5肋间进行抽气,直至不能抽出气体或发生突然咳嗽时停止。胸管闭式引流术:适用于经单纯抽气治疗失败的绝大部分患者,是目前治疗各种气胸常用的方法。手术治疗:剖胸或胸腔镜术。如剖胸术间进行胸膜机械性摩擦或胸膜剥离,可降低术后的气胸复发率。手术适应证:持续漏气、复发性气胸、两侧自发性气胸和首次发生气胸。

五、护理

(一)一般护理

给予高蛋白,适量进粗纤维饮食;半卧位,给予吸氧,氧流量一般在 $3\ L/min$ 以上;卧床休息。

（二）病情观察

观察患者胸痛、咳嗽、呼吸困难的程度,以及时与医师联系采取相应措施。根据病情准备胸腔穿刺术、胸腔闭式引流术的物品及药物,并及时配合医师进行有关处理。观察患者呼吸、脉搏、血压及面色变化。胸腔闭式引流术后应观察创口有无出血、漏气、皮下气肿及胸痛情况。

（三）并发症

1.液气胸(血气胸、脓气胸)

宜尽早抽吸完积液或做低位闭式引流,肺复张后出血多能停止。如继续出血不止,除应适当输血外,需给予抗感染治疗。

2.皮下气肿

一般在胸腔内减压后可自行吸收。如皮下气肿过重,可将积气用手推挤至一处,用注射器经皮穿刺抽出。

3.纵隔气肿

产生压迫症状时,除胸腔排气外,必要时采用胸骨上窝穿刺或切口排气。

（四）胸腔闭式引流护理

1.常规护理

（1）术后患者如血压平稳,应取半卧位,以利体位引流和呼吸。给予吸氧,氧流量一般在3 L/min以上。

（2）水封瓶内的液面应低于胸腔60 cm,以利引流。

（3）胸腔引流管接于引流瓶的水封管。连接时要用两把止血钳交叉夹紧胸腔引流管,消毒引流管连接接口,固定接口处,松钳。

（4）妥善固定胸腔引流管的位置,将引流管留出足够患者翻身活动的长度,不宜过长以免扭曲。

（5）在搬动患者时需用止血钳两把将引流管夹紧,以免搬动过程中发生管道脱节、漏气或倒吸等意外情况。

（6）保持引流管通畅,引流管不扭曲、受压、各接口衔接良好。观察水封瓶内水柱波动情况,如水封管内液面高于瓶内液面且随呼吸运动而波动,或水封管内有气泡溢出,表示引流良好。如水封管内液面不动,可自上而下交替挤压引流管,防止血块阻塞。如无效即通知医师。

（7）观察并记录胸腔引流液的量和色。如每小时引流液在100 mL以上,呈血性,持续3 h,提示有活动性出血的可能,应与医师联系。

（8）引流期间应观察患者有无呼吸困难及发绀等情况。鼓励患者咳嗽及深呼吸,以利肺的扩张。

（9）严格执行无菌操作,引流瓶24 h更换。

（10）做好拔管时配合工作,拔管后24 h内应注意患者呼吸情况及局部有无渗血、渗液或漏气,必要时通知医师。

2.负压吸引的护理

（1）负压引流装置应低于穿刺点60 cm,放在易于观察且不易踢倒的地方。

（2）调节好负压,初设置为−1 kPa,然后根据病情变化进行缓慢微调,一般不超过−2 kPa,告知患者及家属不可自行调节负压,医护人员调节负压应遵医嘱并有记录。

（3）注意观察引流情况,负压吸引瓶中是否有气泡溢出,负压吸引最初阶段,气泡溢出较多,之后会逐渐减少。如气泡突然停止溢出,应查找原因及时配合医师处理。

(4)注意询问患者的感受及观察病情变化,负压吸引最初阶段,若患者气促等症状改善,发绀减轻,呼吸音恢复,提示负压吸引有效。肺复张过程中过大的负压吸引,会促使肺微血管内液体外渗,造成复张性肺水肿。若患者出现呼吸困难缓解后再次出现胸闷,并伴有顽固性咳嗽,肺部湿啰音,提示可能发生了复张性肺水肿,应暂停负压吸引,立即通知医师积极配合处理。

(5)更换负压吸引时应先关闭负压调节开关,另加用两把止血钳反方向夹紧导管,再断开负压吸引,避免空气进入胸腔。同时要严格无菌操作,预防逆行性胸腔感染。

(6)负压吸引过程中,不要随意中断负压,至无气泡溢出且患者症状改善时,多表示肺组织已复张,可遵医嘱停止负压吸引,观察24 h症状未加重,复查X线或B超,证实肺已复张,方可拔除引流管。

3.固定法

(1)胸管的固定:要求双固定,一是用胶布在伤口敷料处的固定;二是在距离伤口2 cm左右用纱带固定在对侧的胸廓上。

(2)带针胸管的固定:要求双固定,一是用胶布在伤口敷料处的固定;二是在带针胸管的蓝色接口处一上一下系上纱带,根据蓝色接口的长度固定在对侧的胸腹部上。

(3)微管的固定:一是用7 cm×8 cm的3 M透明敷贴2张,一张贴于伤口处,一张贴于微管的蝶翼处;二是用纱带固定在对侧的腹部上。

(4)嘱患者离床活动时,防止引流管移位脱出,勿使引流瓶和连接管高于胸壁引流口水平,以防引流液逆流进入胸腔。

(五)健康指导

(1)饮食护理,多进高蛋白饮食,不挑食,不偏食,适当进食粗纤维素食物。

(2)气胸痊愈后,1个月内避免剧烈运动,避免抬、举重物,避免屏气。

(3)保持大便通畅,2 d以上未解大便应采取有效措施。

(4)预防上呼吸道感染,避免剧烈咳嗽。

(任旭坤)

第八章　心内科护理

第一节　原发性高血压

原发性高血压是以血压升高为主要临床表现但原因不明的综合征,通常简称为高血压。高血压是导致充血性心力衰竭、卒中、冠心病、肾衰竭、夹层动脉瘤的发病率和病死率升高的主要危险性因素之一,严重影响人们的健康和生活质量,是最常见的疾病,防治高血压非常必要。

一、血压分类和定义

目前,我国采用国际上统一的血压分类和标准,将 18 岁以上成人的血压按不同水平分类(表 8-1),高血压定义为收缩压≥18.7 kPa(140 mmHg)和/或舒张压≥12.0 kPa(90 mmHg),根据血压升高水平,又进一步将高血压分为 1、2、3 级。

表 8-1　血压的定义和分类(WHO/ISH)

类别	收缩压(mmHg)		舒张压(mmHg)
理想血压	<120	和	<80
正常血压	<130	和	<85
正常高值	130～139	或	85～89
高血压			
1 级(轻度)	140～159	或	90～99
亚组:临界高血压	140～149	或	90～94
2 级(中度)	160～179	或	100～109
3 级(重度)	≥180	或	≥110
单纯收缩期高血压	≥140	和	<90
亚组:临界收缩期高血压	140～149	和	<90

注:当患者的收缩压和舒张压分属不同分类时,应当用较高的分类

二、病因

(一)遗传

高血压具有明显的家族性,父母均为高血压者其子女患高血压的概率明显高于父母均无高

血压者的概率。约 60％的高血压患者可询问到有高血压家族史。

(二)饮食

膳食中钠盐摄入量与人群血压水平和高血压病患患病率呈正相关。摄盐越多,血压水平和患病率越高,钾摄入量与血压呈负相关,限制钠补充钾可使高血压患者血压降低。钾的降压作用可能是通过促进排钠而减少细胞外液容量。有研究表明膳食中钙不足可使血压升高。大量研究显示高蛋白质摄入、饮食中饱和脂肪酸或饱和脂肪酸/不饱和脂肪酸比值较高、饮酒量过多都属于升压因素。

(三)精神

城市脑力劳动者高血压患病率超过体力劳动者,从事精神紧张度高的职业者发生高血压的可能性较大,长期生活在噪声环境中听力敏感性减退者患高血压也较多。高血压患者经休息后往往症状和血压可获得一定改善。

(四)肥胖

超重或肥胖是血压升高的重要危险因素。一般采用身体质量指数(BMI),即体重(kg)/身高(m)^2(以 20～24 为正常范围)。血压与 BMI 呈显著正相关。肥胖的类型与高血压发生关系密切,向心性肥胖者容易发生高血压,表现为腰围往往大于臀围。

(五)其他

服避孕药妇女容易出现血压升高。一般在终止服用避孕药后 3～6 个月血压常恢复正常。阻塞性睡眠呼吸暂停综合征(OSAS)是指睡眠期间反复发作性呼吸暂停。OSAS 常伴有重度打鼾,患此病的患者常有高血压。

三、发病机制

原发性高血压的发病机制至今还没有一个完整统一的认识。目前认为高血压的发病机制集中在以下几个方面。

(一)交感神经系统活性亢进

已知反复的精神刺激与过度紧张可以引起高血压。长期处于应激状态如从事驾驶员、飞行员等职业者高血压患病率明显增高。当大脑皮质兴奋与抑制过程失调时,交感神经和副交感神经之间的平衡失调,交感神经兴奋性增加,其末梢释放去甲肾上腺素、肾上腺素、多巴胺、血管升压素等儿茶酚胺类物质增多,从而引起阻力小动脉收缩增强使血压升高。

(二)肾素-血管紧张素-醛固酮系统(RAAS)激活经典的 RAAS

肾小球旁细胞分泌的肾素,激活从肝脏产生的血管紧张素原转化为血管紧张素Ⅰ,然后再经肺循环中的血管紧张素转换酶(ACE)的作用转化为血管紧张素Ⅱ。血管紧张素Ⅱ作用于血管紧张素Ⅱ受体,有如下作用:①直接使小动脉平滑肌收缩,外周阻力增加。②刺激肾上腺皮质球状带,使醛固酮分泌增加,致使肾小管远端集合管的钠重吸收加强,导致水、钠潴留。③交感神经冲动发放增加使去甲肾上腺素分泌增加。以上作用均可使血压升高。近年来发现血管壁、心脏、脑、肾脏及肾上腺中也有 RAAS 的各种组成成分。局部 RAAS 各成分对心脏、血管平滑肌的作用,可能在高血压发生和发展中有更大影响,占有十分重要的地位。

(三)其他

细胞膜离子转运异常可使血管收缩反应性增强和平滑肌细胞增生与肥大,血管阻力增高;肾脏潴留过量摄入的钠盐,使体液容量增大,机体为避免心排血量增高使组织过度灌注,全身阻力小动脉收缩增强,导致外周血管阻力增高;胰岛素抵抗所致的高胰岛素血症可使电解质代谢发生障碍,还使血管对体内升压物质反应性增强,血液中儿茶酚胺水平增加,血管张力增高,从而使血压升高。

四、病理生理和病理解剖

高血压病的早期表现为全身细小动脉的间歇性痉挛,仅有主动脉壁轻度增厚,全身细小动脉和脏器无明显的器质性改变,患者多无明显症状。如病变持续,可导致许多脏器受累,最重要的是心、脑、肾组织的病变。

(一)心脏

心脏主要表现为左心室肥厚和扩大,病变晚期可导致心力衰竭。这种由高血压引起的心脏病称为高血压性心脏病。长期高血压还可引起冠状动脉粥样硬化。

(二)脑

由于脑细小动脉的长期硬化和痉挛,使动脉壁缺血、缺氧而通透性增高,容易形成微小动脉瘤,当血压突然升高时,微小动脉瘤破裂,从而发生脑出血。高血压可促使脑动脉发生粥样硬化,导致脑血栓形成。

(三)肾脏

细小动脉硬化引起的缺血使肾小球缺血、变性、坏死,继而纤维化及玻璃样变,并累及相应的肾小管,使之萎缩、消失,间质出现纤维化。因残存的肾单位越来越少,最终导致肾衰竭。

五、临床表现

(一)症状

大多数患者早期症状不明显,常见症状有头痛、头晕、耳鸣、眼花、乏力、心悸,还有的表现为失眠、健忘、注意力不集中、情绪易波动或发怒等。经常在体检或其他疾病就医检查时发现血压升高。血压升高常与情绪激动、精神紧张、体力活动有关,休息或去除诱因血压可下降。

(二)体征

血压受昼夜、气候、情绪、环境等因素影响波动较大。一般清晨起床活动后血压迅速升高,夜间血压较低;冬季血压较高,夏季血压较低;情绪不稳定时血压高;在医院或诊所血压明显增高,在家或医院外的环境中血压低。体检时可听到主动脉瓣区第二心音亢进、收缩期杂音,长期高血压时有心尖冲动明显增强,搏动范围扩大及心尖冲动左移体征,提示左心室增大。

(三)恶性或急进性高血压

表现为患者发病急骤,舒张压多持续为 17.3~18.7 kPa(130~140 mmHg)或更高。常有头痛、视物模糊或失明,视网膜可发生出血、渗出及视盘水肿,肾脏损害突出,持续蛋白尿、血尿及管型尿,病情进展迅速,如不及时治疗,易出现严重的脑、心、肾损害,发生脑血管意外、心力衰竭和尿毒症,最后多因尿毒症而死亡,但也可死于脑血管意外或心力衰竭。

六、并发症

(一)高血压危象

在情绪激动、精神紧张、过度劳累、寒冷等诱因作用下,小动脉发生强烈痉挛,血压突然急剧升高,收缩压可达 34.7 kPa(260 mmHg)、舒张压可达 16.0 kPa(120 mmHg)以上,影响重要脏器血液供应而出现危急症状。在高血压的早、中、晚期均可发生。患者出现头痛、恶心、呕吐、烦躁、心悸、出汗、视物模糊等征象,伴有椎-基底动脉、视网膜动脉、冠状动脉等累及的缺血表现。

(二)高血压脑病

高血压脑病发生在重症高血压患者,是指血压突然或短期内明显升高,由于过高的血压干扰了脑血管的自身调节机制,脑组织血流灌注过多造成脑水肿。出现中枢神经功能障碍征象。临床表现为弥漫性严重头痛、呕吐、烦躁、意识模糊、精神错乱、局灶性或全身抽搐,甚至昏迷。

(三)主动脉夹层

主动脉夹层指主动脉腔内的血液通过内膜的破口进入主动脉壁中层而形成的血肿,夹层分离突然发生时多数患者突感胸部疼痛,向胸前及背部放射,随夹层涉及范围而可以延至腹部、下肢及颈部。疼痛剧烈难以忍受,起病后即达高峰,呈刀割或撕裂样。突发剧烈的胸痛常误诊为急性心肌梗死。高血压是导致本病的重要因素。患者因剧痛而有休克外貌,焦虑不安、大汗淋漓、面色苍白、心率加速,从而使血压增高。

(四)其他

其他并发症可并发急性左心衰竭、急性冠脉综合征、脑出血、脑血栓形成、腔隙性脑梗死、慢性肾衰竭等。

七、辅助检查

(一)测量血压

定期测量血压是早期诊断高血压和评估严重程度的主要方法,采用经验证合格的水银柱或电子血压计,测量安静休息坐位时上臂肱动脉处血压,必要时还应测量平卧位和站立位血压。但须在未服用降压药物情况下的不同时间测量 3 次血压,才能确诊。对偶有血压超出正常值者,需定期重复测量后确诊。通常在医疗单位或家中随机测血压的方式不能可靠地反映血压的波动和在休息、日常活动状态下的情况。近年来,24 h 动态血压监测已逐渐应用于临床及高血压的防治工作上。一般监测的时间为 24 h,测压时间间隔为 15~30 min,可较为客观和敏感地反映患者的实际血压水平,可了解血压的昼夜变化节律性和变异性,估计靶器官损害与预后,比随机测血压更为准确。动态血压监测的参考标准正常值为:24 h 低于 17.3/10.7 kPa(130/80 mmHg),白天低于 17.7/11.3 kPa(135/85 mmHg),夜间低于 16.4/10.0kPa(125/75 mmHg)。正常血压波动夜间 2~3 时处于血压最低,清晨迅速上升,上午 6~10 时和下午 4~8 时出现两个高峰,尔后缓慢下降。高血压患者的动态血压曲线也类似,但波动幅度较正常血压时大。

(二)体格检查

除常规检查外还有身高,体重,双上肢血压,颈动脉及上下肢动脉搏动情况,颈、腹部血管有无杂音,腹主动脉搏动,肾增大,眼底等的情况。

(三)尿液检查

通过肉眼观察尿的颜色、透明度、有无血尿;测比重、pH、糖和蛋白含量,并作镜下检验。尿比重降低(<1.010)提示肾小管浓缩功能障碍。正常尿液 pH 为 5~7,原发性醛固酮增多症尿呈酸性。

(四)血生化检查

空腹血糖、血钾、肌酐、尿素氮、尿酸、胆固醇、甘油三酯、低密度脂蛋白、高密度脂蛋白等。

(五)超声心动图

超声心动图能更为可靠地诊断左心室肥厚,测定计算所得的左心室重量指数(LVMI),是一项反映左心室肥厚及其程度的较为准确的指标,与病理解剖的相关性和符合率好。超声心动图还可评价高血压患者的心功能,包括左室射血分数、收缩功能、舒张功能。

(六)眼底检查

眼底检查可见血管迂曲,颜色苍白,反光增强,动脉变细,视网膜渗出、出血、视盘水肿等。眼底改变可反映高血压的严重程度,分为4级:Ⅰ级,动脉出现轻度硬化、狭窄、痉挛、变细;Ⅱ级,视网膜动脉中度硬化、狭窄,出现动脉交叉压迫,静脉阻塞;Ⅲ级,动脉中度以上狭窄伴局部收缩,视网膜有棉絮状渗出、出血和水肿;Ⅳ级,出血或渗出物伴视盘水肿。高血压眼底改变与病情的严重程度和预后密切相关。

(七)胸透或胸片、心电图

胸透或胸部 X 线检查、心电图对诊断高血压及评估预后都有帮助。

八、治疗

(一)目的

治疗目的是通过降压治疗使高血压患者的血压达标,以期最大限度地降低心脑血管发病和死亡的总危险。

(二)降压目标值

一般高血压人群降压目标值<18.7 kPa(140 mmHg)/12.0 kPa(90 mmHg);高血压高危患者(糖尿病及肾病)降压目标值<17.3 kPa(130 mmHg)/10.7 kPa(80 mmHg);老年收缩期性高血压的降压目标值:收缩压 18.7 kPa(140 mmHg)~20.0 kPa(150 mmHg),舒张压<12.0 kPa(90 mmHg)但不低于 8.7 kPa(65 mmHg),舒张压降得过低可能抵消收缩压下降得到的好处。

(三)非药物治疗

非药物治疗主要是改善生活方式,改善生活方式对降低血压和心脑血管危险的作用已得到广泛认可,所有患者都应采用,这些措施包括以下几点。

1.戒烟

吸烟所致的危害是使高血压并发症如心肌梗死、脑卒中和猝死的危险性显著增加,加重脂质代谢紊乱,降低胰岛素敏感性,降低内皮细胞依赖性血管扩张效应,并降低或抵消降压治疗的疗效。戒烟对心脑血管的良好益处,任何年龄组均可显示。

2.减轻体重

超重 10%以上的高血压患者体重减少 5 kg,血压便有明显降低,体重减轻亦可增加降压药物疗效,对改善糖尿病、胰岛素抵抗、高脂血症和左心室肥厚等均有益。

3.减少过多的乙醇摄入

戒酒和减少饮酒可使血压显著降低,适量饮酒仍有明显加压反应者应戒酒。

4.适当运动

适当运动有利于改善胰岛素抵抗和减轻体重,提高心血管调节能力,稳定血压水平。较好的运动方式是低或中等强度的运动,可根据年龄及身体状况选择,中老年高血压患者可选择步行、慢跑、上楼梯、骑车等,一般每周 3~5 次,每次 30~60 min。运动强度可采用心率监测法,运动时心率不应超过最大心率(180 次/分钟或 170 次/分钟)的 60%~85%。

5.减少钠盐的摄入量、补充钙和钾盐

膳食中约大部分钠盐来自烹调用盐和各种腌制品,所以应减少烹调用盐及腌制品的食用,每人每天食盐量摄入应少于 2.4 g(相当于氯化钠 6 g)。通过食用含钾丰富的水果如香蕉、橘子和蔬菜如油菜、香菇、大枣等,增加钾的摄入。喝牛奶补充钙的摄入。

6.多食含维生素丰富的食物

多吃水果和蔬菜,减少食物中饱和脂肪酸的含量和脂肪总量。

7.减轻精神压力,保持心理平衡

长期精神压力和情绪忧郁是降压治疗效果欠佳的重要原因,亦可导致高血压。应对患者进行耐心的劝导和心理疏导,鼓励其参加社交活动、户外活动等。

(四)降压药物治疗对象

高血压 2 级或以上患者≥ 21.3 kPa(160mmHg)/ 13.3 kPa(100 mmHg);高血压合并糖尿病,心、脑、肾靶器官损害患者;血压持续升高 6 个月以上,改善生活方式后血压仍未获得有效控制者。从心血管危险分层的角度,高危和极高危患者应立即开始使用降压药物强化治疗。中危和低危患者则先继续监测血压和其他危险因素,之后再根据血压状况决定是否开始药物治疗。

(五)降压药物治疗

1.降压药物分类

现有的降压药种类很多,目前常用降压药物可归纳为以下几大类(表 8-2):利尿剂、β 受体阻滞剂、钙通道阻滞剂、血管紧张素转换酶抑制剂和血管紧张素 II 受体阻滞剂、α 受体阻滞剂。

表 8-2　常用降压药物名称、剂量及用法

药物种类	药名	剂量	用法(每天)
利尿剂	氢氯噻嗪	12.5～25 mg	1～3 次
	呋塞米	20 mg	1～2 次
	螺内酯	20 mg	1～3 次
β 受体阻滞剂	美托洛尔	12.5～50 mg	2 次
	阿替洛尔	12.5～25 mg	1～2 次
钙通道阻滞剂	硝苯地平控释片	30 mg	1 次
	地尔硫䓬缓释片	90～180 mg	1 次
血管紧张素转换酶抑制剂	卡托普利	25～50 mg	2～3 次
	依那普利	5～10 mg	1～2 次
血管紧张素 II 受体阻滞剂	缬沙坦	80～160 mg	1 次
	伊贝沙坦	150 mg	1 次
α 受体阻滞剂	哌唑嗪	0.5～3 mg	2～3 次
	特拉唑嗪	1～8 mg	1 次

2.联合用药

临床实际使用降压药时,由于患者心血管危险因素状况、并发症、靶器官损害、降压疗效、药物费用及不良反应等,都可能影响降压药的具体选择。任何药物在长期治疗中均难以完全避免其不良反应,联合用药可使不同的药物互相取长补短,有可能减轻或抵消某些不良反应。联合用

药可减少单一药物剂量,提高患者的耐受性和依从性。现在认为,2级高血压≥21.3 kPa (160 mmHg)/ 13.3 kPa(100 mmHg)患者在开始时就可以采用两种降压药物联合治疗,有利于血压在相对较短的时间内达到目标值。比较合理的两种降压药联合治疗方案:利尿药与β受体阻滞剂;利尿药与 ACEI 或血管紧张素受体拮抗剂(ARB);二氢吡啶类钙通道阻滞剂与β受体阻滞剂;钙通道阻滞剂与 ACEI 或 ARB,α受体阻滞剂和β受体阻滞剂。必要时也可用其他组合,包括中枢作用药如 α₂ 受体激动剂、咪哒唑啉受体调节剂,以及 ACEI 与 ARB;国内研制了多种复方制剂,如复方降压片、降压0号等,以当时常用的利血平、双肼屈嗪(血压达静)、氢氯噻嗪为主要成分,因其有一定降压效果,服药方便且价格低廉而广泛使用。

九、护理

(一)一般护理

1.休息

早期高血压患者可参加工作,但不要过度疲劳,坚持适当的锻炼,如骑自行车、跑步、做体操及打太极拳等。要有充足的睡眠,保持心情舒畅,避免精神紧张和情绪激动,消除恐惧、焦虑、悲观等不良情绪。晚期血压持续增高,伴有心、肾、脑病时应卧床休息。关心体贴患者,使其精神愉快,鼓励患者树立战胜疾病的信心。

2.饮食

饮食方面应给低盐、低脂肪、低热量饮食,以减轻体重。因为摄入总热量太大超过消耗量,多余的热量转化为脂肪,身体就会发胖,体重增加,提高血液循环的要求,必定提高血压。鼓励患者多食水果、蔬菜、戒烟、控制饮酒、咖啡、浓茶等刺激性饮料。少吃胆固醇含量多的食物,对服用排钾利尿剂的患者应注意补充含钾高的食物如蘑菇、香蕉、橘子等。肥胖者应限制热能摄入,控制体重在理想范围之内。

3.病房环境

病房环境应整洁、安静、舒适、安全。

(二)对症护理及病情观察护理

1.剧烈头痛

当出现剧烈头痛伴恶心、呕吐,常是血压突然升高、高血压脑病,应立即让患者卧床休息,并测量血压及脉搏、心率、心律,积极协助医师采取降压措施。

2.呼吸困难、发绀

呼吸困难、发绀是高血压引起的左心衰竭所致,应立即给予舒适的半卧位,以及时给予氧气吸入。按医嘱应用洋地黄治疗。

3.心悸

严密观察脉搏、心率、心律变化并做记录。安静休息,严禁下床,并安慰患者消除紧张情绪。

4.水肿

晚期高血压伴心、肾衰竭时可出现水肿。护理中注意严格记录出入量,限制钠盐和水分摄入。严格卧床休息,注意皮肤护理,严防压疮发生。

5.昏迷、瘫痪

昏迷、瘫痪系晚期高血压引起脑血管意外所引起。应注意安全护理,防止患者坠床、窒息、肢体烫伤等。

6.病情观察护理

对血压持续增高的患者,应每天测量血压2～3次,并做好记录,必要时测立、坐、卧位血压,掌握血压变化规律。如血压波动过大,要警惕脑出血的发生。如在血压急剧增高的同时,出现头痛、视物模糊、恶心、呕吐、抽搐等症状,应考虑高血压脑病的发生。如出现端坐呼吸、喘憋、发绀、咳粉红色泡沫痰等,应考虑急性左心衰竭的发生。出现上述各种表现时均应立即送医院进行紧急救治。另外,在变换体位时也应动作缓慢,以免发生意外。有些降压药可引起水、钠潴留。因此,需每天测体重,准确记录出入量,观察水肿情况,注意保持出入量的平衡。

(三)用药观察与护理

1.用药原则

终身用药,缓慢降压,从小剂量开始逐步增加剂量,即使血压降至理想水平后,也应服用维持量,老年患者服药期间改变体位要缓慢,以免发生意外,合理联合用药。

2.药物不良反应观察

使用噻嗪类和襻利尿剂时应注意血钾、血钠的变化;用β受体阻滞剂应注意其抑制心肌收缩力、心动过缓、房室传导时间延长、支气管痉挛、低血糖、血脂升高的不良反应;钙通道阻滞剂硝苯地平的不良反应有头痛、面红、下肢水肿、心动过速;血管紧张素转换酶抑制剂可有头晕、乏力、咳嗽、肾功能损害等不良反应。

(四)心理护理

患者多表现有易激动、焦虑及抑郁等心理特点,而精神紧张、情绪激动、不良刺激等因素均与高血压密切相关。因此,对待患者应耐心、亲切、和蔼、周到。根据患者特点,有针对性地进行心理疏导。同时,让患者了解控制血压的重要性,帮助患者训练自我控制的能力,参与自身治疗护理方案的制订和实施,指导患者坚持长期的饮食、药物、运动治疗,将血压控制在接近正常的水平,以减少对靶器官的进一步损害,定期复查。

十、出院指导

(一)饮食调节指导

强调高血压患者要以低盐、低脂肪、低热量、低胆固醇饮食为宜;少吃或不吃含饱和脂肪的动物脂肪,多食含维生素的食物,多摄入富含钾、钙的食物,食盐量应控制在3～5 g/d,严重高血压病患者的食盐量控制在1～2 g/d。饮食要定量、均衡、不暴饮暴食;同时适当地减轻体重,有利于降压。戒烟和控制酒量。

(二)休息和锻炼指导

高血压患者的休息和活动应根据患者的体质、病情适当调节,病重体弱者,应以休息为主。随着病情好转,血压稳定,每天适当从事一些工作、学习、劳动将有益身心健康;还可以增加一些适宜的体能锻炼,如散步、慢跑、打太极拳、体操等有氧活动。患者应在运动前了解自己的身体状况,以此来决定自己的运动种类、强度、频度和持续时间。注意规律生活,保证充足的休息和睡眠,对于睡眠差、易醒、早醒者,可在睡前饮热牛奶200 mL,或用40 ℃～50 ℃温水泡足30 min,或选择自己喜爱的放松精神情绪的音乐协助入睡。总之,要注意劳逸结合,养成良好的生活习惯。

(三)心理健康指导

高血压病的发病机制是除躯体因素外,心理因素占主导地位,强烈的焦虑、紧张、愤怒及压抑

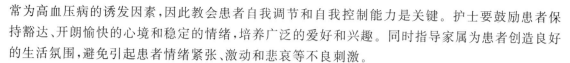

常为高血压病的诱发因素,因此教会患者自我调节和自我控制能力是关键。护士要鼓励患者保持豁达、开朗愉快的心境和稳定的情绪,培养广泛的爱好和兴趣。同时指导家属为患者创造良好的生活氛围,避免引起患者情绪紧张、激动和悲哀等不良刺激。

（四）血压监测指导

建议患者自行购买血压计,随时监测血压。指导患者和家属正确测量血压的方法,监测血压、做好记录,复诊时对医师加减药物剂量会有很好的参考依据。

（五）用药指导

由于高血压是一种慢性病,需要长期的、终身的服药治疗,而这种治疗要患者自己或家属配合进行,所以患者及家属要了解服用的药物种类及用药剂量、用药方法、药物的不良反应、服用药物的最佳时间,以便发挥药物的最佳效果和减少不良反应。出现不良反应,要及时报告主诊医师,以便调整药物及采取必要的处理措施。切不可血压降下来就停药,血压上升又服药,血压反复波动,对健康极为不利。由于这类患者大多是年纪较大,容易遗忘服药,可建议患者在家中醒目之处做标记,以起到提示作用。对血压显著增高多年的患者,血压不宜下降过快,因为患者往往不能适应,并可导致心、脑、肾血液的供应不足而引起脑血管意外,如使用可引起明显直立性低血压药物时,应向患者说明平卧起立或坐位起立时,动作要缓慢,以免血压突然下降,出现晕厥而发生意外。

（六）按时就医

服完药出现血压升高或过低;血压波动大;出现眼花、头晕、恶心呕吐、视物不清、偏瘫、失语、意识障碍、呼吸困难、肢体乏力等情况时立即到医院就医。如病情危重,可求助"120"急救中心。

（任旭坤）

第二节　心律失常

正常心律起源于窦房结,并沿正常房室传导系统顺序激动心房和心室,频率为 60～100 次/分钟（成人）,节律基本规则。心律失常是指心脏冲动的起源、频率、节律、传导速度和传导顺序等异常。

一、分类

心律失常按其发生机制分为冲动形成异常和冲动传导异常两大类。

（一）冲动形成异常

1.窦性心律失常

包括窦性心动过速、窦性心动过缓、窦性心律不齐、窦性停搏等。

2.异位心律

（1）主动性异位心律:①期前收缩（房性、房室交界区性、室性）。②阵发性心动过速（房性、房室交界区性、室性）。③心房扑动、心房颤动。④心室扑动、心室颤动。

（2）被动性异位心律:①逸搏（房性、房室交界区性、室性）。②逸搏心律（房性、房室交界区性、室性）。

（二）冲动传导异常

1.生理性

干扰及房室分离。

2.病理性

窦房传导阻滞、房内传导阻滞、房室传导阻滞、室内传导阻滞（左、右束支及左束支分支传导阻滞）。

3.房室间传导途径异常

预激综合征。

此外，临床上依据心律失常发作时心率的快慢分为快速性心律失常和缓慢性心律失常。

二、病因及发病机制

（一）生理因素

健康人均可发生心律失常，特别是窦性心律失常和期前收缩等。情绪激动、精神紧张、过度疲劳、大量吸烟、饮酒、喝浓茶或咖啡等常为诱发因素。

（二）器质性心脏病

各种器质性心脏病是引发心律失常的最常见原因，以冠心病、心肌病、心肌炎、风湿性心脏病多见，尤其发生心力衰竭或心肌梗死时。

（三）非心源性疾病

除了心脏病外，其他系统的严重疾病，均可引发心律失常，如急性脑血管病、甲状腺功能亢进、慢性阻塞性肺病等。

（四）其他

电解质紊乱（低钾血症、低钙血症、高钾血症等）、药物作用（洋地黄、肾上腺素等）、心脏手术或心导管检查、中暑、电击伤等均可引发心律失常。

心律失常发生的基本原理是由于多种原因引起心肌细胞的自律性、兴奋性、传导性改变，导致心脏冲动形成异常、冲动传导异常，或两者兼而有之。

三、诊断要点

通过病史、体征可以做出初步判定。确定心律失常的类型主要依靠心电图，某些心律失常尚需做心电生理检查。

（一）病史

心律失常的诊断应从详尽采集病史入手，让患者客观描述发生心悸等症状时的感受。症状的严重程度取决于心律失常对血流动力学的影响，轻者可无症状或出现心悸、头晕；严重者可诱发心绞痛、心力衰竭、晕厥甚至猝死，增加心血管病死亡的危险性。

（二）体格检查

包括心脏视诊、触诊、叩诊、听诊的全面检查，并注意检查患者的神志、血压、脉搏频率及节律。

（三）辅助检查

心电图是诊断心律失常最重要的一项无创性检查技术。应记录多导联心电图，并记录能清楚显示P波导联的心电图长条以备分析，通常选择Ⅱ或V_1导联。其他辅助诊断的检查还有动态心电图、运动试验和食管心电图等。临床心电生理检查,如食管心房调搏检查、心室内心电生理检查对明确心律失常的发病机制、治疗、预后均有很大帮助。

四、各种心律失常的概念、临床意义及心电图特点

(一)窦性心律失常

正常心脏起搏点位于窦房结,由窦房结发出冲动引起的心律称窦性心律,成人频率为60~100次/分钟。正常窦性心律的心电图特点(图8-1):①P波在Ⅰ、Ⅱ、aVF导联直立,aVR导联倒置。②PR间期0.12~0.20 s。③PP间期之差<0.12 s。窦性心律的频率可因年龄、性别、体力活动等不同有显著差异。

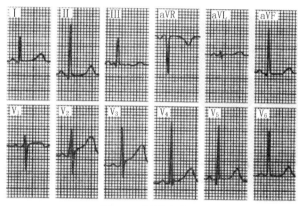

图8-1　正常心电图

1.窦性心动过速

(1)成人窦性心律的频率超过100次/分钟,称为窦性心动过速,其心率的增快和减慢是逐渐改变的。

(2)心电图特点(图8-2)为窦性心律,PP间期<0.60 s,成人频率大多在100~180次/分钟。

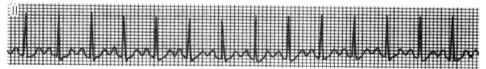

图8-2　窦性心动过速

(3)窦性心动过速一般不需特殊治疗。治疗主要针对原发病和去除诱因,必要时可应用β受体阻滞剂(如普萘洛尔)或镇静剂(如地西泮)。

2.窦性心动过缓

(1)成人窦性心律的频率低于60次/分钟,称为窦性心动过缓。

(2)心电图特点(图8-3)为窦性心律,PP间期>1.0 s。常伴窦性心律不齐,即PP间期之差>0.12 s。

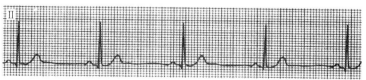

图8-3　窦性心动过缓

（3）无症状的窦性心动过缓通常无须治疗。因心率过慢出现头晕、乏力等心排血量不足症状时，可用阿托品、异丙肾上腺素等药物，必要时需行心脏起搏治疗。

3.窦性停搏

（1）窦性停搏是指窦房结冲动形成暂停或中断，导致心房及心室活动相应暂停的现象，又称窦性静止。

（2）心电图特点（图8-4）为一个或多个 PP 间期显著延长，而长 PP 间期与窦性心律的基本 PP 间期之间无倍数关系，其后可出现交界性或室性逸搏或逸搏心律。

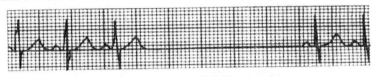
图 8-4　窦性停搏

（3）窦性停搏可由迷走神经张力增高或洋地黄、胺碘酮、钾盐、乙酰胆碱等药物，高钾血症、心肌炎、心肌病、冠心病等引起。临床症状轻重不一，轻者无症状或偶尔出现心搏暂停，重者可发生阿-斯综合征甚至死亡。

4.病态窦房结综合征

（1）病态窦房结综合征（SSS），简称病窦综合征。由窦房结及其邻近组织病变引起的窦房结起搏功能和/或窦房结传导功能障碍，从而产生多种心律失常的综合表现。

（2）病窦综合征常见病因为冠心病、心肌病、心肌炎，亦可见于结缔组织病、代谢性疾病及家族性遗传性疾病等，少数病因不明。主要临床表现为心动过缓所致脑、心、肾等脏器供血不足症状，尤以脑供血不足症状为主。轻者表现为头晕、心悸、乏力、记忆力减退等，重者可发生短暂晕厥或阿-斯综合征。部分患者合并短阵室上性快速性心律失常发作（慢-快综合征），进而可出现心悸、心绞痛或心力衰竭。

（3）心电图特点（图8-5）为：①持续而显著的窦性心动过缓（＜50 次/分钟）。②窦性停搏和/或窦房传导阻滞。③窦房传导阻滞与房室传导阻滞并存。④心动过缓-心动过速综合征，又称慢-快综合征，是指心动过缓与房性快速性心律失常（如房性心动过速、心房扑动、心房颤动）交替发作，房室交界区性逸搏心律。

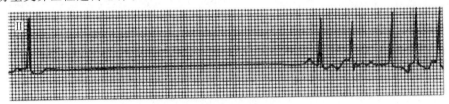
图 8-5　病态窦房结综合征（慢-快综合征）

（4）积极治疗原发疾病。无症状者，不必给予治疗，仅定期随访观察；反复出现严重症状及心电图大于 3 s 长间歇者宜首选安装人工心脏起搏器。慢-快综合征应用起搏器治疗后，患者仍有心动过速发作，则可同时用药物控制快速性心律失常发作。

（二）期前收缩

期前收缩是指窦房结以外的异位起搏点发出的过早冲动引起的心脏搏动。根据异位起搏点的部位不同可分为房性、房室交界性和室性。期前收缩可偶发或频发，如每个窦性搏动后出现一个期前收缩,称为二联律;每两个窦性搏动后出现一个期前收缩,称三联律。在同一导联上如室性期前收缩的形态不同,称为多源性室性期前收缩。

期前收缩可见于健康人,其发生与情绪激动、过度疲劳、过量饮酒或吸烟、饮浓茶、咖啡等有关。冠心病急性心肌梗死、风湿性心瓣膜病、心肌病、心肌炎等各种心脏病常可引起。此外,药物毒性作用,电解质紊乱,心脏手术或心导管检查均可引起期前收缩。

1.临床意义

偶发的期前收缩一般无症状,部分患者可有漏跳的感觉。频发的期前收缩由于影响心排血量,可引起头痛、乏力、晕厥等;原有心脏病者可诱发或加重心绞痛或心力衰竭。听诊心律不规则,期前收缩的第一心音增强,第二心音减弱或消失。脉搏触诊可发现脉搏脱落。

2.心电图特点

(1)房性期前收缩(图8-6):提前出现的房性异位 P′波,其形态与同导联窦性 P 波不同;P′R间期>0.12 s;P′波后的 QRS 波群有三种可能:①与窦性心律的 QRS 波群相同。②因室内差异性传导出现宽大畸形的 QRS 波群。③提前出现的 P′波后无 QRS 波群,称为未下传的房性期前收缩;多数为不完全性代偿间歇(即期前收缩前后窦性 P 波之间的时限常短于 2 个窦性 PP 间期)。

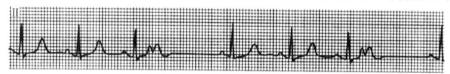

图 8-6　房性期前收缩

(2)房室交界区性期前收缩(图8-7):提前出现的 QRS 波群,其形态与同导联窦性心律 QRS波群相同,或因室内差异性传导而变形;逆行 P 波(Ⅰ、Ⅱ、aVF 导联倒置,aVR 导联直立)有三种可能:①P′波位于 QRS 波群之前,P′R 间期<0.12 s。②P′波位于 QRS 波群之后,RP′间期<0.20 s。③P′波埋于 QRS 波群中,QRS 波群之前后均看不见 P′波;多数为完全性代偿间期(即期前收缩前后窦性 P 波之间的时限等于 2 个窦性 PP 间期)。

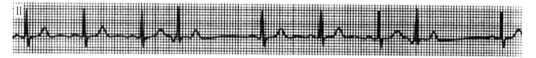

图 8-7　房室交界性期前收缩

(3)室性期前收缩(图8-8):①提前出现的 QRS 波群宽大畸形,时限>0.12 s。②QRS 波群前无相关的 P 波。③T 波方向与 QRS 波群主波方向相反。④多数为完全性代偿间歇。

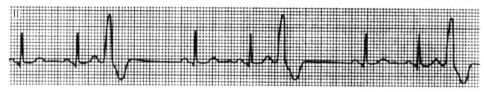

图 8-8　室性期前收缩

3.治疗要点

(1)病因治疗:积极治疗原发病,解除诱因。如改善心肌供血,控制心肌炎症,纠正电解质紊乱,避免情绪激动或过度疲劳等。

（2）药物治疗：无明显自觉症状或偶发的期前收缩者，一般无须抗心律失常药物治疗，可酌情使用镇静剂，如地西泮等。如频繁发作，症状明显或有器质性心脏病者，必须积极治疗。根据期前收缩的类型选用不同的药物。房性期前收缩、交界性期前收缩可选用维拉帕米、普罗帕酮、莫雷帕酮或β受体阻滞剂等药物。室性期前收缩选用β受体阻滞剂、美西律、普罗帕酮、莫雷帕酮等药物。

（3）其他：急性心肌梗死早期发生的室性期前收缩可选用利多卡因；洋地黄中毒引起的室性期前收缩者首选苯妥英钠。

（三）阵发性心动过速

阵发性心动过速是一种阵发性快速而规律的异位心律，是由三个或三个以上连续发生的期前收缩形成，根据异位起搏点的部位不同可分为房性、房室交界性和室性阵发性心动过速。由于房性、房室交界性阵发性心动过速在临床上难以区别，故统称为阵发性室上性心动过速（PSVT）。阵发性室上性心动过速常见于无器质性心脏病者，其发作与体位改变、情绪激动、过度疲劳、烟酒过量等有关。阵发性室性心动过速多见于心肌病变广泛而严重的患者，如冠心病发生急性心肌梗死时；其次是心肌病、心肌炎、二尖瓣脱垂、心瓣膜病等。

1.临床意义

（1）阵发性室上性心动过速突然发作、突然终止，持续时间长短不一。发作时患者常有心悸、焦虑、紧张、乏力，甚至诱发心绞痛、心功能不全、晕厥或休克。症状轻重取决于发作时的心率、持续时间和有无心脏病变等。听诊，心律规则，心率在150～250次/分钟，心尖部第一心音强度不变。

（2）阵发性室性心动过速症状轻重取决于室速发作的频率、持续时间、有无器质性心脏病及心功能状况。非持续性室速（发作时间＜30 s）患者通常无症状或仅有心悸；持续性室速患者常伴明显血流动力学障碍与心肌缺血，可出现低血压、晕厥、心绞痛、休克或急性肺水肿。听诊心律略不规则，心率常在100～250次/分钟。如发生完全性房室分离，则第一心音强度不一致。

2.心电图特点

（1）阵发性室上性心动过速（图8-9）：①三个或三个以上连续而迅速的室上性期前收缩，频率范围在150～250次/秒，节律规则。②P波不易分辨。③绝大多数患者QRS波群形态与时限正常。

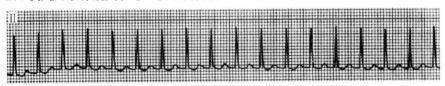

图8-9　阵发性室上性心动过速

（2）阵发性室性心动过速（图8-10）：①三个或三个以上连续而迅速的室性期前收缩，频率范围在100～250次/分钟，节律较规则或稍有不齐。②QRS波群形态畸形，时限＞0.12 s，有继发ST-T改变。③如有P波，则P波与QRS波无关，且其频率比QRS频率缓慢。④常可见心室夺获与室性融合波。

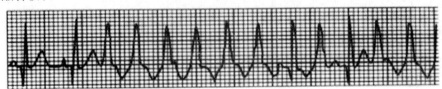

图8-10　阵发性室性心动过速

3.治疗要点

(1)阵发性室上性心动过速。急性发作时治疗:①刺激迷走神经,可起到减慢心率、终止发作的作用。方法包括刺激悬雍垂诱发恶心、呕吐;深吸气后屏气,再用力做呼气动作(Valsalva 动作);颈动脉窦按摩等。上述方法可重复多次使用。②药物终止发作:当刺激迷走神经无效时,可采用维拉帕米或三磷酸腺苷(ATP)静脉注射。

预防复发:除避免诱因外,发作频繁者可选用地高辛、长效钙通道阻滞剂、长效普萘洛尔等药物。

对于反复发作或药物治疗无效者,可考虑施行射频消融术。该方法具有安全、迅速、有效且能治愈心动过速的优点,可作为预防发作的首选方法。

(2)阵发性室性心动过速:由于室速多发生于器质性心脏病者,往往导致血流动力学障碍,甚至发展为室颤,应严密观察予以紧急处理,终止其发作。

一般遵循的原则:无器质性心脏病者发生的非持续性室速,如无症状,无须进行治疗;持续性室速发作,无论有无器质性心脏病,均应给予治疗;有器质性心脏病的非持续性室速亦应考虑治疗。药物首选利多卡因,静脉注射 100 mg,有效后可予静脉滴注维持。其他药物如普罗帕酮、胺碘酮也有疗效。如使用上述药物无法终止发作,且患者已出现低血压、休克、脑血流灌注不足等危险表现,应立即给予同步直流电复律。

(四)扑动与颤动

当自发性异位搏动的频率超过阵发性心动过速的范围时,形成扑动或颤动。根据异位起搏点的部位不同可分为心房扑动(简称房扑)与心房颤动(简称房颤);心室扑动(简称室扑)与心室颤动(简称室颤)。心房颤动是成人最常见的心律失常之一,远较房扑多见,二者发病率之比为10∶1~20∶1,绝大多数见于各种器质性心脏病,其中以风湿性心瓣膜病最为常见。室扑与室颤是最严重的致命性心律失常,室扑多为室颤的前奏,而室颤则是导致心源性猝死的常见心律失常,也是心脏病或其他疾病临终前的表现。

1.临床意义

(1)心房扑动与心房颤动:房扑和心房颤动的症状取决于有无器质性心脏病、基础心功能及心室率的快慢。如心室率不快且无器质性心脏病者可无症状;心室率快者可有心悸、胸闷、头晕、乏力等。心房颤动时心房有效收缩消失,心排血量减少 25%~30%,加之心室率增快,对血流动力学影响较大,导致心排血量、冠状循环及脑部供血明显减少,引起心力衰竭、心绞痛或晕厥;还易引起心房内附壁血栓的形成,部分血栓脱落可引起体循环动脉栓塞,以脑栓塞最常见。体检时房扑的心室律可规则或不规则。心房颤动时,听诊第一心音强弱不等,心室律绝对不规则;心室率较快时,脉搏短绌(脉率慢于心率)明显。

(2)心室扑动与心室颤动:室扑和室颤对血流动力学的影响均等于心室停搏,其临床表现无差别,二者具有下列特点:意识突然丧失,常伴有全身抽搐,持续时间长短不一;心音消失,脉搏触不到,血压测不出;呼吸不规则或停止;瞳孔散大,对光反射消失。

2.心电图特点

(1)心房扑动心电图特征(图 8-11):①P 波消失,代之以 250~350 次/分钟,间隔均匀,形状相似的锯齿状心房扑动波(F 波)。②F 波与 QRS 波群成某种固定的比例,最常见的比例为2∶1房室传导,有时比例关系不固定,则引起心室律不规则。③QRS 波群形态一般正常,伴有室内差异性传导者 QRS 波群可增宽、变形。

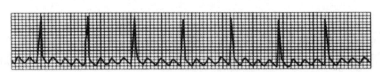

图 8-11　心房扑动(2∶1房室传导)

(2)心房颤动心电图特征(图 8-12)：①P 波消失，代之以大小不等、形态不一、间期不等的心房颤动波(f 波)，频率为 350～600 次/分钟。②RR 间期绝对不等。③QRS 波群形态通常正常，当心室率过快，发生室内差异性传导时，QRS 波群增宽、变形。

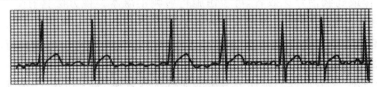

图 8-12　心房颤动

(3)心室扑动的心电图特点(图 8-13)：P-QRS-T 波群消失，代之以 150～300 次/分钟波幅大而较规则的正弦波(室扑波)图形。

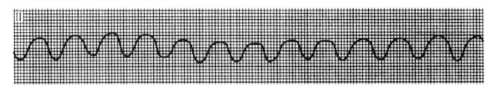

图 8-13　心室扑动

(4)心室颤动的心电图特点(图 8-14)：P-QRS-T 波群消失，代之以形态、振幅与间隔绝对不规则的颤动波(室颤波)，频率为 150～500 次/分钟。

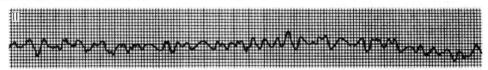

图 8-14　心室颤动

3.治疗要点

(1)心房扑动和颤动：房扑或心房颤动伴有较快心室率时，可使用洋地黄类药物减慢心室率，以保持血流动力学的稳定，此法可以使有些房扑或心房颤动转为窦性心律。其他药物如维拉帕米、地尔硫草等也能起到终止房扑、心房颤动的作用。对于持续性心房颤动的患者，符合条件者可采用药物如奎尼丁、胺碘酮等进行复律。无效时可使用电复律。

(2)心室扑动和颤动：室扑或室颤发生后，如果不迅速采取抢救措施，患者一般在 3～5 min 内死亡，因此必须争分夺秒、尽快恢复有效心律。一旦心电监测确定为心室扑动或颤动时，立即采用除颤器进行非同步直流电除颤，同时配合胸部按压及人工呼吸等心肺复苏术，并经静脉注射利多卡因及其他复苏药物如肾上腺素等。

(五)房室传导阻滞

房室传导阻滞(AVB)是指冲动从心房传到心室的过程中，冲动传导的延迟或中断。根据病因不同，其阻滞部位可发生在房室结、房室束及束支系统内，按阻滞程度可分为三类。常见器质性心脏病,偶尔一度和二度Ⅰ型房室传导阻滞可见于健康人,与迷走神经张力过高有关。

1.临床意义

(1)一度房室传导阻滞:指传导时间延长(PR间期延长);患者多无自觉症状,听诊时第一心音可略为减弱。

(2)二度房室传导阻滞:指心房冲动部分不能传入心室(心搏脱漏);心搏脱漏仅偶尔出现时,患者多无症状或偶有心悸,如心搏脱漏频繁心室率缓慢时,可有乏力、头晕甚至短暂晕厥;听诊有心音脱漏,触诊脉搏脱落,若为2:1传导阻滞,则可听到慢而规则的心室率。

(3)三度房室传导阻滞:指心房冲动全部不能传入心室;患者症状取决于心室率的快慢,如心室率过慢,心排血量减少,导致心脑供血不足,可出现头晕、疲乏、心绞痛、心力衰竭等,如心室搏动停顿超过15s可引起晕厥、抽搐,即阿-斯综合征发生,严重者可猝死;听诊心律慢而规则,心室率多为35~50次/分钟,第一心音强弱不等,间或闻及心房音及响亮清晰的第一心音(大炮音)。

2.心电图特点

(1)一度房室传导阻滞心电图特征(图8-15):①PR间期延长,成人>0.20 s(老年人>0.21 s);②每个P波后均有QRS波群。

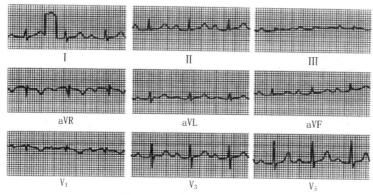

图8-15 一度房室传导阻滞

(2)二度房室传导阻滞:按心电图表现可分为Ⅰ型和Ⅱ型。

二度Ⅰ型房室传导阻滞心电图特征(图8-16):①PR间期在相继的心搏中逐渐延长,直至发生心室脱漏,脱漏后的第一个PR间期缩短,如此周而复始。②相邻的RR间期进行性缩短,直至P波后QRS波群脱漏。③心室脱漏造成的长RR间期小于两个PP间期之和。

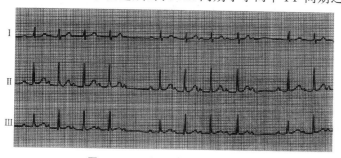

图8-16 二度Ⅰ型房室传导阻滞

二度Ⅱ型房室传导阻滞心电图特征(图8-17):①PR间期固定不变(可正常或延长);②数个P波之后有一个QRS波群脱漏,形成2:1、3:1、3:2等不同比例房室传导阻滞;③QRS波群形态一般正常,亦可有异常。

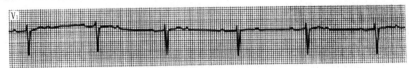

图 8-17　二度Ⅱ型房室传导阻滞

如果二度Ⅱ型房室传导阻滞下传比例≥3∶1时,称为高度房室传导阻滞。

(3)三度房室传导阻滞心电图特征(图 8-18):①P 波与 QRS 波群各有自己的规律,互不相关,呈完全性房室分离。②心房率大于心室率。③QRS 波群形态和时限取决于阻滞部位,如阻滞位于希氏束及其附近,心室率为 40～60 次/分钟,QRS 波群正常。④如阻滞部位在希氏束分叉以下,心室率可在 40 次/分钟以下,QRS 波群宽大畸形。

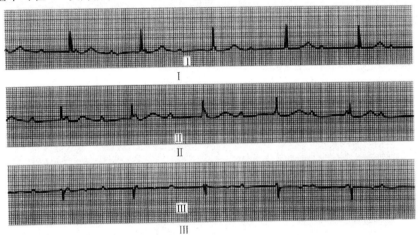

图 8-18　三度房室传导阻滞

3.治疗要点

(1)病因治疗:积极治疗引起房室传导阻滞的各种心脏病,纠正电解质紊乱,停用有关药物,解除迷走神经过高张力等。一度或二度Ⅰ型房室传导阻滞,心室率不太慢(＞50 次/分钟)且无症状者,仅需病因治疗,心律失常本身无须进行治疗。

(2)药物治疗:二度Ⅱ型或三度房室传导阻滞,心室率慢并影响血流动力学,应及时提高心室率以改善症状,防止发生阿-斯综合征。常用药物:①异丙肾上腺素持续静脉滴注,使心室率维持在60～70 次/分钟,对急性心肌梗死患者要慎用。②阿托品静脉注射,适用于阻滞部位位于房室结的患者。

(3)人工心脏起搏治疗:对心室率低于 40 次/分钟,症状严重者,特别是曾发生过阿-斯综合征者,应首选安装人工心脏起搏器。

五、常见护理诊断

(一)活动无耐力

与心律失常导致心排血量减少有关。

(二)焦虑

与心律失常致心跳不规则、停跳及反复发作、治疗效果不佳有关。

(三)潜在并发症

心力衰竭、猝死。

六、护理措施

(一)一般护理

1.体位与休息

当心律失常发作患者出现胸闷、心悸、头晕等不适时,应采取高枕卧位、半卧位或其他舒适体位,尽量避免左侧卧位。有头晕、晕厥发作或曾有跌倒病史者应卧床休息,加强生活护理。

2.饮食护理

给予清淡易消化、低脂和富于营养的饮食,且少量多餐,避免刺激性饮料。有心力衰竭患者应限制钠盐摄入,对服用利尿剂者应鼓励多进食富含钾盐的食物,避免出现低钾血症而诱发心律失常。

(二)病情观察

(1)评估心律失常可能引起的临床症状,如心悸、乏力、胸闷、头晕、晕厥等,注意观察和询问这些症状的程度、持续时间及给患者日常生活带来的影响。

(2)定期测量心率和心律,判断有无心动过速、心动过缓、期前收缩、心房颤动等心律失常发生。对于心房颤动患者,2 名护士应同时测量患者心率和脉率 1 min,并记录,以观察脉短绌的变化发生情况。

(3)心电图检查是判断心律失常类型及检测心律失常病情变化的最重要的手段,护士应掌握心电图机的使用方法,在患者心律失常突然发作时及时描记心电图并表明日期和时间。行 24 h 动态心电图检查的患者,应嘱其保持平素的生活和活动,并记录症状出现的时间及当时所从事的活动,以利于发现病情及查找病因。

(4)对持续心电监测的患者,应注意观察是否出现心律失常及心律失常的类型、发作次数、持续时间、治疗效果等情况。当患者出现频发、多源性室性期前收缩、R-on-T 现象、阵发性室性心动过速、二度Ⅱ型及三度房室传导阻滞时,应及时通知医师。

(三)用药护理

严格遵医嘱按时按量应用抗心律失常药物,静脉注射抗心律失常药物时速度应缓慢,静脉滴注速度严格按医嘱执行。用药期间严密监测脉率、心律、心率、血压及患者的反应,以及时发现因用药而引起的新的心律失常和药物中毒,做好相应的护理。

1.奎尼丁

毒性反映较重,可致心力衰竭、窦性停搏、房室传导阻滞、室性心动过速等心脏毒性反应,故在给药前要测量血压、心率、心律,如有血压低于 12.0/8.0 kPa,心率慢于 60 次/分钟,或心律不规则时需告知医师。

2.普罗帕酮

可引起恶心、呕吐、眩晕、视物模糊、房室传导阻滞,诱发和加重心力衰竭等。餐时或餐后服用可减少胃肠道刺激。

3.利多卡因

有中枢抑制作用和心血管系统不良反应,剂量过大可引起震颤、抽搐,甚至呼吸抑制和心脏停搏等,应注意给药的剂量和速度。对心力衰竭、肝肾功能不全、酸中毒和老年人应减少剂量。

4.普萘洛尔

可引起低血压、心动过缓、心力衰竭等,并可加重哮喘与慢性阻塞性肺疾病。在给药前应测量患者的心率,当心率低于 50 次/分钟时应及时停药。糖尿病患者可能引起低血糖、乏力。

5.胺碘酮

可致胃肠道反应、肝功能损害、心动过缓、房室传导阻滞,久服可影响甲状腺功能和引起角膜碘沉着,少数患者可出现肺纤维化,是其最严重的不良反应。

6.维拉帕米

可出现低血压、心动过缓、房室传导阻滞等。严重心力衰竭、高度房室传导阻滞及低血压者禁用。

7.腺苷

可出现面部潮红、胸闷、呼吸困难,通常持续时间小于 1 min。

(四)特殊护理

当患者发生较严重心律失常时应采取如下护理措施。

(1)嘱患者卧床休息,保持情绪稳定,以减少心肌耗氧量和对交感神经的刺激。

(2)给予鼻导管吸氧,改善因心律失常造成血流动力学改变而引起的机体缺氧。立即建立静脉通道,为用药、抢救做好准备。

(3)准备好纠正心律失常的药物、其他抢救药品及除颤器、临时起搏器等。对突然发生室扑或室颤的患者,应立即施行非同步直流电除颤。

(4)遵医嘱给予抗心律失常药物,注意药物的给药途径、剂量、给药速度,观察药物的作用效果和不良反应。用药期间严密监测心电图、血压,以及时发现因用药而引起的新的心律失常。

(五)健康教育

1.疾病知识指导

向患者及家属讲解心律失常的常见病因、诱因及防治知识,使患者和家属能充分了解该疾病,而与医护人员配合共同控制疾病。

2.生活指导

快速心律失常患者应改变不良的生活习惯,如吸烟、饮酒、喝咖啡、浓茶等;避开造成精神紧张激动的环境,保持乐观稳定的情绪,分散注意力,不要过分注意心悸的感受。使患者和亲属明确无器质性心脏病的良性心律失常对人的影响主要是心理因素。帮助患者协调好活动与休息,根据心功能情况合理安排,注意劳逸结合。运动有诱发心律失常的危险,建议做较轻微的运动或最好在有家人陪同的条件下运动。心动过缓者应避免屏气用力的动作,以免兴奋迷走神经而加重心动过缓。

3.用药指导

让患者认识服药的重要性,按医嘱继续服用抗心律失常药物,不可自行减量或撤换药物。教会患者观察药物疗效和不良反应,必要时提供书面材料,嘱有异常时及时就医。对室上性阵发性心动过速的患者和家属,教会采用刺激迷走神经的方法,如刺激咽后壁诱发恶心;深吸气后屏气再用力呼气,上述方法可终止或缓解室上性心动过速。教会患者家属徒手心肺复苏的方法,以备紧急需要时应用。

4.自我监测指导

教会患者及家属测量脉搏的方法,每天至少一次,每次应在 1 min 以上并做好记录。告诉患者和家属何时应来医院就诊:①脉搏过缓,少于 60 次/分钟,并有头晕、目眩或黑蒙。②脉搏过快,超过100 次/分钟,休息及放松后仍不减慢。③脉搏节律不齐,出现漏搏、期前收缩超过5 次/分钟。④原本整齐的脉搏出现脉搏忽强忽弱、忽快忽慢的现象。⑤应用抗心律失常药物后出现不良反应。出现上述情形应及时就诊,并能按时随诊复查。

（王庆香）

第三节　心　绞　痛

一、稳定型心绞痛

稳定型心绞痛是在冠状动脉狭窄的基础上,冠状动脉供血不足引起的心肌急剧的、暂时的缺血缺氧综合征。临床特点为阵发性胸骨后或心前区压榨性疼痛,常发生于劳力性心肌负荷增加时,持续数分钟,休息或用硝酸酯制剂后消失,其临床表现在 1～3 个月相对稳定。

(一)病因与发病机制

最常见的病因为冠状动脉粥样硬化。其他病因最常见为重度主动脉瓣狭窄或关闭不全,肥厚型心肌病、先天性冠状动脉畸形等亦可是本病病因。

心肌能量的产生依赖大量的氧气供应。心肌对氧的依赖性最强,耗氧量为9 mL/(min・100 g),高居人体其他器官之首。生理条件下,心肌细胞从冠状动脉血中摄取氧的能力也最强,可摄取血氧含量的 65%～75%,接近于最大摄取量,因此,当心肌需氧量增加时,心肌细胞很难再从血液中摄取更多的氧,而只能依靠增加冠状动脉血流储备来满足心肌需氧量的增加。正常情况下,冠状循环储备能力很强,如剧烈体力活动时,冠状动脉扩张可通过使其血流量增加到静息时的 6～7 倍,即使在缺氧状态下,也能使血流量增加 4～5 倍。然而在病理条件下(如冠状动脉狭窄),冠状循环储备能力下降,冠状动脉供血与心肌需血之间就会发生矛盾,即冠状动脉血流量不能满足心肌的代谢需要,此时就会引起心肌缺血缺氧,诱发心绞痛。

动脉粥样硬化斑块导致冠状动脉狭窄,冠状动脉扩张性减弱,血流量减少。当冠状动脉管腔狭窄<50%时,心肌血供基本不受影响,即血液供应尚能满足心肌平时的需要,则无心肌缺血症状,各种心脏负荷试验也无阳性表现。然而当至少一支主要冠状动脉管腔狭窄>75%时,静息时尚可代偿,但当心脏负荷突然增加(如劳累、激动、左心衰竭等)时,则心肌氧耗量增加,而病变的冠状动脉不能充分扩张以供应足够的血液和氧气,即可引起心绞痛发作。此种心肌缺血为"需氧增加性心肌缺血",而且粥样硬化斑块稳定,冠状动脉对心肌的供血量相对比较恒定。这是大多数稳定型心绞痛的发病机制。

疼痛产生的原因:产生疼痛的直接原因可能是在缺血缺氧的情况下,心肌内积聚过多的代谢产物如乳酸、丙酮酸、磷酸等酸性物质或类激肽多肽类物质,刺激心脏内自主神经的传入纤维末梢,经胸 1～5 交感神经节和相应的脊髓段,传至大脑,即可产生疼痛感觉。这种痛觉可反映在与自主神经进入水平相同脊髓段的脊神经所分布的区域——胸骨后和两臂的前内侧与小指,尤其是在左侧,而多不在心脏部位。有人认为,在缺血区内富有神经分布的冠状血管的异常牵拉或收缩,也可直接产生疼痛冲动。

(二)病理生理和病理解剖

患者在心绞痛发作之前,常有血压增高、心率增快、肺动脉压和肺毛细血管楔压增高的变化,反映心脏和肺的顺应性减低。发作时可有左心室收缩力和收缩速度降低、射血速度减慢、左心室收缩压下降、每搏输出量和心排血量降低、左心室舒张末期压和血容量增加等左心室收缩和舒张功能障碍的病理生理变化。左心室壁可呈收缩不协调或部分心室壁有收缩减弱的现象。

粥样硬化可累及冠状动脉任何一支,其中以左前降支受累最为多见,病变也最为严重,其次是右冠状动脉、左回旋支和左主干。血管近端的病变较远端为重,主支病变较分支为重。粥样硬化斑块多分部在分支血管开口处,且常为偏心性,呈新月形。

冠状动脉造影显示,稳定型心绞痛患者中,有 1 支、2 支或 3 支冠状动脉腔径减少>70%者各占 25%左右,左主干狭窄占 5%～10%,无显著狭窄者约占 15%;而在不稳定型心绞痛患者中,单支血管病变约占 10%,2 支血管病变占 20%,3 支血管病变占 40%,左主干病变约占 20%,无明显血管梗阻者占 10%,而且病变常呈高度狭窄、偏心性狭窄、表面毛糙或充盈缺损等。冠状动脉造影未发现异常的心绞痛患者,可能是因为冠状动脉痉挛、冠状动脉内血栓自发性溶解、微循环灌注障碍或造影检查时未识别,也可能与血红蛋白与氧的离解异常、交感神经过度活动、儿茶酚胺分泌过多或心肌代谢异常等有关。

(三)临床表现

1.症状

心绞痛以发作性胸痛为主要临床表现,疼痛的特点为以下几点。

(1)部位:典型心绞痛的部位是在胸骨体上中段之后或左前胸,范围有手掌大小甚至横贯前胸,界限不很清楚;可以放射到颈部、咽部、颌部、上腹部、肩背部、左臂及左手指,也可以放射至其他部位。非典型者可以表现在胸部以外的其他部位如上腹部、咽部、颈部等。疼痛每次发作的部位往往是相似的。

(2)性质:常呈紧缩感、绞榨感、压迫感、烧灼感、胸闷或窒息感、沉重感,有的只表现为胸部不适、乏力或气短,主观感觉个体差异较大,但一般不会是针刺样疼痛。疼痛发作时,患者往往被迫停止原来的活动,直至症状缓解。

(3)持续时间:疼痛呈阵发性发作,持续数分钟,一般不会超过 10 min,也不会转瞬即逝或持续数小时。疼痛可数天或数周发作 1 次,亦可 1 d 内发作多次。

(4)诱因:疼痛常由体力劳动(如快步行走、爬坡等)或情绪激动(如愤怒、焦急、过度兴奋等)所诱发,饱食、寒冷、吸烟、贫血、心动过速和休克等亦可诱发。疼痛多发生于劳力或激动当时而不在其之后。典型的心绞痛常在相似的条件下发生,但有时同样的劳力只在早晨而不在下午引起心绞痛,可能与晨间疼痛阈值较低有关。

(5)缓解方式:一般停止诱发活动后疼痛即可缓解,舌下含硝酸甘油也能在 2～5 min(很少超过 5 min)使之缓解。

2.体征

体检常无明显异常。心绞痛发作时可有心率增快、血压升高、焦虑、出汗等;有时可闻及第四心音、第三心音或奔马律,心尖部收缩期杂音(是乳头肌缺血性功能失调引起二尖瓣关闭不全所致),第二心音逆分裂;偶闻双肺底湿啰音。

3.分级

参照加拿大心血管学会(CCS)分级标准,将稳定型心绞痛严重程度分为 4 级。

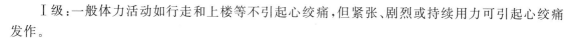

Ⅰ级：一般体力活动如行走和上楼等不引起心绞痛，但紧张、剧烈或持续用力可引起心绞痛发作。

Ⅱ级：日常体力活动稍受限制，快步行走或上楼、登高、饭后行走或上楼、寒冷或风中行走、情绪激动等可发作心绞痛，或仅在睡醒后数小时内发作，在正常情况下以一般速度平地步行 200 m以上或登一层以上的楼梯受限。

Ⅲ级：日常体力活动明显受限，在正常情况下以一般速度平地步行 100～200 m 或登一层楼梯时可发作心绞痛。

Ⅳ级：轻微活动或休息时即可出现心绞痛症状。

（四）辅助检查

1.实验室检查

基本检查包括空腹血糖（必要时查糖耐量试验）、血脂和血红蛋白等；胸痛较明显者需查心肌坏死标志物；冠状动脉造影前还需查尿常规、肝功能、肾功能、电解质、肝炎相关抗原、人类免疫缺陷病毒（HIV）及梅毒血清试验等；必要时检查甲状腺功能。

2.心电图检查

（1）静息心电图：约半数心绞痛患者的心电图在正常范围。可有陈旧性心肌梗死或非特异性ST-T 改变，有时出现房室或束支传导阻滞或室性、房性期前收缩等心律失常。不常见的隐匿性的心电图表现为 U 波倒置。与既往心电图做比较，可提高心电图的诊断准确率。

（2）心绞痛发作时心电图：95％的患者于心绞痛时出现暂时的缺血性 ST 段移位。因心内膜下心肌更容易发生缺血，故常见反映心内膜下心肌缺血的导联 ST 段压低＞0.1 mV，发作缓解后恢复；有时出现 T 波倒置。平时有 T 波持续倒置者，心绞痛发作时可变为直立（称为"假性正常化"）。T 波改变反映心肌缺血的特异性不如 ST 段，但与平时心电图比较则有助于诊断。

（3）心电图负荷试验：运动负荷试验最为常用，运动可增加心脏负荷以激发心肌缺血。运动方式主要有分级踏板或蹬车。

（4）心电图连续监测：常用方法是让患者佩带慢速转动的记录装置，以 2 个双极胸导联（现可同步12 导联）连续记录并自动分析 24 h 心电图（动态心电图），然后在显示屏上快速回放并进行人机对话选段记录，最后打印综合报告。动态心电图可发现 ST-T 改变和各种心律失常，出现时间可与患者的活动情况和症状相对照。胸痛发作时心电图显示缺血性 ST-T 改变有助于心绞痛的诊断。

3.超声心动图

超声心动图可以观察心腔大小、心脏结构、室壁厚度和心肌功能状态，根据室壁运动异常，可判断心肌缺血和陈旧性梗死区域。稳定型心绞痛患者的静息超声心动图大都无异常表现，负荷超声心动图有助于识别心肌缺血的范围和程度。

4.血管内超声和冠状动脉内多普勒血流描记

血管内超声是近年来应用于临床的一种高分辨率检查手段，可作为冠状动脉造影更进一步的确诊手段。

5.多层螺旋 X 线计算机断层显像

多层螺旋 X 线计算机断层显像可进行冠状动脉三维重建，能较好应用于冠心病的诊断。

(五)内科治疗

1.一般治疗

心绞痛发作时立刻休息,症状一般在停止活动后即可消除。平时应尽量避免各种诱发因素如过度体力活动、情绪激动、饱餐、便秘等。调节饮食,特别是进食不宜过饱,避免油腻饮食,忌烟酒。调整日常生活与工作量,减轻精神负担,治疗高血压、糖尿病、贫血、甲状腺功能亢进症等相关疾病。

2.硝酸酯类

该类药物可扩张冠状动脉、降低血流阻力、增加冠状循环血流量;同时能扩张周围血管,减少静脉回流,降低心室容量、心腔内压力、心排血量和血压,减低心脏前后负荷和心肌需氧量,从而缓解心绞痛。患有青光眼、颅内压增高、低血压者不宜应用本类药物。

硝酸甘油:心绞痛发作时应用,0.3~0.6 mg舌下含化,可迅速被唾液溶解而吸收,1~2 min开始起效,作用持续约30 min。对约92%的患者有效,其中76%在3 min内见效。

3.β受体阻滞剂(美托洛尔)

阻断拟交感胺类的刺激作用,减慢心率、降低血压,减弱心肌收缩力和降低心肌氧耗量,从而缓解心绞痛发作。

4.钙通道阻滞剂[盐酸地尔硫䓬片(合心爽)、硝苯地平]

本类药物能抑制 Ca^{2+} 进入细胞和心肌细胞兴奋-收缩耦联中 Ca^{2+} 的作用,因而可抑制心肌收缩,减少心肌氧耗;扩张冠状动脉,解除冠状动脉痉挛,改善心肌供血。

5.抗血小板药物

若无特殊禁忌,所有患者均应服用阿司匹林。

6.调脂药物

调脂药物在治疗冠状动脉粥样硬化中起重要作用,他汀类制剂可使动脉粥样硬化斑块消退,并可改善血管内皮细胞功能。

7.代谢类药物

曲美他嗪通过调节心肌能源底物,抑制脂肪酸氧化,促进葡萄糖氧化,优化心肌能量代谢,能改善心肌缺血及左心室功能,缓解心绞痛,而不影响血流动力学。

8.中医中药治疗

目前以"活血化淤"法(常用丹参、红花、川芎、蒲黄、郁金、丹参滴丸或脑心通等)、"芳香温通"法(常用苏合香丸、苏冰滴丸、宽胸丸或保心丸等)及"祛痰通络"法(如通心络)最为常用。此外,针刺或穴位按摩治疗也可能有一定疗效。

二、不稳定型心绞痛

不稳定型心绞痛是指稳定型劳力性心绞痛以外的缺血性胸痛,包括初发型劳力性心绞痛、恶化型劳力性心绞痛,以及各型自发性心绞痛。不稳定型心绞痛通常认为是介于稳定型心绞痛与急性心肌梗死之间的一种临床状态。

(一)病因与发病机制

与稳定型劳力性心绞痛的差别在于当冠状动脉粥样硬化斑块不稳定时,易发生斑块破裂或出血、血小板聚集或血栓形成或冠状动脉痉挛致冠状动脉内张力增加,均可使心肌的血氧供应突然减少,心肌代谢产物清除障碍,引起心绞痛发作。此种心肌缺血为"供氧减少性心肌缺血",是

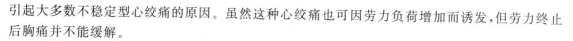

引起大多数不稳定型心绞痛的原因。虽然这种心绞痛也可因劳力负荷增加而诱发,但劳力终止后胸痛并不能缓解。

(二)临床表现

1.症状

不稳定型心绞痛的胸痛部位和性质与稳定型心绞痛相似,但通常程度更重,持续时间较长,患者偶尔从睡眠中痛醒。以下线索有助于不稳定型心绞痛的诊断。

(1)诱发心绞痛的体力活动阈值突然或持久地降低。

(2)心绞痛发生的频率、严重程度和持续时间增加或延长。

(3)出现静息性或夜间性心绞痛。

(4)胸痛放射至附近或新的部位。

(5)发作时伴有新的相关特征,如出汗、恶心、呕吐、心悸或呼吸困难等。

(6)原来能使疼痛缓解的方式只能暂时或不完全性地使疼痛缓解。

2.体征

体征可有一过性第三心音或第四心音,重症者可有肺部啰音或原有啰音增加、心动过缓或心动过速,或因二尖瓣反流引起的收缩期杂音。若疼痛发作期间发生急性充血性心力衰竭和低血压提示预后较差。

3.分级

依据心绞痛严重程度将不稳定型心绞痛分为3级。

Ⅰ级:初发性、严重性或加剧性心绞痛,指心绞痛发生在就诊前2个月内,无静息时疼痛,每天发作3次或以上,或稳定型心绞痛的心绞痛发作更频繁或更严重,持续时间更长,或诱发体力活动的阈值降低。

Ⅱ级:静息型亚急性心绞痛,指就诊前1个月内发生过1次或多次静息型心绞痛,但近48 h内无发作。

Ⅲ级:静息型急性心绞痛,指在48 h内有1次或多次静息型心绞痛发作。

(三)内科治疗

不稳定型心绞痛是严重的、具有潜在危险性的疾病,随时可能发展为急性心肌梗死,因此应引起高度重视。对疼痛发作频繁或持续不缓解及高危患者应立即住院治疗。

1.一般治疗

(1)急性期宜卧床休息,消除心理负担,保持环境安静,必要时给予小剂量镇静剂和抗焦虑药物。

(2)有呼吸困难、发绀者应给氧吸入,维持血氧饱和度达到90%以上。

(3)积极诊治可能引起心肌耗氧量增加的疾病,如感染、发热、急性胃肠道功能紊乱、甲状腺功能亢进症、贫血、心律失常和原有心力衰竭的加重等。

(4)必要时应重复检测心肌坏死标记物,以排除急性心肌梗死。

2.硝酸酯类制剂

在发病最初24 h的治疗中,静脉内应用硝酸甘油有利于较恒定地控制心肌缺血发作;对已用硝酸酯药物和β受体阻滞剂等作为标准治疗的患者,静脉应用硝酸甘油能减少心绞痛的发作次数。初始用量5～10 μg/min,持续滴注,每3～10 min增加10 μg/min,直至症状缓解或出现明显不良反应如头痛或低血压[收缩压<12.0 kPa(90 mmHg)]或比用药前下降4.0 kPa

(30 mmHg)。目前推荐静脉用药症状消失 24 h 后,改用口服制剂或皮肤贴剂。持续静脉应用硝酸甘油 24～48 h 即可出现药物耐受。

3.β受体阻滞剂

可用于所有无禁忌证的不稳定型心绞痛患者,并应及早开始应用,口服剂量要个体化,使患者安静时心率 50～70 次/分钟。

4.钙通道阻滞剂

钙通道阻滞剂能有效地减轻心绞痛症状,尤其用于治疗变异型心绞痛疗效最好。

5.抗凝制剂(肝素和低分子量肝素)

静脉注射肝素治疗不稳定型心绞痛是有效的,推荐剂量为先给予肝素 80 U/kg 静脉注射,然后以 18 U/(kg·h) 的速度静脉滴注维持,治疗过程中需注意开始用药或调整剂量后 6 h 测定部分激活凝血酶时间(APTT),并调整用量,使 APTT 控制在 45～70 s。低分子量肝素与普通肝素相比,可以只根据体重调节皮下用量,而不需要实验室监测;疗效肯定,使用方便。

6.抗血小板制剂

(1)阿司匹林类制剂:阻断血小板聚集,防止血栓形成,抑制血管痉挛。阿司匹林可降低不稳定型心绞痛患者的死亡率和急性心肌梗死的发生率,除了短期效应外,长期服用也是有益的。用量每天 75～325 mg。小剂量阿司匹林的胃肠道不良反应并不常见,对该药过敏、活动性消化性溃疡、局部出血和出血体质者则不宜应用。

(2)二磷酸腺苷(ADP)受体拮抗剂:氯吡格雷是新一代血小板 ADP 受体抑制剂,可抑制血小板内 Ca^{2+} 活性,抑制血小板之间纤维蛋白原桥的形成,防止血小板聚集,作用强于阿司匹林,即可单用于阿司匹林不能耐受者,也可与阿司匹林联合应用。常用剂量每天 75 mg,必要时先给予负荷量 300 mg,2 h 后达有效血药浓度。本药不良反应小,作用快,不需要复查血象。

7.血管紧张素转换酶(ACE)抑制剂

冠心病患者均能从 ACE 抑制剂治疗中获益,合并糖尿病、心力衰竭或左心室收缩功能不全的高危患者应该使用 ACE 抑制剂。临床常用制剂:卡托普利、依那普利。

8.调脂制剂

他汀类药物能有效降低胆固醇和低密度脂蛋白胆固醇(LDL-C),并因此降低心血管事件;同时他汀类还有延缓斑块进展、稳定斑块和抗炎等有益作用。常用他汀制剂:洛伐他汀、辛伐他汀。在应用他汀类药物时,应严密监测转氨酶及肌酸激酶等生化指标,以及时发现药物可能引起的肝脏损害和疾病。

三、心绞痛的护理

(一)一般护理

1.休息与活动

保持适当的体力活动,以不引起心绞痛为度,一般不需卧床休息。但心绞痛发作时立即停止活动,卧床休息,协助患者取舒适体位;不稳定型心绞痛者,应卧床休息。缓解期可逐渐增加活动量,应尽量避免各种诱发因素如过度体力活动、情绪激动、饱餐等,冬天注意保暖。

2.饮食

饮食原则为低盐、低脂低胆固醇、高维生素、易消化饮食。宣传饮食保健的重要性,进食不宜过饱,保持大便通畅、戒烟酒、肥胖者控制体重。

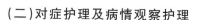

（二）对症护理及病情观察护理

1.缓解疼痛

心绞痛发作时指导患者停止活动,卧床休息;立即舌下含服硝酸甘油,必要时静脉滴注;吸氧;疼痛严重者给予哌替啶50～100 mg肌内注射;护士观察胸痛的部位、性质、程度、持续时间,严密监测血压、心率、心律、脉搏及心电图变化并嘱患者避免引起心绞痛的诱发因素。

2.防止发生急性心肌梗死

指导患者避免心肌梗死的诱发因素,观察心肌梗死的先兆,如心绞痛发作频繁且加重、休息及含服硝酸甘油不能缓解及有无心律失常等。

3.积极去除危险因素

治疗高血压、高血脂、糖尿病等与冠心病有关的疾病。定期复查心电图、血糖、血脂。

（三）用药观察与护理

注意药物疗效及不良反应。心绞痛发作给予硝酸甘油舌下含服后1～2 min起作用,若服药后3～5 min仍不缓解,可再服1片。不良反应有头晕、头胀痛、头部跳动感、面红、心悸等,偶有血压下降,因此第1次用药患者宜平卧片刻,必要时吸氧。对于心绞痛发作频繁或含服硝酸甘油效果差的患者应警惕心肌梗死的发生,遵医嘱静脉滴注硝酸甘油,监测血压及心率变化及心电图的变化。静脉滴注硝酸酯类掌握好用药浓度和输液速度,并嘱患者及家属切不可擅自行调节滴速,以免造成低血压。部分患者用药后可出现面部潮红、头部胀痛、头晕、心动过速、心悸等不适,应告诉患者是由于药物导致血管扩张造成的,以解除其顾虑。第一次用药时,患者宜平卧片刻。β受体阻滞剂有减慢心率的不良反应,二度或以上房室传导阻滞者不宜应用。

（四）心理护理

心绞痛发作时患者常感到焦虑,而焦虑能增强交感神经兴奋性,增加心肌需氧量,加重心绞痛,因此心绞痛发作时专人守护消除紧张、焦虑、恐惧情绪,避免各种诱发因素;指导患者正确使用心绞痛发作期及预防心绞痛的药物;若心绞痛发作较以往频繁、程度加重、用硝酸甘油无效,应立即来医院就诊,警惕急性心肌梗死发生。

（五）出院指导

（1）合理安排休息与活动,活动应循序渐进,以不引起心绞痛为原则。避免重体力劳动、精神过度紧张的工作或过度劳累。

（2）指导患者遵医嘱正确用药,学会观察药物的作用和不良反应。

（3）教会心绞痛时的自救护理:立即就地休息,含服随身携带的硝酸甘油,可重复应用;若心绞痛频繁发作或持续不缓解及时到医院就诊。

（4）防止心绞痛再发作应避免各种诱发因素如过度体力活动、情绪激动、饱餐、便秘等,并积极减少危险因素如戒烟,选择低盐、低脂低胆固醇、高维生素、易消化饮食,维持理想体重;治疗高血压、高血脂、糖尿病等与冠心病有关的疾病。

（王玉霞）

第四节　心　肌　梗　死

心肌梗死包括急性心肌梗死和陈旧性心肌梗死,主要是指心肌的缺血性坏死。其中,急性心肌梗死(AMI)是指在冠状动脉病变的基础上,发生冠状动脉血供急剧的减少或中断,使相应的心肌发生严重、持久的急性缺血而导致的心肌坏死,属冠心病的严重类型。

一、病因与发病机制

基本病因主要是冠状动脉粥样硬化造成一支或多支冠状动脉狭窄,导致心肌血供不足,且侧支循环未充分建立。在此基础上,一旦发生粥样斑块破裂等突发情况,就会造成冠状动脉阻塞,使心肌血供急剧减少或中断,若急性缺血严重而持久达 1 h 以上,即可发生心肌坏死。大量研究证明,绝大多数心肌梗死的发生,是由不稳定粥样斑块的破溃、出血和管腔内血栓形成所致冠状动脉闭塞;少数是由于粥样斑块内或其下出血,或血管持续痉挛;偶为冠状动脉栓塞、炎症或先天性畸形,或主动脉夹层累及冠状动脉开口等造成。

促使粥样斑块破裂出血及血栓形成的诱因有以下几点。

(1)日间 6 时至 12 时交感神经活动增加,机体应激反应性增强,心肌收缩力增强,心率和血压升高,冠状动脉张力增加,易致冠状动脉痉挛。

(2)在饱餐特别是进食大量脂肪后,血脂增高,血黏稠度增高,易致血流缓慢,血小板聚集。

(3)重体力活动、情绪过分激动、血压急剧上升或用力大便时,致左心室负荷突然显著加重。

(4)休克、脱水、出血、外科手术或严重心律失常,导致心排血量和冠状动脉灌流量骤减。

(5)夜间睡眠时迷走神经张力增高,冠状动脉容易发生痉挛。

(6)介入治疗或外科手术操作时损伤冠状动脉。

心肌梗死可发生在频发心绞痛的患者,也可发生于原无症状者。心肌梗死后继发的严重心律失常、休克或心力衰竭,均可使冠状动脉灌流量进一步降低,心肌坏死范围扩大。

二、病理生理和病理解剖

(一)左心室功能障碍

冠状动脉发生向前血流中断,阻塞部位以下的心肌丧失收缩能力,无法完成收缩功能,并可依次出现 4 种异常收缩形式。

(1)运动同步失调,即相邻心肌节段收缩时相不一致。

(2)收缩减弱,即心肌缩短幅度减小。

(3)无收缩,即心肌不运动。

(4)反常收缩,即矛盾运动,表现为梗死区心肌于收缩期膨出。

残余正常心肌在早期出现代偿性收缩增强,但多因矛盾运动而为无效做功。梗死发生后2 周内,梗死区的过度运动减弱,收缩功能可有某种程度的恢复(尤其是梗死部位有再灌注使心肌顿抑减轻时)。如果心肌缺血损伤的范围太大,左心室泵功能受到严重损害,则每搏输出量、心排血量、血压和 dp/dt 峰值降低,收缩末期容积增加。在梗死后的数周时间里,左心室舒张末期容积增加,舒张压开始下降而趋于正常。

(二)心室重塑

心肌梗死发生后,左心室腔大小、形态和厚度发生改变,这些改变称为心室重塑。重构是左心室扩张和残余非梗死心肌肥厚等因素的综合结果,重构过程反过来影响左心室功能及患者的预后。除了梗死范围以外,影响左心室扩张的重要因素还有左心室负荷状态和梗死相关动脉的通畅程度。左心室压力升高可导致室壁张力增加和梗死扩展,而通畅的梗死区相关动脉可加快瘢痕形成和梗死区组织的修复,减少梗死扩展和心室扩大。

1.梗死扩展

梗死扩展指梗死心肌节段随后发生的面积扩大,而梗死心肌量不增加。导致梗死扩展的原因:①心肌束之间的滑动,致使单位容积内心肌细胞减少。②正常心肌细胞碎裂。③坏死区内组织丧失。梗死扩展的特征为梗死区不成比例的变薄和扩张,形成牢固的纤维化瘢痕。梗死扩展的程度与梗死前室壁厚度有关,即原有的心肌肥大可防止或减轻心室壁变薄。心尖部是心室最薄的部位,也是最容易受到梗死扩展损伤的区域。

2.心室扩大

心室存活部分的扩大也与重构有重要关联。心室重塑在梗死发生后立即开始,并持续数月甚至数年。在大面积梗死的情况下,为维持每搏输出量,有功能的心肌增加了额外负荷,可发生代偿性肥厚,但最终也会受损,导致心室的进一步扩张和心脏整体功能的障碍,最后发生心力衰竭。心室扩大还可造成心肌除极和复极异常,易导致致命性心律失常。心室扩大的程度与心肌梗死范围、梗死相关动脉开放迟早及心室非梗死区局部肾素-血管紧张素系统的激活程度有关。

(三)心肌梗死形成过程

几乎所有的心肌梗死都是在冠状动脉粥样硬化的基础上发生血栓形成所致。在冠状动脉闭塞后20~30 min,其所供血心肌即有少量坏死;2 h后绝大部分心肌呈凝固性坏死,心肌间质充血、水肿,伴大量炎性细胞浸润。之后,坏死的心肌纤维逐渐溶解,形成肌溶灶,并逐渐形成肉芽组织;坏死组织在1~2周开始吸收,并逐渐纤维化,并于6~8周形成瘢痕愈合,称为陈旧性或愈合性心肌梗死。瘢痕大者可逐渐向外膨出形成室壁瘤。病变可波及心包产生反应性心包炎,也可波及心内膜形成附壁血栓。在心腔压力的作用下,坏死的心壁还可发生破裂。心肌梗死灶分为3型。

1.透壁性心肌梗死

此型最常见,心肌坏死累及心室壁的全层或接近全层,病灶较大,直径在2.5 cm以上,常见于冠状动脉完全闭塞者,心电图上有ST段抬高并大都出现异常Q波,因此又叫“Q波性心肌梗死”或“ST段抬高性心肌梗死”。

2.非透壁性心肌梗死

此型的心肌坏死累及心内膜下和/或中层心肌,但没有波及整个心室壁到外膜,梗死灶分布常较广泛,严重者可累及左心室壁4个面的心内膜下心肌,常见于冠状动脉严重狭窄但未完全闭塞者,心电图表现为ST段压低,一般无异常Q波,又称“非Q波心肌梗死”或“心内膜下心肌梗死”。

3.灶性心肌梗死

心肌梗死范围较小,呈灶性分布于心室壁内,心电图无ST段抬高和异常Q波,临床常易漏诊而为尸检发现,血肌钙蛋白的测定有助于微型心肌梗死的判断。

三、临床表现

急性心肌梗死的临床表现与梗死的范围、部位和侧支循环形成等密切相关。

(一)先兆

半数以上患者在发病前数天有乏力、胸部不适及活动时心悸、气急、烦躁、心绞痛等前驱症状，其中以新发心绞痛(初发型心绞痛)或原有心绞痛加重(恶化型心绞痛)最为突出；心绞痛发作较以往频繁、剧烈、持续时间长、硝酸甘油疗效差、诱发因素不明显；心电图示 ST 段一过性明显抬高(变异性心绞痛)或压低，T 波倒置或增高(假性正常化)。此时应警惕近期内发生心肌梗死的可能。发现先兆，以及时住院处理，可使部分患者避免发生心肌梗死。

(二)症状

1.疼痛

疼痛是最先出现的症状，多发生于清晨，疼痛发生的部位和性质常类似于心绞痛，但多无明显诱因，且常发生于静息或睡眠时，疼痛程度较重，范围较广，持续时间较长(可达数小时或数天)，休息和含硝酸甘油多不能缓解。患者常烦躁不安、出汗、恐惧或有濒死感。少数患者(多为糖尿病或老年患者)无疼痛，或一开始即表现为休克或急性心力衰竭。部分患者疼痛位于上腹部，易被误认为胃穿孔或急性胰腺炎等急腹症；部分患者疼痛放射至下颌、颈部或背部上方，易被误认为牙痛或骨关节痛。另有少数患者在整个急性病程中无任何明显症状，而被以后体检或尸检发现曾患过心肌梗死。

2.全身症状

主要有发热、心动过速、白细胞增高和血沉增快等，系由坏死物质吸收所致。发热一般于疼痛发生后 24~48 h 出现，程度与梗死范围常呈正相关，体温一般在 38 ℃左右，很少超过39 ℃，持续 1 周左右。

3.胃肠道症状

约 1/3 的患者在疼痛剧烈时伴有频繁的恶心、呕吐和上腹胀痛，与迷走神经受坏死心肌刺激和心排血量降低致组织灌注不足等有关；肠胀气亦不少见，重症者可发生呃逆(以下壁心肌梗死多见)。

4.心律失常

心律失常见于 75%~95% 的患者，多发生于起病 1~2 周，而以 24 h 内最为多见，可伴乏力、头晕、晕厥等症状。心律失常以室性心律失常最多见，尤其是室性期前收缩。若室性期前收缩呈频发(>5 次/分钟)、成对、成串(连发≥3 个)、多源性出现或落在前一心搏的易损期(R-on-T)时，常为心室颤动的先兆。房室传导阻滞和束支传导阻滞也较多见，多见于下壁心肌梗死。室上性心律失常则较少，多发生在心力衰竭患者中。前壁心肌梗死易发生室性心律失常，若前壁心肌梗死并发房室传导阻滞或右束支传导阻滞，表明梗死范围广泛，病情严重。

5.低血压和休克

疼痛时血压下降常见，未必是休克，但如疼痛缓解后收缩压仍低于 10.7 kPa(80 mmHg)，且伴有烦躁不安、面色苍白、皮肤湿冷、脉细而快、大汗淋漓、尿量减少(<20 mL/h)、神志迟钝甚至昏厥者，则为休克表现。休克多在起病后数小时至 1 周发生，见于约 20% 的急性心肌梗死患者。休克主要是由心肌广泛(40%以上)坏死、心排血量急剧下降所致，也与神经反射引起的周围血管扩张或血容量不足等因素有关。休克一般持续数小时至数天，可反复出现，严重者可在数小时内

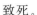

致死。

6.心力衰竭

心力衰竭主要是急性左心衰竭,可在起病最初几天内发生或在疼痛、休克好转阶段出现,梗死后心脏舒缩力显著减弱或收缩不协调所致,发生率32%～48%。表现为呼吸困难、咳嗽、发绀、烦躁等,严重者可发生肺水肿,随后出现颈静脉怒张、肝大、水肿等右心衰竭表现。右心室梗死者可一开始即出现右心衰竭表现,伴血压下降。

(三)体征

1.心脏体征

心脏浊音界可有轻至中度增大,心率多增快,少数也可减慢,心尖处和胸骨左缘之间扪及迟缓的收缩期膨出,是由心室壁反常运动所致,可持续几天至几周;心尖区有时可扪及额外的收缩期前的向外冲动,伴有听诊时的第四心音(即房性或收缩期前奔马律),左心室顺应性减弱使左心室舒张末期压力升高所致。第一、二心音多减弱,可出现第四心音(房性)奔马律,少数有第三心音(室性)奔马律。10%～20%的患者在发病第2～3h出现心包摩擦音,反应性纤维蛋白性心包炎所致。乳头肌功能障碍或断裂引起二尖瓣关闭不全时,心尖区可出现粗糙的收缩期杂音或伴收缩中晚期喀喇音。发生室间隔穿孔者,胸骨左下缘出现响亮的收缩期杂音,常伴震颤。右心室梗死较重者可出现颈静脉怒张,深吸气时更为明显。

2.血压

除发病极早期可出现一过性血压升高外,几乎所有患者在病程中都会有血压降低。起病前有高血压者,血压可降至正常;起病前无高血压者,血压可降至正常以下,且可能不再恢复到发病前的水平。

3.其他

另外可有与心律失常、休克或心力衰竭有关的其他体征。

四、辅助检查

(一)心电图检查

心电图常有进行性改变,对急性心肌梗死的诊断、定位、定范围、估计病情演变和预后都有帮助。

1.特征性改变

(1)急性 ST 段抬高性心肌梗死(STEMI):在面向梗死区的导联上出现下列特征性改变。①宽而深的 Q 波(病理性 Q 波)。②ST 段呈弓背向上型抬高。③T 波倒置,往往宽而深,两肢对称。在背向心肌梗死区的导联上则出现相反的改变,即 R 波增高、ST 段压低和 T 波直立并增高。

(2)急性非 ST 段抬高性心肌梗死(NSTEMI):①不出现病理性 Q 波。②ST 段压低≥0.1 mV,但 aVR(有时还有 V₁)导联 ST 段抬高。③对称性 T 波倒置。

2.动态性改变

(1)STEMI。①超急性期改变:起病数小时内,可无异常,或出现异常高大、两肢不对称的T 波。②急性期改变:数小时后,ST 段明显抬高呈弓背向上,与直立的 T 波相连形成单向曲线;数小时到 2 d 内出现病理性 Q 波,同时 R 波减低,Q 波在 3～4 d 稳定不变,以后 70%～80%者永久存在。③亚急性期改变:如未进行治疗干预,ST 段抬高持续数天至 2 周并逐渐回到基线水平;T 波则变为平坦或倒置。④慢性期改变:数周至数月以后,T 波呈 V 形倒置,两肢对称,波谷尖锐,T 波倒置可永久存在,也可在数月到数年逐渐恢复。

(2)NSTEMI:ST 段普遍压低(除 aVR 或 V_1 导联外)或轻度抬高,继而 T 波倒置,但始终不出现Q 波,但相应导联的 R 波电压进行性降低。ST-T 改变可持续数天、数周或数月。

3.定位和定范围

STEMI 的定位和定范围可根据出现特征性改变的心电图导联数来判断(表 8-3)。

表 8-3　急性 ST 段抬高性心肌梗死的心电图定位诊断

导联	前间壁	前壁	前侧壁	广泛前壁	下壁①	高侧壁②	正后壁③
V_1	＋	＋		＋			－
V_2	＋	＋		＋			－
V_3	＋	＋		＋			
V_4		＋		＋			
V_5		±	＋	＋			
V_6		±	＋	±			
V_7			＋				＋
V_8							＋
V_9							±
aVR							
aVL			＋	±	－	＋	
aVF			…	…	＋	－	
I			＋	±		＋	
II			…	…	＋	－	
III			…	…	＋	－	

注:①即膈面。右心室心肌梗死不易从心电图得到诊断,但 CR_4 或 V_4R 导联的 ST 段抬高,可作为下壁心肌梗死扩展到右心室的诊断参考指标。②在 V_5、V_6、V_7 导联高 1～2 肋处可能有正面改变。③在 V_1、V_2、V_3 导联 R 波增高。同理,在前侧壁梗死时,V_7、V_8 导联的R 波也增高。"＋"为正面改变,表示典型 ST 段上抬、Q 波及 T 波变化;"－"为反面改变,表示与上述相反的变化;"±"为可能有正面改变;"…"为可能有反面改变。

(二)超声心动图

超声心动图可以根据室壁运动异常判断心肌缺血和梗死区域,并可将负荷状态下室壁运动异常分为运动减弱、运动消失、矛盾运动及室壁瘤。该技术有助于除外主动脉夹层,评估心脏整体和局部功能、乳头肌功能和室间隔穿孔的发生等。

(三)放射性核素检查

1.放射性核素扫描

利用坏死心肌细胞中的钙离子能结合放射性锝(Tc)焦磷酸盐或坏死心肌细胞的肌凝蛋白可与其特异性抗体结合的特点,静脉注射^{99m}Tc-焦磷酸盐或^{111}In-抗肌凝蛋白单克隆抗体进行"热点"扫描或照相;或利用坏死心肌血供断绝和瘢痕组织中无血管以致^{201}Tl(铊)或^{99m}Tc-MIBI 不能进入细胞的特点,静脉注射这些放射性核素进行"冷点"扫描或照相,均可显示心肌梗死的部位和范围。前者主要用于急性期,后者主要用于慢性期。

2.放射性核素心腔造影

静脉内注射焦磷酸亚锡被细胞吸附后,再注射^{99m}Tc 即可使红细胞或清蛋白被标记上放射性核素,得到心腔内血池显影,可显示室壁局部运动障碍和室壁瘤,测定左室射血分数,判断心室功能。

3.正电子发射计算机断层扫描(PET)

利用发射正电子的核素示踪剂如^{18}F、^{11}C、^{12}N 等进行心肌显像,既可判断心肌血流灌注,也可了解心肌的代谢情况,准确评估心肌的存活状态。

(四)实验室检查

针对急性心肌梗死可做如下实验室检查。

1.一般实验室检查

起病 24～48 h,白细胞可增至$(10～20)\times10^9$/L,中性粒细胞增多至 75%～90%,嗜酸性粒细胞减少或消失;血沉加快;C-反应蛋白(CRP)增高。这些炎症反应可持续 1～3 周。起病数小时至 2 d 血中游离脂肪酸增高,显著增高者易发生严重室性心律失常。血糖可应激性增高,糖耐量可下降,2～3 周后恢复。

2.血心肌坏死标记物增高

(1)肌红蛋白:起病后 2 h 内升高,12 h 内达高峰,24～48 h 恢复正常。

(2)肌钙蛋白 I(cTnI)或 T(cTnT):均于起病 3～4 h 后升高,其中 cTnI 于 11～24 h 达高峰,7～10 d 降至正常;cTnT 于 24～48 h 达高峰,10～14 d 降至正常。

(3)肌酸激酶同工酶 CK-MB:起病后 4 h 内增高,16～24 h 达高峰,3～4 d 恢复正常。

对心肌坏死标记物的测定应进行综合评价,如肌红蛋白在急性心肌梗死后出现最早,也十分敏感,但特异性不强;cTnT 和 cTnI 出现稍延迟,敏感性强,特异性高,在症状出现后 6 h 内测定为阴性者,则 6 h 后应再复查,其缺点是持续时间可长达 10～14 d,对在此期间出现胸痛者,不利于判断是否为出现新的梗死;CK-MB 虽不如 cTn 敏感,但对急性心肌梗死早期(起病<4 h)诊断有较重要价值,其增高程度能较准确地反映梗死范围,其高峰出现时间是否提前有助于判断溶栓治疗是否成功。

以往沿用多年的急性心肌梗死心肌酶谱测定,包括肌酸激酶(CK)、天门冬酸氨基转移酶(AST)和乳酸脱氢酶(LDH),其特异性及敏感性均远不如上述心肌坏死标记物高,但仍有一定的参考价值。三者在急性心肌梗死发病后 6～10 h 开始升高,分别于 12 h、24 h 和 2～3 d 内达高峰,并分别于 3～4 d、3～6 d 和 1～2 周内回降至正常。

五、治疗

急性心肌梗死是临床最急危重症之一,"时间就是心肌,心肌就是生命"。因此必须争分夺秒地进行抢救和治疗。

(一)内科治疗

强调及早发现,以及早住院,并加强住院前的就地处理。治疗原则:尽快恢复心肌血液再灌注,挽救濒死心肌,防止梗死范围扩大,缩小心肌缺血范围,保护和维持心脏功能;及时处理严重心律失常、泵衰竭和各种并发症,防止猝死,使患者不但能渡过急性期,且康复后还能保存尽可能多的有功能心肌。

1.监护和一般治疗

(1)休息:急性期宜卧床休息,保持环境安静,减少探视,防止不良刺激,解除焦虑,以减轻心脏负担。

(2)吸氧:吸氧特别用于休克或泵衰竭患者,对一般患者也有利于防止心律失常、改善心肌缺血和缓解疼痛。通常在发病早期给予持续鼻导管或面罩吸氧2～3 d,氧流量为3～5 L/min。病情严重者根据氧分压处理。

(3)监测:在冠心病监护室对患者心电、血压和呼吸进行监测,同时观察其神志、液体出入量和外周循环,对严重泵衰竭者还需监测肺毛细血管楔压和静脉压。除颤仪应随时处于备用状态。

2.解除疼痛

选用下列药物尽快解除疼痛。

(1)哌替啶50～100 mg肌内注射,必要时1～2 h后再注射1次,以后每4～6 h可重复应用;吗啡5～10 mg稀释后静脉注射,每次2～3 mL。注意对呼吸功能的抑制。

(2)疼痛较轻者,可用可待因或罂粟碱0.03～0.06 g肌内注射或口服,或再试用硝酸甘油0.3～0.6 mg或硝酸异山梨酯5～10 mg舌下含化或静脉滴注,注意可引起心率增快和血压下降。

3.心肌再灌注治疗

起病后应尽早并最迟在12 h内实施心肌再灌注治疗(如到达医院后30 min内开始溶栓或90 min内开始介入治疗),可使闭塞的冠状动脉再通,心肌得到再灌注,濒临坏死的心肌可能得以存活或使坏死范围缩小,可防止或减轻梗死后心肌重塑,改善患者预后,是一种积极的治疗措施。

(1)溶栓疗法:通过溶解血管中的新鲜血栓而使血管再通,具有简便、经济、易操作等优点,早期应用可改善症状,降低死亡率。对无条件施行或估计不能及时(接诊后90 min之内)实施急症介入治疗的急性STEMI患者,应在接诊后30 min内行溶栓治疗。

适应证:①发病12 h以内,心电图至少两个相邻导联ST段抬高(胸导联≥0.2 mV,肢导联≥0.1 mV),或新出现或推测新出现的左束支传导阻滞,患者年龄<75岁。②发病12 h以内且12导联心电图符合正后壁的STEMI患者。③急性STEMI发病时间已超过12 h但在24 h之内者,若仍有进行性缺血性胸痛或广泛ST段抬高,仍应给予溶栓治疗。④对年龄>75岁但ST段显著性抬高的急性心肌梗死患者,经慎重权衡利弊后仍可考虑溶栓治疗,但用药剂量宜减少。

绝对禁忌证:①出血性脑卒中史,或3个月(不包括3 h)内有缺血性脑卒中者。②脑血管结构异常(如动静脉畸形)患者。③颅内恶性肿瘤(原发或转移)患者。④可疑主动脉夹层患者。⑤活动性出血或出血体质者(月经者除外)。⑥3个月内有严重头面部闭合性创伤患者。

相对禁忌证:①慢性、严重高血压病史血压控制不良,或目前血压≥24.0/14.7 kPa(180/110 mmHg)者。②3个月之前有缺血性脑卒中、痴呆或已知的其他颅内病变者。③3周内有创伤或大手术史,或较长时间(>10 min)的心肺复苏史者。④2～4周有内脏出血。⑤有不能压迫的血管穿刺者。⑥妊娠。⑦活动性消化性溃疡。⑧目前正在使用治疗剂量的抗凝药或已知有出血倾向者。⑨5 d前用过链激酶或对该药有过敏史而计划再使用该药者。

溶栓药物的应用:纤维蛋白溶酶激活剂可激活血栓中纤维蛋白溶酶原,使其转变为纤维蛋白溶酶而溶解冠状动脉内血栓。国内常用的溶栓药物有以下几种。①尿激酶(UK):(15～20)×

10^5 U(或 $2.2×10^4$ U/kg)溶于 100 mL 注射盐水中,于 30～60 min 静脉滴入。溶栓结束后继续用普通肝素或低分子肝素 3～5 d。②链激酶(SK)或重组链激酶(rSK):$15×10^5$ U 在 30～60 min 静脉滴入,注意可出现寒战、发热等变态反应。③重组组织型纤维蛋白溶酶原激活剂(rt-PA):阿替普酶,全量 100 mg 在 90 min 内静脉给予,具体用法:先于 2 min 内静脉注射 15 mg,继而在 30 min 内静脉滴注 50 mg,之后于 60 min 内再滴注 35 mg;国内有报道半量给药法也能奏效,即总量 50 mg,先静脉注射 8 mg,再将剩余的 42 mg 于 90 min 内静脉滴入。瑞替普酶,10 MU 于 2 min 以上静脉注射,30 min 后重复上述剂量。注意用 rt-PA 前先静脉注射负荷剂量普通肝素 60 U/kg,随后静脉注射 12 U/kg,调整 APTT 在 50～70 s,连用 3～5 d。

溶栓再通直接判断指标:即根据冠状动脉造影显示的血流情况,采用 TIMI 分级标准,将冠状动脉血流分为 4 级。TIMI 0 级:梗死相关血管完全闭塞,远端无造影剂通过;TIMT 1 级:少量造影剂通过冠状动脉闭塞处,但远端血管不显影;TIMI 2 级:梗死相关血管完全显影,但与正常血管相比血流缓慢;TIMI 3 级:梗死相关血管完全显影,且血流正常。

溶栓再通间接判断指标:即临床判断标准。具备下列 2 项或以上者视为再通(但②和③组合除外):①心电图抬高的 ST 段于用药开始后 2 h 内回降>50%。②胸痛于用药开始后 2 h 内基本消失。③用药开始后 2 h 内出现再灌注性心律失常,如各种快速、缓慢性心律失常,最常见为一过性非阵发性室性心动过速。④血清 CK-MB 酶峰值提前至 14 h 内出现,cTn 峰值提前至 12 h 内。

(2)紧急主动脉-冠状动脉旁路移植术。

4.消除心律失常

心律失常必须及时消除,以免演变为严重心律失常甚至猝死。

(1)室性心律失常:频发室性期前收缩或室性心动过速,立即用以下药物。①利多卡因:50～100 mg 稀释后静脉注射,每 5～10 min 重复 1 次,直至期前收缩消失或用药总量达 300 mg,继以 1～3 mg/min 维持静脉滴注。稳定后可用美西律维持口服。②胺碘酮:首剂 75～150 mg(负荷量≤5 mg/kg)生理盐水20 m 稀释,10 min 内静脉注射,有效后继以 0.5～1 mg/min 维持静脉滴注,总量<1 200 mg/d,必要时 2～3 d 后改为口服,负荷量 600～800 mg/d,7 d 后改为维持量 100～400 mg/d。③索他洛尔:首剂 1～1.5 mg/kg 葡萄糖 20 mL 稀释,15 min 内静脉注入,必要时重复 1.5 mg/kg 1 次,后可改用口服,每天160～640 mg。

室性心动过速药物疗效不满意时,尤其是发生持续多形性室性心动过速或心室颤动时,应尽快采用同步或非同步直流电除颤或复律。

(2)缓慢性心律失常:对缓慢性窦性心律失常,可用阿托品 0.5～1 mg 反复肌内注射或静脉注射;若同时伴有低血压,可用异丙肾上腺素;药物无效或不良反应明显时可应用临时心脏起搏治疗。

对房室传导阻滞出现下列情况时,宜安置临时心脏起搏器:①二度Ⅱ型或三度房室传导阻滞伴 QRS 波增宽者。②二度或三度房室传导阻滞出现过心室停搏者。③三度房室传导阻滞心室率<50 次/分钟,伴有明显低血压或心力衰竭药物治疗效果差者。④二度或三度房室传导阻滞合并频发室性心律失常或伴有血流动力学障碍者。

(3)室上性快速心律失常:可选用 β 受体阻滞剂、洋地黄类制剂(起病 24 h 后)、维拉帕米、胺碘酮等,药物治疗不能控制时,也可考虑用同步直流电转复。

5.控制休克

(1)补充血容量:估计有血容量不足,或中心静脉压和肺动脉楔压(PCWP)低者,用低分子右旋糖酐或5%～10%葡萄糖静脉滴注,补液后如中心静脉压上升至1.8 kPa(13.3 mmHg)以上或PCWP>2.4 kPa(18 mmHg)时,则应停止扩容。右心室梗死时,中心静脉压的升高未必是补充血容量的禁忌。

(2)应用升压药:若补充血容量后血压仍不升,且PCWP和心排血量正常时,提示周围血管张力不足,可用多巴胺起始剂量4.32～7.2 mg/(kg·d)静脉滴注,或去甲肾上腺素2～8 μg/min静脉滴注,亦可选用多巴酚丁胺,起始剂量4.32～14.4 mg/(kg·d)静脉滴注。

(3)应用血管扩张剂:若经上述处理血压仍不上升,且PCWP增高,心排血量低或周围血管显著收缩以致四肢厥冷并发绀时,可用硝普钠静脉滴注,15 μg/min开始,每5分钟逐渐增量,至PCWP降至2.0～2.4 kPa(15～18 mmHg);或硝酸甘油10～20 μg/min开始,每5～10 min增加5～10 μg/min,直至左心室充盈压下降。

(4)其他治疗:措施包括纠正酸中毒、避免脑缺血、保护肾功能及必要时应用洋地黄制剂等。为了降低心源性休克导致的死亡率,主张有条件的医院用主动脉内球囊反搏(IABP)治疗。

6.治疗心力衰竭

治疗心力衰竭主要是治疗急性左心衰竭,以应用吗啡(或哌替啶)和利尿剂为主,亦可选用血管扩张剂减轻左心室负荷,或用多巴酚丁胺240 mg/(kg·d)静脉滴注,或用短效血管紧张素转换酶抑制剂。由于最早期出现的心力衰竭主要是坏死心肌间质充血和水肿引起的顺应性下降所致,而左心室舒张末期容量尚不增大,因此在梗死发生后24 h内应尽量避免使用洋地黄制剂。右心室梗死患者慎用利尿剂。

7.其他治疗

下列治疗方法可能有助于挽救濒死心肌,防止梗死扩大,缩小缺血范围,加快愈合,但有些治疗方法尚未完全成熟或疗效尚存争议,因此可根据患者具体情况选用。

(1)血管紧张素转换酶抑制剂和血管紧张素Ⅱ受体阻滞剂:若无禁忌证且收缩压>13.3 kPa(100 mmHg)或较前下降不超过4.0 kPa(30 mmHg)者,可在起病早期从低剂量开始应用血管紧张素转换酶抑制剂,有助于改善恢复期心肌重塑,降低心力衰竭发生率和死亡率,尤其适用于前壁心肌梗死伴肺充血或LVEF<40%的患者。常用制剂:卡托普利起始6.25 mg,然后12.5～25 mg,每天2次;依那普利2.5 mg,每天2次;雷米普利5～10 mg,每天1次;福辛普利10 mg,每天1次。不能耐受血管紧张素转换酶抑制剂者,可选用血管紧张素Ⅱ受体阻滞剂,如氯沙坦、缬沙坦或坎地沙坦等。

(2)抗凝和抗血小板治疗:在梗死范围较广、复发性梗死或有梗死先兆者可考虑应用。其药物治疗包括:①继续应用阿司匹林。②应用肝素或低分子量肝素,维持凝血时间在正常的两倍左右(试管法20～30 min,APTT法60～80 s,ACT法300 s左右)。③氯吡格雷75 mg,每天1次,维持应用,必要时先给予300 mg负荷量。④血小板糖蛋白Ⅱb/Ⅲa受体阻滞剂:可选择用于血栓形成的高危患者尤其接受PCI的高危患者。有出血、出血倾向或出血既往史、严重肝肾功能不全、活动性消化溃疡、血压过高、新近手术而伤口未愈者,应慎用或禁用。

(3)调脂治疗:3-羟基-3-甲基戊二酰辅酶A(HMG-CoA)还原酶抑制剂可以稳定粥样斑块,改善内皮细胞功能,建议及早应用。如辛伐他汀每天20～40 mg,普伐他汀每天10～40 mg,氟伐他汀每天40～80 mg,阿托伐他汀每天10～80 mg,或瑞舒伐他汀每天5～20 mg。

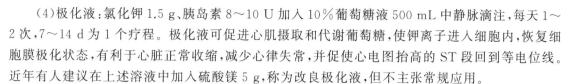

（4）极化液：氯化钾 1.5 g、胰岛素 8～10 U 加入 10％葡萄糖液 500 mL 中静脉滴注，每天 1～2 次，7～14 d 为 1 个疗程。极化液可促进心肌摄取和代谢葡萄糖，使钾离子进入细胞内，恢复细胞膜极化状态，有利于心脏正常收缩，减少心律失常，并促使心电图抬高的 ST 段回到等电位线。近年有人建议在上述溶液中加入硫酸镁 5 g，称为改良极化液，但不主张常规应用。

8.右心室梗死的处理

治疗措施与左心室梗死略有不同。右心室心肌梗死引起右心衰竭伴低血压而无左心衰竭表现时，宜扩张血容量治疗。在血流动力学监测下静脉补液，直到低血压得到纠治或肺毛细血管楔压达 2.0～2.4 kPa(15～18 mmHg)；如输液 1～2 L 后低血压未能纠正，可用正性肌力药物如多巴酚丁胺，不宜用利尿药。伴有房室传导阻滞者可予以临时心脏起搏治疗。

9.急性非 ST 段抬高性心肌梗死的处理

无 ST 段抬高的急性心肌梗死住院期病死率较低，但再梗死率、心绞痛再发生率和远期病死率则较高。低危组患者（无并发症、血流动力稳定、不伴反复胸痛）以阿司匹林和肝素尤其是低分子量肝素治疗为主；中危组（伴持续或反复胸痛，心电图无变化或 ST 段压低 1 mV 左右）和高危组（并发心源性休克、肺水肿或持续低血压）患者则以介入治疗为首选。

10.并发症处理

并发栓塞时，用溶栓和/或抗凝疗法。室壁瘤如影响心功能或引起严重心律失常，宜手术切除或同时作冠状动脉旁路移植手术。心脏破裂和乳头肌功能严重失调可考虑手术治疗，但手术死亡率高。心肌梗死后综合征可用糖皮质激素或阿司匹林、吲哚美辛等治疗。

11.恢复期的处理

如病情稳定，体力增进，可考虑出院。主张出院前作症状限制性运动负荷心电图、放射性核素和/或超声显像检查，若显示心肌缺血或心功能较差，宜行冠状动脉造影检查，以决定是否进一步处理。提倡恢复期进行康复治疗，逐步进行适当的体育锻炼，有利于体力和工作能力的提高。如每天 1 次或每周 3～4 次进行≥30 min 的运动（步行、慢跑、踏车或其他有氧运动），并辅以日常活动的增加（如工作间歇步行、园艺和家务等）。经 2～4 个月的体力活动锻炼后，酌情恢复部分或轻体力工作；部分患者可恢复全天工作，但应避免过重体力劳动或精神过度紧张。

（二）介入治疗

PCI 是目前公认的首选的最安全有效的恢复心肌再灌注的治疗手段，因此具备实施介入治疗条件的医院，应尽早对急性心肌梗死患者实施急症介入治疗。

1.直接 PCI

直接 PCI 即不行溶栓治疗，直接实施 PCI。适应证：①ST 段抬高或新出现左束支传导阻滞（影响 ST 段分析）的心肌梗死。②ST 段抬高性心肌梗死并发心源性休克。③适合再灌注治疗而有溶栓禁忌证。④非 ST 段抬高性心肌梗死，梗死相关动脉严重狭窄，血流＜TIMI 2 级。

注意事项：①发病 12 h 以上一般不宜施行急症 PCI。②不宜对非梗死相关的动脉施行急症 PCI。③急症 PCI 要由有经验者实施，以避免延误治疗时机和出现不良后果。④对心源性休克者宜先行主动脉内气囊反搏治疗，并待血压稳定后再实施 PCI。

2.补救性 PCI

补救性 PCI 即溶栓治疗后闭塞冠状动脉未再通，再补行 PCI 治疗。溶栓治疗后仍有明显胸痛，抬高的 ST 段无明显降低者，应尽快进行冠状动脉造影，如显示 TIMI 血流 0～2 级，说明相关动脉未再通，宜立即施行 PCI。

3.溶栓治疗再通者的 PCI

溶栓治疗成功的患者,如无缺血复发表现,可在 7～10 d 行冠状动脉造影,如残留的狭窄病变适宜 PCI 治疗,则可给予 PCI。

(三)外科治疗

急性心肌梗死的外科冠状动脉旁路移植手术主要用于:①介入治疗失败或溶栓治疗无效且有手术指征者。②冠状动脉造影显示高危病变(如左主干病变)者。③心肌梗死后合并室壁瘤、室间隔穿孔或乳头肌功能不全所致严重二尖瓣反流者。④非 Q 波性心肌梗死内科治疗效果不佳者。

六、护理

(一)一般护理

1.休息与活动

急性期宜卧床休息,保持环境安静,减少探视,防止不良刺激,解除焦虑,以减轻心脏负担。一般主张急性期卧床休息 12～24 h,对有并发症者,可视病情适当延长卧床休息时间。若无再发心肌缺血、心力衰竭或严重心律失常等并发症,24 h 内应鼓励患者在床上行肢体活动,第 3 天可在病房内走动,第 4～5 d 逐步增加活动,直至每天 3 次步行 100～150 m,以不感到疲劳为限,防止静脉血栓形成。

2.饮食

第 1 天应给予清淡流质饮食,随后半流质饮食,2～3 d 后软食,选择低盐、低脂低胆固醇、高维生素、易消化饮食,少食多餐,不宜过饱。要给予必需的热量和营养。伴心功能不全者应适当限制钠盐。

3.常规使用缓泻剂

预防便秘,防止大便用力引起心脏缺血缺氧甚至猝死。

4.注意劳逸结合

当病程进入康复期后可适当进行康复锻炼,锻炼过程中应注意观察有否胸痛、呼吸困难、脉搏增快,甚至心律、血压及心电图的改变,一旦出现应停止活动,并及时就诊。

(二)对症护理及病情观察护理

(1)在冠心病监护室进行心电图、血压、呼吸、神志、出入量、外周循环的监测,以及时发现心律失常、休克、心力衰竭等并发症的早期症状。备好各种急救药品和设备。

(2)疼痛可加重心肌缺血缺氧,使梗死面积扩大,应及早采取有效的止疼措施,给予吸氧,静脉滴注硝酸甘油,严重者可选用吗啡等。

(3)对于有适应证的患者,应配合医师积极做好各项准备工作,进行溶栓疗法和急诊 PTCA,此举可以使闭塞的冠状动脉再通,心肌得到再灌注,是解除疼痛最根本的方法,近年来已在临床推广应用。

(4)积极治疗高血压、高脂血症、糖尿病等疾病。

(5)避免各种诱发因素,如紧张、劳累、情绪激动、便秘、感染等。

(6)并发症的观察及护理:①观察心律失常的发生,急性期患者持续心电监护,观察患者有无晕厥等表现,评估有无电解质紊乱的征象。②防止发生左心衰竭,严密观察患者有无咳嗽、咳痰及呼吸困难表现;避免一切可能加重心脏负担的因素,如饱餐、用力排便等;注意控制液体入量及速度。③休克的观察,监测生命体征及意识状况,如患者血压下降、表情淡漠、心率增快、四肢湿冷应及时通知医师并按休克处理。④观察心电图动态变化,注意室壁瘤的发生。⑤观察肢体活动情况,注意有无下肢静脉血栓的形成和栓塞表现。

(三)用药观察与护理

按医嘱服药,随身常备硝酸甘油等扩张冠状动脉的药物,并定期复查、随访。尿激酶等溶栓药主要的不良反应是引起组织或器官出血,使用前应详细询问患者有无出血病史、近期有无出血倾向或潜在的出血危险。用药时应守护在患者身边,严格调节滴速,严密观察心电图情况,备除颤器于患者床旁,用药后注意观察溶栓效果及出血情况,以及时配合医师处理。

(四)心理护理

在配合医师抢救患者的同时,做好患者及家属的解释安慰工作,关心体贴患者,重视其感受,并有针对性地进行疏导及帮助。保持环境安静,避免不良刺激加重患者心理负担,帮助患者树立战胜疾病的信心。

(五)出院指导

1.运动

患者应根据自身情况逐渐增加活动量,出院后 3 个月内恢复日常生活,选择适合自己的有规则的运动项目,避免剧烈运动,防止疲劳。

2.饮食

选择低盐、低脂低胆固醇、高维生素饮食,避免过饱,戒烟限酒,保持理想体重。

3.避免诱发因素

避免紧张、劳累、情绪激动、便秘、感染等。积极治疗高血压、高脂血症、糖尿病等疾病。

4.用药指导

坚持按医嘱服药,注意药物不良反应,定期复查。

(王玉霞)

第五节　急性心力衰竭

急性心力衰竭是指因急性心脏病变引起心排血量急剧降低而导致的组织器官灌注不足和急性淤血综合征。临床上以急性左心衰竭较为常见,主要表现为肺水肿或心源性休克,是严重的急危重症,抢救是否及时合理与患者预后密切相关。急性右心衰竭即急性肺源性心脏病,主要由大面积肺梗死所致。

一、病因与发病机制

使心排血量急剧降低和肺静脉压突然升高的心脏结构或功能性突发异常,均可导致急性左心衰竭。

(一)急性弥漫性心肌损害

急性弥漫性心肌损害引起心肌收缩力急剧下降,如急性广泛心肌梗死、急性重症心肌炎等。

（二）急性机械性阻塞

急性机械性阻塞引起心脏压力负荷突然加重，排血受阻，如严重的心瓣膜狭窄、心室流出道梗阻、心房内血栓或黏液瘤嵌顿、动脉主干或大分支栓塞等。

（三）急性心脏容量负荷加重

如外伤、急性心肌梗死或感染性心内膜炎等引起的心瓣膜损害穿孔、腱索断裂致瓣膜急性反流、心室乳头肌功能不全、间隔穿孔，主动脉窦动脉瘤破裂入心腔，以及静脉输血或输液过多或过快等。

（四）急性心室舒张受限

如急性大量心包积液或积血、快速异位心律等。

（五）严重的心律失常

严重的心律失常使心脏暂停排血或排血量显著减少，如心室颤动和其他严重的室性心律失常、心室暂停、显著的心动过缓等。

上述原因导致心排血量急剧减少，左心室舒张末期压迅速升高，肺静脉回流不畅，肺静脉压快速升高，肺毛细血管楔压随之升高，使血管内液体渗入到肺间质和肺泡内，形成急性肺水肿。肺水肿早期，可因交感神经激活使血压升高，但随着病情的持续进展，血管反应性减弱，血压将逐步下降。

二、临床表现

根据心排血功能减退的程度、速度、持续时间及代偿程度的不同，急性心力衰竭可表现为晕厥、休克、急性肺水肿和心搏骤停。主要为急性肺水肿，表现为突发严重的呼吸困难，呼吸频率常达 30~40 次/分钟，患者强迫坐位，面色灰白，发绀，大汗，烦躁，同时频繁咳嗽，咳粉红色泡沫状痰，极重者可因脑缺氧而致神志模糊。发病开始可有一过性血压升高，病情如不缓解，血压则持续下降直至休克；两肺满布湿性啰音和哮鸣音，心率快，心尖部第一心音减弱，可同时伴有舒张早期第三心音奔马律，肺动脉瓣第二心音亢进。

三、治疗

急性左心衰竭病情危急，其高度呼吸困难和缺氧是致命性威胁，必须尽快使之缓解。

（一）体位

患者取坐位或半卧位，两腿下垂，以减少静脉回流，降低心脏前负荷。

（二）吸氧

立即高流量鼻导管给氧，对病情特别严重者应采用面罩呼吸机持续加压给氧，以增加肺泡内压，加强气体交换并对抗组织液向肺泡内渗透。在吸氧的同时使用抗泡沫剂，可使肺泡内泡沫消失，增加气体交换面积。一般可用 20%~30% 乙醇置于氧气滤瓶中随氧气吸入，若患者不能耐受，可降低乙醇浓度或间断给予。

（三）镇静

吗啡 3~5 mg 稀释后缓慢静脉注射，必要时每隔 15 min 重复 1 次，共 2~3 次。吗啡既可迅速扩张体静脉，减少回心血量，降低左心房压力和心脏前负荷，又可减少躁动和呼吸困难，降低周围小血管阻力，减轻心脏后负荷，增加心排血量。但对老年患者尤其伴有阻塞性肺疾病、低血压或休克等患者，吗啡易致呼吸抑制，应慎用或禁用，需要时可酌减剂量或改为肌内注射或改用哌替啶。

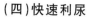

(四)快速利尿

呋塞米 20～40 mg 于 2 min 内静脉注射,10 min 内可起效,15～30 min 尿量开始增多,60 min 药效达高峰,作用持续 3～4 h,4 h 后可重复 1 次。除利尿作用外,本药还有静脉扩张作用,有利于肺水肿的缓解。

(五)血管扩张剂

1.硝普钠

动、静脉血管扩张剂,尤其用于高血压性心脏病引起的肺水肿,静脉用药后 2～5 min 起效。一般初始剂量为 0.5 μg/min 静脉滴注,然后根据血压调整用量,一般每 5 分钟增加 5～10 μg/min,直至症状缓解或使收缩压维持在 13.3 kPa(100 mmHg)左右。注意在调整用药剂量的最初阶段,更要密切观察血压变化,以免血压发生极端变化。对原有高血压者,血压降低幅度(绝对值)以不超过 4.0 kPa(30 mmHg)为度。硝普钠含有氰化物,长期连续用药可致氰化物中毒,一般要求连续用药不宜超过 7 d。

2.硝酸甘油

硝酸甘油可扩张小静脉,降低回心血量,使左心室舒张期末压及肺血管压降低,大剂量还可扩张小动脉而具有降压作用。可先试用舌下含服,也可直接以 10 μg/min 开始静脉滴注,然后每 5～10 min 增加 5～10 μg/min,直至症状缓解或血压达到上述水平。

(六)其他辅助治疗

1.氨茶碱

氨茶碱可解除支气管痉挛,并有一定的正性肌力、扩血管和利尿作用,对缓解症状起辅助作用。

2.洋地黄制剂

洋地黄制剂最适合用于室上性快速性心律失常引起的肺水肿。毛花苷 C 首剂 0.4～0.8 mg,稀释后静脉注射,2 h 后可酌情再给予 0.2～0.4 mg;地高辛 0.5～0.75 mg,稀释后静脉注射。注意洋地黄类药物对二尖瓣狭窄所致肺水肿无效,但对伴有心房颤动并快速心室率者,洋地黄可减慢心室率,有利于肺水肿的缓解。

3.α_1 受体阻滞剂

α_1 受体阻滞剂以扩张小动脉为主。酚妥拉明以 0.1～1 mg/min 开始静脉滴注,根据血压每 5～10 min 调整一次剂量,最大剂量可增至 1.5～2 mg/min,注意监测血压。本药可引起心动过速,目前已较少应用。乌拉地尔 25 mg 静脉注射,如血压无明显降低,可重复用药,然后以 0.4～2 mg/min 的速度静脉滴注,并根据血压调整滴速。

4.低血压患者

伴有低血压者,宜先用多巴酚丁胺 2.9～14.4 mg/(kg·d)保持收缩压在 13.3 kPa(100 mmHg)以上,再用扩血管药物。

5.静脉穿刺

放血 300～500 mL,尤用于血容量负荷过重所致的肺水肿。

6.重症患者

重症患者应采用漂浮导管行床边血流动力学监测,以参考动脉血压及肺毛细血管楔压的变化调整用药。

7.其他

急性症状缓解后,应着手解除诱因和治疗基本病因。

四、护理

(1)立即协助患者取坐位,双腿下垂,减少回心血量而减轻肺水肿。

(2)高流量氧气吸入 6～8 L/min,并通过 20％～30％乙醇湿化,使肺泡内泡沫的表面张力降低而破裂,改善肺泡通气。吸氧时间不宜过长,以免引起酒精中毒。

(3)严密观察病情变化,注意观察患者的生命体征,判断呼吸困难的程度,观察咳痰的情况、痰的性质和量,肺内啰音的变化,定时给患者叩背,协助患者咳嗽、排痰、保持呼吸道通畅。

(4)迅速建立静脉通道,遵医嘱正确使用药物,观察药物不良反应。使用利尿剂应严格记录尿量;使用血管扩张剂要注意输液速度和血压变化,防止低血压发生。硝普钠要现用现配,避光静脉滴注,防止低血压;洋地黄制剂静脉使用时要注意稀释,速度缓慢、均匀,并注意心率变化。

(5)注意监测尿量、血气分析结果、心电图的变化,对于安置气囊漂浮导管的患者应监测各项指标的变化。

(6)急性心功能不全患者常因严重呼吸困难而烦躁不安,当发生焦虑或恐惧时,应多陪伴患者,向其解释检查和治疗的目的,告诉患者医护人员正在积极采取措施,不适症状会逐渐控制。严重躁动的患者可遵医嘱给予吗啡镇静。

(王玉霞)

第六节 慢性心力衰竭

慢性心力衰竭也称慢性充血性心力衰竭,是大多数心血管疾病的最终归宿,也是最主要的死亡原因。在西方国家心力衰竭的基础心脏病构成以高血压、冠心病为主,我国过去以心瓣膜病为主,但近年来高血压、冠心病所占比例呈明显上升趋势。

一、病因

(一)基本病因

几乎所有的心脏或大血管疾病最终均可引起心力衰竭。心力衰竭反映心脏的泵血功能发生障碍,即心肌的舒缩功能不全。引起心力衰竭的最常见病因是心肌本身的病变,也可以是心脏负荷过重,或是心脏舒张受限,或上述因素并存。

1.原发性心肌损害

(1)缺血性心肌损害:心肌缺血和心肌梗死是引起心力衰竭最常见原因之一。

(2)心肌炎和心肌病:心肌炎症、变性或坏死(如风湿性或病毒性心肌炎、白喉性心肌坏死等),以及各种类型的心肌病和结缔组织病心肌损害等,均可引起节段性或弥漫性心肌损害,导致心肌舒缩功能障碍,其中以病毒性心肌炎和原发性扩张型心肌病最为常见。

(3)心肌代谢障碍性疾病:可见于原发心肌病变如冠心病、肺心病等所致的心肌能量代谢障碍,也可见于继发性代谢障碍如糖尿病心肌病、高原病、休克、严重贫血,以及少见的维生素 B_1 缺

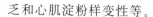

乏和心肌淀粉样变性等。

2.心脏负荷过重

(1)压力负荷过重:压力负荷即后负荷,是指心脏在收缩时所承受的阻抗负荷。引起左、右心室压力负荷过重的常见疾病包括高血压、主动脉流出道受阻(如主动脉瓣狭窄、主动脉狭窄、梗阻性肥厚型心肌病)及肺动脉血流受阻(如肺动脉高压、肺动脉瓣狭窄、肺动脉狭窄、阻塞性肺疾病、肺栓塞)等。

为了克服增高的射血阻力,保证射血量,心室肌早期会发生代偿性肥厚;而持久的负荷过重,会导致心肌发生结构和功能改变,心脏功能代偿失调,最终导致心力衰竭。

(2)容量负荷过重:容量负荷即前负荷,是指心脏在舒张期所承受的容量负荷。容量负荷过重见于以下情况:①心脏瓣膜关闭不全,引起血液反流,加重受血心腔负担,如主动脉瓣、二尖瓣、肺动脉瓣或三尖瓣的关闭不全。②先天性分流性心血管病,包括左向右或右向左分流,如房间隔缺损、室间隔缺损、动脉导管未闭和动-静脉瘘等,可加重供血心腔负担。③伴有全身血容量增多或循环血量增多的疾病,如慢性或严重贫血、甲状腺功能亢进症、脚气性心脏病等。

在容量负荷增加早期,心室腔代偿性扩大,心肌收缩功能尚能维持正常,但超过一定限度后,心肌结构和功能将发生改变,即出现心功能失代偿,最终导致心力衰竭。

3.心脏舒张受限

心脏舒张受限见于二尖瓣狭窄、心包缩窄、心脏压塞和原发性限制型心肌病等,可引起心室充盈受限,回心血量下降,导致肺循环或体循环充血。

(二)诱因

心力衰竭往往由一些增加心脏负荷的因素所诱发。常见诱发因素有以下几点。

1.感染

呼吸道感染最常见,其他感染如风湿活动、感染性心内膜炎、泌尿系统感染和各种变态反应性炎症等,也可诱发心力衰竭。感染可直接造成心肌损害,也可因其所致发热、代谢亢进和窦性心动过速等增加心脏负荷。

2.心律失常

各种类型的快速性心律失常可导致心排血量下降,增加心肌耗氧量,诱发或加重心肌缺血,其中心房颤动是器质性心脏病最常见的心律失常之一,也是心力衰竭最重要的诱发因素。严重的缓慢性心律失常可直接降低心排血量,诱发心力衰竭。

3.血容量增加

如饮食过度,摄入钠盐过多,输入液体过快,短期内输入液体过多等,均可诱发心力衰竭。

4.过度体力活动或情绪激动

体力活动、情绪激动和气候变化等,可增加心脏负荷,诱发心力衰竭。

5.贫血或出血

慢性贫血可致心排血量和心脏负荷增加,同时血红蛋白摄氧量减少,使心肌缺血缺氧甚至坏死,可导致贫血性心脏病。大量出血使血容量减少,回心血量和心排血量降低,并使心肌供血量减少和反射性心率加快,心肌耗氧量增加,导致心肌缺血缺氧,诱发心力衰竭。

6.其他因素

(1)妊娠和分娩。

(2)肺栓塞。

(3)治疗方法不当,如洋地黄过量或不足,不恰当停用降血压药等。

(4)原有心脏病变加重或并发其他疾病,如心肌缺血进展为心肌梗死、风湿性心瓣膜病风湿活动合并甲状腺功能亢进症等。

二、病理解剖和病理生理

慢性心力衰竭的病理解剖改变:①心脏改变如心肌肥厚和心腔扩大等。②器官充血性改变包括肺循环和体循环充血。③血栓形成包括心房和心室附壁血栓、动脉或静脉血栓形成及器官梗死。心腔内附壁血栓是心力衰竭较特异的病理改变,常见于左、右心耳和左心室心尖部;左侧心腔附壁血栓脱落,可引起体循环动脉的栓塞,栓塞部位多见于腹主动脉分支和主动脉分叉处,可导致脑、肾、四肢、脾和肠系膜等梗死。静脉血栓形成大都由于长期卧床、血流迟缓引起,多见于下肢静脉,可导致肺栓塞和肺梗死。

心力衰竭时的病理生理改变十分复杂,当心肌舒缩功能发生障碍时,最根本的问题是出现心排血量下降和血流动力学障碍。此时机体可通过多种代偿机制使心功能在一定时期内维持相对正常,但这些代偿机制的作用有限,且过度代偿均有其负性效应,各种代偿机制相互作用,还会衍生出更多反应,因此,最终会发生心功能失代偿,出现心力衰竭。

(一)代偿机制

1.Frank-Starling 机制

正常情况下,每搏输出量或心排血量与其前负荷(即回心血量)的大小成正比,即增加心脏的前负荷,可使回心血量增多,心室舒张末期容积增加,从而在一定程度上增加心排血量,提高心脏做功,维持心脏功能。但前负荷的增加,同时意味着心室扩张和舒张末期压升高,于是心房压和静脉压也升高,当后者高达一定程度时,就会出现肺静脉或腔静脉系统的充血。因此,前负荷不足或增加过度,均可导致每搏输出量的减少。对左心室而言,使其每搏输出量达峰值的舒张末期压为 2.0~2.4 kPa(15~18 mmHg)。

2.心肌肥厚

心肌肥厚常常是心脏后负荷增高时的主要代偿机制。心肌肥厚可增强心肌收缩力,克服后负荷阻力,使心排血量在相当长的时间内维持正常,患者可无心功能不全的症状。但肥厚的心肌顺应性差,舒张功能降低,心室舒张末期压升高,客观上已存在心功能障碍。心肌肥厚时,心肌细胞数并不增多,而是以心肌纤维增多为主,细胞核及作为供能物质的线粒体也增大、增多,但增大程度和速度均落后于心肌纤维的增多,故整体上表现为心肌能源的不足,最终会导致心肌细胞死亡。

3.神经体液的改变

当心排血量不足、心腔压力升高时,机体全面启动神经体液调节机制进行代偿。

(1)交感-肾上腺素能系统(SAS)活性增强:心力衰竭时每搏输出量和血压降低,通过动脉压力感受器反射性激活 SAS,使肾上腺儿茶酚胺分泌增多,产生一系列改变。①去甲肾上腺素作用于心肌细胞 β_1 肾上腺素能受体,增强心肌收缩力并提高心率,在一定程度上增加心排血量。②交感神经兴奋可使外周血管收缩,增加回心血量和提高动脉压,以保证重要脏器的血液供应。然而,交感神经张力的持续和过度增高,其一增加心脏后负荷,加快心率,增加心肌耗氧量;其二引起心脏 β 受体下调,使其介导的腺苷酸环化酶活性降低,并激活肾素-血管紧张素-醛固酮系统;其三去甲肾上腺素对心肌细胞有直接的毒性作用,可促使心肌细胞凋亡,参与心脏重构。

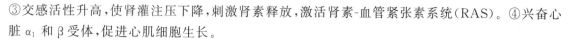

③交感活性升高,使肾灌注压下降,刺激肾素释放,激活肾素-血管紧张素系统(RAS)。④兴奋心脏 α_1 和 β 受体,促进心肌细胞生长。

（2）肾素-血管紧张素-醛固酮系统(RAAS)活性增强:心排血量降低,肾血流量随之减少,RAAS因此被激活。RAAS激活后,一方面可使心肌收缩力增强,周围血管收缩,以维持血压,调节血液再分配,保证心、脑等重要脏器的血液供应;另一方面,醛固酮分泌增加,使水、钠潴留,增加总血容量和心脏前负荷,维持心排血量,改善心功能。但血容量的过度增加会加重心力衰竭。

（二）心肌损害和心室重塑

原发性心肌损害和心脏负荷过重使心脏功能受损,导致上述心室扩大或心室肥厚等各种组织结构性变化,这一病理过程称为心室重塑。心室重塑包括心肌细胞、细胞外基质、胶原纤维网等一系列改变,临床表现为心肌重量和心室容量的增加,以及心室形态的改变(横径增加呈球形)。大量研究表明,心力衰竭发生和发展的基本机制是心室重塑。由于基础心脏病的性质和进展速度不同,各种代偿机制复杂多样,心室扩大及肥厚的程度与心功能状态并不平行,如有些患者心脏扩大或肥厚已十分明显,但临床上可无心力衰竭表现。如果基础心脏病病因不能解除,即使没有新的心肌损害,但随着时间的推移,心室重塑自身过程仍可不断发展,最终必然会出现心力衰竭。在心力衰竭发生过程中,除各种代偿机制的负面影响外,心肌细胞的能量供应相对或绝对不足,以及能量利用障碍导致心肌细胞坏死和纤维化,也是一个重要的因素。心肌细胞的减少使心肌整体收缩力下降,纤维化的增加又使心室的顺应性下降,重构更趋明显,心力衰竭更加严重。

（三）舒张功能不全

心脏舒张功能不全可分为两种,一种是主动舒张功能障碍,多因心肌细胞能量供应不足,Ca^{2+} 不能及时被肌浆网摄回和泵出胞外所致,如冠心病有明显心肌缺血时,在出现收缩功能障碍前即可出现舒张功能障碍;另一种是由心室肌的顺应性减退及充盈障碍所致,主要见于心室肥厚如高血压和肥厚型心肌病时,这一类病变可显著影响心室的充盈,当左心室舒张末期压过高时,肺循环出现高压和淤血,即舒张性心功能不全,此时心肌的收缩功能尚可保持较好,心排血量也可无明显降低,这种情况多见高血压和冠心病。但需要指出的是,当容量负荷增加、心室扩大时,心室的顺应性是增加的,此时即使有心室肥厚也不致出现此类舒张性心功能不全。

三、临床表现

临床上左心衰竭最为常见,单纯右心衰竭较少见。全心衰竭可由左心衰竭后继发右心衰竭而致,但更多见于严重广泛心肌病变而同时波及左心和右心者。

（一）左心衰竭

左心衰竭以肺循环淤血及心排血量降低为主要表现。

1.症状

（1）呼吸困难:是左心衰竭最主要的症状。①劳力性呼吸困难是左心衰竭最早出现的症状,是指劳力导致的呼吸困难。因为运动可使回心血量增加,左心房压力升高,从而加重肺淤血。引起呼吸困难的运动量随心力衰竭程度的加重而降低。②端坐呼吸:当肺淤血达到一定程度时,患者便不能平卧,而被迫坐位或半卧位呼吸。因平卧时回心血量增多且膈肌上抬,使呼吸更为困难,患者必须呈高枕卧位、半卧位甚至端坐位,方可使憋气减轻。③夜间阵发性呼吸困难又称"心源性哮喘",是左心室衰竭早期的典型表现,患者表现为在入睡后突然因憋气、窒息或恐惧感而惊醒,并被迫迅速采取坐位,以期缓解喘憋症状。发作时可伴有呼吸深快,重者可有肺部哮鸣音。发生机制主要是平卧使血液重新分配,肺血量增加。夜间迷走神经张力增加、小支气管收缩、膈肌上抬和肺活量减少等也是促发因素。④急性肺水肿是"心源性哮喘"的进一步发展,是左心衰竭所致呼吸困难最严重的表现形式。

(2)咳嗽、咳痰、咯血:咳嗽、咳痰是肺泡和支气管黏膜淤血所致,开始常发生于夜间,以白色浆液性泡沫状痰为特点,偶可见痰中带血丝,坐位或立位可使咳嗽减轻。长期慢性淤血性肺静脉压力升高,可促发肺循环与支气管血液循环之间形成侧支,并在支气管黏膜下形成扩张的血管床,这种血管很容易破裂而引起大咯血。

(3)乏力、疲倦、头晕、心慌:这些症状是由心排血量不足致器官、组织灌注不足,以及代偿性心率加快所致。

(4)陈-施呼吸:见于严重心力衰竭患者,示预后不良。表现为呼吸有节律地由暂停逐渐加快、加深,再逐渐减慢、变浅,直至呼吸暂停,0.5~1 min 再呼吸,如此周而复始。发生机制:心力衰竭致脑部缺血缺氧,呼吸中枢敏感性降低,呼吸减弱,二氧化碳潴留;待二氧化碳潴留到一定量时兴奋呼吸中枢,使呼吸加快加深,排出二氧化碳;随着二氧化碳的排出,呼吸中枢又逐渐转入抑制状态,呼吸又减弱直至暂停。严重脑缺氧者,还可伴有嗜睡、烦躁和神智错乱等。

(5)泌尿系统症状:严重的左心衰竭使血液进行再分配时,首先是肾血流量的明显减少,患者可出现少尿。长期慢性肾血流量减少,可有肾功能不全的相应症状。

2.体征

除原有心脏病体征外,还可有以下体征。

(1)一般体征:重症者可出现发绀、黄疸、颧部潮红,以及脉快、脉压减小、收缩压降低等;外周血管收缩,可表现为四肢末梢苍白、发冷和指趾发绀等。

(2)心脏体征:慢性左心衰竭者,一般均有心脏扩大(单纯舒张性左心衰竭除外),肺动脉瓣区第二心音亢进,心尖区可闻及收缩期杂音和舒张期奔马律,可出现交替脉。

(3)肺部体征:肺底部湿啰音是左心衰竭肺部的主要和早期体征,是由肺毛细血管楔压增高使液体渗出到肺泡所致。随着病情由轻到重,湿啰音可从局限于肺底部逐渐扩展,直至全肺。此种湿啰音有别于炎症性啰音而成"移动性",即啰音较多出现在卧位时朝下一侧的胸部。间质性肺水肿时,肺部无干湿啰音,仅有呼吸音减低。约 25% 的患者出现胸腔积液。

(二)右心衰竭

右心衰竭以体静脉淤血为主要表现。

1.症状

(1)消化道症状:为右心衰竭最常见症状,包括腹胀、食欲减退、恶心、呕吐、便秘和上腹隐痛及右上腹不适、肝区疼痛等,系胃肠道和肝脏淤血所致。

(2)劳力性呼吸困难:无论是继发于左心衰竭的右心衰竭,还是分流性先天性心脏病或肺部疾病所致的单纯性右心衰竭,均可出现不同程度的呼吸困难。

(3)泌尿系统症状:肾淤血可引起肾功能减退,白天尿少,夜尿增多。

2.体征

除原有心脏病体征外,还可有以下体征。

(1)颈静脉征:颈静脉搏动增强、充盈、怒张是右心衰竭时的早期征象,为静脉压增高所致,常以右侧颈静脉较明显。表现为半卧位或坐位时在锁骨上方见颈外静脉充盈,或充盈最高点距胸骨角水平 10 cm 以上。肝-颈静脉反流征可呈阳性。

（2）肝大、压痛和腹水：右心衰竭较早出现和最重要的体征之一。肝脏因淤血肿大常伴压痛，持续慢性右心衰竭可导致心源性肝硬化，晚期可出现黄疸、肝功能损害和大量腹水。

（3）水肿：发生于颈静脉充盈和肝大之后。体静脉压力升高使皮肤等软组织出现水肿，其特征为最先出现于身体最低垂的部位如踝部或骶部，并随病情的加重逐渐向上进展，直至延及全身；水肿发展缓慢，常为对称性和可压陷性。

（4）胸腔和心包积液：由体静脉压力增高所致，因胸膜静脉有一部分回流到肺静脉，故胸腔积液更多见于全心衰竭，以双侧多见，如为单侧则以右侧更为多见，这可能与右膈下肝淤血有关。有时出现少量心包积液，但不会引起心脏压塞。

（5）心脏体征：可因右心室显著扩大而出现相对性三尖瓣关闭不全的反流性杂音，有时在心前区听到舒张早期奔马律。

（三）全心衰竭

左心衰竭可继发右心衰竭而形成全心衰竭。当右心衰竭出现之后，右心排血量减少，此时由左心衰竭引起的阵发性呼吸困难等肺淤血症状反而有所减轻。扩张型心肌病等表现为左、右心同时衰竭者，肺淤血症状往往不很严重，左心衰竭的主要表现是心排血量减少的相关症状和体征。

（四）舒张性心力衰竭

舒张性心力衰竭是指在心室收缩功能正常的情况下，心室松弛性和顺应性减低使心室充盈量减少和充盈压升高，导致肺循环和体循环淤血的综合征。研究表明，20%～40%的心力衰竭患者左心室收缩功能正常（除外心瓣膜病）而存在心室舒张功能受损，并引起症状，其余为收缩性心力衰竭合并不同程度的舒张性心力衰竭，且后者往往早于前者出现。舒张性心力衰竭的临床表现可从无症状、运动耐力下降到气促、肺水肿。多普勒超声心动图可用于诊断舒张性心力衰竭。

（五）心功能的判断和分级

对心力衰竭患者进行心功能分级，可大体上反映病情的严重程度，有助于治疗措施的选择、劳动能力的评定及患者预后的判断。

NYHA 分级即 1978 年美国纽约心脏病学会（NYHA）提出的分级方案，该分级方法简便易行，几十年来为临床医师所习用。主要是根据患者的自觉症状将心功能分为 4 级。

Ⅰ级：患有心脏病，但体力活动不受限，日常活动不引起过度乏力、心悸、呼吸困难或心绞痛等症状。

Ⅱ级：患有心脏病，体力活动轻度受限，休息时无症状，但日常活动可出现上述症状，也称Ⅰ度或轻度心力衰竭。

Ⅲ级：患有心脏病，体力活动明显受限，轻于日常的活动即可引起上述症状，也称Ⅱ度或中度心力衰竭。

Ⅳ级：患有心脏病，不能从事任何体力活动，休息状态下也可出现心力衰竭症状，并在任何体力活动后加重，也称Ⅲ度或重度心力衰竭。

四、辅助检查

（一）常规检查

1.外周血液检查

检查结果可有贫血、白细胞增加及核左移等。

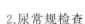

2.尿常规检查

检查结果可有蛋白尿、管型尿等。

3.水电解质检查

检查结果可有低钾血症、低钠血症和代谢性酸中毒等。

4.肝肾功能检查

检查结果可有肝功能异常和血尿素氮、肌酐水平升高等。

(二)超声心动图检查

该检查比 X 线能更准确地提供心包、各心腔大小变化、心瓣膜结构及心功能等情况。

1.收缩功能

射血分数(EF)可以反映心室的收缩功能,以心室收缩末及舒张末的容量差值来计算 EF 值,虽不够精确,但方便实用。正常左室射血分数(LVEF)值＞50%,运动时至少增加 5%。

2.舒张功能

超声多普勒是临床上最实用的判断心室舒张功能的方法。若心动周期中舒张早期心室充盈速度最大值为 E 峰,舒张晚期(心房收缩期)心室充盈最大值为 A 峰,则 E/A 值可反映心室舒张功能。正常人 E/A 值≥1.2,中青年应更大。心室舒张功能不全时,E 峰下降,A 峰增高,则 E/A 值降低。如同时记录心音图还可测定心室等容舒张期时间(C-D 值),该指标可反映心室的主动舒张功能。

(三)X 线检查

1.心脏扩大

心影的大小及外形不仅为心脏病的病因诊断提供重要的参考资料,还可根据心脏扩大的程度和动态改变间接地反映心脏功能状态。

2.肺淤血

肺淤血的有无及其程度直接反映心功能状态。早期肺静脉压增高时,主要表现为肺静脉扩张,肺门血管影增强,上肺血管影增多,甚至多于下肺。当肺静脉压力超过 3.3～4.0 kPa(25～30 mmHg)时,出现间质性肺水肿,肺野模糊,在肺野外侧还可出现水平线状影 Kerley B 线,提示肺小叶间隔内积液,是慢性肺淤血的特征性表现,严重者可出现胸腔积液。急性肺泡性肺水肿时肺门呈蝴蝶状,肺野可见大片融合阴影。

(四)放射性核素心室造影及核素心肌灌注显像

核素心室造影可准确测定左心室容量、LVEF 及室壁运动情况;核素心肌灌注显像可诊断心肌缺血和心肌梗死,对鉴别扩张型心肌病和缺血性心肌病有一定帮助。

(五)心-肺吸氧运动试验

本试验仅适用于慢性稳定性心力衰竭患者。在运动状态下测定患者对运动的耐受量,更能说明心脏的功能状态。由于运动时肌肉的耗氧量增高,故所需心排血量也相应地增加。正常人耗氧量每增加100 mL/(min·m²),心排血量需增加 600 mL/(min·m²)。当患者的心排血量不能满足运动的需要时,肌肉组织就需要从流经自身的单位容积的血液中摄取更多的氧,结果使动-静脉血氧差值增大。此时当氧供应绝对不足时,就会出现无氧代谢,乳酸增加,呼气中二氧化碳含量增加。

1.最大耗氧量

该试验中的最大耗氧量($VO_{2\,max}$)是指即使运动量继续增加,耗氧量也不再增加(已达峰值)时的

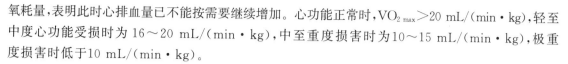

氧耗量,表明此时心排血量已不能按需要继续增加。心功能正常时,$VO_{2\,max}>20$ mL/(min·kg),轻至中度心功能受损时为 $16\sim20$ mL/(min·kg),中至重度损害时为 $10\sim15$ mL/(min·kg),极重度损害时低于 10 mL/(min·kg)。

2.无氧阈值

无氧阈值即呼气中二氧化碳的增长超过了氧耗量的增长,标志着无氧代谢的出现。通常用开始出现两者增加不成比例时的氧耗量作为代表值,此值越低,说明心功能越差。

(六)有创性血流动力学检查

床边漂浮导管仍然是常用的心功能有创检查方法。方法为经静脉插管直至肺小动脉,测定各部位的压力及血液含氧量,再计算心排血指数(CI)及肺小动脉楔压(PCWP),可直接反映左心功能。正常值:$CI>2.5$ L/(min·m²),$PCWP<1.6$ kPa(12 mmHg)。

五、治疗

(一)治疗原则和目的

慢性心力衰竭的短期治疗如纠正血流动力学异常、缓解症状等,并不能降低患者死亡率和改善长期预后。因此,治疗心力衰竭必须从长计议,采取综合措施,包括治疗病因,调节心力衰竭代偿机制,以及减少其负面效应如拮抗神经体液因子的过分激活等,既要改善症状,又要达到下列目的:①提高运动耐量,改善生活质量。②阻止或延缓心室重塑,防止心肌损害进一步加重。③延长寿命,降低死亡率。

(二)治疗方法

1.病因治疗

(1)治疗基本病因:大多数心力衰竭的病因都有针对性治疗方法,如控制高血压、改善冠心病心肌缺血、手术治疗心瓣膜病及纠治先天畸形等。但病因治疗的最大障碍是发现和治疗太晚,很多患者常满足于短期治疗缓解症状而拖延时日,最终发展为严重的心力衰竭而失去良好的治疗时机。

(2)消除诱因:最常见诱因为感染,特别是呼吸道感染,应积极选用适当的抗生素治疗;对于发热持续 1 周以上者应警惕感染性心内膜炎的可能。心律失常特别是心房颤动是诱发心力衰竭的常见原因,对于心室率很快的心房颤动,如不能及时复律则应尽快控制心室率。潜在的甲状腺功能亢进症、贫血等也可能是心力衰竭加重的原因,应注意诊断和纠正。

2.一般治疗

(1)休息和镇静:包括控制体力和心理活动,必要时可给予镇静剂以保障休息,但对严重心力衰竭患者应慎用镇静剂。休息可以减轻心脏负荷,减慢心率,增加冠状动脉供血,有利于改善心功能。但长期卧床易形成下肢静脉血栓,甚至导致肺栓塞,同时也使消化吸收功能减弱,肌肉萎缩。

(2)控制钠盐摄入:心力衰竭患者体内水、钠潴留,血容量增加,因此减少钠盐的摄入,有利于减轻水肿等症状,并降低心脏负荷,改善心功能。但应注意应用强效排钠利尿剂时,过分限盐会导致低钠血症。

3.药物治疗

(1)利尿剂的应用:利尿剂是治疗慢性心力衰竭的基本药物,对有液体潴留证据或原有液体潴留的所有心力衰竭患者,均应给予利尿剂。利尿剂可通过排钠排水减轻心脏容量负荷,改善心功能,对缓解淤血症状和减轻水肿有十分显著的效果。常用利尿剂的作用和剂量见表 8-4。

表 8-4 常用利尿剂的作用和剂量

种类	作用于肾脏位置	每天剂量(mg)
排钾类		
氢氯噻嗪	远曲小管	25～100,口服
呋塞米	Henle 襻上升支	20～100,口服,静脉注射
保钾类		
螺内酯	集合管醛固酮拮抗剂	25～100,口服
氨苯蝶啶	集合管	100～300,口服
阿米洛利	集合管	5～10,口服

(2)血管紧张素转换酶抑制剂的应用:血管紧张素转换酶(ACE)抑制剂是治疗慢性心力衰竭的基本药物,可用于所有左心功能不全者。其主要作用机制是抑制 RAS 系统,包括循环 RAS 和心脏组织中的 RAS,从而具有扩张血管、抑制交感神经活性及改善和延缓心室重塑等作用;同时,ACE 抑制剂还可抑制缓激肽降解,使具有血管扩张作用的前列腺素生成增多,并有抗组织增生作用。ACE 抑制剂也可以明显改善其远期预后,降低死亡率。因此,以及早(如在心功能代偿期)开始应用 ACE 抑制剂进行干预,是慢性心力衰竭药物治疗的重要进展。ACE 抑制剂种类很多,临床常用 ACE 抑制剂有卡托普利、依那普利等。

(3)增加心排血量的药物包括以下几种。①洋地黄制剂:通过抑制心肌细胞膜上的 Na^+-K^+-ATP 酶,使细胞内 Na^+ 浓度升高,K^+ 浓度降低;同时 Na^+ 与 Ca^{2+} 进行交换,又使细胞内 Ca^{2+} 浓度升高,从而使心肌收缩力增强,增加心脏每搏血量,从而使心脏收缩末期残余血量减少,舒张末期压力下降,有利于缓解各器官淤血,尿量增加。一般治疗剂量下,洋地黄可抑制心脏传导系统,对房室交界区的抑制最为明显,可以减慢窦性心律,减慢心房扑动或颤动时的心室率;但大剂量时可提高心房、交界区及心室的自律性,当血钾过低时,更易发生各种快速性心律失常。常用制剂地高辛是一种安全、有效、使用方便、价格低廉的心力衰竭辅助用药。本制剂0.25 mg/d,适用于中度心力衰竭的维持治疗,但对 70 岁以上或肾功能不良患者宜减量。毛花苷 C(西地兰)为静脉注射用制剂,适用于急性心力衰竭或慢性心力衰竭加重时,特别适用于心力衰竭伴快速心房颤动者。注射后 10 min 起效,1～2 h 达高峰。每次用量 0.2～0.4 mg,稀释后静脉注射。②非洋地黄类正性肌力药物:多巴胺和多巴酚丁胺只能短期静脉应用;米力农对改善心力衰竭的症状效果肯定,但大型前瞻性研究和其他相关研究均证明,长期应用该类药物治疗重症慢性心力衰竭,其死亡率较不用者更高。

(4)β 受体阻滞剂的应用:β 受体阻滞剂可对抗心力衰竭代偿机制中的"交感神经活性增强"这一重要环节,对心肌产生保护作用,可明显提高其运动耐量,降低死亡率。β 受体阻滞应该用于 NYHA 心功能 Ⅱ级或Ⅲ级、LVEF<40％且病情稳定的所有慢性收缩性心力衰竭患者,但应在 ACE 抑制剂和利尿剂的基础上应用;同时,因其具有负性肌力作用,用药时仍应十分慎重。一般宜待病情稳定后,从小量开始用起,然后根据治疗反应每隔 2～4 周增加一次剂量,直达最大耐受量,并适量长期维持。症状改善常在用药后 2～3 个月出现。长期应用时避免突然停药。临床常用制剂:①选择性 $β_1$ 受体阻滞剂,无血管扩张作用,如美托洛尔初始剂量 12.5 mg/d,比索洛尔初始剂量1.25 mg/d。②非选择性 β 受体阻滞剂,如卡维地洛属第三代 β 受体阻滞剂,可全面

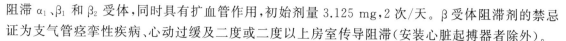

阻滞 α_1、β_1 和 β_2 受体,同时具有扩血管作用,初始剂量 3.125 mg,2 次/天。β 受体阻滞剂的禁忌证为支气管痉挛性疾病、心动过缓及二度或二度以上房室传导阻滞(安装心脏起搏器者除外)。

(5)血管扩张剂的应用:心力衰竭时,由于各种代偿机制的作用,使周围循环阻力增加,心脏的前负荷也增大。扩血管治疗,可以减轻心脏前、后负荷,改善心力衰竭症状。因此心力衰竭时,可考虑应用小静脉扩张剂如硝酸异山梨酯、阻断 α_1 受体的小动脉扩张剂如肼屈嗪及均衡扩张小动脉和小静脉制剂如硝普钠等静脉滴注。

六、预防

(一)防止初始心肌损伤

冠状动脉性疾病和高血压已逐渐成为心力衰竭的主要病因,积极控制高血压、高血糖、高血脂和戒烟等,可减少发生心力衰竭的危险性;同时,积极控制 A 组 β 溶血性链球菌感染,预防风湿热和瓣膜性心脏病,以及戒除酗酒,防止酒精中毒性心肌病等,亦是防止心肌损伤的重要措施。

(二)防止心肌进一步损伤

急性心肌梗死再灌注治疗,可以有效再灌注缺血心肌节段,防止缺血性损伤,降低死亡率和发生心力衰竭的危险性。对于近期心肌梗死恢复者,应用神经内分泌拮抗剂(如 ACE 抑制剂或β 受体阻滞剂),可降低再梗死或死亡的危险性,特别是对于心肌梗死伴有心力衰竭时。对于急性心肌梗死无心力衰竭患者,应用阿司匹林可降低再梗死危险,有利于防止心力衰竭的发生。

(三)防止心肌损伤后恶化

众多临床试验已经证实,对已有左心功能不全者,不论是否伴有症状,应用 ACE 抑制剂均可降低其发展为严重心力衰竭的危险性。

七、护理

(一)一般护理

1.休息与活动

休息是减轻心脏负荷的重要方法,包括体力的休息、精神的放松和充足的睡眠。应根据患者心功能分级及患者基本状况决定活动量。

Ⅰ级:不限制一般的体力活动,积极参加体育锻炼,但要避免剧烈运动和重体力劳动。

Ⅱ级:适当限制体力活动,增加午休,强调下午多休息,可不影响轻体力工作和家务劳动。

Ⅲ级:严格限制一般的体力活动,每天有充分的休息时间,但日常生活可以自理或在他人协助下自理。

Ⅳ级:绝对卧床休息,生活由他人照顾。可在床上做肢体被动运动,轻微的屈伸运动和翻身,逐步过渡到坐或下床活动。鼓励患者不要延长卧床时间,当病情好转后,应尽早做适量的活动,因为长期卧床易导致血栓形成、肺栓塞、便秘、虚弱、直立性低血压的发生。

2.饮食

饮食给予低盐、低脂、低热量、高蛋白、高维生素、清淡易消化的饮食,少食多餐。

(1)限制食盐及含钠食物:Ⅰ度心力衰竭患者每天钠摄入量应限制在 2 g(相当于氯化钠 5 g)左右,Ⅱ度心力衰竭患者每天钠摄入量应限制在 1 g(相当于氯化钠 2.5 g)左右,Ⅲ度心力衰竭患者每天钠摄入量应限制在 0.4 g(相当于氯化钠 1 g)左右。但应注意在用强效利尿剂时,可放宽限制,以防发生电解质紊乱。

（2）限制饮水量，高度水肿或伴有腹水者，应限制饮水量，24 h饮水量一般不超过800 mL，应尽量安排在白天间歇饮水，避免大量饮水，以免增加心脏负担。

3.排便的护理

指导患者养成按时排便的习惯，预防便秘。排便时切忌过度用力，以免增加心脏负担，诱发严重心律失常。

（二）对症护理及病情观察护理

1.呼吸困难

（1）休息与体位：让患者取半卧位或端坐卧位安静休息，鼓励患者多翻身、咳嗽，尽量做缓慢的深呼吸。

（2）吸氧：根据缺氧程度及病情选择氧流量。

（3）遵医嘱给予强心、利尿、扩血管药物，注意观察药物作用及不良反应，如血管扩张剂可致头痛及血压下降等；血管紧张素转换酶抑制剂的不良反应有直立性低血压、咳嗽等。

（4）病情观察：应观察呼吸困难的程度、发绀情况、肺部啰音的变化、血气分析和血氧饱和度等，以判断药物疗效和病情进展。

2.水肿

（1）观察水肿的消长程度，每天测量体重，准确记录出入液量并适当控制液体摄入量。

（2）限制钠盐摄入，每天食盐摄入量少于5 g，服利尿剂者可适当放宽。限制含钠高的食品、饮料和调味品如发酵面食、腌制品、味精、糖果、番茄酱、啤酒、汽水等。

（3）加强皮肤护理，协助患者经常更换体位，嘱患者穿质地柔软的衣服，经常按摩骨隆突处，预防压疮的发生。

（4）遵医嘱正确使用利尿剂，密切观察其不良反应，主要为水、电解质紊乱。利尿剂的应用时间选择早晨或日间为宜，避免夜间排尿过频而影响患者的休息。

（三）用药观察与护理

1.利尿剂

电解质紊乱是利尿剂最易出现的不良反应，应随时注意观察。氢氯噻嗪类排钾利尿剂，作用于肾远曲小管，抑制Na^+的重吸收，并可通过Na^+-K^+交换机制降低K^+的吸收易出现低钾血症，应监测血钾浓度，给予含钾丰富的食物，遵医嘱及时补钾；氨苯蝶啶：直接作用于肾远曲小管远端，排钠保钾，利尿作用不强，常与排钾利尿剂合用，起保钾作用。出现高钾血症时，遵医嘱停用保钾利尿剂，嘱患者禁食含钾高的食物，严密观察心电监护变化，必要时予胰岛素等紧急降钾处理。

2.血管紧张素转换酶抑制剂

ACE抑制剂的不良反应有低血压、肾功能一过性恶化、高钾血症、干咳、血管神经性水肿及少见的皮疹、味觉异常等。对无尿性肾衰竭、妊娠哺乳期妇女和对该类药物过敏者禁止应用，双侧肾动脉狭窄、血肌酐水平明显升高（>225 $\mu mol/L$）、高钾血症（>5.5 mmol/L）、低血压[收缩压<12.0 kPa（90 mmHg）]或不能耐受本药者也不宜应用本类药物。

3.洋地黄类药物

洋地黄类药物可以加强心肌收缩力，减慢心率，从而改善心功能不全患者的血流动力学变化。其用药安全范围小，易发生中毒反应。

（1）严格按医嘱给药，教会患者服地高辛时应自测脉搏，如脉搏<60次/分钟或节律不规则

应暂停服药并告诉医师;毛花苷 C 或毒毛花苷 K 静脉给药时须稀释后缓慢静脉注射,并同时监测心率、心律及心电图变化。

(2)密切观察洋地黄中毒表现。①心律失常:洋地黄中毒最重要的反应是出现各种类型的心律失常,是由心肌兴奋性过强和传导系统传导阻滞所致,最常见者为室性期前收缩(多表现为二联律)、非阵发性交界区心动过速、房性期前收缩、心房颤动及房室传导阻滞;快速房性心律失常伴房室传导阻滞是洋地黄中毒的特征性表现。洋地黄可引起心电图 ST-T 改变,但不能据此诊断为洋地黄中毒。②消化道症状:食欲减退、恶心、呕吐等(需与心力衰竭本身或其他药物所引起的胃肠道反应相鉴别)。③神经系统症状:头痛、头晕、忧郁、嗜睡、精神改变等。④视觉改变:视物模糊、黄视、绿视等。测定血药浓度有助于洋地黄中毒的诊断。

(3)洋地黄中毒的处理:①发生中毒后应立即停用洋地黄药物及排钾利尿剂。②单发室性期前收缩、一度房室传导阻滞等在停药后常自行消失。③对于快速性心律失常患者,若血钾浓度低则静脉补钾,如血钾不低可用利多卡因或苯妥英钠;有传导阻滞及缓慢性心律失常者,可用阿托品 0.5～1 mg 皮下或静脉注射,需要时安置临时心脏起搏器。

4.β 受体阻滞剂

必须从极小剂量开始逐渐加大剂量,每次剂量增加的时间梯度不宜短于 5 d,同时严密监测血压、体重、脉搏及心率变化,防止出现传导阻滞和心力衰竭加重。

5.血管扩张剂

(1)硝普钠:用药过程中,要严密监测血压,根据血压调节滴速,一般剂量 0.72～4.32 mg/(kg·d),连续用药不超过 7 d,嘱患者不要自行调节滴速,体位改变时动作宜缓慢,防止直立性低血压发生;注意避光,现配现用,液体配制后无论是否用完需 6～8 h 更换;长期用药者,应监测血氰化物浓度,防止氰化物中毒,临床用药过程中发现老年人易出现精神方面的症状,应注意观察。

(2)硝酸甘油:用药过程中可出现头胀、头痛、面色潮红、心率加快等不良反应,改变体位时易出现直立性低血压。用药时从小剂量开始,严格控制输液速度,做好宣教工作,以取得配合。

(四)心理护理

(1)护士自身应具备良好的心理素质,沉着、冷静,用积极乐观的态度影响患者及家属,使患者增强战胜疾病的信心。

(2)建立良好的护患关系,关心体贴患者,简要解释使用监测设备的必要性及作用,得到患者的充分信任。

(3)对患者及家属进行适时的健康指导,强调严格遵医嘱服药、不随意增减或撤换药物的重要性,如出现中毒反应,应立即就诊。

(五)出院指导

1.活动指导

患有慢性心力衰竭的患者,往往过分依赖药物治疗,而忽略运动保健。指导患者合理休息与活动,活动应循序渐进,活动量以不出现心悸、气急为原则。适应一段时间后再逐渐缓慢增加活动量。病情好转,可到室外活动。漫步、体操、太极拳、气功等都是适宜的保健方法。如活动不引起胸闷、气喘,表明活动量适度,以后根据各人的不同情况,逐渐增加活动时间。但必须以轻体力、小活动量、长期坚持为原则。

2.饮食指导

坚持合理饮食,进食低盐、低脂、低热量、高蛋白、高维生素、清淡易消化的饮食。适当限制钠盐的摄入,可减轻体液的潴留,减轻心脏负担。一般钠盐(食盐、酱油、黄酱、咸菜等)可限制到每天 5 g 以下,病情严重者限制在每天不超过 3 g。但服用强力利尿剂的患者钠盐的限制不必过严;在严格限制钠摄入时,一般可不必严格限制水分,液体摄入量以每天 1.5～2 L 为宜,但重症心力衰竭的患者应严格限制钠盐及水的摄入。少量多餐,避免过饱。

3.疾病知识指导

给患者讲解心力衰竭最常见的诱因有呼吸道感染、过重的体力劳动、心律失常、情绪激动、饮食不当等。因此一定要注意预防感冒,防止受凉,根据气温变化随时增减衣服;保持乐观情绪平时根据心功能情况适当参加体育锻炼,避免过度劳累。

4.用药指导

告诉患者及家属强心药、利尿剂等药物的名称、服用方法、剂量、不良反应及注意事项。定期复查,如有不适,以及时复诊。

(王玉霞)

第九章　消化内科护理

第一节　反流性食管炎

反流性食管炎(reflux esophagitis,RE)是指胃、十二指肠内容物反流入食管所引起的食管黏膜炎症、糜烂、溃疡和纤维化等病变,甚至引起咽喉、气道等食管以外的组织损害。其发病男性多于女性,男女比例为(2~3)∶1,发病率为1.92%。随着年龄的增长,食管下段括约肌收缩力的下降,胃、十二指肠内容物自发性反流,而使老年人反流性食管炎的发病率有所增加。

一、病因与发病机制

(一)抗反流屏障削弱

食管下括约肌是指食管末端3~4 cm长的环形肌束。正常人静息时压力为1.3~4.0 kPa(10~30 mmHg),为一高压带,防止胃内容物反流入食管。由于年龄的增长,机体老化导致食管下括约肌的收缩力下降引起食物反流。一过性食管下括约肌松弛也是反流性食管炎的主要发病机制。

(二)食管清除作用减弱

正常情况下,一旦发生食物的反流,大部分反流物通过1~2次食管自发和继发性的蠕动性收缩将食管内容物排入胃内,即容量清除,剩余的部分则由唾液缓慢地中和。老年人食管蠕动缓慢和唾液产生减少,影响了食管的清除作用。

(三)食管黏膜屏障作用下降

反流物进入食管后,可以凭借食管上皮表面黏液、不移动水层和表面 HCO_3^-、复层鳞状上皮等构成上皮屏障,以及黏膜下丰富的血液供应构成的后上皮屏障,发挥其抗反流物对食管黏膜损伤的作用。随着机体老化,食管黏膜逐渐萎缩,黏膜屏障作用下降。

二、护理评估

(一)健康史
询问患者的饮食结构及习惯、有无长期服用药物史。

(二)身体评估
1.反流症状

反酸、反食、反胃(指胃内容物在无恶心和不用力的情况下涌入口腔)、嗳气等,多在餐后明显或加重,平卧或躯体前屈时易出现。

2.反流物引起的刺激症状

胸骨后或剑突下烧灼感、胸痛、吞咽困难等。常由胸骨下段向上伸延,常在餐后 1 h 出现,平卧、弯腰或腹压增高时可加重。反流物刺激食管痉挛导致胸痛,常发生在胸骨后或剑突下。严重时可为剧烈刺痛,可放射到后背、胸部、肩部、颈部、耳后,有的酷似心绞痛的特点。

3.其他症状

咽部不适,有异物感、棉团感或堵塞感,可能与酸反流引起食管上段括约肌压力升高有关。

4.并发症

(1)上消化道出血:因食管黏膜炎症、糜烂及溃疡可以导致上消化道出血。

(2)食管狭窄:食管炎反复发作致使纤维组织增生,最终导致瘢痕性狭窄。

(3)Barrett 食管:在食管黏膜的修复过程中,食管-贲门交界处 2 cm 以上的食管鳞状上皮被特殊的柱状上皮取代,称之为 Barrett 食管。Barrett 食管发生溃疡时,又称 Barrett 溃疡。Barrett食管是食管癌的主要癌前病变,其腺癌的发生率较正常人高 30~50 倍。

(三)辅助检查

1.内镜检查

内镜检查是反流性食管炎最准确、最可靠的诊断方法,能判断其严重程度和有无并发症,结合活检可与其他疾病相鉴别。

2.24 h 食管 pH 监测

应用便携式 pH 记录仪在生理状态下对患者进行 24 h 食管 pH 连续监测,可提供食管是否存在过度酸反流的客观依据。在进行该项检查前 3 d,应停用抑酸药与促胃肠动力的药物。

3.食管吞钡 X 线检查

对不愿意接受或不能耐受内镜检查者行该检查。严重患者可发现阳性 X 线征。

(四)心理-社会状况

反流性食管炎长期持续存在,病情反复、病程迁延,因此患者会出现食欲缺乏,体重下降,导致患者心情烦躁、焦虑;合并消化道出血时会使患者紧张、恐惧。应注意评估患者的情绪状态及对本病的认知程度。

三、护理诊断

(一)疼痛

胸痛与胃食管黏膜炎性病变有关。

(二)营养失调:低于机能需要量

低于机体需要量与害怕进食、消化吸收不良等有关。

(三)有体液不足的危险

体液不足的危险与合并消化道出血引起活动性体液丢失、呕吐及液体摄入量不足有关。

(四)焦虑

焦虑与病情反复、病程迁延有关。

(五)知识缺乏

缺乏对反流性食管炎病因和预防知识的了解。

四、护理目标

(1)患者能说出缓解疼痛的方法,诉疼痛减轻,发作频率减少。

(2)吞咽困难症状缓解,进食量增加,体重增加。

(3)减轻患者焦虑程度,配合治疗及护理。

(4)患者能说出反流性食管炎发病的相关因素,改变生活方式及不良习惯,积极配合药物治疗。

五、护理措施

(一)一般护理

为减少平卧时及夜间反流可将床头抬高 $15\sim20$ cm。避免睡前 2 h 内进食,白天进餐后亦不宜立即卧床。应避免食用使食管下括约肌压力降低的食物和药物,如高脂肪、巧克力、咖啡、浓茶及硝酸甘油、钙通道阻滞剂等。应戒烟及禁酒。减少一切影响腹压增高的因素,如肥胖、便秘、紧束腰带等。

(二)用药护理

遵医嘱给予药物治疗,注意观察药物的疗效及不良反应。

1.H_2 受体拮抗剂

药物应在餐中或餐后即刻服用,若需同时服用抗酸药,则两药应间隔 1 h 以上。若静脉给药应注意控制速度,过快可引起低血压和心律失常。西咪替丁对雄性激素受体有亲和力,可导致男性乳腺发育、勃起功能障碍及性功能紊乱,应做好解释工作。该药物主要通过肾排泄,用药期间应监测肾功能。

2.质子泵抑制剂

奥美拉唑可引起头晕,应嘱患者用药期间避免开车或做其他必须高度集中注意力的工作。兰索拉唑的不良反应包括荨麻疹、皮疹、瘙痒、头痛、口苦、肝功能异常等,轻度不良反应不影响继续用药,较严重时应及时停药。泮托拉唑的不良反应较少,偶可引起头痛和腹泻。

3.抗酸药

该药在饭后 1 h 和睡前服用。服用片剂时应嚼服,乳剂给药前应充分摇匀。

抗酸剂应避免与奶制品、酸性饮料及食物同时服用。

(三)饮食护理

(1)指导患者有规律地定时进餐,饮食不宜过饱,选择营养丰富、易消化的食物。避免摄入过咸、过甜、过辣的刺激性食物。

(2)制订饮食计划:与患者共同制定饮食计划,指导患者及家属改进烹饪技巧,增加食物的色、香、味,刺激患者食欲。

(3)观察并记录患者每天进餐次数、量、种类,以了解其摄入营养素的情况。

六、健康教育

(一)疾病知识的指导

向患者及家属介绍本病的有关病因,避免诱发因素。保持良好的心理状态,平时生活要有规律,合理安排工作和休息时间,注意劳逸结合,积极配合治疗。

(二)饮食指导

指导患者加强饮食卫生和饮食营养,养成有规律的饮食习惯;避免过冷、过热、辛辣等刺激性食物及浓茶、咖啡等饮料;嗜酒者应戒酒。

(三)用药指导

根据病因及病情进行指导,嘱患者长期维持治疗,介绍药物的不良反应,如有异常及时复诊。

七、护理效果评价

(1)患者疼痛得到缓解,发作频率减少。

(2)患者营养状况得到改善。

(3)患者焦虑程度减轻。

(赵莹菊)

第二节　消化性溃疡

消化性溃疡主要指发生于胃和十二指肠的慢性溃疡,即胃溃疡(GU)和十二指肠溃疡(DU),因溃疡的形成与胃酸/胃蛋白酶的消化作用有关而得名。临床以慢性病程、周期性发作和节律性上腹部疼痛为主要特点。消化性溃疡是消化系统的常见病,我国总发病率为10%～12%,秋冬和冬春之交好发。临床上十二指肠溃疡较胃溃疡多见,两者之比约为3∶1。男性患病较女性多见,男女之比为(3～4)∶1。十二指肠溃疡好发于青壮年,胃溃疡的发病年龄高峰比十二指肠溃疡约晚10年。

一、致病因素

(一)幽门螺杆菌感染

大量研究表明幽门螺杆菌感染是消化性溃疡的主要病因,尤其是十二指肠溃疡。其机制尚未完全阐明,可能是幽门螺杆菌感染通过直接或间接作用于胃、十二指肠黏膜,使黏膜屏障作用削弱,胃酸分泌增加,引起局部炎症和免疫反应,导致胃、十二指肠黏膜损害和溃疡形成。

(二)胃酸和胃蛋白酶

消化性溃疡的最终形成是由于胃酸/胃蛋白酶对黏膜的自身消化所致。胃酸分泌增多不仅破坏胃黏膜屏障,还能激活胃蛋白酶,从而降解蛋白质分子,损伤黏膜,故胃酸在溃疡的形成过程中起关键作用,是溃疡形成的直接原因。

(三)非甾体抗炎药

如阿司匹林、吲哚美辛、糖皮质激素等可直接作用于胃、十二指肠黏膜,损害黏膜屏障,还可抑制前列腺素合成,削弱其对黏膜的保护作用。

(四)其他因素

1.遗传

O型血人群的十二指肠溃疡发病率高于其他血型。

2.吸烟

烟草中的尼古丁成分可引起胃酸分泌增加、幽门括约肌张力降低、胆汁及胰液反流增多,从而削弱胃肠黏膜屏障。

3.胃十二指肠运动异常

胃排空增快可使十二指肠壶腹部酸负荷增大;胃排空延缓可引起十二指肠液反流入胃,增加胃黏膜侵袭因素。

总之,胃酸/胃蛋白酶的损害作用增强和/或胃、十二指肠黏膜防御/修复机制减弱是本病发生的根本环节。但胃和十二指肠溃疡发病机制也有所不同,胃溃疡的发病主要是防御/修复机制减弱,十二指肠溃疡的发病主要是损害作用增强。

二、护理评估

(一)健康史

患者吸烟、酗酒史、病程时间、有无服用非甾体抗炎药、遗传及家族史。

(二)身体状况

临床表现轻重不一,部分患者可无症状或症状较轻,或以出血、穿孔等并发症为首发表现。典型的消化性溃疡有如下临床特点。①慢性病程:病史可达数年至数十年。②周期性发作:发作与缓解交替出现,发作常有季节性,多在秋冬和冬春之交好发。③节律性上腹部疼痛:腹痛与进食之间有明显的相关性和节律性。

1.症状

(1)上腹部疼痛:为本病的主要症状,疼痛部位多位于中上腹,可偏右或偏左。疼痛性质可为钝痛、胀痛、灼痛、剧痛或饥饿不适感。多数患者疼痛有典型的节律性,胃溃疡疼痛常在餐后1 h内发生,至下次餐前消失,即进食—疼痛—缓解,故又称饱食痛;十二指肠溃疡疼痛常在两餐之间发生,至下次进餐后缓解,即疼痛—进食—缓解,故又称空腹痛或饥饿痛,部分患者也可出现午夜痛。

(2)其他:可有反酸、嗳气、恶心、呕吐、腹胀、食欲缺乏等消化不良的症状,或有失眠、多汗等自主神经功能失调的表现,病程长者可出现消瘦、体重下降和贫血。

2.体征

溃疡发作期上腹部可有局限性轻压痛,胃溃疡压痛点常位于剑突下稍偏左,十二指肠溃疡压痛点多在剑突下稍偏右。缓解期无明显体征。

3.并发症

(1)出血:是最常见的并发症。出血引起的临床表现取决于出血的量和速度,轻者仅表现为呕血与黑便,重者可出现休克征象。

(2)穿孔:急性穿孔是最严重的并发症,常见诱因有饮食过饱、饮酒、劳累、服用甾体抗炎药等。表现为突发的剧烈腹痛,迅速蔓延至全腹,并出现腹肌紧张、弥漫性腹部压痛、反跳痛、肝浊音界缩小或消失、肠鸣音减弱或消失等体征,部分患者出现休克。慢性穿孔的症状不如急性穿孔剧烈,往往表现为腹痛节律的改变,常放射至背部。

(3)幽门梗阻:多由十二指肠溃疡或幽门管溃疡引起。溃疡急性发作时炎症水肿可引起暂时性梗阻,慢性溃疡愈合后形成瘢痕可致永久性梗阻。主要表现为上腹胀痛,餐后明显,频繁大量呕吐,呕吐物含酸性发酵宿食。严重呕吐可致脱水和低氯低钾性碱中毒,常继发营养不良和体重减轻。上腹部空腹振水音、胃蠕动波及插胃管抽液量超过200 mL是幽门梗阻的特征性表现。

(4)癌变:少数胃溃疡可发生癌变。对有长期胃溃疡病史、年龄在45岁以上、胃溃疡上腹痛的节律性消失、症状顽固且经严格内科治疗无效、粪便隐血试验持续阳性者,应考虑癌变,需进一步检查和定期随访。

(三)心理-社会状况

由于本病病程长、周期性发作和节律性腹痛,会使患者产生紧张、焦虑或抑郁等情绪,当并发出血、穿孔或癌变时,易产生恐惧心理。

(四)实验室及其他检查

1.胃镜及胃黏膜活组织检查

胃镜及胃黏膜活组织检查是确诊消化性溃疡首选的检查方法。胃镜检查可直接观察溃疡部位、病变大小和性质,还可在直视下取活组织做病理学检查及幽门螺杆菌检测。

2.X线钡剂检查

龛影是溃疡的X线检查直接征象,对溃疡有确诊价值;激惹和变形等间接征象,提示可能有溃疡的发生。

3.幽门螺杆菌检测

幽门螺杆菌检测是消化性溃疡诊断的常规检查项目,因为有无幽门螺杆菌感染决定治疗方案的选择。

4.粪便隐血试验

隐血试验阳性提示溃疡活动期,胃溃疡患者如隐血试验持续阳性,提示癌变的可能。

三、护理诊断

(一)疼痛

腹痛与胃酸刺激溃疡面、引起化学性炎症或并发穿孔等有关。

(二)营养失调:低于机体需要量

低于机体需要量与疼痛所致摄食减少或频繁呕吐有关。

(三)焦虑

焦虑与溃疡反复发作、迁延不愈或出现并发症使病情加重有关。

(四)潜在并发症

出血、穿孔、幽门梗阻、癌变。

(五)知识缺乏

缺乏溃疡病防治知识。

四、护理目标

(1)患者能够了解并避免发病诱因,能够描述正确的溃疡防治知识,主动参与、积极配合防治。

(2)未出现上消化道出血、穿孔、幽门梗阻、溃疡癌变等并发症或出现能被及时发现和处理。

(3)焦虑程度减轻或消失。

五、护理措施

(一)病情观察

密切观察患者腹痛的规律和特点,与进食、服药的关系,呕吐物及粪便的颜色和性状;监测生命体征及腹部体征的变化。观察患者有无出血、穿孔、幽门梗阻和癌变征象,一旦发现及时通知医师,并配合做好各项护理工作。

(二)生活护理

1.适当休息

溃疡活动期且症状较重或有并发症者,应适当休息。

2.饮食护理

基本要求同慢性胃炎。指导患者进餐定时定量、少食多餐、细嚼慢咽。选择营养丰富、易消化,低脂、适量蛋白质的食物,如脱脂牛奶、鸡蛋和鱼等;主食以面食为主,因其柔软、含碱且易消化,不习惯于面食则以软米饭或米粥代替;避免辛辣、油炸、过酸、过咸食物及浓茶、咖啡等刺激食物和饮料,以减少胃酸分泌。

(三)药物治疗的护理

严格遵医嘱用药,注意观察药物的疗效及不良反应,并告知患者用药的注意事项。

1.碱性抗酸药

应在饭后1 h和睡前服用,避免与奶制品、酸性食物及饮料同服。氢氧化铝凝胶能阻碍磷的吸收,引起磷缺乏症,长期大量服用还可引起严重便秘;服用镁制剂可引起腹泻。

2.H_2 受体拮抗药

应在餐中或餐后即刻服用,也可将一天的剂量在睡前顿服,若与抗酸药联用时,两药间隔1 h以上。静脉给药时要注意控制速度,避免低血压和心律失常的发生。长期大量应用西咪替丁可出现男性乳房肿胀、性欲减退、腹泻、眩晕、头痛、肌肉痉挛或肌痛、皮疹、脱发,偶见粒细胞减少、精神错乱等。

3.质子泵抑制药

奥美拉唑可引起头晕,告知患者服药期间避免从事注意力高度集中的工作;兰索拉唑的主要不良反应有荨麻疹、皮疹、瘙痒、头痛、口干、肝功能异常等,不良反应严重时应及时停药;泮托拉唑的不良反应较少,偶有头痛和腹泻。

4.保护胃黏膜药物

硫糖铝片应在餐前1 h服用,可有便秘、口干、皮疹、眩晕、嗜睡等不良反应;米索前列醇可引起子宫收缩,孕妇禁用。

5.根除幽门螺杆菌药物

应在餐后服用抗生素,尽量减少对胃黏膜的刺激,服药要定时定量,以达到根除幽门螺杆菌的目的。

(四)并发症的护理

1.穿孔

急性穿孔时,禁食并胃肠减压,做好术前准备工作;慢性穿孔时,密切观察疼痛的性质,指导患者遵医嘱用药。

2.幽门梗阻

观察患者呕吐物的性状,准确记录出入液量,重者禁食禁水、胃肠减压,以及时纠正水、电解质、酸碱平衡紊乱。

3.出血

出血患者按出血护理常规护理。

(五)心理护理

正确评估患者及家属的心理反应,告知患者及家属,经过正规治疗和积极预防,溃疡是可以痊愈的,并说明不良情绪会诱发和加重病情,使患者树立信心,消除紧张、恐惧心理。指导患者心理放松,转移注意力,保持乐观的情绪。

六、健康教育

(一)疾病知识指导

向患者及家属介绍导致溃疡发生及加重的相关因素;指导患者生活规律,保持乐观的心态,保证充足的睡眠和休息,适当锻炼,提高机体抵抗力;建立合理的饮食习惯和结构,戒除烟酒,避免摄入刺激性食物。

(二)用药指导

指导患者严格遵医嘱正确服药,学会观察药物疗效和不良反应,不可自行停药和减量,以避免溃疡复发;忌用或慎用对胃黏膜有损害的药物,如阿司匹林、咖啡因、糖皮质激素等;若用药后腹痛节律改变或出现并发症应及时就医。

七、护理效果评价

(1)患者能说出引起疼痛的原因、诱因,戒除烟酒,饮食规律,能选择适宜的食物,未因饮食不当诱发疼痛。

(2)能正确服药,上腹部疼痛减轻并渐消失,无恶心、呕吐、呕血、黑便。

(3)情绪稳定,无焦虑或恐惧,生活态度积极乐观。

(赵莹菊)

第三节　慢性胃炎

慢性胃炎是指由多种原因引起的胃黏膜慢性炎症。其发病率在各种胃病中居首位,男性多于女性,各个年龄段均可发病且随年龄增长发病率逐渐增高。慢性胃炎的分类方法很多,全国慢性胃炎研讨会共识意见中采纳了国际上新悉尼系统的分类方法,将慢性胃炎分为浅表性(又称非萎缩性)、萎缩性和特殊类型三大类。慢性浅表性胃炎是指不伴有胃黏膜萎缩性改变的慢性炎症,幽门螺杆菌感染是其主要病因;慢性萎缩性胃炎是指胃黏膜已经发生了萎缩性改变,常伴有肠上皮化生,又分为多灶萎缩性胃炎和自身免疫性胃炎两大类;特殊类型胃炎种类很多,临床上较少见。

一、致病因素

(一)幽门螺杆菌感染

幽门螺杆菌感染是慢性浅表性胃炎最主要的病因。幽门螺杆菌具有鞭毛,其分泌的黏液素可直接侵袭胃黏膜,释放的尿素酶可分解尿素产生 NH_3 中和胃酸,使幽门螺杆菌在胃黏膜定居和繁殖,同时可损伤上皮细胞膜;幽门螺杆菌产生的细胞毒素还可引起炎症反应和菌体壁诱导自

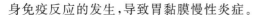

身免疫反应的发生,导致胃黏膜慢性炎症。

(二)饮食因素

高盐饮食,长期饮烈酒、浓茶、咖啡,摄取过热、过冷、过于粗糙的食物等,均易引起慢性胃炎。

(三)自身免疫

患者血液中存在自身抗体,如抗壁细胞抗体和抗内因子抗体,可使壁细胞数目减少,胃酸分泌减少或缺失,还可使维生素 B_{12} 吸收障碍导致恶性贫血。

(四)其他因素

各种原因引起的十二指肠液反流入胃,削弱或破坏胃黏膜的屏障功能;老年胃黏膜退行性病变;胃黏膜营养因子缺乏,如促胃液素(胃泌素)缺乏;服用非甾体抗炎药等,均可引起慢性胃炎。

二、护理评估

(一)健康史

幽门螺杆菌的感染可能通过人与人的接触相传播,故需要询问患者家庭成员是否有相同病史;是否长期饮浓茶、烈酒、咖啡,过热、过冷、过于粗糙的食物;是否长期大量服用非甾体抗炎药、糖皮质激素等药物;有无不规律的饮食习惯或不良烟酒嗜好;有无慢性口腔、咽喉炎症,肝、胆及胰腺疾病,心力衰竭,类风湿性关节炎等易并发慢性胃炎的疾病存在。

(二)自身状况

1.症状

慢性胃炎进展缓慢,病程迁延。由幽门螺杆菌引起的慢性胃炎多数患者无症状;部分患者有上腹隐痛、餐后饱胀感、食欲缺乏、嗳气、反酸、恶心和呕吐等消化不良的表现,这些症状的有无及严重程度与胃镜所见及组织病理学改变无肯定的相关性,而与病变是否处于活动期有关。自身免疫性胃炎患者消化道症状较少,可伴有贫血,在典型恶性贫血时,除贫血外还可伴有全身衰弱、神情淡漠和周围神经系统改变等维生素 B_{12} 缺乏的临床表现。

2.体征

多不明显,可有上腹轻压痛。

(三)辅助检查

1.纤维胃镜检查

结合直视下组织活检是最可靠的确诊方法。通过活检可明确病变类型。由于慢性胃炎病变可呈多灶分布,活检应在多部位取材。

2.血清学检查

多灶萎缩性胃炎时,抗壁细胞抗体滴度低,血清促胃泌素水平正常或偏低;自身免疫性胃炎时,抗壁细胞抗体和抗内因子抗体可呈阳性,血清促胃泌素水平明显升高。

3.胃液分析

自身免疫性胃炎时,胃酸缺乏;多灶萎缩性胃炎时,胃酸分泌正常或偏低。

(四)心理-社会状况

慢性胃炎病程迁延,多无明显症状,易被患者忽视。一旦症状明显又经久不愈,易使患者产生烦躁、焦虑等不良情绪。少数患者因担心癌变而存在恐惧心理。

三、护理诊断

(一)疼痛

腹痛与胃酸刺激溃疡面、引起化学性炎症或并发穿孔等有关。

(二)营养失调：低于机体需要量

低于机体需要量与疼痛所致摄食减少或频繁呕吐有关。

(三)焦虑

焦虑与溃疡反复发作、迁延不愈或出现并发症使病情加重有关。

(四)潜在并发症

出血、穿孔、幽门梗阻、癌变。

(五)知识缺乏

缺乏溃疡病防治知识。

四、护理目标

腹痛缓解或消失；进食量恢复正常，消化吸收功能良好，营养中等或良好；焦虑感消失，情绪平稳。

五、护理措施

(一)病情观察

主要观察有无上腹不适、腹胀、食欲缺乏等消化不良的表现；观察腹痛的部位、性质，呕吐物与大便的颜色、量及性状；评估实验室及胃镜检查结果。

(二)饮食护理

1.营养状况评估

观察并记录患者每天进餐次数、量和品种，以了解机体的营养摄入状况。定期监测体重，监测血红蛋白浓度、血清蛋白等有关营养指标的变化。

2.制定饮食计划

(1)与患者及其家属共同制定饮食计划，以营养丰富、易消化、少刺激为原则。

(2)胃酸低者可适当食用刺激胃酸分泌或酸性的食物，如浓肉汤、鸡汤、山楂、食醋等；胃酸高者应指导患者避免食用酸性和多脂肪食物，可进食牛奶、菜泥、面包等。

(3)鼓励患者养成良好的饮食习惯，进食应规律，少食多餐，细嚼慢咽。

(4)避免摄入过冷、过热、过咸、过甜、辛辣和粗糙的食物，戒除烟酒。

(5)提供舒适的进餐环境，改进烹饪技巧，保持口腔清洁卫生，以促进患者的食欲。

(三)药物治疗的护理

1.严格遵医嘱用药

注意观察药物的疗效及不良反应。

2.枸橼酸铋钾

宜在餐前半小时服用，因其在酸性环境中方起作用；服药时要用吸管直接吸入，防止将牙齿、舌染黑；部分患者服药后出现便秘或黑便，少数患者有恶心、一过性血清转氨酶升高，停药后可自行消失，极少数患者可能出现急性肾衰竭。

3.抗菌药物

服用阿莫西林前应详细询问患者有无青霉素过敏史,用药过程中要注意观察有无变态反应的发生;服用甲硝唑可引起恶心、呕吐等胃肠道反应及口腔金属味、舌炎、排尿困难等不良反应,宜在餐后半小时服用。

4.多潘立酮及西沙必利

应在餐前服用,不宜与阿托品等解痉药合用。

(四)心理护理

护理人员应主动安慰、关心患者,向患者说明不良情绪会诱发和加重病情,经过正规的治疗和护理慢性胃炎可以康复。

六、健康教育

向患者及家属介绍本病的有关知识、预防措施等;指导患者避免诱发因素,保持愉快的心情,生活规律,养成良好的饮食习惯,戒除烟酒;向患者介绍服用药物后可能出现的不良反应,指导患者按医嘱坚持用药,定期复查,如有异常及时复诊。

七、护理效果评价

腹痛减轻,食欲缺乏消失,营养状况改善,情绪平稳。

(赵莹菊)

第四节 肝 硬 化

肝硬化是一种常见的由一种或多种病因长期或反复作用引起的肝脏慢性、进行性、弥漫性病变。其特点是在肝细胞坏死基础上发生纤维化,并形成异常的再生结节和假小叶。临床早期可无症状,晚期可累及多系统,以肝功能损害和门静脉高压为主要表现,常出现消化道出血、肝性脑病和继发感染等严重并发症。

一、疾病概述

(一)病因

引起肝硬化的病因很多,且具有地区差异性。亚洲和非洲以乙肝后肝硬化为多见,而美国、欧洲以酒精性肝硬化多见。部分肝硬化可能是多种致病因素共同作用的结果。

1.病毒性肝炎

在我国,病毒性肝炎是导致肝硬化的主要原因,可以由乙型、丙型、丁型肝炎病毒重叠感染后演变而来,甲型和戊型肝炎不发展成肝硬化。多数表现为大结节或大小结节混合性肝硬化。

2.慢性酒精中毒

慢性酒精中毒为西方国家及地区肝硬化的常见病因,我国近年来有上升趋势。其发病机制主要是长期大量饮酒时,乙醇及其中间代谢产物乙醛对肝脏直接损害,形成脂肪肝、酒精性肝炎,严重时发展为酒精性肝硬化。乙醇量换算公式:乙醇量(g)=饮酒量(mL)×乙醇含量(%)×0.8。

3.长期胆汁淤积

长期胆汁淤积是由于胆酸及胆红素的作用引起肝细胞变性、坏死及纤维组织增生，最终可以发展为胆汁性肝硬化。与自身免疫有关者称为原发性胆汁性肝硬化；继发于肝外胆管阻塞者称为继发性胆汁性肝硬化。

4.遗传和代谢疾病

由遗传性和代谢性疾病导致某些物质因代谢障碍而沉积于肝脏，引起肝细胞变性坏死、结缔组织增生而逐渐发展成的肝硬化称为代谢性肝硬化。主要有以下几种。

(1)血色病：铁代谢障碍，肝组织中铁沉积过多引起的肝硬化。

(2)肝豆状核变：由于先天性铜代谢异常，导致铜过量沉积于肝脏、脑基底节及角膜，临床上表现为肝硬化、铜蓝蛋白降低、精神障碍等。

(3)半乳糖血症：半乳糖代谢缺陷以致大量半乳糖和半乳糖-1-磷酸堆积在肝细胞，在数月和数年后可发展为肝硬化。

(4)α_1抗胰蛋白酶缺乏症：α_1抗胰蛋白酶基因异常导致α_1抗胰蛋白酶缺乏引起的先天性代谢病。婴幼儿15%～20%的肝脏疾病可由α_1抗胰蛋白酶缺乏所致，成人α_1抗胰蛋白酶缺乏常表现为无症状性肝硬化，可伴肝癌。

(5)糖原贮积症Ⅳ型：因分支酶缺陷导致糖原在肝细胞内聚集引起进行性肝大，肝功能损害逐渐加重引起肝硬化。

(6)肝脏淀粉样变性：由于淀粉样物质浸润于肝细胞之间或沉积于网状纤维支架所致，常伴其他脏器淀粉样变。临床表现多样，最突出表现为巨肝，肝功能轻度异常。

(7)遗传性果糖不耐受症：由于缺乏磷酸果糖醛缩酶，使机体不能使用果糖，果糖的副产物果糖-1-磷酸半乳糖在体内累积，可引起肝硬化。

(8)其他：如纤维性囊肿病、先天性酪氨酸血症，也可引起肝硬化。

5.肝静脉回流受阻

长期肝静脉回流受阻导致肝脏被动充血。病理特点为肝细胞肿胀、肝大、肝小叶中心性坏死及纤维化；外观为槟榔肝。常见病因有以下3种。①慢性充血性心力衰竭和慢性缩窄性心包炎：病程较长，往往＞10年，肝大且质地中等硬度，也称为心源性肝硬化。②Budd-Chiari综合征：原发性肝静脉狭窄，多见于日本女性，其病理特点为肝静脉内膜下微血栓形成、血管壁增厚。目前认为其可能与口服避孕药及抗肿瘤药、X线放射治疗有关。另外，本症有先天性的痕迹，如血管蹼、膜状闭锁、狭窄两端对位不良等。但由于本病发病多在20～40岁，所以推测多由先天性的胚胎遗迹，在生长发育过程中不断增长所致。③肝静脉或下腔静脉血栓：临床多见。常见病因有骨髓增生异常疾病，如真性红细胞增多症、镰状细胞贫血、阵发性血红蛋白尿症、正常凝血抑制物（如抗血栓素、蛋白C、蛋白S、FVLeidin）的遗传缺陷、腹部外伤、化脓性肝内病灶、肝静脉内肿瘤特别是原发性肝癌和肾细胞癌等。

6.化学毒物或药物

由于吸入、摄入或静脉给予许多药物及化学制剂，如甲基多巴、双醋酚酊、四环素、磷、砷、四氯化碳等引起的中毒性肝炎，最后可演变为肝硬化。

7.免疫紊乱

自身免疫性肝炎可进展为肝硬化。其病因和发病机制仍不十分清楚，临床上以女性多见，肝功能损害较轻。伴有其他系统自身免疫病如系统性红斑狼疮，可出现多种自身抗体及异常免疫球蛋白血症等。

8.隐源性肝硬化

隐源性肝硬化并不是一种特殊类型的肝硬化,而是限于诊断技术一时难以确定发病原因的肝硬化。病毒性肝炎和儿童脂肪性肝炎可能是隐源性肝硬化的重要原因。随着诊断技术的进步,隐源性肝硬化所占的比例将逐渐减少。

9.其他

长期食物中缺乏蛋白质、维生素等可降低肝细胞对其他致病因素的抵抗力,成为肝硬化的间接病因。长期或反复感染血吸虫病者,虫卵在门静脉分支中沉积引起纤维组织增生,导致窦前性门静脉高压,在此基础上发展为血吸虫性肝硬化。有的患者可同时具有以上几种病因,由混合病因引起者病程进展较快。

（二）病理

在大体形态上,由于肝脏硬化失去原有的形态,体积变小,重量减轻,边缘变薄、变锐,外观由暗红色变为棕黄或灰褐色,肝左、右叶间裂原增大,表面有大小不等的结节形成,肝包膜变厚。切面可见肝正常小叶被散在的圆形或不规则状大小不等的岛屿状再生结节取代,结节周围有灰白色结缔组织包绕。

病理特点是在肝细胞炎症坏死的基础上,小叶结构塌陷,发生弥漫性纤维化,再生肝细胞结节形成,由纤维组织包绕形成假小叶。以肝再生结节形态和大小作为分类标准,可分为3类。

1.小结节性肝硬化

酒精性肝硬化常属此型。结节大小均匀,直径<3 mm,结节间有纤细的灰白色纤维组织间隔。中央静脉位置和数目不规则,可有2~3个中央静脉或一个偏在一边的中央静脉,或无中央静脉。

2.大结节性肝硬化

病毒性肝炎导致的肝硬化常属此型。结节粗大,大小不均,直径>3 mm,也可达5 cm甚至更大,结节间的纤维组织间隔一般较宽。结缔组织增生导致汇管区显著增宽,常见程度不等的炎症细胞浸润和假胆管增生。

3.大小结节混合性肝硬化

以上两型的混合,肝内同时存在大、小结节两种病理形态。肝炎后肝硬化也可属此型。

值得注意的是,肝硬化再生结节的大小与病因并非绝对相关。慢性持续的少量肝细胞坏死,其再生结节往往是小结节;而较大范围的肝细胞大量坏死,其再生结节一般是大结节。即一种病因可导致不同病理类型的肝硬化,不同的病因也可发展为同一种类型的肝硬化。

二、护理评估

（一）健康史

1.肝炎后肝硬化

由乙型、丙型或乙型与丁型重叠感染,经过慢性肝炎阶段演变而来。

2.血吸虫性肝硬化

日本血吸虫长期或反复感染后。

3.酒精性肝硬化

长期大量饮酒（每天摄入乙醇80 g达10年以上）。

4.胆汁性肝硬化

持续肝内淤胆或肝外胆管阻塞。

5.心源性肝硬化

慢性充血性心力衰竭、缩窄性心包膜炎、肝静脉和/或下腔静脉阻塞。

6.工业毒物或药物

长期接触四氯化碳、磷、砷等,或服用双醋酚丁、甲基多巴、四环素等。

7.代谢障碍

肝豆状核变性、血色病。

8.营养障碍

慢性炎症性肠病,食物中长期缺乏蛋白质、维生素、抗脂肝物质等。

(二)身心状况

大多数肝硬化起因隐匿,病程发展缓慢,可经历多年或10年以上才出现肝功能障碍等表现,临床上将肝硬化分为肝功能代偿期和失代偿期。

1.代偿期

患者易疲乏,食欲缺乏,性欲降低,可伴有腹胀、恶心、上腹隐痛、轻微腹泻等,也有不少人无症状。

2.失代偿期

症状显著,表现为肝功能减退、门静脉高压症和全身多系统症状。

(1)肝功能减退的临床表现:①全身症状包括面色晦暗、精神不振、消瘦乏力、皮肤干燥、低热、水肿。②消化道症状包括上腹饱胀不适、恶心、呕吐、腹泻、腹胀、黄疸等。③出血倾向和贫血包括常有鼻出血、牙龈出血、皮肤紫癜、胃肠出血倾向及不同程度的贫血。④内分泌紊乱包括男性患者性欲减退、睾丸萎缩、毛发脱落及乳房发育;女性患者月经失调、闭经、不孕。患者面、颈、上胸、肩背处出现蜘蛛痣,肝掌。

(2)门静脉高压症:①腹水是肝硬化最突出的临床表现。②侧支循环建立和开放,食管静脉曲张易致上消化道大出血;腹壁静脉曲张在脐周和腹壁可见迂曲的静脉;痔静脉曲张易形成痔核。③脾大,晚期脾功能亢进而呈全血细胞减少。

(3)肝触诊:质地坚硬,早期表面光滑,晚期可触及结节或颗粒状,常无压痛。

(三)实验室和其他检查

1.血、尿常规

在失代偿期有轻重不等的贫血,脾亢时全血细胞计数减少。黄疸时尿中有胆红素,尿胆原增加。

2.肝功能试验

失代偿期患者的肝功能多有全面损害。

(1)转氨酶:轻、中度增高,以ALT(GPT)显著,但肝细胞严重坏死时AST(GOT)活力大于GPT。

(2)血清蛋白:总蛋白正常或有变化,但白蛋白降低而球蛋白却增高,A/G比值降低甚至倒置。

(3)凝血酶原时间:有不同程度的延长。

(4)肝储备功能试验:如磺溴酞钠(BSP)试验、靛青绿(ICG)试验明显异常。

(5)血清蛋白电泳:γ-球蛋白增加。

3.免疫功能检查

肝硬化时出现免疫功能的改变。

(1)细胞免疫:CD3、CD4 和 CD8 T 淋巴细胞减少。

(2)体液免疫:免疫球蛋白 IgG、IgA、IgM 增高,以 IgG 最明显。

(3)自身抗体:部分患者可检出抗核抗体、抗平滑肌抗体、抗线粒体抗体等。

(4)病毒性肝炎患者血清乙、丙、丁型肝炎病毒标记呈阳性。

4.肝脏超声显像

能看出肝的形状、大小、有无肿胀等,门静脉高压症时可见门静脉直径增宽,检查前禁食 6～8 h。

5.食管吞钡 X 线检查

食管静脉曲张时,X 线下示虫蚀样或蚯蚓状充盈缺损,胃底静脉曲张时呈菊花样充盈缺损。

6.胃镜检查

纤维胃镜检查能直接看见静脉曲张及其部位和程度,在并发上消化道出血时能查清出血的部位和病因,同时可行食管静脉结扎等止血治疗。

7.放射性核素检查

可显示肝脏的大小、形状、密度,用以探查肝脏是否有病变或肿瘤。肝硬化者整个扫描像粗糙,肝右叶萎缩,左叶肥大,整个肝内吸收核素少,脾脏有核素浓集。

8.肝穿刺活组织检查

有假小叶形成,可确诊为肝硬化。

9.腹腔镜检查

可直接观察肝脏的外形、表面、色泽、边缘及腹腔内其他脏器,直视下对病变明显处作穿刺活检查,对诊断和鉴别诊断有帮助。

三、护理诊断

(一)营养失调:低于机体需要量

食欲缺乏,恶心,呕吐,消瘦,乏力,皮肤干燥,水肿与肝功能减退、胆汁分泌不足有关。

(二)体液过多

腹水,腹胀与门静脉压力增高、血浆蛋白低等因素有关。

(三)有体液不足的危险

口渴,尿量减少,皮肤及黏膜干燥与利尿、大量放腹水、主动摄水量不足等有关。

(四)有皮肤完整性受损的危险

严重衰弱卧床不起,受压处皮肤易发生压疮,皮肤瘙痒与营养不良、低蛋白血症引起的全身水肿及黄疸和长期卧床等有关。

(五)气体交换受损

呼吸费力,气促,端坐呼吸与大量腹水、肺部感染有关。

四、护理目标

(1)能遵循休息和活动计划,活动耐力有所增加。

(2)患者能描述营养不良的原因,遵循饮食计划,保证各种营养物质的摄入。

(3)腹水和水肿有所减轻,身体舒适度增加。

(4)焦虑、恐惧情绪得到缓解。

(5)无皮肤破损或感染,瘙痒等不适感减轻或消失。

(6)无并发症发生。

五、护理措施

(一)一般护理

(1)失代偿期应卧床休息,尽量取平卧位,以增加肝肾血流量。卧床期间注意保护皮肤。

(2)给予高热量、高维生素、易消化、无刺激的软食,选用优质蛋白。适量脂肪,限制动物脂肪的摄入。有肝性脑病先兆时应暂禁蛋白质摄入,有腹水者应给低盐或无盐饮食。必要时遵医嘱给予静脉补充营养。

(3)黄疸可致皮肤瘙痒,应避免搔抓皮肤,定时翻身,使用温水或性质柔和的护肤品清洁皮肤。

(4)指导患者遵医嘱按时、按量服药,片剂口服药应研碎服用。肝功能不全或肝性脑病前期症状出现时不能随意应用镇静剂、麻醉剂。便秘者给予缓泻剂,保持大便通畅。

(5)观察患者生命体征、意识及尿量变化,定期监测生化指标。

(6)肝硬化病程漫长,患者常有消极悲观情绪,应给予精神上安慰和支持,保持愉快心情,安心休养,有助于病情缓解。

(二)症状护理

腹水及水肿的护理。

(1)大量腹水时取半卧位,以利呼吸。抬高下肢,以减轻下肢水肿。男性患者出现阴囊水肿时可用吊带将阴囊托起。

(2)根据病情给予低盐或无盐饮食,每天液体摄入量不超过 1 000 mL。

(3)保持床铺干燥平整,经常更换体位,避免局部长期受压。

(4)观察患者腹水消退情况注意有无呼吸困难和心悸表现,准确记录每天液体出入量,定期测量腹和体重,协助医师做好腹腔穿刺的护理。

六、健康教育

(1)合理安排作息时间,保证充足睡眠;防止便秘,减少有害物质的产生。

(2)禁止饮酒、吸烟;指导正确饮食。

(3)注意保暖,保持居住环境卫生,防止感染。

(4)避免食管静脉曲张破裂的诱发因素,如粗糙食物、剧烈咳嗽、腹压增高等。

(5)教会患者正确记录尿量、腹围、体重的方法。

(6)严格遵医嘱服药,尽量避免使用对肝脏有损害的药物,学会识别药物的不良反应及肝性脑病的前期症状,定期门诊随访。

七、护理效果评价

(1)患者能按计划进行活动和休息,活动耐力增加。

（2）患者能选择符合饮食计划的食物,保证营养的摄入。

（3）腹水和水肿引起的不适减轻。

（4）情绪稳定,紧张、恐惧感消失。

（5）皮肤无破损及感染,瘙痒症状减轻。

（6）无并发症发生。

（赵莹菊）

第五节　炎症性肠病

炎症性肠病是一种病因不明的肠道慢性非特异性炎症性疾病,包括溃疡性结肠炎（ulcerative colitis,UC）和克罗恩病（Crohn's disease,CD）。一般认为,UC 和 CD 是同一疾病的不同亚类,组织损伤的基本病理过程相似,但可能由于致病因素不同,发病的具体环节不同,最终导致组织损害的表现不同。

一、溃疡性结肠炎

UC 是一种病因不明的直肠和结肠慢性非特异性炎症性疾病。病变主要位于大肠的黏膜与黏膜下层。主要症状有腹泻、黏液脓血便和腹痛,病程漫长,病情轻重不一,常反复发作。本病多见于 20～40 岁,男女发病率无明显差别。

（一）疾病概述

1.病理

病变主要位于直肠和乙状结肠,可延伸到降结肠,甚至整个结肠。病变一般仅限于黏膜和黏膜下层,少数重症者可累及肌层。活动期黏膜呈弥漫性炎症反应,可见水肿、充血与灶性出血,黏膜脆弱,触之易出血。由于黏膜与黏膜下层有炎性细胞浸润,大量中性粒胞在肠腺隐窝底部聚集,形成小的隐窝脓肿。当隐窝脓肿融合破溃,黏膜即出现广泛的浅小溃疡,并可逐渐融合成不规则的大片溃疡。结肠炎症在反复发作的慢性过程中,大量新生肉芽组织增生,常出现炎性息肉。黏膜因不断破坏和修复,丧失其正常结构,并且由于溃疡愈合形成瘢痕,黏膜肌层与肌层增厚,使结肠变形缩短,结肠袋消失,甚至出现肠腔狭窄。少数患者有结肠癌变,以恶性程度较高的未分化型多见。

2.临床分型

临床上根据本病的病程、程度、范围和病期进行综合分型。

（1）根据病程经过分型:①初发型,无既往史的首次发作。②慢性复发型,最多见,发作期与缓解期交替。③慢性持续型,病变范围广,症状持续半年以上。④急性暴发型,少见,病情严重,全身毒血症状明显,易发生大出血和其他并发症。上述后 3 型可相互转化。

（2）根据病情程度分型:①轻型,多见,腹泻每天 4 次以下,便血轻或无,无发热、脉速,贫血轻或无,血沉正常。②重型,腹泻频繁并有明显黏液脓血便,有发热、脉速等全身症状,血沉加快、血红蛋白下降。③中型,介于轻型和重型之间。

（3）根据病变范围分型:可分为直肠炎、直肠乙状结肠炎、左半结肠炎、全结肠炎及区域性结肠炎。

(4)根据病期分型:可分为活动期和缓解期。

(二)护理评估

起病多数缓慢,少数急性起病,偶见急性暴发起病。病程长,呈慢性经过,常有发作期与缓解期交替,少数症状持续并逐渐加重。

1.健康史

(1)患者排便次数是否增加,是否伴有血便,有无里急后重感。

(2)腹痛是否频繁及腹痛部位及性质有无突然改变。

(3)是否间断发热,有无低热、高热。

(4)近阶段体重下降幅度是否较大。

(5)饮食习惯是否规律,有无大量摄入寒凉食物。

(6)老年人是否既往病史较多,如糖尿病、心脏病、高血压、骨质疏松症等,是否与其服用较多常用药有关。

(7)家族是否有此遗传病史。

2.身体状况

(1)症状:主要有消化系统表现、全身表现和肠外表现。

消化系统表现:主要表现为腹泻与腹痛。①腹泻为最主要的症状,黏液脓血便是本病活动期的重要表现。腹泻主要与炎症导致大肠黏膜对水钠吸收障碍及结肠运动功能失常有关。粪便中的黏液或黏液脓血,为炎症渗出和黏膜糜烂及溃疡所致。排便次数和便血程度可反映病情程度,轻者每天排便 2~4 次,粪便呈糊状,可混有黏液、脓血,便血轻或无,重者腹泻每天可达10次以上,大量脓血,甚至呈血水样粪便。病变限于直肠和乙状结肠的患者,偶有腹泻与便秘交替的现象,此与病变直肠排空功能障碍有关。②腹痛轻者或缓解期患者多无腹痛或仅有腹部不适,活动期有轻或中度腹痛,为左下腹的阵痛,亦可涉及全腹。有疼痛-便意-便后缓解的规律,大多伴有里急后重,为直肠炎症刺激所致。若并发中毒性巨结肠或腹膜炎,则腹痛持续且剧烈。③其他症状可有腹胀、食欲缺乏、恶心、呕吐等。

全身表现:中、重型患者活动期有低热或中等度发热,高热多提示有并发症或急性暴发型。重症患者可出现衰弱、消瘦、贫血、低清蛋白血症、水和电解质平衡紊乱等表现。

肠外表现:本病可伴有一系列肠外表现,包括口腔黏膜溃疡、结节性红斑、外周关节炎、坏疽性脓皮病、虹膜睫状体炎等。

(2)体征:患者呈慢性病容,精神状态差,重者呈消瘦贫血貌。轻者仅有左下腹轻压痛,有时可触及痉挛的降结肠和乙状结肠。重症者常有明显腹部压痛和鼓肠。若有反跳痛、腹肌紧张、肠鸣音减弱等应注意中毒性巨结肠和肠穿孔等并发症。

3.实验室及其他检查

(1)血液检查:血常规、凝血、肝功能、肾功能、血沉、C-反应蛋白、自身抗体等。

(2)粪便检查:显微镜镜检可见红细胞和脓细胞,急性发作期可见巨噬细胞。

(3)X线钡剂灌肠检查:可见黏膜粗乱或有细颗粒改变,也可呈多发性小龛影或小的充盈缺损,有时病变肠管缩短,结肠袋消失,肠壁变硬,可呈铅管状。重型或爆发型一般不宜做此检查,以免加重病情或诱发中毒性巨结肠。

(4)结肠镜检查:内镜下可见病变黏膜充血和水肿,粗糙呈颗粒状,质脆易出血。黏膜上有多发性浅溃疡,散在分布,表面附有脓性分泌物。

4.心理-社会状况

患者是否因频繁腹泻、便血等产生焦虑心理;患者是否因病程迁延、治疗效果缓慢等产生抑郁心理,人际沟通交往能力下降;家属在患者治疗过程中是否给予支持和帮助。

（三）护理诊断

1.腹泻

腹泻与肠道炎性刺激致肠蠕动增加及肠内水、钠吸收障碍有关。

2.腹痛

腹痛与肠道黏膜的炎性浸润有关。

3.营养失调:低于机体需要量

低于机体需要量与频繁腹泻,吸收不良有关。

4.焦虑

焦虑与频繁腹泻、疾病迁延不愈有关。

（四）护理目标

患者大便次数减少,粪质正常;腹痛缓解,营养改善,体重恢复,未发生并发症;焦虑减轻。

（五）护理措施

1.一般护理

(1)休息与活动:在急性发作期或病情严重时均应卧床休息,缓解期适当休息,注意劳逸结合

(2)合理饮食:指导患者食用质软、易消化、少纤维素又富含营养、有足够热量的食物,以利于吸收、减轻对肠黏膜的刺激并供给足够的热量,以维持机体代谢的需要。避免食用冷饮、水果、多纤维的蔬菜及其他刺激性食物,忌食牛乳和乳制品。急性发作期患者,应进流质或半流质饮食,病情严重者应禁食,按医嘱给予静脉高营养,以改善全身状况。应注意给患者提供良好的进餐环境,避免不良刺激,以增进患者食欲。

2.病情观察

观察患者腹泻的次数、性质,腹泻伴随症状,如发热、腹痛等,监测粪便检查结果。严密观察腹痛的性质、部位及生命体征的变化,以了解病情的进展情况,如腹痛性质突然改变,应注意是否发生大出血、肠梗阻、中毒性巨结肠、肠穿孔等并发症。观察患者进食情况,定期测量患者的体重,监测血红蛋白、血清电解质和清蛋白的变化,了解营养状况的变化。

3.用药护理

遵医嘱给予柳氮磺吡啶(SASP)、糖皮质激素、免疫抑制剂等治疗,以控制病情,使腹痛缓解。注意药物的疗效及不良反应,如应用 SASP 时,患者可出现恶心、呕吐、皮疹、粒细胞减少及再生障碍性贫血等。应嘱患者餐后服药,服药期间定期复查血象,应用糖皮质激素者,要注意激素不良反应,不可随意停药,防止反跳现象,应用硫唑嘌呤或巯嘌呤时患者可出现骨髓抑制的表现,应注意监测白细胞计数。

4.心理护理

安慰鼓励患者,向患者解释病情,使患者以平和的心态应对疾病,自觉地配合治疗。

（六）健康教育

1.心理指导

由于病情反复发作,迁延不愈,常给患者带来痛苦,尤其是排便次数的增加,给患者的精神和

日常生活带来很多困扰,易产生自卑、忧虑,甚至恐惧心理。应鼓励患者以平和的心态应对疾病,积极配合治疗。

2.指导患者合理饮食及活动

指导患者食用质软、易消化、少纤维素又富含营养、有足够热量的食物,避免食用冷饮、水果、多纤维的蔬菜及其他刺激性食物,忌食牛乳和乳制品。在急性发作期或病情严重时均应卧床休息,缓解期适当休息,注意劳逸结合。

3.用药指导

嘱患者坚持治疗,不要随意更换药物或停药。教会患者识别药物的不良反应,出现异常症状要及时就诊,以免耽搁病情。

(七)护理效果评价

患者腹泻、腹痛缓解,营养改善,体重恢复。

二、克罗恩病

CD是一种病因尚不十分清楚的胃肠道慢性炎性肉芽肿性疾病。病变多见于末段回肠和邻近结肠,但从口腔至肛门各段消化道均可受累,呈节段性或跳跃式分布。临床上以腹痛、腹泻、体重下降、腹块、瘘管形成和肠梗阻为特点,可伴有发热等全身表现及关节、皮肤、眼、口腔黏膜等肠外损害。本病有终生复发倾向,重症患者迁延不愈,预后不良。

(一)疾病概述

1.病理

病变表现为同时累及回肠末段与邻近右侧结肠者,只涉及小肠者,局限在结肠者。病变可涉及口腔、食管、胃、十二指肠,但少见。

大体形态上,克罗恩病特点:①病变呈节段性或跳跃性,而不呈连续性。②黏膜溃疡早期呈鹅口疮样溃疡,随后溃疡增大、融合,形成纵行溃疡和裂隙溃疡,将黏膜分割呈鹅卵石样外观。③病变累及肠壁全层,肠壁增厚变硬,肠腔狭窄。

组织学上,克罗恩病的特点:①非干酪性肉芽肿,由类上皮细胞和多核巨细胞构成,可发生在肠壁各层和局部淋巴结。②裂隙溃疡,呈缝隙状,可深达黏膜下层甚至肌层。③肠壁各层炎症,伴固有膜底部和黏膜下层淋巴细胞聚集、黏膜下层增宽、淋巴管扩张及神经节炎等。肠壁全层病变致肠腔狭窄,可发生肠梗阻。溃疡穿孔引起局部脓肿,或穿透至其他肠段、器官、腹壁,形成内瘘或外瘘。肠壁浆膜纤维素渗出、慢性穿孔均可引起肠粘连。

2.临床分型

区别本病不同临床情况,有助全面估计病情和预后,制订治疗方案。

(1)临床类型:依疾病行为分型,可分为狭窄型(以肠腔狭窄所致的临床表现为主)、穿通型(有瘘管形成)和非狭窄非穿通型(炎症型)。各型可有交叉或互相转化。

(2)病变部位:参考影像和内镜结果确定,可分为小肠型、结肠型、回结肠型。如消化道其他部分受累亦应注明。

(3)严重程度:根据主要临床表现的程度及并发症计算CD活动指数(CDAI),用于疾病活动期与缓解期区分、病情严重程度估计(轻、中、重度)和疗效评定。

(二)护理评估

本病起病大多隐匿,缓慢渐进,从发病至确诊往往需数月至数年,病程呈慢性,长短不等的活

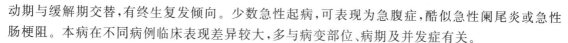

动期与缓解期交替,有终生复发倾向。少数急性起病,可表现为急腹症,酷似急性阑尾炎或急性肠梗阻。本病在不同病例临床表现差异较大,多与病变部位、病期及并发症有关。

1.健康史

询问患者腹痛、腹泻症状是否与饮食有关,有无间歇期;病程中有无关节的红肿;是否伴有发热;有无口腔及其他部位黏膜的溃疡;肛周皮肤是否完好。

2.身体状况

(1)症状:主要有消化系统表现、全身表现和肠外表现。

消化系统表现:①腹痛为最常见症状。多位于右下腹或脐周,间歇性发作,常为痉挛性阵痛或腹鸣。常于进餐后加重,排便或肛门排气后缓解。腹痛的发生可能与肠内容物通过炎症、狭窄肠段,引起局部肠痉挛有关。亦可由部分或完全性肠梗阻引起。出现持续性腹痛和明显压痛,提示炎症波及腹膜或腔内脓肿形成。全腹剧痛和腹肌紧张可能是病变肠段急性穿孔所致。②腹泻为本病常见症状之一,主要由病变肠段炎症渗出、蠕动增加及继发性吸收不良引起。病程早期间歇发作,病程后期可转为持续性。粪便多为糊状,一般无肉眼脓血。病变涉及下段结肠或肛门直肠者,可有黏液脓血便及里急后重。③腹部包块见于 10%～20% 的患者,由于肠粘连、肠壁增厚、肠系膜淋巴结肿大、内瘘或局部脓肿形成所致。多位于右下腹与脐周。固定的腹块提示有粘连,多已有内瘘形成。④瘘管形成因炎性病变穿透肠壁全层至肠外组织或器官而形成。瘘管形成是克罗恩病的临床特征之一,往往作为与溃疡性结肠炎鉴别的依据。⑤肛门周围病变包括肛门直肠周围瘘管、脓肿形成及肛裂等病变,见于部分患者,有结肠受累者较多见。有时这些病变可为本病的首发或突出的临床表现。

全身表现:①发热为常见的全身表现之一,与肠道炎症活动及继发感染有关。间歇性低热或中度热常见,少数呈弛张高热伴毒血症。少数患者以发热为主要症状,甚至较长时间不明原因发热之后才出现消化道症状。②营养障碍由慢性腹泻、食欲减退及慢性消耗等因素所致。主要表现为体重下降,可有贫血、低蛋白血症和维生素缺乏等表现。青春期前患者常有生长发育迟滞。

肠外表现:本病肠外表现与溃疡性结肠炎的肠外表现相似,但发生率较高,据我国统计报道以口腔黏膜溃疡、皮肤结节性红斑、关节炎及眼病为常见。

(2)体征:可出现全身多个系统损害,因而伴有一系列肠外表现,包括杵状指(趾)、关节炎、结节性红斑、坏疽性脓皮病、口腔黏膜溃疡、虹膜睫状体炎、葡萄膜炎、小胆管周围炎、硬化性胆管炎、慢性活动性肝炎等,淀粉样变性或血栓栓塞性疾病亦偶有所见。

(3)并发症:肠梗阻最常见,其次是腹腔内脓肿,偶可并发急性穿孔或大量便血。直肠或结肠黏膜受累者可发生癌变。肠外并发症有胆结石症、尿路结石、脂肪肝等。

(4)辅助检查:主要包括实验室检查、X 线检查、结肠镜检查和胶囊内镜与小肠镜。

实验室检查:①贫血常见;②活动期周围血白细胞增高,血沉加快,C-反应蛋白增高;③人血白蛋白常有降低;④粪便隐血试验常呈阳性;⑤有吸收不良综合征者粪脂排出量增加并可有相应吸收功能改变。血清自身抗体亦有改变。

X 线检查:小肠病变行肠钡餐检查,结肠病变行钡剂灌肠检查。X 线表现为肠道炎性病变,可见黏膜皱襞粗乱、鹅卵石征、多发性狭窄瘘管形成等,病变呈节段性分布。由于病变肠段激惹及痉挛,钡剂很快通过而不停留该处,称为"跳跃征";钡剂通过迅速而遗留一细线条状影,称为"线样征",该征亦可能由肠腔严重狭窄所致。由于肠壁深层水肿,可见填充钡剂的肠襻分离。CT 及 B 超检查对腹腔脓肿诊断有重要价值。小肠 CT 成像对了解小肠病变分布,肠腔的狭窄程度及通过肠壁增厚、强化等改变有利于对于克罗恩病的诊断及鉴别诊断。

结肠镜检查:结肠镜行全结肠及回肠末段检查。病变呈节段性(非连续性)分布,见纵行溃疡,溃疡周围黏膜正常或增生呈鹅卵石样,病变之间黏膜外观正常,可见肠腔狭窄,炎性息肉。病变处多部位活检有时可发现非干酪坏死性肉芽肿或大量淋巴细胞聚集。

胶囊内镜与小肠镜:胶囊内镜是无创、安全的小肠检查方法,它可以观察传统 X 线不能发现的早期小肠黏膜病变和小肠节段性多发性小肠糜烂溃疡及小肠狭窄病变。双气囊小肠镜为有创的检查方法,其优点是可进行活检,并适用于不宜进行胶囊内镜的小肠明显狭窄患者。

(三)护理诊断

1.腹泻

腹泻与病变肠段炎症渗出、肠蠕动增加及继发吸收不良有关。

2.腹痛

腹痛与食物通过炎症、狭窄肠腔,引起肠痉挛或发生肠梗阻有关。

3.体温过高

体温过高与肠道炎症、继发感染有关。

4.焦虑

与疾病反复发作、迁延不愈、生活质量下降有关。

5.营养失调:低于机体需要量

低于机体需要量与慢性腹泻、食欲减退、慢性消耗等因素有关。

(四)护理目标

患者腹泻、腹痛缓解,营养改善,体重恢复,无并发症。

(五)护理措施

1.一般护理

(1)休息与活动:在急性发作期或病情严重时均应卧床休息,缓解期适当休息,注意劳逸结合。必须戒烟。

(2)合理饮食:一般给高营养低渣饮食,适当给予叶酸、维生素 B_{12} 等多种维生素。重症患者酌用要素饮食或全胃肠外营养,除营养支持外还有助诱导缓解。

2.病情观察

观察患者腹泻的次数、性质,腹泻伴随症状,如发热、腹痛等,监测粪便检查结果。严密观察腹痛的性质、部位及生命体征的变化,测量患者的体重,监测血红蛋白、血清电解质和清蛋白的变化,了解营养状况的变化。

3.用药护理

遵医嘱腹痛、腹泻可使用抗胆碱能药物或止泻药,合并感染者静脉途径给予广谱抗生素。给予柳氮磺吡啶(SASP)、糖皮质激素、免疫抑制剂等治疗,以控制病情,使腹痛缓解。注意避免药物的不良反应,如应嘱患者餐后服药,服药期间定期复查血常规,不可随意停药,防止反跳现象等。

4.心理护理

向患者解释病情,使患者树立战胜疾病信心,自觉地配合治疗。

（六）健康教育

1.疾病知识指导

指导患者合理休息与活动,戒烟,食用质软、易消化、少纤维素又富含营养、有足够热量的食物,避免食用冷饮、水果、多纤维的蔬菜及其他刺激性食物,忌食牛乳和乳制品。

2.安慰鼓励患者

使患者树立信心,积极地配合治疗。

3.用药指导

嘱患者坚持服药并了解药物的不良反应,病情有异常变化要及时就诊。

（七）护理效果评价

患者腹泻、腹痛缓解,无发热、营养不良,体重增加。

（赵莹菊）

第十章　肾内科护理

第一节　急性肾小球肾炎

急性肾小球肾炎(acute glomerulonephritis,AGN)简称急性肾炎,是一组起病急,以血尿、蛋白尿、水肿和高血压为特征的肾脏疾病,可伴有一过性肾损害。本病多见于链球菌感染后。

一、临床表现

急性肾小球肾炎在链球菌感染后常有 1～3 周的潜伏期,起病急,临床表现的严重程度不一,伴有血尿、蛋白尿,可有管型尿(红细胞管型、颗粒管型等),常有高血压及水、钠潴留症状,有时有短暂的氮质血症,患者常有疲乏、厌食、恶心、呕吐、嗜睡、头晕、视物模糊及腰部钝痛等全身表现。轻者可仅有镜下血尿及血清补体 C_3 异常;重者不仅有急性肾炎综合征的表现,并常可并发急性肾衰竭、急性心力衰竭和高血压脑病等。急性肾小球肾炎大多预后良好,常可在数月内临床自愈(表 10-1)。

表 10-1　急性肾小球肾炎典型表现

临床表现	特点
尿异常	血尿、蛋白尿、尿量减少
水肿	晨起眼睑、颜面部水肿,呈特殊的肾炎面容
尿异常	血尿、蛋白尿、尿量减少
高血压	多为轻度或中度高血压,少数患者可出现严重高血压脑病
少尿	尿量少于 500 mL/d
肾功能损伤	常有一过性氮质血症,少数预后不佳
严重的并发症	心力衰竭、高血压脑病、急性肾衰竭

(一)尿异常

1.血尿

血尿常为起病的首发症状,患者几乎均有血尿,为肾小球源性,约 40% 呈肉眼血尿,数天至 2 周转为镜下血尿。镜下血尿持续时间较长,常 3～6 个月或更久。

2.蛋白尿

几乎全部患者尿蛋白阳性,多为轻中度,少数患者尿蛋白可超过 3.5 g/d,达到肾病综合征水平。蛋白尿多在几周内消失,很少延至半年以上。

3.尿量减少

多数患者起病时尿量减少,常降至 400～700 mL/d,1～2 周逐渐增多,发展至少尿、无尿者不多见。

(二)水肿

70%～90%的患者发生水肿,常表现为晨起眼睑、颜面部的水肿,呈特殊的肾炎面容。水肿多为轻中度,少数患者可在数天内转为重度水肿。

(三)高血压

高血压见于 80%左右的患者,多为轻度或中度高血压,常于利尿消肿后恢复正常。高血压的原因也主要与水、钠潴留,血容量扩张有关。少数患者可出现严重高血压,甚至高血压脑病,持续高血压亦可加重肾功能损害,应予及早治疗。

(四)少尿

大部分患者起病时尿量少于 500 mL/d。可有少尿引起氮质血症,2 周后尿量渐增,肾功能恢复。

(五)肾功能损伤

肾功能损伤患者常有一过性氮质血症,血肌酐及尿素氮轻度升高,常于 1～2 周,随尿量增加而恢复到正常水平。少数老年患者虽经利尿后肾功能仍不能恢复,预后不佳。

(六)重症患者在急性期可发生较严重的并发症

1.心力衰竭

心力衰竭以老年患者多见。多在起病后 1～2 周发生,主要与水、钠潴留引起的血容量增加有关。

2.高血压脑病

高血压脑病常发生于急性肾炎起病后 1～2 周,表现为剧烈头痛、频繁呕吐、视物模糊、嗜睡,严重者出现惊厥及昏迷。

3.急性肾衰竭

急性肾衰竭主要与肾小球滤过率下降、尿量减少有关,表现为少尿或无尿,血尿素氮,肌酐升高及水、电解质、酸碱平衡的紊乱等。

二、辅助检查

(一)尿液检查

尿液检查可见血尿,为变形红细胞尿。95%以上的患者伴有蛋白尿,多为轻中度蛋白尿,尿蛋白量少于 3 g/d,少数患者尿蛋白可超过 3.5 g/d。尿沉渣中可见红细胞管型、透明管型和颗粒管型,偶可见白细胞管型,还可见上皮细胞和白细胞。尿纤维蛋白降解产物常增高。

(二)血液检查

因血容量扩大,血液稀释,红细胞计数及血红蛋白可稍低,血清蛋白也可轻度下降,少尿者常有高钾血症。血沉常增快,为 30～60 mm/h(魏氏法)。在疾病最初的 2 周内,补体 C_3 水平降低,8 周内逐渐恢复正常,是急性肾小球肾炎的重要特征。70%～80%的患者血清抗链球菌溶血素"O"滴度增高。

（三）双肾 B 超检查

肾皮质回声增强，外形轮廓可无改变，肾体积稍有增大。

（四）肾穿活检

典型病例一般不需肾活检，但当有急进性肾炎的可能时，或起病后 2～3 个月仍有高血压、持续性低补体血症或伴有肾功能损害者，应进行活检，以便明确诊断和治疗。光镜下大多数呈急性增殖性、弥漫性病变，肾小球内皮细胞增生、肿胀，系膜细胞增生，致使毛细血管腔狭窄，甚至闭塞。肾小球系膜、毛细血管及囊腔均有明显的中性粒细胞及单核细胞浸润，严重时毛细血管内发生凝血现象。电镜下可见到肾小球基膜的上皮细胞有驼峰状沉积物，有时也见到微小的内皮下沉积物。免疫荧光镜检：沉积物内含免疫球蛋白，主要是 IgG 和 C_3。亦有少数呈肾小球系膜细胞及基质增生。

三、治疗

（一）治疗原则

急性肾小球肾炎为自限性疾病，基本上是对症治疗。密切观察病情，出现异常及时报告医师。治疗以对症治疗、卧床休息为主，积极控制感染和预防并发症，急性肾衰竭患者予短期透析。

治疗的重点：注意休息，预防和治疗水、钠潴留，控制循环血量，遵医嘱利尿、降血压，从而减轻症状（水肿、高血压）。预防肾衰竭等致死性并发症，如心力衰竭、高血压脑病、急性肾衰竭及防治各种加重肾脏病变的因素，如抗感染治疗。少尿性急性肾衰竭及严重水、钠潴留引起左心衰竭者应透析治疗。

（二）药物治疗

1.利尿剂的应用

利尿剂可增加尿钠排出，减少体内水、钠潴留，减轻水肿。常用噻嗪类利尿和保钾利尿剂合用，氢氯噻嗪 25 mg，每天 3 次，氨苯蝶啶 50 mg，每天 3 次，两者合用可提高利尿效果，并减少低钾血症的发生；襻利尿剂常用呋塞米，20～120 mg/d，口服或静脉注射。

2.无肾毒性抗生素

青霉素、头孢菌素。

3.降压药

首选对肾脏保护作用的降压药，常用血管紧张素转换酶抑制剂（ACEI）（如卡托普利、贝那普利）和血管紧张素 Ⅱ 受体阻滞剂（ARB）（如氯沙坦），两药降压同时，还可减轻肾小球高滤过、高灌注、高压力状态。

四、护理诊断

（1）体液过多：与肾小球滤过率下降导致水、钠潴留有关。

（2）有皮肤完整性受损的危险：与皮肤水肿有关。

五、护理评估

（一）一般评估

1.生命体征（T、P、R、Bp）

感染未控制时可有发热；水、钠潴留致血容量增加可有血压升高、心率、呼吸加快。

2.患者主诉

发病前有无上呼吸道感染或皮肤感染;有无尿量减少、肉眼血尿;水肿发生的部位,有无腹胀等。

3.相关记录

身高、体重、饮食、睡眠及排便情况等。

(二)身体评估

1.视诊

皮肤是否完好,有无感染病灶;水肿的部位及程度等。

2.触诊

(1)测量腹围:观察有无腹水征象。

(2)观察颜面及全身水肿情况:根据每天水肿的部位记录情况与患者尿量情况作动态的综合分析,判断水肿是否减轻,治疗是否有效。

3.叩诊

腹部有无移动性浊音、有无胸腔积液,心界有无扩大。

4.听诊

两肺有无湿啰音和哮鸣音。

(三)心理-社会评估

了解患者对疾病的认识程度,有无因疾病而导致的焦虑、恐惧等不良情绪。评估患者家庭及社会的支持情况。

(四)辅助检查结果评估

1.ASO 测定

ASO 滴度高低与链球菌感染有关,滴度明显升高说明近期有链球菌感染,但早期用青霉素后,滴度可不高。

2.补体测定

血清补体的动态变化是急性链球菌感染后急性肾炎的重要特征,发病初期补体 C_3 明显下降,8 周内渐恢复正常。

(五)主要用药的评估

(1)利尿剂治疗时:尤其注意有无电解质紊乱,有无出现嗜睡、精神萎靡,呕吐、厌食、心音低钝、肌张力低或惊厥等症状。

(2)抗生素应用注意有无肾毒性。

(六)护理效果评估

(1)患者肉眼血尿消失,血压恢复正常,水肿减轻或消退。

(2)患者有效预防高血压脑病及严重循环充血,活动耐力增加。

(3)患者掌握预防本病的知识。

六、护理措施

(一)休息与活动

(1)急性期患者应绝对卧床休息,症状比较明显者需卧床休息4~6周,待水肿消退、肉眼血尿消失、血压恢复正常后,方可逐步增加活动量。待病情稳定后可从事一些轻体力活动,但1~

2 年应避免重体力活动和劳累。

（2）提供安静舒适的睡眠环境，有助于入睡。

(二)病情观察

观察水肿的部位、特点、程度及消长情况，定期测量胸围、腹围、体重的变化，有利于治疗效果评估及判断有无胸腔积液、腹水的出现等，或作为调整输入量和速度、饮水量及利尿剂用量的依据。记录 24 h 出入量，监测尿量变化，监测生命体征，尤其是血压。观察有无心力衰竭、高血压脑病的表现，密切监测实验室检查结果。

(三)饮食护理

急性期应严格限制钠的摄入，以减轻水肿和心脏负担；水肿重且尿少者，应控制入量。一般每天盐的摄入量应低于 3 g。病情好转，水肿消退，血压下降后，可由低盐饮食逐渐转为正常饮食。尿量明显减少者还应注意控制水和钾的摄入。另外，还应根据肾功能调节蛋白质的摄入量，维持 1 g/(kg·d)，过多的蛋白摄入会加重肾脏负担，同时注意给予足够的热量和维生素。

(四)皮肤护理

水肿较重的患者要注意衣着柔软、宽松。长期卧床者，应嘱其经常变换体位，防止发生压疮；年老体弱者，可协助其翻身或用软垫支撑受压部位。水肿患者皮肤非常薄，易发生破损而感染，故需协助患者做好全身皮肤的清洁，清洗时避免过分用力而损伤皮肤。同时，密切观察皮肤有无红肿、破损和化脓等情况发生。

(五)预防感染

（1）注意保暖，不要着凉，尽量少去人多的地方，避免上呼吸道感染。

（2）做好会阴部护理，保持清洁，做好个人卫生，防止泌尿系统和皮肤感染。

（3）保持病房环境清洁，定时开门窗通风换气，定期进行空气、地面消毒，尽量减少病区的探访人次。

(六)用药护理

遵医嘱给予利尿剂，常用噻嗪类利尿剂，必要时可用髓袢利尿剂。应注意大剂量呋塞米可能引起听力及肾脏的严重损害，还要注意血钾的丢失。积极稳步地控制血压对于增加肾血流量，改善肾功能，预防心、脑并发症非常重要。常用噻嗪类利尿剂，必要时可用钙通道阻滞剂及其他降压药物联合应用。

(七)心理护理

限制儿童的活动可使其产生焦虑、烦躁、抑郁等心理反应，故对儿童及青少年患者，应使其充分理解急性期卧床休息及恢复期限制运动的重要性。在患者卧床休息期间，应尽量多关心、巡视患者，以及时询问患者的需要并予以解决。多关心、鼓励患者，消除他们的心理负担。由于急性肾小球肾炎为自限性疾病，总的预后良好。及早诊治可防止严重并发症及持续高血压和/或肾病综合征，避免造成肾功能的损害或进行性恶化。给予患者心理安慰、鼓励，帮助患者树立战胜疾病的信心。

（张　爽）

第二节　慢性肾小球肾炎

慢性肾小球肾炎(CGN)简称慢性肾炎,是由多种病因引起、呈现多种病理类型的一组慢性进行性肾小球疾病。患者常呈现不同程度的水肿、高血压、蛋白尿及血尿,肾功能常逐渐恶化直至终末期肾衰竭。慢性肾小球肾炎可发生于任何年龄,但以青、中年为主,男性多见。

一、临床表现

慢性肾炎为起病缓慢、病程迁延、临床表现多样、多种病因引起的一组原发性肾小球疾病,不同病理改变有其相应的临床表现。早期患者可有乏力、疲倦、腰部酸痛、食欲差;有的可无明显症状。

(一)基本临床表现

1.蛋白尿

大多数慢性肾炎患者有持续性蛋白尿,尿蛋白量常在1～3 g/24 h。有的也可表现为大量蛋白尿,出现肾病综合征的表现。

2.血尿

大多数慢性肾炎患者尿沉渣可见不同程度的肾小球源性血尿,常伴有管型。

3.高血压

大多数慢性肾炎患者多表现为中度以上的血压增高,呈持续性。

4.水肿

大多数慢性肾炎患者多发生在眼睑、面部或下肢踝部。

(二)慢性肾衰竭临床表现

随着病情的发展可逐渐出现夜尿增多、肾功能减退,最后发展为慢性肾衰竭而出现相应的临床表现。

1.早期表现

慢性肾炎早期常表现为无症状性蛋白尿和/或血尿,有时伴管型,也可伴乏力、腰酸、食欲差和间断轻微水肿等。肾小球和/或肾小管功能正常或轻度受损。

2.急性发作表现

慢性肾炎病程中可因呼吸道感染等原因诱发急性发作,表现为感染后2～5 d病情急剧恶化,出现大量蛋白尿和血尿,甚至肉眼血尿,管型增多,水肿、高血压和肾功能损害均加重。适当处理可使病情恢复至原有水平,但部分患者由此进入尿毒症阶段。

二、辅助检查

(一)尿液检查

多数尿蛋白(＋)～(＋＋＋),尿蛋白定量为1～3 g/24 h。镜下可见多型红细胞,可有红细胞管型。

(二)血液检查

早期血常规检查多正常或轻度贫血,晚期红细胞计数和血红蛋白计数明显下降。晚期血肌酐和血尿素氮增高,Ccr 明显下降。

(三)肾 B 超检查

晚期双肾缩小,肾皮质变薄。

三、治疗

慢性肾炎的治疗重点应放在保护残存肾功能,延缓肾损害进展上。

(一)一般治疗

1.饮食

低盐(每天食盐<3 g);出现肾功能不全时应限制蛋白质摄入量。

2.休息

肾功能正常的轻症患者可适当参加工作,重症及肾功能不全患者应休息。

(二)对症治疗

1.利尿

轻者合用噻嗪类利尿剂及保钾利尿剂,重者用襻利尿剂。

2.降血压

应将血压严格控制至 17.3/10.7 kPa(130/80 mmHg),能耐受者还能更低,这对尿蛋白>1 g/d者尤为重要。但是,对于老年患者或合并慢性脑卒中的患者,应该个体化地制订降压目标,常只宜降至18.7/12.0 kPa(140/90 mmHg)。慢性肾炎高血压于治疗之初就常用降压药物联合治疗,往往选用血管紧张素转换酶抑制剂或血管紧张素 AT_1 受体阻滞剂,与二氢吡啶、钙通道阻滞剂和/或利尿药联合治疗,无效时再联合其他降压药物。血清肌酐>265 μmol/L(3 mg/dL)不是禁用血管紧张素转换酶抑制剂或血管紧张素 AT_1 受体阻滞剂的指征,但是必须注意警惕高钾血症发生。

3.延缓肾损害进展的措施

严格控制高血压就是延缓肾损害进展的重要措施,除此之外,还可采用如下治疗。

(1)血管紧张素转换酶抑制剂(ACEI)或血管紧张素 AT_1 受体阻滞剂(ARB):无高血压时亦可服用,能减少尿蛋白及延缓肾损害进展,宜长期服药。

(2)调血脂药物:以血浆胆固醇增高为主者,应服用羟甲基戊二酰辅酶 A 还原酶抑制剂(他汀类药物);以血清甘油三酯增高为主者,应服用纤维酸类衍生物(贝特类药)治疗。

(3)抗血小板药物:常口服双嘧达莫 300 mg/d,或服阿司匹林 100 mg/d。若无不良反应此两类药可长期服用,但是肾功能不全、血小板功能受损时要慎用。

(4)降低血尿酸药物:肾功能不全致肾小球滤过率<30 mL/min 时,增加尿酸排泄的药物已不宜使用,只能应用抑制尿酸合成药物(如别嘌呤醇及非布司他),并需根据肾功能情况酌情调节用药剂量。除上述药物治疗外,避免一切可能加重肾损害的因素也极为重要,如不用肾毒性药物(包括西药及中药)、预防感染(一旦发生,应及时选用无肾毒性的抗感染药物治疗)、避免劳累及妊娠等。

4.糖皮质激素及细胞毒性药物

一般不用糖皮质激素及细胞毒性药物,至于尿蛋白较多、肾脏病理显示活动病变(如肾小球

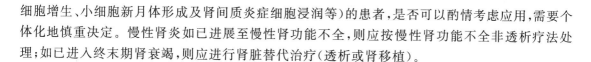

细胞增生、小细胞新月体形成及肾间质炎症细胞浸润等)的患者,是否可以酌情考虑应用,需要个体化地慎重决定。慢性肾炎如已进展至慢性肾功能不全,则应按慢性肾功能不全非透析疗法处理;如已进入终末期肾衰竭,则应进行肾脏替代治疗(透析或肾移植)。

四、护理诊断

(1)体液过多:与肾小球滤过功能下降致水、钠潴留有关。

(2)焦虑:与疾病反复发作、预后不良有关。

(3)营养失调,低于机体需要量:与限制蛋白饮食、患者食欲缺乏、低蛋白血症有关。

(4)潜在并发症:慢性肾衰竭。

(5)知识缺乏:缺乏慢性肾小球肾炎相关知识。

五、护理评估

(一)一般评估

1.生命体征(T、P、R、Bp)

大部分患者可有不同程度的高血压。

2.患者主诉

有无尿量减少、泡沫尿、血尿;水肿的发生时间、部位、特点、程度、消长情况;血压是否升高,有无头晕头痛;有无气促、胸闷、腹胀等腹腔、胸腔、心包积液的表现;有无发热、咳嗽、皮肤感染、尿路刺激征等。

3.相关记录

身高、体重、饮食、睡眠及排便情况等。

(二)身体评估

1.视诊

面部颜色(贫血);有无水肿(肾炎性水肿多从颜面部开始,肾病性水肿多从下肢开始);皮肤黏膜有无破损;腹部有无膨隆或蛙状腹。

2.触诊

(1)测量腹围:观察有无腹水征象。

(2)颜面、下肢水肿的情况:根据每天水肿的部位记录情况与患者尿量情况作动态的综合分析,判断水肿是否减轻,治疗是否有效。

3.叩诊

肾区有无叩击痛,腹部有无移动性杂音,肺下界移动范围有无变小,心界有无扩大。

4.听诊

两肺有无湿啰音和哮鸣音。

(三)心理-社会评估

了解患者的心理反应状况及社会支持情况,如医疗费用来源是否充足、家庭成员的关心程度等。

(四)辅助检查结果评估

1.尿液检查

有无血尿、蛋白尿,各种管型尿。

2.血液检查

注意有无红细胞和血红蛋白的异常;Scr 和 BUN 升高和 Ccr 下降的程度。

3.B 超检查

双侧肾脏是否为对称性缩小、皮质变薄。

4.肾活组织检查

可根据肾小球病变的病理类型,了解治疗效果及预后。

(五)主要用药的评估

1.利尿剂

尤其注意有无电解质紊乱,有无出现嗜睡、精神萎靡、呕吐、厌食、心音低钝、肌张力低或惊厥等症状。

2.降压药

理想的血压控制水平视蛋白尿程度而定,尿蛋白>1 g/d 者,血压最好控制在 16.7/10.0 kPa(125/75 mmHg)以下;尿蛋白<1 g/d 者,血压最好控制在 17.3/10.7 kPa(130/80 mmHg)以下。

3.血小板解聚药

注意有无皮肤黏膜出血情况、血尿等出血征象。

(六)护理效果评估

(1)患者血压控制在良好状态。

(2)患者水肿减轻或消退。

(3)患者皮肤无损伤或感染。

(4)患者认识到饮食治疗的重要性,遵守饮食计划。

六、护理措施

(一)一般护理

1.休息与活动

嘱咐患者加强休息,以延缓肾功能减退。

2.饮食护理

予优质低蛋白、低磷、高热量饮食,每天蛋白质入量控制在 0.6~0.8 g/kg,其中 60% 以上为动物蛋白质;少尿者应限制水的摄入,每天入量约为前一天 24 h 的尿量加上 500 mL;明显水肿、高血压者予低盐饮食。

3.皮肤护理

水肿较重的患者要注意衣着柔软、宽松。长期卧床者,应嘱其经常变换体位,防止发生压疮;年老体弱者,可协助其翻身或用软垫支撑受压部位。水肿患者皮肤非常薄,易发生破损而感染,故需协助患者做好全身皮肤的清洁,清洗时避免过分用力而损伤皮肤。同时,密切观察皮肤有无红肿、破损化脓等情况发生。

4.预防感染

注意保暖,不要着凉,尽量少去人多的地方,避免上呼吸道感染。注意个人卫生,做好会阴部护理,保持清洁,防止泌尿系统和皮肤感染。保持病房环境清洁,定时开门窗通风换气,定期进行空气地面消毒,尽量减少病区的探访人次。

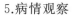

5.病情观察

监测患者营养状况,包括观察并记录进食情况,如每天摄取的食物总量、品种,评估膳食中营养成分结构是否合适,总热量是否足够,观察口唇、指甲和皮肤色泽有无苍白;定期监测体重和上臂肌围,有无体重减轻、上臂环围缩小;检测血红蛋白浓度和血清蛋白浓度是否降低,应注意体重指标不适合水肿患者的营养评估。慢性患者的水肿一般不重,但少数患者可出现肾病综合征的表现,注意观察患者的尿量,水肿程度有无加重,或有无胸腔积液、腹水。密切观察血压的变化,血压突然升高或持续高血压可加重肾功能的恶化。监测肾功能,如 Ccr、血肌酐。监测血尿素氮,定期检查尿常规,监测水、电解质、酸碱平衡有无异常。

6.治疗配合

(1)饮食治疗。慢性肾炎患者肾功能减退时应予以优质蛋白饮食,0.6～0.8 g/(kg·d),每天限制在 30～40 g,其中 50% 以上为优质蛋白,以减轻肾小球毛细血管高灌注、高压力和高滤过状态。低蛋白饮食时,应适当增加糖类的摄入,以满足机体生理代谢所需要的热量,避免因热量供给不足加重负氮平衡。控制磷的摄入,同时注意补充多种维生素及锌元素,因为锌有刺激食欲的作用。有明显水肿和高血压时需低盐饮食。

(2)积极控制高血压。近来通过研究结果证实,ACEI 作为一线降压药物与钙通道阻滞剂等药物联合应用治疗高血压,对延缓肾功能恶化也有肯定的疗效。ACEI 和 ARB 两类降压药物可以降低尿蛋白,β 受体阻滞剂对肾素依赖性高血压有较好疗效,对防治心血管并发症也有较好疗效。

(二)用药护理

1.利尿药

观察利尿效果,防止低钠、低钾血症及血容量减少等不良反应的发生。

2.降压药

使长期服用降压药者充分认识降压治疗对保护肾功能的作用,嘱其勿擅自改变药物剂量或停药,以确保满意的疗效。卡托普利对肾功能不全者易引起高钾血症,应定时查血压,降压不宜过快或过低,以免影响肾灌注。

3.激素或免疫抑制剂

慢性肾炎伴肾病综合征者常见,应观察药物可能出现的不良反应。

4.抗血小板聚集药

观察有无出血倾向,监测出血、凝血时间等。

(三)心理护理

由于多数患者病程较长,肾功能逐渐恶化,预后差,心理护理就显得尤为重要,特别是对于那些由于疾病而影响了正常工作、学习和生活的患者。

1.一般性的心理支持

心理支持主要通过支持、解释、疏导、鼓励等方法建立良好的社会支持体系,帮助患者树立生活和治疗的信心,保持乐观的心态。

2.放松疗法

放松疗法可结合音乐疗法放松精神、稳定情绪,还可辅助性地起到降血压、增加外周血流量、改善微循环的作用。

3.集体心理治疗

集体心理治疗可将患者集中到一起进行疾病的讲解,鼓励患者之间的探讨,自我病情的介绍和分析,通过交流起到互相鼓励、宣泄不良情绪的作用。

（张　爽）

第三节　急性肾盂肾炎

急性肾盂肾炎是由细菌(极少数可由真菌、病毒、原虫)引起的肾盂黏膜及肾实质的急性感染性疾病,一般伴有下尿路感染,临床上不易严格区分。本病起病急,可发生于各年龄阶段,其中以育龄女性最多见。可根据有无基础疾病分为复杂性和非复杂性肾盂肾炎。根据临床病程及疾病,肾盂肾炎可分为急性及慢性两期,慢性肾盂肾炎是导致慢性肾功能不全的重要原因。

一、临床表现

(一)急性肾盂肾炎
常见于育龄妇女。

1.全身感染症状

起病急,可有寒战、发热、头痛、恶心、呕吐、食欲下降等,常伴有血白细胞计数升高和血沉增快。一般无高血压和氮质血症。

2.泌尿系统症状

泌尿系统症状包括尿频、尿急、尿痛等膀胱刺激征,腰痛或者下腹部疼痛、肋脊角及输尿管点压痛,肾区压痛和叩击痛。必须指出,有些肾盂肾炎患者的临床表现与膀胱炎相似,且两者的临床症状多有重叠,故仅凭临床表现很难鉴别,需要做进一步定位检查方能确诊。

(二)慢性肾盂肾炎

肾盂肾炎病程超过半年,同时有下列情况之一的,可诊断为慢性肾盂肾炎:在静脉肾盂造影片上可见肾盂肾盏变形、狭窄;肾外形可凹凸不平,且两肾大小不等;肾小管功能有弥漫性损害。

1.尿路感染表现

常见间歇性出现无症状细菌尿、尿频、排尿不适等下尿路症状,轻微的肋部或腹部不适,间歇性低热等表现。

2.慢性间质性肾炎的症状

慢性间质性肾炎表现为多尿、夜尿等肾小管浓缩功能减退症状。晚期,在小管间质损害的基础上,出现局灶性节段性的肾小球硬化,表现为大量蛋白尿或肾病综合征,患者的预后差,可逐渐进展至终末期肾病。慢性肾盂肾炎临床表现复杂,容易反复发作,目前被认为是较难根治而逐渐进展的疾病。

二、辅助检查

急性期时可有急性炎症的发现,如血白细胞计数升高,中性粒细胞可有百分比增高,下列检查对诊断更有重要意义。

(一)尿常规检查

尿常规检查是最简便而可靠的检测泌尿道感染的方法,宜留清晨第 1 次尿液待测,尿中白细胞计数显著增加,出现白细胞管型提示肾盂肾炎,红细胞计数也增加,少数可有肉眼血尿,尿蛋白常为阴性或微量。

(二)尿细菌学检查

新鲜清洁中段尿细菌定量培养菌落计数$\geq 10^5/\text{mL}$ 有临床意义,$< 10^7/\text{mL}$ 为污染所致。如临床上无尿感症状,则要求 2 次清洁中段尿定量培养均$\geq 10/\text{mL}$,且为同一菌种。

(三)尿抗体包裹细菌分析

用免疫荧光分析证实来自肾脏的细菌包裹着抗体,可和荧光标记的抗体 IgG 结合呈阳性反应来自膀胱的细菌不被特异性的抗体所包裹,故近年来尿液抗体包裹性细菌(ACB)分析较广泛地用于上下尿路感染的定位诊断,其准确性高。

(四)X 线检查

由于急性泌尿系统感染本身容易产生膀胱输尿管反流,故静脉或逆行肾盂造影宜在感染消除后 4～8 周后进行,急性肾盂肾炎及无并发症的复发性泌尿系统感染并不主张常规做肾盂造影,对慢性或久治不愈患者,视需要分别可做尿路平片,静脉肾盂造影,逆行肾盂造影,排尿时膀胱输尿管造影,以检查有无梗阻、结石、输尿管狭窄或受压、肾下垂、泌尿系统先天性畸形及膀胱输尿管反流现象等。此外,还可了解肾盂、肾盏形成及功能,以便与肾结核、肾肿瘤等鉴别,慢性肾盂肾炎的肾盂呈轻度扩张或杵状,并可有瘢痕性畸形,肾功能不全时需用 2 倍或 3 倍碘造影剂做静脉快速滴入,并多次摄片才能使造影得到满意效果。肾血管造影可显示慢性肾盂肾炎的血小管有不同程度的扭曲,必要时可做肾 CT 扫描或核磁共振扫描,以排除其他肾脏疾病。

(五)超声检查

超声检查是目前应用最广泛,最简便的方法,它能筛选泌尿道发育不全、先天性畸形、多囊肾、肾动脉狭窄所致的肾脏大小不匀、结石、肾盂积水、肿瘤及前列腺疾病等。

三、治疗

急性肾盂肾炎的治疗关键是使用血浓度高及对致病微生物敏感的抗生素。临床上应根据患者症状和体征严重程度选择治疗方案和药物。

(一)治疗目的

(1)控制和预防败血症。

(2)清除进入泌尿道的致病菌。

(3)防止复发。

一般来说,肾盂肾炎的治疗主要分为两个阶段:静脉给药迅速控制败血症;继而口服给药清除病原体,维持治疗效果和防止复发。

(二)用药原则

(1)药物敏感,血药浓度足够高。

(2)症状较轻,无恶心呕吐的患者可口服甲氧苄啶＋磺胺甲噁唑和氟喹诺酮。

(3)患者退烧 24 h(通常在治疗 72 h)后,可口服甲氧苄啶＋磺胺甲噁唑和氟喹诺酮,一般14 d的疗程,可有效清除感染的病原体和胃肠道中的残余病原体。

(三)治疗要点

1.应用抗生素

轻型肾盂肾炎宜口服有效抗菌药物 14 d,可选用磺胺类(复方磺胺甲噁唑 6 片,顿服)和氟喹酮类(如氧氟沙星 0.4 g,顿服),一般72 h可见效,若无效,则应根据药物敏感试验更改药物。严重肾盂肾炎有明显毒血症状者需肌内注射或静脉用药,可选用氨基糖苷类、青霉素类(如氨苄西林 2 g,每天 3 次)、头孢类等药物,获得尿培养结果后应根据药敏选药,必要时联合用药,另外,严重肾盂肾炎应在病情允许时,做影像学检查,以确定有无尿路梗阻,尤其是结石等。

2.碱化尿液

口服碳酸氢钠片(10 g,每天 3 次),可以增强上述抗菌药物的疗效,减轻尿路刺激症状。

四、护理诊断

(1)疼痛:与肾区有压痛、叩击痛,腹部输尿管移行区或耻骨上区有压痛有关。

(2)焦虑:与病情变化所带来的不适,并发症增多有关。

(3)潜在并发症:败血症,甚至诱发急性肾衰竭等。

五、护理措施

(一)休息

急性发作期应注意卧床休息,宜取屈曲位,保持心情愉快,可进行放松的活动,如听音乐、欣赏小说等分散注意力,减轻焦虑,缓解尿路刺激征。

(二)饮食护理

患者发病时,会伴有高热或低热、乏力等症状,容易导致患者食欲变差,护理人员给予患者饮食护理时,注意饮食色、香、味的搭配,以易消化的食物为主,注意高热量、高蛋白的摄入,保证患者营养。同时,在无禁忌证的情况下,鼓励患者多饮水,饮水量应在 2 000～2 500 mL/d。勤排尿,以达到冲洗尿路的目的,减少细菌在尿路停留。

(三)缓解疼痛

指导患者进行肾区的热敷或按摩,以缓解局部肌肉痉挛,减轻疼痛。

(四)保持会阴部的清洁

减少肠道细菌的侵入,尤其是女性患者的月经期。

(五)病情观察

监测体温、尿液性状的变化,观察有无腰痛加剧。高热者可采取冰敷、酒精擦浴等措施进行物理降温;如高热持续不退或者体温升高,且出现腰痛加剧等,应考虑可能出现肾周脓肿、肾乳头坏死等并发症,需及时处理。

(六)用药护理

患者忌随意减少药量或者停药,持续用药才能实现临床治愈。用药后,护理人员还要观察患者用药后的疗效与各种不良反应,为患者讲解药物作用与用药方法。由于急慢性肾盂肾炎患者用药时间长,护理人员一定要为患者做好用药相关讲解,使患者可以准确合理用药,更好地配合治疗与护理工作。遵医嘱用药,在早期应用抗感染药物,观察患者用药后的疗效与毒副作用,如有异常及时上报医师处理。患者服用喹诺酮类药物,能造成胃肠道轻度的不良反应,所以,此类药物多在饭后服用,此类药物也会导致皮肤瘙痒。患者服用氨基糖苷类药物,会出现耳鸣、眩晕、肾毒性等症状,老年患者多禁用此类药物。患者服用氨苄西林或头孢类抗生素时,一定要询问患者过敏史,提前做好过敏测试,观察患者用药后的疗效与不良反应。护理人员指导患者要遵医嘱用药,当所有临床症状彻底消失后才能停止用药。遵医嘱使用抗菌药物和口服碳酸氢钠,注意药物用法、剂量、疗程和注意事项,如口服复方磺胺甲噁唑期间要注意多饮水,并同时服用碳酸氢钠,以增强疗效,减少磺胺结晶的形成。

(张　爽)

第十一章 老年病科护理

第一节　老年人日常生活护理

老年人在衣、食、住、行或劳动、休息、娱乐等方面都有自己的特点。特别是离退休后生活规律被打破,清闲的生活、单调的环境、寂寞和孤独,容易形成不良的生活节律和生活方式,从而影响身心健康。有规律的生活有助于老年人健康长寿。因此,护理的目的是帮助老年人制订规律的日常生活计划,保持老年人良好的生活节律与提供良好的生活环境,从老年人生存的时间和空间上给予合理的安排,在满足老年人安全、舒适需要的前提下,最大限度地保持和促进老年人的日常生活功能。

一、维持正常的生活节律

(一)生活节律安排有序

老年人的生活节律受各自社会活动、生活经历和生活习惯、生理和心理老化的程度、健康状况、家庭情况和居住环境及交友情况的影响。协助老年人培养良好的生活节律应从离退休开始,每天的安排既要有内容,又要使老年人有舒适感。由于老年人的实际睡眠比中青年人相对减少,而坐、卧休息,听音乐,放松精神,抬高肢体,闭目养神相对多一些,所以,老年人要劳逸结合,休息是为更好地活动,活动又可以促进睡眠。老年人的活动有户外活动与户内活动,宜交替进行。老年人的户外活动有慢跑、散步、做体操、打太极拳、跳舞、旅游等;户内活动有看书、练书法、绘画、下棋、家务劳动等。老年人的饮食安排应少量多餐,在每天三次正餐的基础上,添加进餐次数补充所需营养。对有生活自理缺陷的老年人要有家人或他人的照顾,以增强老年人的安全感。同时,护理人员在护理过程中应注意以下事项。

(1)尊重老年人的生活习惯。

(2)帮助老年人建立和维持适合健康状况的生活节律。

(3)在尊重老年人行动自立的基础上提供协助。

(4)帮助老年人,建立丰富多彩的生活。

(5)力求使老年人在精神上感到安心和安全。

(二)合理用脑,延缓大脑老化

大脑如果不锻炼也会像人体其他器官一样发生"失用性萎缩",如反应迟钝、记忆力减退、精神不振等,加速老化。但是,大脑的可塑性大,只要合理用脑,多思考,自然就会延缓细胞萎缩,减慢老化的进程。研究表明,勤于用脑的人到 60 岁的思维能力仍像年轻人那样敏捷;而不愿动脑筋的人 40 岁就可能加速脑的衰退。从古至今因勤于用脑而长寿的老年人不胜枚举,如 96 岁的英国学者弗莱明,98 岁的英国医学科学家谢灵顿;我国 95 岁的哲学家冯友兰,101 岁的著名经济学家马寅初等等。俗话说"活到老,学到老"。尽管到了老年,脑细胞有老化趋势,但科学家认为每个人使用的脑细胞很少,有很大一部分潜力未被开发,勤于用脑可促进神经细胞的发育,这种补偿可以增强脑功能,延缓大脑衰老速度。因此,人要从青年时就勤学习,多用脑,到了老年仍要坚持不懈积极地科学用脑,同时注意脑的保健,如供给大脑充足的营养、保证足够的睡眠、学习与运动相结合等,可使老年人的智力得到充分发挥,为社会多作贡献。

(三)培养良好的生活习惯

护理者应帮助和指导具有日常生活活动功能的老年人,养成良好的卫生习惯,克服不良行为方式,主动采取健康的生活方式。

1.根据季节调节起居活动

春季是万物生发、推陈出新的季节,要注意防寒保暖,早睡早起,吐故纳新。夏季天气炎热,要防暑取凉,晚睡早起;为了弥补夏季夜晚睡眠的不足,可以午睡 1 h。秋季早晚温差大,要适当增加衣服,要早睡早起。冬季,气候寒冷干燥,要防寒保暖,早睡晚起。起床后应在花草树木多的地方活动,以舒筋散骨。

2.养成定时大便的习惯

老年人往往会出现功能性的便秘,因此,预防便秘比服药通便更为有效。

3.进行适量的运动

早上运动半小时,如打太极拳、步行等。

4.饮食应有规律

提倡在每天三次正餐的基础上适当增加进餐次数,定时定量,少食多餐,不暴饮暴食,注意补充营养。

5.注意清洁卫生

保持个人的清洁卫生,衣食住行都能自理。

二、提供良好的居室环境

老年人的居室最好朝南,冬暖夏凉。室内空间宽敞,陈设简洁明净,去除障碍物,切忌堆放杂物,便于活动。

(一)居室声音

门窗、墙壁隔音要好,以免外面噪声的影响。WHO 提出,白天较理想的声音为 35~40 分贝,噪声强度过大将使人感觉喧闹、烦躁,引起不同程度的头晕、头痛、耳鸣、失眠等症状的发生。

(二)居室颜色

不要以脏了不显眼为理由而选择深暗的颜色,而应采用明快的暖色调为主,如淡黄、浅橘色、浅果绿或白色等,同时家具、窗帘、墙面、地面的颜色也起很大作用,避免采用带有刺激性的对比色调。

(三)居室的照明

照明设置要合理,老年人的视力减弱,暗适应时间延长,所以要选择采光好的房间,窗玻璃避免颜色过深,白天尽量采用自然光,保证足够的阳光射进室内,可让老年人感觉温暖、舒适,但阳光不要直射老年人的眼睛,以免引起眩晕。午睡要用窗帘遮挡光线。使用人工光源时,电灯开关高低合适,亮度的调节应适应老年人的不同需要。老年人活动时光线不能太暗,以免对老年人的视力、精神有影响,会使老年人感到疲惫不堪。走廊、卫生间、楼梯、居室的拐角处应保持一定的亮度,避免因老年人的视力障碍而跌到。夜晚睡眠时,可根据老年人的生活习惯开亮地灯或关灯,以利于睡眠。

(四)居室的温度和湿度

适宜的室内温度一般为(22±4)℃;也可根据个人习惯和具体情况,适当调节,但不宜过高或过低。

(1)夏天室温较高,老年人因散热不良可引起体温升高、血管扩张、脉搏增加,容易出现头晕等,严重者可导致中暑。因此,要经常通风散热,必要时可用风扇和空调以降低室温。

(2)冬天室温较低,有条件时可采用取暖器加热。在使用取暖器的过程中,往往会造成室内湿度过低,引起老年人口干舌燥,咽喉不适等,可在室内放一盆水,以保持室内湿度。

室内湿度以50%~60%为宜,湿度过低时,空气干燥,易引起呼吸道黏膜干燥、咽喉痛、口渴等;而湿度过高,空气潮湿,会感到闷热难受。因此,必须根据气候适当地调节湿度。当湿度过高时,可打开门窗,使空气流通,以降低室内湿度(如室外湿度大于室内湿度,则不宜打开门窗)。湿度过低时,可在地面上洒水,冬天可在火炉上加放水壶,使水蒸发,以提高室内湿度。

(五)保持室内空气新鲜

经常开窗通风,一般每天开窗换气2~3次,每次半小时左右。通风不良的应安装排风扇。窗户避免安装成推拉式,应该全扇可以推开,以利于通风。夏天可多开几扇窗,时间也可长一些,但中午最好关闭门窗,以免室外热空气进入。冬天开窗换气时间可短些,选择中午进行为佳。通风不仅可调节室内的温湿度,还可清除室内异味,降低室内空气中微生物的含量,以减少呼吸道疾病的传播机会。

(六)居室的安全设置

老年人存在的一个最大的安全问题是易跌倒,故居室不应安装门槛,以免绊倒老年人。墙壁上安装扶手,老年人经常使用的辅助器放在易取到的地方。地面和楼梯要防滑,可以在台阶、转角等处贴上防滑胶带;妥善处置电线和擦脚垫,防止绊倒和滑倒老年人。

(七)厕所和浴室

厕所和浴室是老年人使用频率高而又容易发生危险、意外的地方,所以设计要保证老年人不会发生跌倒的意外伤害。如地面应铺上防滑垫,便器为坐便式,旁边装有扶手、呼叫器。浴室温度要适宜老年人更衣等。

(八)舒适的床

老年人一般喜欢床靠窗边,但床不要安置在阳光直射的地方,防止光线刺激老年人的眼睛;不宜安置在有穿堂风的通道上,防止受风。床的高度合适,以老年人坐在床边,脚正好落地,站起时脚能用上力为宜。为防止老年人坠床,床边应有床档。对长期卧床生活尚能自理的老年人可选用带轮子的床旁桌。床铺应每天整理,每周定期更换清洁的被套和床单。

三、保持身体清洁卫生

清洁是维持和获得健康的重要保证,身体不洁净可以引起皮肤细菌繁殖,容易产生皮肤瘙痒、湿疹,使压疮恶化。清洁可清除身体表面污垢,防止病原微生物繁殖,促进血液循环,有利于身体健康。在日常生活中,由于老年人自理能力降低及疾病的原因,无法满足自身清洁的需要,这对老年人生理和心理都会产生不良影响。因此,护理人员必须掌握清洁护理技术,协助和指导老年人注意口腔卫生和皮肤清洁,满足老年人清洁舒适的需要,以预防感染及并发症的发生。

(一)衣着卫生

老年人因各种功能下降,肌肉收缩能力下降,动作迟缓,机体热量减少,因此,服装应选择轻、软、松紧适宜、保暖性好的衣料。由于各种织物的通气性、透温性、吸水性、保暖性等性能不一样,因此,在选择衣服时,不仅要注意卫生问题,还要外观庄重大方。如内衣以棉织品为好,外套可选用毛料或保暖性好的羽绒衣裤等。衣着的尺码要宽大些,穿着起来行动方便舒适。血压偏高或偏低的老年人,尤其不宜穿紧口衣服。老年人血液循环不好,应该注意下肢保暖。春秋季节气温一日数变,衣着要随之增减。

综合上述,老年人衣着的选择要注意以下几点。

(1)在尊重老年人习惯的基础上,注意衣服的款式要适合老年人参与社会活动。

(2)注意选择质地优良的布料做老年人衣服,一般选择柔软、有吸水性、不刺激皮肤、耐洗的布料,以棉制品为首选。

(3)老年人宜选用柔软、吸汗、合适的布鞋。不宜穿塑料底鞋,以免发生意外。袜子宜选用既透气又吸汗的棉线袜子。

(4)衣着色彩要注意选择柔和、不变色、容易观察到是否弄脏的色调。

(5)注意衣着的安全性与舒适性,如衣着大小要适中,过小影响血液循环,过大过长有容易绊倒及做饭时有着火的危险。

(6)老年人由于肌腱松弛,动作幅度小,行动迟缓,衣服不适就会感到穿脱不便。因此,款式宜设计成老年人自己能穿脱、不妨碍活动、宽松、便于变换体位的样式。

(二)头发清洁

洗发可去除头皮屑、头垢等,可保持头发清洁,也可促进血液循环。每天清晨除梳头以外,要定期洗头,一般每周应洗发 1~2 次。洗发剂、护发素应根据个人发质的特点(干性、油性)选购和使用。皮脂分泌较多者可用温水、中性洗头液洗头;头皮和头发干燥者则清洁次数不宜过多,可用多脂皂清洗,用吹风机吹干头发后可涂以少许松发油。

(三)口腔卫生

建立良好的口腔卫生习惯,每天早、中、晚刷牙,在饭后 3 min 之内刷牙,每次刷 3 min。饭后漱口,清除就餐时积存的食物,减少口臭。有假牙者,用软毛刷加牙膏刷假牙的各个部位,用海绵加肥皂水洗更好,不会磨损假牙。睡眠时脱去假牙,用清水浸泡,同时要保持牙刷清洁,经常更换(每月换一把新牙刷为好),因牙刷使用时间长了可有多种细菌繁殖,对人体健康存在威胁。指导老年人使用牙线,不宜用牙签,因牙签易损伤牙龈。为了加强咀嚼活动,可经常嚼口香糖,这种简单的动作能加强面部活动,加速局部血液循环,促进新陈代谢,同时又能促进唾液的分泌,减少疾病。

(四)皮肤清洁

老年人的皮肤特点是皮肤逐渐老化,尤其是暴露部位的头面部及四肢,皮肤出现皱纹、松弛和变薄,下眼皮出现"眼袋",皮肤干燥,多屑和粗糙。因此,要勤梳洗、勤更衣,保持皮肤的清洁卫生。

（五）沐浴

老年人皮肤较干燥，沐浴不宜过于频繁。夏天出汗多时，可每天淋浴或擦浴 1 次，冬天应减少沐浴次数（每 7～10 d1 次即可）。洗涤淋浴应用温水（不宜在饱餐后和饥饿时沐浴）；要避免碱性肥皂的刺激，可选择沐浴露或香皂；特别注意皱褶部位，如腋下、肛门、外阴和乳房下的洗涤。在浴后可用一些润肤油保护皮肤，特别在冬春气候干燥时更要使用护肤品，以防水分蒸发、皮肤干裂。凡能自行洗澡者可用盆浴或淋浴，但应协助老年人做好准备，嘱咐老年人注意安全，勿反锁浴室门，以便家属可随时进入浴室观察情况。注意勿空腹沐浴。体质较弱的老年人，沐浴时必须有人协助。对长期卧床的老年人，家属要帮助进行床上擦浴。

（王晓燕）

第二节　老年人饮食与睡眠护理

老年人随着年龄的增长，对食物的消化和营养成分的吸收能力逐渐减退，因此，合理的营养是减少疾病发生和延缓老化、保持生理功能和心理功能的健康、延长寿命的一个重要条件。老年人饮食的目的：①预防性饮食，即针对个体健康状况的营养补充性饮食，其目的是延缓衰老，增长寿命，应于青壮年时期就开始实施；②适合基本健康老年人代谢特征的饮食，其目的是较长期地保持身体的健康；③针对老年期疾病的饮食，作为辅助药物治疗，如对肥胖或消瘦、高血压病或高脂血症、糖尿病或痛风、肾功能损害及心力衰竭的患者，均应给予相应的饮食疗法。老年人必须全面、适量、均衡地摄入营养，保证体内有足够的蛋白质、脂肪、糖类、纤维素、无机盐、维生素和多种微量元素。

一、老年人所需营养成分

（一）热量

人体对热量的需要，包括基础需要量及活动需要量的总和。老年人因体力活动减少，基础代谢逐渐减低，因此热量也应随之减低，故需要控制总热量，以免因脂肪组织增加，造成体重超过正常标准，使心脏和胃肠道的负荷加重。多数学者认为，热量的需要量随年龄的上升而递减，且男性需要量比女性高。WHO 的热量建议量见表 11-1。

表 11-1　不同性别老年人每天热量

年龄组	男性	女性
60～64 岁	2 380	1 900
65～74 岁	2 330	1 900
75 岁以上	2 100	1 810

注：1 kcal≈4.18 kJ。

按我国的生活习惯，一般以三餐较为合理，每天三餐热量的分配，以午餐为主，早餐和晚餐为次。比较合理的分配：每天总热量，早餐占 25%～30%，午餐占 40%～50%，晚餐占20%～25%。供热的主要营养素为糖类、蛋白质、脂肪。

(二)蛋白质

蛋白质是维持老年人健康所必需的成分,老年人蛋白质以分解代谢为主,血清中清蛋白减少,球蛋白增多,各种氨基酸减少,体内表现为负氮平衡。蛋白质的需要量以占总热量的20%～30%为宜。由于老年人对蛋白质的消化和利用降低,应选择优质且生理价值高的蛋白质。如大豆、乳类、虾、鱼类、瘦猪肉、羊肉、牛肉,作为蛋白质的主要来源,而动物内脏如心、肝、肾等因含较多的胆固醇,不适宜食用,其对肥胖和患心血管疾病的老年人不利。老年人每天每千克体重需蛋白质1.0～1.2 g。如老年人以素食为主时,每千克体重的蛋白质需要量应提高到1.3～1.5 g。

(三)脂肪

老年人因胰脂酶的产生减少或因肠黏膜对胆固醇吸收的降低,因而对脂肪的消化能力差。吸收也比较慢,并且吸收后也易在体内形成脂肪堆积。老年人膳食中的脂肪含量以占总热量的20%左右为宜。老年人应限制脂肪摄入,减少饱和脂肪酸及胆固醇的摄入,应选择一些含不饱和脂肪酸多的油脂,如菜籽油、豆油、花生油等植物性油脂,其中以菜籽油最好。老年人脂肪摄入量以每天50 g为宜。

(四)糖类

糖类即碳水化合物是体内热量的主要来源,是生命活动的必需物质。但随着年龄的增长,老年人活动量少,体力消耗少,胰腺功能减退或细胞间葡萄糖代谢的改变,对糖类代谢率降低。因此,对于肥胖和患有心血管疾病的老年人,应限制糖类的摄入量,每天供给量中以糖类占总热量的50%～55%为宜。

(五)无机盐(矿物质)

无机盐是构成人体组织的重要材料,但老年人对矿物质的吸收能力减弱,常会引起不足。钙、磷、镁是骨骼和牙齿的重要成分,如摄入不足,可引起老年期的骨质疏松症。应进食奶类及奶制品、蔬菜、豆类、干果类(如核桃、花生)及小虾米皮等高钙食物。一般每天钙的平均摄取量为17 mg/kg(体重)。以50 kg体重的老年人为例,则每天摄入量应为850 mg。茶叶里含大量的氟,老年人多喝茶可增加氟的摄入,减少骨质疏松症的发生,有利于健康。磷、硫是组成蛋白质的成分。老年人铁储备降低,铁缺乏易导致缺铁性贫血。老年人要多吃一些含铁丰富的食物,如动物肝脏、禽蛋、豆类和某些蔬菜等。老年人锌缺乏时主要表现为味觉减退、食欲缺乏等,因此,应当适当补充含锌的食物,如肉类、动物肝、鱼类、土豆、南瓜、茄子、萝卜、豆类和小麦等。硒、锌、铜、锰是对免疫有重要影响的微量元素,有刺激免疫球蛋白及抗体产生的作用和防癌、防止动脉硬化及防衰老的作用,如肉类、海藻类、面粉、黄豆、蘑菇、胡萝卜、香蕉和橙子等。微量元素铬和脂肪代谢有关,研究证明,铬可以延长动物的寿命,黑胡椒、动物肝、牛肉、面包、覃类和啤酒等是铬的主要来源。

(六)维生素

维生素是人体维持正常生理功能必须从食物中获得的极微量的天然有机物。脂溶性维生素包括维生素 A、维生素 D、维生素 E、维生素 K;水溶性维生素包括维生素 C 及 B 族维生素。它们多是某些辅酶的组成部分,若缺乏就会发生各种症状。

1.维生素 A

维生素 A 缺乏时可使夜视功能降低,发生夜盲症;维生素 A 有维持黏膜和上皮细胞功能的作用,缺乏时则腺体分泌减少、皮肤干燥甚至角化;它能促进生长发育,增强免疫功能;有防止某些类型上皮肿瘤的发生和发展和对抗多种化学致癌物质的作用。维生素 A 主要存在于动物性食物中如牛奶、肉、动物肝(尤其是羊肝)、鸡蛋等。植物性食物中绿叶蔬菜及胡萝卜含有胡萝卜素,食入后在人体小肠及肝脏中能转化成维生素 A。

2.维生素 D

维生素 D 可促进钙和磷的吸收,缺乏时可造成骨质脱钙,引起骨软化症或骨质疏松症。维生素 D 存在于海鱼、动物肝脏和蛋黄、奶油中,人的皮肤中的 7-脱氧胆固醇经日光紫外线照射后可转化成维生素 D。

3.维生素 E

维生素 E 具有抗衰老和维持人类生殖功能的作用,对促进毛细血管增生、改善微循环、降低过氧化脂质、抑制血栓形成、防治动脉硬化和心血管疾病有一定作用。它广泛存在于动物性和植物性食物中,特别是豆类和植物油中含量较多。但长期大量补充可出现头痛、胃肠不适,视觉模糊及极度疲乏等中毒症状。

4.维生素 K

维生素 K 可促进凝血,也可促进肠的蠕动和分泌功能。菠菜、白菜、西红柿及动物肝脏中含量较丰富,正常人肠道内的细菌也可产生维生素 K。

5.B 族维生素

B 族维生素包括维生素 B_1、维生素 B_2、维生素 B_6、维生素 B_{12}、烟酸、泛酸、叶酸和胆碱等。B 族维生素能保持神经和肌肉系统的功能正常,是体内重要辅酶的组成成分。维生素 B_{12} 具有促进红细胞成熟的作用。烟酸、叶酸等促进细胞代谢,是维持皮肤和神经健康所必需的。它们存在于肉、蛋、奶、豆类、绿叶蔬菜及谷物中。缺乏维生素 B_1 时可引起脚气病,表现为以多发性末梢神经炎为主的干性脚气病,或以下肢水肿、右心扩大为主的湿性脚气病。膳食中长期缺乏维生素 B_2,可引起口角炎、唇炎、舌炎、皮脂溢出性皮炎等症状。

6.维生素 C

维生素 C 参与细胞间质胶原蛋白的合成,可降低毛细血管的脆性,防止老年血管硬化,并可扩张冠状动脉,降低血浆胆固醇;具有解毒作用,能治疗贫血,防治感冒,提高机体抵抗力及增强机体免疫功能和具有一定的抗癌作用。维生素 C 存在于新鲜蔬菜和水果中,如油菜、菠菜、柑橘、鲜枣和猕猴桃等。

(七)水、电解质和纤维

水是人体组成的重要成分,占体重的 $50\%\sim60\%$。随着年龄的增长,人体含水量逐渐减少。老年人每天饮水量应保持在 2 000 mL 左右(包括食物中水分),但老年人不宜过度饮水,以防心、肾负荷过重。

膳食纤维的作用有充盈肠道、刺激肠蠕动、防止便秘;改善血糖代谢,治疗糖尿病,同时增加人体饱胀感,有利于控制肥胖;缩短食物在肠道内的停留时间,清洁肠道,起到防癌的作用;有利于预防胆石症和动脉粥样硬化症。蔬菜中的胡萝卜、蘑菇、芋头、红薯、南瓜及青菜等含纤维素较多,谷类的米糠、麦麸中含量最为丰富,普通面粉较精白面粉含量高 2 倍,水果中的菠萝、草莓含量也高。

二、老年人的饮食原则

(一)食物营养比例适当

保持营养的平衡,做到种类齐全、数量充足、比例适宜,注意主、副食合理搭配,粗细粮兼顾,

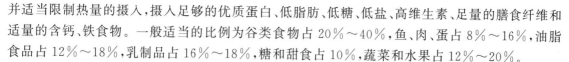

并适当限制热量的摄入,摄入足够的优质蛋白、低脂肪、低糖、低盐、高维生素、足量的膳食纤维和适量的含钙、铁食物。一般适当的比例为谷类食物占 20%～40%,鱼、肉、蛋占 8%～16%,油脂食品占 12%～18%,乳制品占 16%～18%,糖和甜食占 10%,蔬菜和水果占 12%～20%。

(二)饮食应易于消化吸收

考虑老年人身体状况及消化功能、咀嚼能力减退的特点,食物的加工以细、软、松为主,既给牙齿咀嚼的机会,又便于消化;烹调宜采取烩、蒸、煮、炖、煨等方式,清淡可口,避免油腻、过咸、过甜、辛辣的食物。同时应注意,食物宜温偏热,色、香、味俱全,促进老年人的食欲。

(三)养成良好的饮食习惯

老年人应做到饮食有规律,少吃多餐,定时定量,细嚼慢咽,不偏食,切忌暴饮暴食或过饥过饱。食量要合理分配,应遵循早晨吃好,中午吃饱,晚上吃少的原则。必要时在两餐之间适当增加点心。避免餐后立即吃水果或饮水,以防腹胀或冲淡胃液。戒烟酒,适饮茶。摄取含食物纤维丰富的蔬菜和水果,保证维生素、无机盐和微量元素的供给,并预防便秘。适量多饮水,因细胞内水储备量的下降可增加血黏稠度而易诱发心脑血管疾病。

(四)注意饮食卫生

把住病从口入关,做到饭前、饭后洗手;蔬菜水果应洗净;不饮生水;餐具要清洁干净,定时消毒;加工食物时煮熟煮透,防止外熟内生;冷藏食物做到生、熟分开,冷藏的熟食应加热后食用,以免引起肠道疾病。不吃烟熏、烧焦腌制、发霉或过烫的食物,以防疾病和癌症的发生。

(五)进补抗衰老食品

除每天摄入一定量的优质蛋白质如鱼、肉、蛋、奶等动物食品外,可适当进食花生、葵花子、薏苡仁、银耳、蜂蜜及核桃、松子等坚果。

(六)注意老年人生理性饮食变化

1.味觉改变时的饮食

人的味觉一般分为甜、咸、酸、苦 4 种,味觉主要由舌组织的味蕾产生。人的味蕾在出生后 11 个月即形成,70 岁以后味蕾数量急速减少,4 种味觉也随之发生变化,其中以甜味和咸味下降最明显。老年人对甜、咸味感觉阈的升高势必增加糖、盐的摄入量,这将成为高脂血症、动脉硬化症疾病中血压升高的诱因。

2.消化、吸收功能改变时的饮食

老年人的消化、吸收功能比年轻人低下,其主要与胃酸分泌量减少、营养素吸收障碍有关。因此,老年期消化、吸收功能低下时的饮食要注意:对于肉、鱼类应选择其柔嫩的部位,切碎、搓泥、炖烂或清蒸,补充含钙、铁的食物;不应进食过多的含糖食物,多食水果、蔬菜,可给予一些香、辛调味品,以刺激胃液分泌、增进食欲。

三、老年人的睡眠护理

老年人的休息方式多种多样,如进行一些文体活动或散步,与朋友或家人聊天,闭目静坐或静卧片刻。睡眠,则是休息的深度状态,也是休息和消除疲劳的重要方式。

(一)睡眠的生理

睡眠是人类和其他高等动物生来就有的生理过程,它与觉醒交替出现,呈周期性。人的一生中有1/3 的时间用在睡眠上。睡眠能保护大脑皮质细胞,又能使精神和体力得到恢复。睡眠时,感觉、意识逐渐减退,骨骼肌的反射运动和肌紧张减弱,除循环和呼吸等系统维持生命必需的活动外,体内各组织器官均处于相对静息状态,机体的代谢活动降到最低点,全身能量消耗减少,体内合成代谢超过分解代谢,各种组织消耗的能量得到补充。

睡眠具有两种生理形态:非动眼期睡眠(nonrapid eye movement,NREM),又称慢波睡眠,此期睡眠身体中所有的生理功能都降低,呼吸深慢而平和,脉搏、血压稳定,进入脑内的血流量降低。动眼期睡眠(rapid eye movement,REM),又称快波睡眠,此期睡眠脉搏、呼吸、血压都增高,全身骨骼肌的反射和肌肉的紧张度极度降低,脑血管舒张,脑血流量增多,脑细胞代谢旺盛。成人睡眠开始首先进入慢波睡眠,持续 80～120 min 转入快波睡眠,持续 20～30 min 又转入慢波睡眠,这种反复转化 4～5 次。越接近睡眠的后期,快波睡眠的时间越长。

(二)老年人的睡眠时间

人体每天需要睡眠的时间,随年龄、性格、个体的健康状况、劳动强度、营养条件、工作环境的不同而有所差异,并随着年龄的增长而逐渐减少。新生儿睡眠时间每天约 20 h,出生 1 周后为 16～20 h,儿童为 12～14 h,成年人为 7～9 h,老年人因为新陈代谢减慢及体力活动减少,所需睡眠时间少些。但有些老年人每天睡眠时间并不比成年人少,只是他们持续睡眠的时间较短而已。一般认为,60～70 岁的老年人平均每天睡 7 h,70 岁以上的老年人每天睡 7.6 h,90 岁以上高龄老年人,每天睡 10～12 h。睡眠的好坏并不全在于"量",还在于"质",即睡眠的深度和快慢波睡眠占整个睡眠的比例。评估正常睡眠应以精神和体力的恢复为标准,如果睡后疲劳消失、头脑清晰、精力充沛,则无论时间的长短都属于正常睡眠。

(三)影响老年人睡眠的因素

1.生理性改变

老年人睡眠周期的改变使老年人入睡困难,而且容易醒来,影响睡眠的质量。

2.疾病的影响

疾病可影响人的睡眠。某些引起疼痛的疾病,如关节炎、溃疡病、冠心病等使患者难以入睡;另外,某些疾病给患者造成不舒适的体位,从而影响患者的睡眠,如骨折、截瘫患者。

3.环境因素

环境温度、噪声、光线、居室的气味等均可影响患者的睡眠。

4.药物的影响

有些老年人因失眠问题而长期服用安眠药,因此,容易在心理上产生对安眠药的依赖性,这些患者会有入睡困难和提早醒来的问题。

(四)促进睡眠的护理措施

1.养成良好的生活习惯

有规律地按作息时间就寝,养成每天清晨固定时间起床的习惯,合理地控制白天的睡眠量。老年人的睡眠时间每天为 6～8 h。老年人适当进行体力活动或于睡前散步 20～30 min 可帮助睡眠。

2.适宜的睡眠环境

睡眠环境应安静、空气新鲜,温度及湿度适宜,光线暗淡,可减少外界环境对老年人感觉器官的不良刺激。

3.保持睡前情绪稳定

睡前避免喝浓茶、可乐、咖啡等兴奋性饮料,避免看刺激性的电影、电视、书或报纸等。情绪稳定有利于睡眠。睡前可用温水洗脚或洗个热水澡、看一些轻松小文章或是静思片刻,都能够帮助入睡。

4.合理的饮食时间

人体每天摄取食物的时间应合理,晚餐时间最少在睡前 2 h,晚餐清淡、不宜过饱,以避免消化器官负担过重,既影响消化,又影响睡眠。晚上及睡觉前避免摄入太多水分,以免睡眠期间起来如厕,破坏睡眠规律。

5.形成正确的睡眠姿势

良好的睡眠姿势应取右侧卧位。以自然、舒适、放松、不影响睡眠为原则。睡后非自主性更换体位,可避免身体某些部位的过度受压,有利于血液循环。

6.选择舒适的睡眠用品

(1)选择软硬适中的床,如在木板床上铺以柔软并有适当厚度的褥子或床垫等,睡床应基本上能保持脊柱的生理正常状态。

(2)枕头的高度一般以 8～15 cm 为宜,稍低于从肩膀到同侧颈部的距离。枕头过低,头部会向下垂,使颈部肌肉紧张;枕头过高,也会使颈部与躯干产生一定角度,既影响睡眠,又易使颈部肌肉劳损。枕头软硬适中,过硬易引起头皮麻木,过软难以保证枕头与身体的平衡,影响睡眠。枕芯为木棉、棉花、荞麦皮或谷壳等。

(3)选用清洁平坦的床单,被褥轻柔,尽量减少和避免对皮肤的刺激。

(王晓燕)

第三节　老年人用药护理

一、老年人的药物代谢特点

(一)药物吸收

口服给药是老年人最常用的给药途径,故药物的吸收与胃液的酸碱度、胃的排空速度、肠蠕动等情况有关。

(1)老年人随增龄胃肠黏膜和肌肉萎缩,分泌细胞数量减少,胃肠蠕动和排空减慢,使药物进入小肠的时间延迟,影响了药物吸收的速度与程度,主动转运吸收的钙、铁、乳糖等明显下降。

(2)老年人分泌细胞数量减少,胃酸分泌减少,特别在患有萎缩性胃炎时,胃酸减低或缺乏,胃液的 pH 增高,可改变某些药物的溶解性和电离作用,从而影响药物的吸收。

(3)老年人胃肠道体液减少,不易溶解药物,同时胃排空减慢,延长了小肠的吸收时间,故达峰时间(T_{peak})延长,而曲线下面积(AUC)不变。

(4)老年人常联合用药,也会影响某些药物的吸收。

(二)药物分布

药物在人体的分布取决于血流量的多少、血浆蛋白结合率、机体的组成成分及药物的理化性质(分子大小、亲脂性及酸碱性质)。

(1)老年人的心排血量较中青年少,一般在 30 岁以后每年递减 1%,而血流量减少会影响药物到达组织器官的浓度。心排血量减少导致各组织器官的血液灌注也相应减少。同时,老年人血管内弹性纤维减少,血管基底膜普遍增厚,使器官和组织的有效灌注减少,也会影响药物的分布。

(2)机体的非脂肪成分体重随增龄而降低,男性50岁以后每年递减0.45 kg,女性在30岁以后每年递减0.2 kg,但脂肪成分体重30岁以后每年递增,女性脂肪成分体重的增加比男性明显,故一些脂溶性高的药物如巴比妥类镇静催眠药,其表观分布容积(Vd)随增龄而增大,呈正相关,而吗啡等水溶性药物的Vd与年龄则呈负相关。但还有一些药物并不受增龄的影响。同时由于细胞功能减退,细胞内液减少,体内水分占总体重的比例则由年轻时的61%下降为53%,使得亲水性高的药物,如地高辛,在体内的分布容积减小。

(3)血浆蛋白结合率是改变Vd和血浆清除率(CL)的重要因素之一。老年人蛋白质摄入量及体内合成减少,而蛋白质分解代谢增加,因而老年人血浆蛋白浓度随增龄有所降低,可使游离药物浓度增加,容易引起不良反应,如磺胺嘧啶、苯妥英钠、哌替啶、苯基丁氮酮等应减少用药剂量。另外,同时使用两种蛋白结合率高的药物时,由于它们可能与蛋白同一部位发生结合,彼此间就会产生竞争性抑制结合的现象,如水杨酸盐与清蛋白的结合易被其他药物所置换而减少,使游离药物增多而引起不良反应。

(三)药物的代谢

(1)肝脏是药物代谢的主要场所,随增龄肝脏微粒体的药物氧化酶P_{450}活性降低,对药物的代谢能力降低,且对诱导或抑制药酶作用的反应随增龄而减弱。如安替匹林的药物半衰期($t_{1/2}$),老年人比年轻人延长近1/3,代谢清除明显减少。因而增加了这些药物的不良反应。有些非微粒体酶(如血浆碱酯酶)的活性也会随增龄而改变。

(2)肝细胞、肝脏血流量均随增龄而减少,老年人的肝血流量仅是青年人的40%～50%,90岁以上的老人仅为30%,肝脏重量可减少约20%。肝血流量和功能细胞减少、肝脏药酶活性降低,对主要经过肝脏代谢灭活或经肝脏生物活化而显效的药物产生影响。肝脏代谢、解毒功能降低使药物的代谢减慢、作用时间延长、不良反应增加,对肝脏的损伤增加。因此,为老年患者应用主要经过肝脏代谢的药物时,应减少剂量,还要注意给药间隔。

(四)药物排泄

大多数药物经过肾脏排泄。老年人肾血流量减少,65岁时肾血流量仅为年轻人的50%,有效肾单位数量和体积也显著减少,使肾小球滤过率、肾小管排泌和重吸收功能均明显降低。故通过肾脏原型排泄的药物的肾清除率将发生改变,多表现为半衰期延长,药物的血浆浓度上升。肾功能减退,经肾脏排泄药物的能力减小,易引起蓄积中毒。

(五)药物的耐受性

老年人对药物的耐受性有所降低,单用一种或2～3种药物联合应用时尚可耐受,而更多的药物合用如不减少剂量,常不能耐受,易发生胃肠道的不良反应。此外,老年人个体差异较大,尤其是多种药物合用时常可发生药物的相互作用,使协同作用或拮抗作用增强,故药物的相互作用在老年人常可引起严重的不良反应。因此,要根据个体差异调整药物的用量。

综上所述,老年人药物代谢的变化是一个复杂的问题,不同研究的结论可能会有差异,在临床工作中要注意监测血药浓度的动态变化,大多数药物的药效强度与血药浓度是一致的,血药浓度的变化可反映药物吸收、分布、代谢、排泄等过程的变化规律,同时要结合临床指征,随时调整老年人的用药。

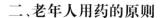

二、老年人用药的原则

世界卫生组织将合理用药定义为"合理用药要求患者接受的药物适合其临床的需要,药物剂量应符合患者的个体化要求,疗程适当,药物对患者及其社区最为低廉"。这一概念提出合理用药的三个基本要素:安全、有效和经济。老年人用药原则包括以下几个方面。

(一)受益原则

受益原则包含两层含义:一是要求老年人用药需有明确的适应证,二是用药的受益要大于风险。选择药物时要考虑到既往疾病及各器官的功能情况,对有些病证可以不用药物治疗则不要急于用药,如失眠老人的处理,可以通过生活方式指导、饮食调整来改善。必须用药时,要尽可能选用毒副作用小而疗效确切的药物。又如,老年人发生心律失常,如果无器质性心脏病,也没有血流动力学障碍,就应尽可能不用或少用抗心律失常药物,否则,长期用抗心律失常药物会增加死亡率。

(二)五种药物原则

五种药物原则的含义是要求老年人的用药品种要少,最好5种以下,治疗时根据病情的轻重缓急选择使用。老年人常常同时患有多种疾病,有资料显示,老年人人均患有6种疾病,人均用药种类9.1种。同时使用多种药物,既增加老人的负担,降低用药依从性,还会增加药物间的相互作用,增加潜在的不良反应的危险性。联合用药品种越多,药物不良反应发生的可能性越高。可以通过以下措施落实五种药物原则。

(1)充分了解各种药物的局限性,合理搭配,避免过多用药。

(2)针对最危害老年人健康的疾病,少而精地用药,切忌滥用药。凡是疗效不明显、耐受差、未按医嘱服用的药物应考虑终止,病情不稳定可适当放宽,一旦病情稳定后要遵守五种药物原则。

(3)尽量选用具有兼顾疗效的药物,如高血压合并心绞痛者,可选用β受体阻滞剂及钙通道阻滞剂;高血压合并前列腺肥大者,可用α受体阻滞剂。

(4)重视非药物治疗的作用,配合饮食疗法、物理疗法等方法,也可帮助老人缓解症状。

(5)减少服用保健药品,根据老人的身体状况决定是否需要药物或保健品,尽可能采用非药物方法,以减少肝、肾等主要脏器的负担。

(三)小剂量原则

中国药典规定老年人的用药量为一般成人药量的3/4;开始剂量为成人用量的1/4~1/3,根据临床反应调整剂量,直到出现满意疗效而没有药物不良反应为止。药物剂量要准确,老年人用药要遵循从小剂量开始逐渐达到适宜个体的剂量。老年人用药剂量的确定,要根据老年人年龄、健康状况、体重、肝肾功能、临床情况、治疗反应等进行综合考虑。也有学者建议,从五十岁开始,每增加一岁,剂量应比成人药量减少1%,60~80岁的老人用药剂量为成人药量的3/4,80岁以上老人的用药剂量为成人剂量的2/3,只有把药量控制在最低有效量,才是老年人的最佳用药剂量。

(四)择时原则

择时原则的含义是选择最佳给药时间。选择最合适的给药时间进行治疗,可以提高疗效和减少毒副作用。因为许多疾病的发作、加重和缓解都有节律变化,所以,进行择时治疗时,主要根据疾病的发作、药代动力学和药效学的昼夜节律变化来确定最佳用药时间。例如,夜间容易发生变异型心绞痛,主张睡前用长效钙通道阻滞剂。而治疗劳力性心绞痛应清晨用长效硝酸盐、β受体阻滞剂及钙通道阻滞剂。

(五)暂停用药原则

暂停用药原则的含义是老年人在用药期间出现了新的症状和体征,要暂时停止使用所有药物,仔细观察症状和体征的变化,以决定是增加药物还是停止用药。老年人在用药期间,应当密切观察老人的反应,一旦出现新的症状和体征,应考虑药物的不良反应或者是病情发生了变化,而不能再次追加药物。暂停用药是现代老年病学中最简单、最有效的干预措施之一。

三、用药老人的护理

老年人由于记忆力减退,对药物治疗的目的、服药的时间、方法等理解力下降,往往会影响老年人安全及时用药。故做好用药老人的护理是护理人员的重要任务之一。

(一)护理评估

1.服药能力和作息时间

包括老年人的智力状态如理解力、阅读处理能力、记忆力等,视力、听力、备药能力、准时准量服取能力、及时发现不良反应的能力、吞咽能力等。通过对老年人服药能力和作息时间的评估,可以帮助老人制订合理的服药计划,便于及时辅助老人用药和观察反应。

2.老年人的用药史

详细评估老年人的用药史,建立完整的用药记录,特别是曾引起不良反应的药物,以及老人对药物了解的情况。

3.老年人各系统的老化程度

详细评估老年人各脏器的功能情况,特别是肝、肾功能等,以判断药物使用的合理性。

4.心理社会状况

了解老年人的文化程度、家庭经济状况、饮食习惯、对治疗和护理方案的认识程度,家庭支持的有效性,对药物有无依赖等。

(二)护理措施

1.用药方式的选择

应考虑老年人的作息时间,给药方式尽量简单,结合老年患者的生活自理能力及生活习惯,如果口服给药与注射给药效果相差不多,尽量采用口服方式,方便患者自行服药。

2.安全、正确服药

护理人员应以老人及其家属能够接受的方式,务必使其完全了解医嘱上的药物种类、名称、每种药物的服用时间、间隔时间、药物的作用、不良反应、用药方式、期限及用药禁忌证等。必要时,可用书面的方式,醒目的颜色将用药时应注意的事项标于药袋上,以保证老年人能够安全、正确、有效的用药。

3.密切观察和预防药物的不良反应

老年人表现出的药物不良反应常不典型,但神经、精神症状较突出,用药中如出现类似老化现象如健忘、意识模糊、焦虑、抑郁、食欲缺乏等,应首先考虑与药物的关系。对既往有过不良反应的药物,应记录清楚,便于治疗时参考。对过去未用过的药物要严密观察,出现不良反应,须及时停药。对并发症多的老年人,应在治疗中注意避免药物的互相作用,影响病情变化。

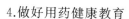

4.做好用药健康教育

护理人员必须重视老年人及其家人的用药指导,鼓励老人首选非药物性措施,将药物的危害降到最低。训练老年人自我服药的能力,可采取卡片和小容器等帮助老年人增强服药的记忆。指导老人及其家人不随意购买和服用药物,即便是一些滋补类药物,也要在医师指导下适当使用。

(三)提高老年人的用药依从性

老年人患有慢性病居多,需要长期用药。由于记忆力减退、经济收入减少、担心药物的毒副作用、家庭社会支持不足等原因,会导致老人的用药依从性差。护理人员要采取措施,帮助老人提高用药的依从性。

1.加强用药护理

对住院的老人,护理人员应严格执行给药操作规程,做好"三查七对",帮助老人正确用药。对出院带药的老人,护理人员要根据老人的认知水平,采取恰当的措施帮助老人了解药物名称、作用、剂量、用药时间、不良反应等。做好醒目标签,将不同给药途径的药物分开放置,便于老人使用。社区护理人员还要定期到老人家中评估老人的用药状况,清点剩余药量。对社区居住的空巢和独居老人,护理人员要帮助老人准备一些可以提醒用药的用具,如每天服药专用药盒、小闹钟等,促使老人养成按时按量服药的习惯。对精神异常或不配合治疗的老人,护理人员应与家属积极合作,做好督促检查工作,确定老人的服药情况。对吞咽困难的老人,可以通过鼻饲管给药。护理人员还要帮助老人保管药品,定期整理家中保存的药品,以及时剔除过期药,以保证用药安全。

2.建立合作性护患关系

护理人员要吸纳老年人参与用药护理计划的制订和修改,鼓励老人说出对病情和用药的看法和感受,倾听老人的治疗意愿,了解老人用药中的困难。护理人员要与老人建立合作性护患关系,使老人形成良好的治疗信心,促进服药依从性的提升。

3.开展形式多样的健康教育

护理人员可以借助宣传媒介,通过专题讲座、小组讨论、咨询服务、相关知识展览、个别指导等措施,强化老人的用药相关知识,让老人了解每种药物的作用,提高老人自我管理用药的能力。

4.评价老人的用药行为

要求有能力的老人写用药日记、自我观察记录等,护理人员要定期检查老人的用药记录。对用药依从性好的老人给予及时肯定,对依从性不好的老人要给予更多的评估,帮助其解决困难,以提高用药的依从性。

(四)常用药物的注意事项

1.镇静催眠药

镇静催眠药要小剂量服用且几种药物交替服用。对呼吸衰竭而又无人工气道辅助呼吸的老人尤应慎用。

2.抗生素类

抗生素类应选择对肝、肾功能损害较小的药物,且剂量和疗程适当,避免因广谱、量大、疗程长而致肠道菌群失调或真菌感染。

3.强心苷类

地高辛是老年人常用的强心药,由于老年人肾功能减退,药物排泄速度减慢,半衰期延长,故应定期监测血药浓度,以免发生中毒。对慢性心力衰竭胃肠道淤血较重者,会因吸收不良而影响药效,可用毛花苷 C 静脉注射,但注入要缓慢,同时注意监测心率及心律。

4.利尿剂

老年人在心力衰竭时食欲较差,会影响正常的水、电解质的摄入,加上肝、肾功能减退,调节能力差,易发生水、电解质紊乱及酸碱失衡,所以在使用排钾利尿剂时,应注意监测血气及血电解质情况,以便早期发现失衡现象,以及时补充调整。

5.降压药物

要注意监测 24 h 动态血压,找出最佳用药剂量及间隔时间,并特别注意用药个体化。另外,老年人降压要适度,以免因血压下降过快、过低,而引起心、脑、肾的缺血。

6.抗心律失常药物

老年人心律失常的治疗应首选不良反应小的药物,并主要由临床效果决定剂量,而不能只看血药浓度,否则可能会因用药剂量大而发生其他类型的心律失常。在静脉应用抗心律失常药物时,要格外谨慎,必须有心电、血压的监测。

7.钙拮抗药

应用钙通道阻滞剂的种类、剂量均应考虑老人的个体差异,并注意观察心率变化。

8.β受体阻滞药

老年人由于肝血流量减少,β受体阻滞剂的半衰期延长,故应用此类药物时,剂量要小。对患糖尿病应用胰岛素的老人,服用此药应谨慎。

9.解热镇痛类药

老年人对解热镇痛类药物的作用较敏感,老年人用药的半衰期延长,故老年人服用此类药物剂量要小,为一般成人剂量的 1/2。有些高龄老人用一般成人剂量的 1/4 仍可出现大汗和低血压。老年人如长期服用小量阿司匹林,也会诱发溃疡出血,因此要注意观察。

（王晓燕）

第四节 老年人安全护理

老年人由于生理功能的老化,机体维持内外环境稳态的能力减弱,应对各种应激的能力降低,老年人面对各种危机或失衡状态容易表现出束手无策,给老年人身心健康甚至生命安全带来严重威胁。因此,危机与安全也是值得老年护理关注的重要内容之一。

一、危机

危机是指当个体不能用常规的应对策略处理当前突发的、重大的应激性事件时所出现强烈的情绪反应。危机也是由不可预测的或突如其来的、重大的应激事件引发,导致个体出现严重的应激反应的一种状态,并用以往防卫或应对机制对这种突发的重大应激事件作用无效。个体遭遇危机时,可表现出行为失调,难以决断,解决问题能力下降。危机具有多样性、突发性及持续时间短暂的特点。危机可通过采取应急方案或危机干预解决危机或重建平衡。

（一）老年人中常见的危机

对于老年人而言,最大的危机莫过于丧子、丧偶和失去兄弟姐妹。以往早年重大创伤经历也可成为老年潜在的危机。通常与老年人有关的危机:老年人机体内、外环境的突变和疾病;过于关注其儿孙及配偶;丧失亲朋好友;急性躯体疾病、疼痛;脑卒中失语;功能残障或丧失活动能力;严重创伤、跌倒;遭遇重大的交通事故、盗窃、火灾、地震、水灾等自然灾害;乔迁;经济陷入困境;单位倒闭,等等。

（二）危机评估

危机评估首先要考虑近期内发生的各种事件(无论是有效还是无效应对的事件)。危机根据其严重程度分为 0～7 期。

0 期:无危机,无任何危机的迹象。

1 期:轻度危机,患者可以自己处理和应对。

2 期:突发危机,患者意识到且渴望得到针对性的应对帮助。

3 期:紧急危机,患者意识到需要应对帮助,但不明白需要帮助什么、哪里或怎样能得到帮助。这时需要咨询和提示。一旦出现危机,患者很愿意得到应对帮助。

4 期:中度危机,患者有代偿性表现,试图自我解决危机。往往通过帮助可控制或推迟危机发生。

5 期:中度严重危机,患者表现出紧张不安、迷惑,甚至抑郁。

6 期:重度危机,患者陷入生命受到威胁的状态。患者恳求、祈求帮助以逃避危机。

7 期:非常严重危机,患者生命时刻受到威胁,无法控制现状。

需要给予老年人及其家庭指导,加强其对危机的了解,尽早采取针对性措施。

（三）危机干预

危机干预是一套治疗性技术,用来帮助个体及时处理特殊的、紧急的心理应激。危机对于老年人来说,是一种失衡状态,其延续时间不能超过 6 周,否则对老年人健康危害极大。当危机出现时,应及时制订危机干预计划,实施干预,帮助老年人渡过危机阶段,降低应激强度。危机干预的措施较多,大致包括下面几种。

（1）保持与发生危机的老年人的密切接触,了解危机的原因,同时防止老年人发生意外。

（2）给予老年人适当的心理支持、行为训练、生物反馈治疗等。

（3）帮助老年人寻求可利用的社会支持资源。

（4）帮助老年人正确认识所发生的重大应激事件,或采用认知疗法。

（5）鼓励老年人积极采取有效措施应对。

（6）鼓励老年人充分利用手头资源,结合实际解决问题。

（7）反复评价干预效果,针对个体选择最佳危机干预方法。

二、安全

安全是指老年人不存在任何因素对其健康构成威胁或危害的状态。随着年龄的增长,生理心理功能老化,平衡失调、感觉减退或机体抵抗力减弱等均可影响老年人安全。护理人员应意识到老年人安全的重要性,在日常护理中加强老年人的安全保障措施,保证老年人安全。

(一)影响老年人安全的因素

1.生理功能老化

人步入中年后,机体钙代谢逐渐出现不平衡。老年后由于牙齿缺损,影响食物咀嚼及营养吸收;味觉改变,可出现营养不良、食欲减退和消化吸收功能的下降,导致维生素 D、钙吸收不良而造成骨质疏松,容易发生病理性的骨折。心、肺、肾脏器功能减退,引起各脏器系统疾病及易致药物的不良反应。老年人视觉、听觉敏感度下降,影响老年人活动、社交,易导致跌倒、摔伤等意外事件发生。诸如此类的生理、病理改变都会给老年人的日常生活及活动带来不安全的隐患。

2.慢性疾病

老年人由于机体抵抗下降,常患有慢性疾病。慢性疾病多需服药物治疗,而由于老年人记忆力下降等原因易导致遗漏服药,影响治疗的依从性。此外,由于老年人生理的改变对药物代谢有影响,并因此产生的药物不良反应也在明显增多,从而对老年人的健康造成威胁。

3.心理、社会、环境等因素

老年人多有不服老和不想麻烦别人的心态,遇到事情多会自己处理,这样往往使老年人陷入无能为力的不安全境况。

老年人的视力下降,影响对客观环境的适应。如居室光线过暗、路面不平、过道狭窄等均可能造成老年人摔倒。居室布局复杂,居家用热水瓶、电插座板、刀、剪、玻璃器皿等也可能影响老年人的安全,导致老年人行走及用物取用不便,而引起老年人跌倒、烫伤、锐器伤、电击伤等。

(二)促进老年人安全的有效措施

1.定期健康检查,维护和促进健康

定期健康检查是预防疾病和保障健康的重要手段。健康检查可通过自我检查和医院健康体检方式进行。

(1)自我检查:可由老年人自己或家人对老年人健康状况持续地监护和维护,使老年人掌握自身健康的基本情况,了解其动态变化,提高对自身健康关注的责任感和对健康问题的敏感性。因此,有必要加大社区老年人保健的投入,加强对老年人自我保健知识和技能的培训力度,指导老年人和家庭开展自我健康检查。健康检查的内容和方法如下。①生命体征自我监测:主要是自我测量体温、脉搏、呼吸,以了解老年人生命体征的基础状况。②女性乳房及男性生殖器自查:老年女性定期自我触摸乳房,注意有无结节、疼痛等,观察形态有无改变等;注意有无阴道脓性或血性分泌物、异常气味等。男性应观察生殖器有无肿块、溃疡等异常。③排泄功能自我监测:注意观察自己的分泌物、排泄物的变化。排尿的次数、尿量、尿的颜色变化,有无尿频、尿急、尿痛,有无排尿不畅、血尿等;大便次数、大便量、形状(如变细)、排便有无困难或坠胀感,大便表面是否有脓血或混有黏液等;注意痰的量、颜色、气味,特别是痰中是否混有血丝等。④生理需要的自我观察:注意自己的饮食如食欲、饭量、口味、饮水等,以及睡眠、性生活等有无变化。⑤体重监测:注意定期测量体重,尤其是短期内有无明显原因引起的体重减轻、体重增加(超过理想体重30%)等,应注意查找原因,以及时处理。

(2)医院健康体检:一般老年人宜全面健康体检,至少一年一次。老年人在自我监测中,对于无法判断的症状或异常表现要及时去医院做进一步的检查,以便对疾病早发现、早诊断、早治疗。同时各级单位要安排好老年人的年检。①一般检查:包括呼吸、脉搏、血压、身高、体重等。②化验检查:包括血、尿、便及生化检查等。③心电图:可及时发现冠心病、心律失常等。④眼底检查:通过眼底检查可早期发现老年性白内障、原发性青光眼等疾病。⑤胸部 X 射线检查:可早期发现肺部疾病,尤其是嗜烟者更应定期检查。⑥甲胎蛋白测定:可早期发现肝癌,对患有慢性肝病的老年人尤应注意检查。⑦大便潜血试验:可早期发现消化道疾病。⑧肛门指检:有助于发现直肠癌、前列腺癌、前列腺肥大等病证。

老年人的定期体检应每年至少做一次,并注意做好体检记录,保管好化验单。常规性检验项目(如体重、血压、验小便、心电图、查眼底等)有条件的最好每季度查一次,这样既能及早发现疾病,又能对自己已患疾病的治疗、预后有所了解。

(3)辅助医疗及就诊:①老年人尤其是高龄老年人,需要家人或陪护人员仔细观察有无神志、面色、四肢活动、饮食和大小便等改变,以便给医师诊治疾病提供信息。②协助老年人就医,老年人赴医院或医疗保健机构就诊时,应注意:就诊前协助备好疾病诊疗本、以往的检查报告单或病历、医疗证或保健卡或医院的挂号证;到医院后先安排休息候诊,帮助挂号;就诊时协助老年人诉说病情,向医师提供老年人近期饮食、睡眠、用药等情况,并注意听取医师下达医嘱要求;帮助办理老年人医疗处置手续,如检查、取药、住院、转诊等,避免高龄、病重、认知及活动障碍等老年人发生意外。

2.改善环境,保障活动安全

良好的环境是维护老年人身心健康的必要条件。清新、自然、舒适、安静、整洁的居住环境是每个人需要的,老年人尤其如此。

(1)一般环境:室内温度以 18 ℃～22 ℃为宜,室温过高或过低均会给老年人带来诸多的不适。室内的湿度应保持相对恒定,理想的湿度是 50％～60％。房间宜朝南或朝阳,定时开窗换气,避免感冒。

(2)保障安全:除了一般所需的居住环境之外,还要充分考虑到老年人使用的安全性。地面要保持清洁、不滑,厕所宜安装坐式马桶、扶手等;门槛不宜过高;座椅结实,有靠背和扶手,高低适宜,接触地面要稳固;床具宜硬板床,褥垫厚实,高度不宜高过膝盖;室内照明充足,家具陈设简单、固定,等等,避免老年人发生跌倒等意外。

3.合理膳食,增进生活安全

人类的健康长寿与先天的遗传和后天的社会因素、疾病因素、体力活动、居住条件、身心疾病及营养情况均有密切的关系。充足的营养是健康的物质基础,合理的营养能促进机体的正常生理活动,改善机体的健康状况,增强机体的抗病能力,同时对老年人保持充沛的精力、预防早衰及延年益寿具有极其重要的作用。

(1)营养全面:膳食中所提供的营养成分是维持人体生命活动和健康的重要条件。要合理分配主副食,粗细兼顾;不偏食,不择食。

(2)科学添加副食:①除了保证一日三餐正常进食外,为了弥补老年人肝糖原储备减少及消化吸收能力降低等特点,可适当在晨起、餐前或睡前安排一些副食(如点心、牛奶等食物)作为补充,但每次数量不宜太多,以保证每天的总热量不超标。忌暴饮暴食。②老年人进食水果应该采取少量多餐的方法。饭前不宜吃水果,以免影响正常进食及消化。胃酸过多者不宜吃李子、柠檬等含有机酸较多的水果;患糖尿病者,不宜过多进食含糖高的水果。

(3)控制盐摄入量:老年人味觉功能下降,应该根据个人情况,自我控制食盐量。患有高血压、心、肾、肝病者,应将每天的摄盐量控制在 5 g 以内,或在医师指导下采用少盐饮食或低钠膳食。

(4)适当补钙:人到中年以后,体内容易发生钙质代谢障碍,这种代谢平衡的紊乱,可导致骨质疏松,因此,补钙对老年人来说更加重要。老年人补充钙,除能增强体质和防治骨质疏松外,还有利于高血压、动脉硬化和其他疾病的防治。

(5)适量咖啡和浓茶:咖啡、浓茶均有兴奋提神作用,对于心率快、心律失常、睡眠紊乱等老年人不宜饮或多饮咖啡。经常饮咖啡者注意补钙。饮茶应注意:①忌饭后立即饮茶。因茶中的鞣酸可使食物中的蛋白质凝固成颗粒,老年人难以吸收。宜在饭后 0.5~1 h 后饮茶;②忌空腹和睡前饮茶;③忌饮隔夜茶和冷茶。茶水搁置过久,茶水中的有机成分改变,易致消化不良等。凉茶有寒凉和聚痰的作用;④忌用茶水服药;⑤忌用茶解酒。乙醇对心血管的刺激较大,浓茶同样具有兴奋心脏的作用,所以不宜浓茶解酒。

(6)其他:老年人牙齿功能下降,食物宜碎、软,易于咀嚼、消化和吸收。同时,由于老年人的咽喉反射不敏感,进食应缓慢,避免噎食和误入气管。

4.劳逸结合,不容忽视运动安全

老年人适当参加一些文体和社会活动,有益于身心健康,但是如不注意活动安全,发生跌倒、骨折等,则适得其反。

(王晓燕)

第五节　老年低血压

一、疾病简介

低血压是由于生理或病理原因造成血压收缩压<13.3 kPa(100 mmHg),平时我们讨论的低血压大多为慢性低血压。慢性低血压据统计发病率为 4% 左右,老年人群中可高达 10%。慢性低血压一般可分为三类:①体质性低血压,一般认为与遗传和体质瘦弱有关,多见于 20~50 岁的妇女和老年人,轻者可无如何症状,重者出现精神疲惫、头晕、头痛,甚至昏厥。夏季气温较高时更明显。②直立性低血压:直立性低血压是从卧位到坐位或直立位时,或长时间站立出现血压突然下降超 2.7 kPa(20 mmHg),并伴有明显症状。这些症状包括头晕、头昏、视物模糊、乏力、恶心、认识功能障碍、心悸和颈背部疼痛。直立性低血压与多种疾病有关,如多系统萎缩、糖尿病、帕金森病、多发性硬化病、围绝经期障碍、血液透析、手术后遗症、麻醉、降压药、利尿药、催眠药和抗精神抑郁药等,或其他如久病卧床,体质虚弱的老年人。③继发性低血压:由某些疾病或药物引起的低血压,如脊髓空洞症、风湿性心脏病、降压药、抗抑郁药和慢性营养不良症、血液透析患者。

二、主要表现

病情轻微症状可有头晕、头痛、食欲缺乏、疲劳、脸色苍白、消化不良及晕车船等;严重症状包括直立性眩晕、四肢冷、心悸、呼吸困难、共济失调及发音含糊,甚至昏厥,需长期卧床。这些症状主要因血压下降,导致血液循环缓慢,远端毛细血管缺血,以致影响组织细胞氧气和营养的供应,二氧化碳及代谢废物的排泄。尤其影响了大脑和心脏的血液供应。长期如此使机体功能大大下降,主要危害包括视力、听力下降,诱发或加重老年性痴呆,头晕、昏厥、跌倒、骨折发生率大大增

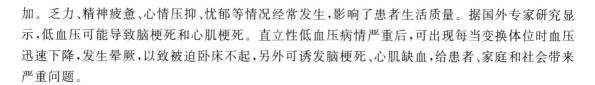

加。乏力、精神疲惫、心情压抑、忧郁等情况经常发生,影响了患者生活质量。据国外专家研究显示,低血压可能导致脑梗死和心肌梗死。直立性低血压病情严重后,可出现每当变换体位时血压迅速下降,发生晕厥,以致被迫卧床不起,另外可诱发脑梗死、心肌缺血,给患者、家庭和社会带来严重问题。

三、治疗要点

低血压轻者如无任何症状,无需药物治疗。主要治疗为积极参加体育锻炼,改善体质,增加营养,多喝水,多吃汤,每天食盐略多于常人。重者伴有明显症状,必须给予积极治疗,改善症状,提高生活质量,防止严重危害发生。近年来推出 α 受体激动剂管通,具有血管张力调节功能,可增加外周动、静脉阻力,防止下肢大量血液瘀滞,并能收缩动脉血管,达到提高血压,加大脑、心脏等重要脏器的血液供应,改善低血压的症状,如头晕、乏力、易疲劳等症状。其他药物还有麻黄碱、双氢麦角碱、氟氢可的松等,中药治疗等效果和不良反应有待进一步考察。

四、护理措施

(1)适当增加食盐用量,同时多饮水,较多的水分进入血液后可增加血容量,从而可提高血压。

(2)增加营养,吃些有利于调节血压的滋补品,如人参、黄芪、生脉饮等。此外,适当喝些低度酒也可提高血压。

(3)加强体育锻炼,提高机体调节功能。体育锻炼无论对高血压或低血压都有好处。

(4)为防止晕倒,老年低血压平时应注意动作不可过快过猛,从卧位或坐位起立时,动作应缓慢一点。排尿性低血压还应注意,在排尿时最好用手扶住一样较牢固的东西,以防摔倒。

(5)药物治疗,可选用米多君、哌甲酯、麻黄碱等升压药及三磷腺苷、辅酶 A、B 族维生素及维生素 C,以改善脑组织代谢功能。

五、保健

(1)平时养成运动的习惯,均衡的饮食,培养开朗的个性,以及足够的睡眠。所以低血压的,应过规律的生活。

(2)低血压入浴时,要小心防范突然起立而晕倒,泡温泉也尽量缩短时间。

(3)对血管扩张剂、镇静降压药等慎用。

(4)有直立性低血压的人可以穿弹性袜。夜间起床小便或早晨起床之前先宜活动四肢,或伸一下懒腰,这样活动片刻之后再慢慢起床,千万不要一醒来就猛然起床,以预防短暂性大脑缺血。也可以在站立之前,先闭合双眼,颈前屈到最大限度,而后慢慢站立起来,持续 10～15 s 后再走动,即可达到预防直立性低血压的目的。

（王晓燕）

第六节 老 年 贫 血

一、疾病简介

贫血是老年人临床常见的症状。随着年龄的增加,贫血发病率也会上升,因为老年人的某些生理特点与贫血的发生也有一定的关系。老年人贫血主要是缺铁性贫血和慢性疾病性贫血,其次为营养性巨幼细胞贫血。在经济条件较差的人群中易发生营养性贫血。老年人贫血的发生较为缓慢、隐蔽,常会被其他系统疾病症状所掩盖。如心悸、气短、下肢水肿及心绞痛等症状在贫血及心血管疾病时均可出现,临床上多考虑为心血管疾病而忽视了贫血的存在。实际上,也可能是贫血加重了心血管的负担,使原有的心脏病症状加重。此外,贫血时神经精神症状常较为突出,如淡漠、无欲、反应迟钝,甚至精神错乱,常被误诊为老年精神病。

贫血是一种症状,造成贫血的原因比较复杂,对老年人贫血应该寻找出造成贫血的真正原因。老年人贫血常见原因是营养不良或继发于其他全身性疾病。再生障碍性贫血及溶血性贫血不多见。营养不良性贫血中以缺铁性贫血最常见。食物缺铁,吸收不良或慢性失血均可造成铁的缺乏。老年人咀嚼困难,限制饮食,胃酸缺乏,吸烟喝酒,饭后饮茶等都可造成铁吸收障碍。慢性失血以胃溃疡出血、十二指肠溃疡出血、消化道肿瘤出血、痔疮、鼻出血及钩虫感染为常见。继发性贫血的常见原因是老年人肿瘤、肾炎和感染。有些药物如某些降糖、氯霉素、抗风湿药、利尿药等,除可直接对骨髓造血功能影响外,还可通过自身免疫机制造成溶血性贫血。

二、主要表现

老年人贫血进展缓慢,其症状、体征与贫血本身及由引起贫血的原发病共同所致,其表现与贫血的程度、发生的进度、循环血量有无改变有关。

(一)皮肤黏膜

皮肤黏膜苍白最为常见,苍白程度受贫血程度、皮内毛细血管的分布、皮肤色泽、表皮厚度及皮下组织水分多少的影响。苍白比较明显的部位有睑结膜、口唇、甲床、手掌及耳轮。

(二)肌肉

肌肉主要表现为疲乏无力,是由于骨骼肌缺氧所致。

(三)循环系统

循环系统表现为活动后心悸、气短,严重贫血可出现心绞痛、贫血性心脏病、心脏扩大乃至心力衰竭。

(四)呼吸系统

呼吸系统表现为气短和呼吸困难。

(五)中枢神经系统

缺氧可致头晕、头痛、耳鸣、眼花、注意力不集中及记忆力减退、困倦、嗜睡乃至意识障碍。

(六)消化系统

消化系统常见食欲减退、腹胀、恶心、腹泻、便秘和消化不良等。

三、治疗要点

老年人贫血的治疗原则与年轻人相同,首先针对病因。一般用药原则是针对性强,尽量单一用药,剂量要充足,切忌盲目混合使用多种抗贫血药。老年人贫血一般多为继发性贫血,当然是要以治疗原发病为主,只有治好了原发病,贫血症状才有可能得到纠正。

四、护理措施

(一)休息

可视贫血的严重程度及发生速度而定,对严重贫血并伴有临床症状的,要采取适当休息,限制下床活动,卧床或绝对卧床休息。对有一定代偿能力的,要给予一定的关照。休息的环境应清洁、安静、舒适、阳光充足,空气流通。温湿度适宜,并与感染隔离。

(二)病情观察

观察体温、脉搏、呼吸、血压情况的变化,以及可能合并出现的出血与感染的早期临床表现,以及时处理。

(三)营养

应给予高热量、高蛋白、高维生素及含无机盐丰富的饮食。通过适当调整饮食以协助改善胃肠道症状。

(四)症状护理

心悸、气短应尽量减少活动,降低氧的消耗,必要时吸氧。头晕是脑组织缺氧所致,应避免突然变换体位,以免造成晕厥后摔倒受伤。有慢性口腔炎及舌炎时应注意刷牙,用硼酸溶液定时漱口,口腔溃疡时可贴溃疡药膜。

(五)皮肤毛发护理

定期洗澡、擦澡、保持皮肤和毛发清洁。

(六)心理护理

耐心、细致地做好思想工作,关心体贴,解除的各种不良情绪反应及精神负担,增强战胜疾病的信心。心力衰竭或烦躁、易怒、淡漠、失眠,面色、手掌和黏膜苍白。

五、保健

(1)平时应注意膳食的均衡,食物中应有充足的新鲜蔬菜、肉类、奶类及蛋类制品,菠菜、芥蓝菜、黑木耳、桂圆、红枣、海带和猪肝富含铁质食物,经常调配食用,对预防营养不良性贫血有较好的作用。对已查明正在治疗原发病的贫血老人,有辅助配合治疗的效果。

(2)对老年人来讲,许多急性、慢性疾病,特别是常见的感染性疾病都可引起继发性贫血,如肿瘤、慢性支气管炎、结核、胆囊炎、肾盂肾炎、前列腺肥大、尿路感染、糖尿病及慢性肝炎或肝硬化等。因此,积极有效地预防这些疾病,一旦患有疾病应及时进行治疗,不让疾病长期不愈,就可减少继发性贫血的发生率。

(王晓燕)

第七节　老年高脂血症

高脂血症是指脂质代谢或运转异常而使血浆中一种或几种脂质高于正常的一类疾病。由于血脂在血液中是以脂蛋白的形式进行运转的,因此,高脂血症实际上也可认为是高脂蛋白血症。老年人高脂血症的发病率明显高于年轻人。LDL、TC、HDL 与临床心血管病事件发生密切相关。

一、健康史

(1)询问患者病史,主要是引起高脂血症的相关疾病,如有无糖尿病、甲状腺功能减退症、肾病综合征、透析、肾移植及胆管阻塞等。

(2)询问患者有无高脂饮食、嗜好油炸食物、酗酒、运动少等不良生活和饮食习惯。

二、临床表现

患者血脂中一项或多项脂质检测指标超过正常值范围。此外,部分患者的临床特征是眼睑黄斑瘤、肌腱黄色瘤及皮下结节状黄色瘤(好发于肘、膝、臀部)。易伴发动脉粥样硬化、肥胖或糖尿病。少数患者有肝、脾大。此外,患者常有眩晕、心悸、胸闷、健忘、肢体麻木等自觉症状。但部分患者虽血脂高而无任何自觉症状。

三、实验室及其他检查

(一)血脂

常规检查血浆 TC 和 TG 的水平。我国血清 TC 的理想范围是<5.20 mmol/L,5.23～5.69 mmol/L为边缘升高,>5.72 mmol/L 为升高。TG 的合适范围是<1.70 mmol/L,>1.70 mmol/L 为升高。

(二)脂蛋白

正常值 LDL<3.12 mmol/L,3.15～3.61 mmol/L 为边缘升高,>3.64 mmol/L 为升高;正常 HDL≥1.04 mmol/L,<0.91 mmol/L 为减低。

四、心理-社会状况

了解老年患者对高脂血症的认识和患病的态度,有无治疗的意愿。

五、主要护理诊断

(一)活动无耐力

活动无耐力与肥胖导致体力下降有关。

(二)知识缺乏

缺乏高脂血症的有关知识。

(三)个人应对无效

个人应对无效与不良饮食习惯有关。

六、护理目标

(1)患者体重接近或恢复正常。

(2)患者血脂指标恢复正常或趋于正常。

(3)患者自觉饮食习惯得到纠正。

七、主要护理措施

(一)建立良好的生活习惯,纠正不良的生活方式

1.饮食

由于降血脂药物的不良反应及考虑治疗费用,并且大部分人经过饮食控制可以使血脂水平有所下降,故提倡首先采用饮食治疗。饮食控制应长期自觉地进行。膳食宜清淡、低脂肪,烹调用植物油,每天低于25 g。少吃动物脂肪、内脏、甜食、油炸食品及含热量较高的食品,宜多吃新鲜蔬菜和水果,少饮酒、不吸烟。设计饮食治疗方案时应仔细斟酌膳食,尽可能与患者的生活习惯相吻合。以便使患者可接受而又不影响营养需要的最低程度。主食每天不要超过300 g可适当饮绿茶,以利降低血脂。

2.休息

生活要有规律,注意劳逸结合,保证充足睡眠。

3.运动

鼓励老年人进行适当的体育锻炼,如散步、慢跑、太极拳、门球等,不仅能增加脂肪的消耗、减轻体重,而且可减轻高脂血症。活动量应根据患者的心脑功能、生活习惯和身体状况而定,提倡循序渐进,不宜剧烈运动。若经过饮食和调节生活方式达半年以上,血脂仍未降至正常水平,则可考虑使用药物治疗。

(二)用药护理

对饮食治疗无效,或有冠心病、动脉粥样硬化等危险因素的患者应考虑药物治疗。治疗前应向患者进行药物治疗目的、药物的作用与不良反应等方面的详细指导,以利长期合作。向患者详述服药的剂量和时间,并定期随诊,监测血脂水平。常用的调节血脂药有以下几种。

1.羟甲基戊二酰辅酶 A(hydroxy-methyl-glutaryl coenzyme A,HMG-CoA)

HMG-CoA 主要能抑制胆固醇的生物合成。

2.贝特类

此类药不良反应较轻微,主要有恶心、呕吐、腹泻等胃肠道症状。肝、肾功能不全者忌用。

3.胆酸螯合树脂质

此类药阻止胆酸或胆固醇从肠道吸收,使其随粪便排出。不良反应有胀气、恶心、呕吐、便秘,并干扰叶酸、地高辛、甲状腺素及脂溶性维生素的吸收。

4.烟酸

烟酸有明显的调脂作用。主要不良反应有面部潮红、瘙痒、胃肠道症状。

(三)心理护理

主动关心患者,耐心解答其各种问题,使患者明了本病经过合理的药物和非药物治疗病情可控制,解除患者思想顾虑,使其保持乐观情绪,树立战胜疾病的信心,并长期坚持治疗,以利控制病情。

(四)健康教育

(1)向患者及其家属讲解老年高脂血症的有关知识,使其明了糖尿病、肾病综合征和甲状腺功能减退症等可引起高脂血症,积极治疗原发病。

(2)引导患者及其家属建立健康的生活方式,坚持低脂肪、低胆固醇、低糖、清淡的饮食原则,控制体重;生活规律,坚持运动,劳逸结合;戒烟、戒酒。

(3)交代患者严格遵医嘱服药,定期监测血脂、肾功能等。

(王晓燕)

第八节 老年糖尿病

老年糖尿病(diabetes mellitus,DM)是指年龄≥60 岁的老年人,由于体内胰岛素分泌不足、胰岛素作用障碍或两者同时存在缺陷,导致代谢紊乱,出现血糖、血脂及蛋白质、水与电解质等紊乱的代谢病。

糖尿病已成为老年人的常见病、多发病,其患病率随年龄增长而上升,我国老年人糖尿病的患病率约为 16%,占糖尿病患者总数的 40% 以上。慢性长期高血糖为老年人糖尿病的主要共同特征,长期糖尿病可引起多个系统器官的慢性并发症,导致功能衰竭,是致残、病死的主要原因。

一、健康史

(一)现病史

询问老年人有无糖尿病代谢紊乱症状群的表现;有无心脑血管疾病、糖尿病肾病、视力下降、周围神经病变、糖尿病足、皮肤瘙痒或皮肤破损久不愈合等并发症的相应症状;本次发病后是否使用过降糖药、效果如何;了解老年人的体重、营养状况。

(二)既往史

询问老年人有无糖尿病、高血压、心脑血管疾病等病史及首次发现时间、治疗护理经过和转归情况;了解日常休息、活动量及活动方式;既往的饮食习惯、饮食结构及患病后的饮食情况;每天的摄入量和排出量。

(三)用药史

了解老年糖尿病患者本次发病前曾用药物的名称、剂量、效果及不良反应。尤其注意使用降糖药、胰岛素的情况,老年人及家属对药物知识的掌握情况。

(四)家族健康史

是否有家族性糖尿病、心脑血管疾病等病史。

二、分型

糖尿病分四种类型:1 型糖尿病(T_1DM)、2 型糖尿病(T_2DM)、其他特殊型糖尿病和妊娠糖尿病(GDM)。老年糖尿病患者中 90% 以上为 2 型糖尿病(T_2DM)。

三、老年人 2 型糖尿病的主要病因

(1)有明显的遗传基础。

(2)危险因素:老龄化、高热能饮食、体力活动减少、肥胖、糖耐量降低(IGT)和空腹血糖调节受损(IFG)。

四、老年人糖尿病的临床特点

(一)起病隐匿且症状不典型

仅有 1/4 或 1/5 的老年糖尿病患者有多饮、多尿、多食及体重减轻的症状,多数在查体或治疗其他疾病时才发现血糖增高。

(二)并发症多

常有皮肤、呼吸、消化、泌尿生殖等系统的感染,且感染可作为疾病的首发症状出现;老年糖尿病患者更易发生高渗性非酮症糖尿病昏迷和乳酸酸中毒;老年糖尿病患者易并发各种大血管或微血管病变的症状,如高血压、冠心病、脑卒中、糖尿病性肾脏病变、糖尿病视网膜病变等。

(三)病死率、致残率高

据统计,约 70% 的老年糖尿病患者死于心脑血管并发症。病史超过 3 年的老年糖尿病患者,约有 60% 合并周围神经病变,主要表现糖尿病足。病史超过 10 年的老年糖尿病患者,50%以上出现视网膜病变、白内障或青光眼等,导致视力下降,甚至失明。

(四)多种老年病并存

易并存各种慢性非感染性疾病,如心脑血管病、糖尿病性肾病、白内障等。

(五)易发生低血糖

因老年糖尿病患者的自我保健能力及依从性差,可导致血糖控制不良,引起低血糖的发生。

(六)尿糖和血糖常不成正比

老年人并发肾小球硬化时,肾小球滤过率下降,肾糖阈升高,尿糖与血糖常不成正比。

五、辅助检查

尿糖测定、血糖测定、口服葡萄糖耐量试验、血浆胰岛素和 C-肽测定、糖化血红蛋白、血脂等相关检查。

六、心理-社会状况

长期控制饮食是老年糖尿病治疗的重点,老年人常感到被剥夺了生活的权利与自由,部分患者因治疗效果不明显、病情易波动反复、出现并发症等产生悲观情绪。因缺乏有关糖尿病治疗和自我护理知识、需长期治疗而增加老年人及家庭的经济负担等易使老年糖尿病患者产生无助、焦虑、恐惧。

七、常见护理问题

(一)营养失调

高于机体需要量,与物质代谢异常、活动减少有关。

(二)有感染的危险

有感染的危险与血糖增高、微循环障碍和营养不良有关。

(三)有受伤的危险

有受伤的危险与低血糖反应、末梢感觉功能障碍有关。

（四）知识缺乏

缺乏有关糖尿病治疗和自我护理知识。

（五）潜在并发症

高渗性非酮症糖尿病昏迷。

八、护理实施

治疗和护理目标：控制血糖，减少及延缓各种并发症的发生，提高老年糖尿病患者的生活质量。

（一）一般护理

1.休息

老年人糖尿病除严重并发症需卧床休息外，一般可适当活动，劳逸结合，避免过度紧张。

2.皮肤护理

保持皮肤清洁，避免皮肤抓伤、刺伤和其他伤害；每天观察老年人皮肤有无发红、肿胀、发热、疼痛等感染迹象，一旦皮肤受伤或出现感染立即给予诊治。

3.足部护理

（1）选择合适的鞋袜，不宜过紧。

（2）坚持每天用温水洗脚，水温不宜超过 40 ℃，浸泡时间一般为 5～10 min，洗净后用洁净柔软的毛巾轻轻擦干足部皮肤，特别注意保持足趾间皮肤的清洁干燥。

（3）教会患者足部自查的方法，检查双足有无皮肤发红、肿胀、破裂、水疱、小伤口等，尤其要注意足趾间有无红肿等异常。

（4）避免损伤：足部禁用强烈刺激性药水（如碘酊）；剪趾甲时注意剪平，不宜过短；不可使用热水袋、电热毯，以防烫伤。

（5）每天从趾尖向上轻按足部多次。

（6）积极治疗鸡眼、胼胝和足癣等足部疾病。

（二）饮食护理

饮食调理是治疗糖尿病的基本措施，尤其是老年 2 型糖尿病患者存在肥胖或超重时，饮食疗法有利于减轻体重，改善高血糖、脂代谢紊乱等症状，减少降糖药物的剂量。因此，应使老年糖尿病患者长期、严格地执行饮食治疗方案。

（1）首先使老年患者了解饮食治疗的意义，自觉遵守饮食规定，不吃超量食物。

（2）每天总热能控制同一般正常人，给予低糖、低脂、富含蛋白质和膳食纤维的饮食，饮食应定量、按一日四餐或五餐分配，这对预防低血糖十分有效。

（三）运动指导

运动能增强机体对胰岛素的敏感性，有利于葡萄糖的利用，使血糖水平下降。糖尿病患者具体情况设计运动计划，宜选择散步、打太极拳、做健身操、干家务等活动方式，餐后 1 h 进行，并随身携带糖块、饼干等，以身体微汗、不疲劳为度。有严重糖尿病并发症者不宜剧烈活动。

（四）用药护理

老年糖尿病患者应避免使用大剂量、长效降糖药，避免使用经肾脏排泄、半衰期长的降糖药。加用胰岛素时，应从小剂量开始，逐步增加。血糖控制不可过分严格，空腹血糖宜控制在 9 mmol/L 以下，餐后 2 h 血糖在 12.2 mmol/L 以下即可。

（五）心理护理

老年糖尿病患者常存在焦虑及悲观等不良心理,护士应重视患者的情绪反应,向患者说明积极的生活态度对疾病康复的重要性。鼓励老年人参加糖尿病教育活动,运用疏导、分散和转移等法,克服消极情绪,积极配合治疗与护理。

（六）健康指导

糖尿病作为一种慢性病,增强老年人的自我护理能力是提高生活质量的关键。因老年人有理解力差、记忆力减退等特点,应注意使用通俗易懂的语言,配合录像等电教手段,耐心细致地讲解、演示,教会老年人及家属正确使用血糖仪等进行血糖测试,必要时教会他们自我注射胰岛素等糖尿病的自我护理技术;教会老年人及家属识别常见糖代谢紊乱的表现及预防、处理方法,并发症的防治及护理等。

（七）低血糖的预防和处理

低血糖症状经常出现在老年糖尿病患者治疗过程中,与剂量过大、饮食不配合、使用长效制剂、肝功能不全、肾功能不全等有关。低血糖比高血糖对老年糖尿病患者的危害更大。低血糖时可出现虚汗、面色苍白、眩晕、心慌、颤抖、饥饿、视物模糊或复视、烦躁焦虑、嗜睡、反应迟钝、行为改变等。每个人的低血糖症状不尽相同,要密切注意老年糖尿病患者的症状,以及时发现并处理低血糖症状。出现低血糖时,可口服 10～20 g 糖、1～2 块糖果、200 mL 果汁或一杯饮料,必要时可静脉补充糖。

九、护理评价

患者是否能合理控制饮食,将体重维持在理想范围;患者是否能描述诱发感染的危险因素,感染已控制或住院期间未发生感染;患者是否了解自我护理知识,是否学会了血糖的自我监测;患者是否能描述预防急、慢性并发症的护理措施,并发症已控制或住院期间未发生并发症。

(1)糖尿病足与下肢远端神经异常和不同程度的周围血管病变相关的足部(踝关节或踝关节以下的部分)感染、溃疡和深层组织破坏。

(2)糖尿病现代治疗要点国际糖尿病联盟(IDF)提出了糖尿病现代治疗的 5 个要点,即饮食控制、运动疗法、血糖监测、药物治疗和糖尿病教育。

（王晓燕）

第九节　老年痛风

痛风是嘌呤代谢紊乱所引起的疾病,其临床特点为高尿酸血症伴痛风性急性关节炎反复发作,痛风石形成和关节畸形,常累及肾脏引起慢性间质性肾炎和尿酸肾结石形成。近 10 年来,我国医学工作者先后在不同地区对老年前期及老年期 2 847 例人群,进行了高尿酸血症发病情况的调查,共检出无症状性高尿酸血症 580 例,检出率为 20.4%。可见,痛风在我国老年人中也不少见。

一、病因

痛风与尿酸增高有关,引起高尿酸血症的原因,可以是尿酸产生过多,也可以是尿酸排泄减少,或生成超过排泄;或生成增多与排泄减少同时存在,均可使尿酸积累而出现血酸尿酸增高。痛风临床上分为原发性和继发性两类,原发性痛风是先天性嘌呤代谢紊乱性疾病,此类患者多有家族史,可能与遗传有关。继发性痛风多是由于其他疾病、药物等引起尿酸产生增加或排出减少,从而导致高尿酸血症。另外,痛风的发病与饮食结构、环境因素有一定关系。老年人运动减少,肥胖者多见,高血压和动脉粥样硬化可促使,肾脏功能逐渐减退。如果服用影响尿酸排泄药物,加之饮酒,进食高蛋白饮食等,可使老年继发性痛风增多。

嘌呤代谢紊乱引起体内尿酸聚积或因肾脏排泄尿酸减少均可引起高尿酸减少症。尿酸达到饱和状态时,尿酸结晶可在中枢神经系统以外的各部分,特别是关节部位和肾脏产生沉积,这种沉积可引起急、慢性痛风性关节炎,急、慢性尿酸肾病和尿酸肾结石等。

二、临床表现

原发性痛风多见于中年以上男性,随年龄增长而增多,男女之比约为 20:1,脑力劳动者及营养良好的人发病较多。

(1)高尿酸血症患者可以没有任何症状,只是在化验血时,才知道血尿酸增高。

(2)急性痛风性关节炎是原发性痛风最常见的首发症状。常因手术、外伤、饮酒、食物过敏、过度疲劳等诱发。典型发作起病急骤,疼痛剧烈,多数在半夜突感关节剧痛而惊醒,数小时内症状发展至高峰,关节及周围软组织出现明显红、肿、热、痛和活动受限,可有关节腔渗液。常有发热,有时伴畏寒或寒战,白细胞数增高,红细胞沉降率增速。当关节疼痛缓解,肿胀消退时,局部皮肤可出现脱屑和瘙痒。

(3)痛风石及慢性关节炎进入慢性关节炎期,尿酸盐在关节内沉积增多,炎症反复发作,波及关节增多,最终使关节僵硬、畸形、活动受限。少数可累及肩、髋大关节及脊柱。痛风石是由于尿酸盐沉积于皮下等组织的一种表现,常发生于慢性痛风性关节炎,其出现率决定于高尿酸血症的程度和持续时间。痛风石小如芝麻,大如鸡蛋或更大,初起时质软,以后质硬。可见于身体任何部位。常见于外耳轮,踇趾,指间,掌指关节附近,作为异物造成慢性炎症、纤维化及组织破坏,其中软骨和骨的破坏明显。

(4)尿酸结石肾结石中尿酸结石占 5%～10%,原发性痛风患者尿酸结石占 20%～25%,有的甚至是痛风首发症状。

(5)痛风性肾病尿酸结晶可沉积在肾间质或肾小管中,使肾功能受损,临床常出现蛋白尿、夜尿多,高血压等,严重时发展成尿毒症。

(6)痛风的其他伴发症嘌呤代谢紊乱常伴有高脂血症及心血管系统疾病。约有 71.4% 的老年痛风患者体重超重,41% 伴发高血压,62% 伴高脂血症,冠心病和心肌梗死的伴发率也比非痛风的老年患者高。

三、实验室及其他检查

(一)血尿酸测定

血尿酸高,血尿酸＞0.41 mmol/L(7 mg/dL)(尿酸酶法)。

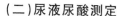

(二)尿液尿酸测定

24 h尿酸排出量高[正常饮食情况下24 h尿尿酸35.4 mmol/L],对鉴别尿路结石性质有帮助。

(三)滑囊液检查

急性期肿胀关节处滑液可见尿酸盐结晶。

(四)X线检查

慢性关节炎者X线显示邻近关节骨端圆形钻孔样缺损。

(五)痛风石特殊检查

对痛风结节可做活组织检查或特殊化学试验鉴定。

四、诊断和鉴别诊断

根据病史、临床特点及实验室检查等可做诊断。本病须与化脓性、创伤性关节炎,类风湿关节炎,风湿性关节炎,假性痛风等相鉴别。

五、治疗

原发性痛风目前尚不能根治。防治目标:①控制高尿酸血症,预防发生过饱和的尿酸盐沉积;②迅速终止急性关节炎发作;③处理痛风石疾病,提高生活、生命质量。

(一)急性发作期的治疗

药物治疗越早越好。早期治疗可使症状迅速缓解,而延迟治疗则炎症不易控制。

1.秋水仙碱

秋水仙碱为首选药物,对本病有特效。治疗初剂量为1 mg口服,以后每2小时0.5 mg,直至疼痛消失或发生恶心、呕吐、腹痛、腹泻等胃肠道症状时停药,一般需4~8 mg,症状可在6~8 h减轻,24~36 h控制,以后可给0.5 mg,每天2~3次,维持数天后停药。如胃肠道反应严重,可将此药1~2 mg溶于20 mg生理盐水中,于5~10 min缓慢静脉注射,但应注意不能外漏,视病情需要可6~8 h后再注射。有肾功能减退者初24 h内不宜超过2 mg。由于疗效卓著,对诊断困难者可作试验性治疗。治疗中应注意白细胞低下及脱发等反应。

2.苯基丁氮酮或羟苯基丁氮酮

苯基丁氮酮或羟苯基丁氮酮有明显的抗感染作用,且能促进尿酸排出,对发病数天者仍有效。首次剂量200~400 mg,以后每4~6小时100~200 mg,症状好转后减少为100 mg,每天3次,连服3 d。

3.吲哚美辛

吲哚美辛效果同苯基丁氮酮。剂量25~50 mg,每天3~4次,连服2 d,一般在24~48 h症状消失。

4.吡罗昔康

剂量20 mg,每天1次,饭后服。

5.布洛芬

每次0.2~0.4 g,每天2~3次。

6.卡洛芬

本品为一非甾体抗感染药,其抗感染、镇痛、解热作用,主要是通过抑制前列腺素合成而产生。痛风急性发作:开始每天 600 mg,病情好转后应减少到合适剂量,疗程 3～6 d。

7.芬布芬

本品为一长效非甾体消炎镇痛药物。临床试验表明,本品消炎镇痛作用弱于吲哚美辛,但比阿司匹林强,毒性比吲哚美辛小,胃肠道不良反应小于阿司匹林及其他非甾体消炎镇痛药。每天 600～900 mg,1 次或分次服,多数患者晚上服 600 mg 即可。分次服时每天总量不得超过 900 mg。孕妇及哺乳期妇女,消化道溃疡者慎用。

8.ACTH 或糖皮质激素

上述药物无效或禁忌时用,一般以不用为好(易反跳)。ACTH 25 U 静脉滴注或 40～80 U 肌内注射,泼尼松每天 30 mg 等。曲安西龙(去炎松)5～20 mg 关节腔注射,一般在 24～36 h 缓解。

(二)发作间歇期和慢性期的治疗

1.排尿酸药

排尿酸药常用苯溴马隆,每天 25～100 mg,能抑制肾小管对尿酸重吸收,增加尿酸排泄而降低血尿酸水平,使血尿酸浓度维持在 0.36 mmol/L 或以上。已有尿酸结石形成和/或每天尿排出尿酸3.57 mmol 以上时不宜使用,肾功能不全者疗效降低。服药期间尤需注意大量饮水及碱化尿液,使尿液 pH 维持在 6.0～6.5,晨尿酸性时可以晚上加服乙酰唑胺 250 mg,以增加尿酸的溶解度,避免结石形成。

2.抑制尿酸合成药

抑制尿酸合成药适用于尿酸生成过多,又不宜使用排尿酸药的患者。常用别嘌醇,每次 100 mg,每天 2～4 次,极量为每天 600 mg,待血尿酸降至理想水平时,逐渐减至维持量。肾功能不全者剂量应减半。

(三)对症处理

1.尿酸性肾病

尿酸性肾病先予乙酰唑胺 500 mg,继而每天 3 次,每次 250 mg;在静脉滴注 1.25% 碳酸氢钠及补充足够水分的同时,静脉注射呋塞米 40～100 mg,以增加尿流量;立即使用别嘌醇,开始剂量为每天每千克体重 8 mg,3～4 d 后减至每天 100～300 mg;严重者可予血液透析。

2.肾盂或输尿管尿酸结石致急性肾衰竭

肾盂或输尿管尿酸结石致急性肾衰竭除碱化尿液及使用别嘌醇外,可先行经皮肾造口术,以缓解肾外梗阻,再进一步处理肾结石。

3.关节活动障碍

关节活动障碍可进行理疗和体疗。

4.痛风石较大或经皮溃破

痛风石较大或经皮溃破可用手术将痛风石剔除。

六、常见护理问题

(1)疼痛:与关节炎性反应有关。

(2)预感性悲哀:与关节疼痛、影响生活质量有关。

(3)营养失调,高于机体需要量:与进食高嘌呤饮食、饮酒、进食不节制、知识缺乏等有关。

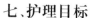

七、护理目标

(1)患者疼痛减轻或消失。

(2)患者精神状况良好,了解痛风的相关知识,掌握合理进食原则,积极配合治疗。

八、护理措施

(一)一般护理

(1)注意休息,关节炎严重或急性发作时,应绝对卧床休息。抬高患肢,避免受累关节负重。休息至关节疼痛缓解72 h后可恢复活动。

(2)鼓励患者多饮水,每天保持在2 000 mL以上,同时口服碳酸氢钠以碱化尿液,增加尿酸的溶解度,避免结石形成。

(二)病情观察与护理

注意观察病情变化,观察秋水仙碱的疗效及不良反应,发现异常及时报告医师。注意使用时以相当于5~10倍容积的生理盐水稀释,宜缓慢,注射的时间不少于5 min。

(三)健康教育

首先应去除有无引起继发性尿酸血症的原因,如调整合理的膳食、控制体重、治疗高血压和高脂血症及避免利尿剂的长期应用等。平时应避免精神紧张、寒冷、过度劳累尤其应注意少进富含嘌呤中等含量的鸡、血、肉类、豌豆、扁豆、干豆类、蘑菇、龙须菜、芹菜、菠菜、菜花等。可采用的食品:乳类、蛋类及其他蔬菜,可鼓励患者多吃水果、痛风间歇期在免嘌呤普食范围内,可采用少量瘦肉、鸡肉、鱼肉等。

(王晓燕)

第十节　老年骨质疏松症

骨质疏松症(osteoporosis,OP)是一种以低骨量、骨组织细微结构衰退为特征,骨质脆性增加和易于骨折的一种全身性代谢性骨病。骨质疏松症分为原发性和继发性两类。老年骨质疏松症属于原发性骨质疏松症(POP)。其显著特点是易发生病理性骨折,患骨质疏松症(OP)的老年人较易发生股骨颈骨折、脊椎骨折,尤以髋部骨折及其并发症对老年人的威胁最严重,一年内可有15%死亡,致残率达50%。

原发性骨质疏松症(POP)可分为Ⅰ型和Ⅱ型两种亚型。

Ⅰ型即绝经后骨质疏松症,发生于绝经后女性,其中多数患者的骨转换率增高,亦称为高转换型骨质疏松症。

Ⅱ型骨质疏松症多见于60岁以上的老年人,总体女性发病率显著高于男性。

一、病因

30~40岁时骨量的积累达到一生中的高峰。40岁以后,骨量开始丢失。随年龄增长,骨代谢中骨重建处在负平衡状态。老年性骨质疏松,女性多发生在绝经后20年左右,男性大多在

60岁以上发生。发病率女性高于男性,女：男约为2：1。老年骨质疏松的发生与多种因素相关。

(一)遗传因素

多种基因的表达水平和基因多态性可影响骨代谢,如雌激素受体的基因、维生素D受体的基因等。另外,骨质疏松性骨折的发生与骨基质胶原和其他结构成分的遗传差异有关。

(二)内分泌因素

与老年性骨质疏松发生密切相关的内分泌因素包括以下两种。

1.雌激素

雌激素在骨重建的平衡中起着重要作用,女性绝经后雌激素水平的下降,易出现骨质丢失,引起骨质疏松。

2.甲状旁腺素(PTH)

随着年龄的增长,老年人因胃肠功能衰退,导致钙摄入不足或肠道对钙的吸收下降,则PTH分泌增加,维护血钙水平。而PTH可促进破骨细胞的作用,导致骨的吸收大于形成,引起骨质减少。

(三)饮食因素

钙是骨矿物中最主要的成分,维生素D有促进肠钙吸收、促进骨细胞的活性作用,磷、蛋白质及微量元素对于骨基质形成密切相关,这些物质的缺乏都可使骨的形成减少。

(四)生活方式

体力活动是刺激骨形成的基本方式,活动过少或长期卧床易使骨量减少发生骨质疏松。此外,光照减少、吸烟、酗酒等均是骨质疏松的诱发因素。

二、身体评估

(一)骨痛和肌无力

骨质疏松症较早出现的症状是骨痛,以腰背部疼痛为主,由脊柱向两侧扩散,久坐或久立疼痛加重,仰卧或坐位疼痛减轻,负重能力下降或不能负重。

(二)身高缩短和脊柱变形(驼背)

骨质疏松严重时,可因椎体骨密度减少导致脊椎椎体压缩变形。每个椎体缩短约2 mm,身高一般缩短3～6 cm。严重者因椎体压缩呈前、后高度不等的楔形,形成驼背。

(三)骨折

骨折是导致老年骨质疏松症患者活动受限甚至引起寿命缩短的最常见、最严重的并发症。骨折的好发部位是脊椎的胸腰段、髋部和桡骨远端。常因轻微活动或创伤诱发,如打喷嚏、弯腰、负重、挤压或摔倒等。老年前期以桡骨远端骨折常见,老年期以后以腰椎和股骨上端多见。脊柱压缩性骨折可引起胸廓畸形,使肺功能受损、心血管功能障碍,引起胸闷、气促、呼吸困难等表现。

三、辅助检查

(一)生化检查

主要有以下检查。

1.尿羟赖氨酸糖苷(HOLG)

尿羟赖氨酸糖苷是骨吸收的敏感指标,可升高。

2.骨钙素(BGP)

BGP 是骨更新的敏感指标,可出现轻度升高。

(二)X 线检查

当骨量丢失超过 30% 时 X 线摄片上才能显示出骨质疏松,因此,不利于早期诊断。主要表现为皮质变薄、骨小梁减少变细、骨密度降低、透明度增大。晚期出现骨变形及骨折。

(三)骨密度测定

采用单光子骨密度吸收仪(SPA)、双能 X 线吸收仪(DEXA)、定量 CT(QCT)等方法可测出骨密度。按 WHO 1994 年的诊断标准,骨密度低于同性别峰值骨量的 2.5 个标准差及以上时可诊断为骨质疏松。

四、心理-社会因素

身体外形的改变会引起老年人的心理负担,不愿进入公共场所,也会因身体活动不便或担心骨折而拒绝锻炼,因身体不适加上外形变化的影响,可能使老年人的自尊心受到挫伤,从而不利于身体功能的改善。

五、常见护理问题

(1)慢性疼痛:与骨质疏松、肌肉疲劳、骨折等有关。

(2)躯体活动障碍:与疼痛、骨折引起的活动受限有关。

(3)潜在并发症:骨折与骨质疏松、过度运动有关。

(4)情境性自尊低下:与身长缩短或驼背有关。

六、护理实施

治疗和护理目标:①按照饮食与运动原则,合理进餐和运动,维持机体的功能。②老年患者能正确使用药物或非药物的方法减轻或解除疼痛增加舒适感。③骨折老年人在限制活动期间未发生有关的并发症。④老年人能正视自身形象的改变,情绪稳定,无社交障碍。

(一)一般护理

1.营养与饮食

鼓励老年人多摄入含钙和维生素 D 丰富的食物,含钙高的食品有牛奶、豆制品、海带、虾米等,富含维生素 D 的食品有禽、蛋、肝、鱼肝油等。每天营养素的供应量:蛋白质 60～70 g,蔬菜 350～500 g,钙 800 mg,维生素 D 10 μg(400 IU),食盐<6 g,维生素 C 60 mg。

2.活动与休息

根据每个人的身体情况,制订不同的活动计划。对能运动的老年人,每天进行 30 min 左右的体育活动以增加和保持骨量;对因疼痛而活动受限的老年人,指导老年人维持关节的功能位,每天进行关节的活动训练。对因为骨折而固定或牵引的老年人,要求每小时尽可能活动身体数分钟,如甩动臂膀、扭动足趾等。

(二)减轻或缓解疼痛

通过卧床休息,使腰部软组织和脊柱肌群得到松弛可减轻疼痛,也可通过洗热水浴、按摩、擦背以促进肌肉放松。对疼痛严重者,可遵医嘱使用止痛药、肌肉松弛剂等药物。

(三)预防并发症

为老年人提供安全的生活环境或装束,防止跌倒和损伤。对已发生骨折的老年人,应每2小时翻身一次,保护和按摩受压部位,指导老年人进行呼吸和咳嗽训练,做被动和主动的关节活动训练,定期检查防止并发症的发生。

(四)用药护理

1.钙制剂

注意不可同绿叶蔬菜一起服用,以免因钙螯合物形成降低钙的吸收,使用过程中应增加饮水量,增加尿量以减少泌尿系统结石的形成,并防止便秘。

2.钙调节剂

钙调节剂包括降钙素、维生素D和雌激素。使用降钙素时要观察有无低血钙和甲状腺功能亢进的表现。服用维生素D的过程中,要监测血清钙和肌酐的变化。对使用雌激素的老年女性患者,应详细了解是否有乳腺癌等家族史和心血管方面的病史,注意阴道出血情况,定期做乳房检查。

3.双膦酸盐

如依替磷酸二钠、阿伦磷酸钠等。此类药物的消化道反应较常见,应晨起空腹服用,同时饮水200～300 mL。至少半小时内不能进食或喝饮料,也不宜平卧,以减轻对消化道的刺激。静脉注射要注意血栓性疾病的发生。

(五)心理护理

通过与老年人倾心交谈,鼓励其表达内心的感受,明确忧虑的根源。指导老年人穿宽松的上衣掩饰形体的改变,强调老年人资历、学识或人格方面的优势,增强其自信心,逐渐适应形象的改变。

(六)健康指导

1.基础知识指导

通过书籍、图片和影像资料,讲解骨质疏松发生的原因、表现、辅助检查结果的解释及治疗方法。

2.日常生活指导

坚持适度的运动(每次半小时,每周3～5次)和户外日光照晒,对预防骨质疏松有重要意义。在日常活动中,防止跌倒,避免用力过度,也可通过辅助工具协助完成各种活动。

3.饮食指导

提供老年人每天的饮食计划单,学会各种营养素的合理搭配,尤其是多摄入含钙及维生素D丰富的食物。

4.用药指导

指导老年人服用可咀嚼的片状钙剂,应在饭前1 h及睡前服用,应与维生素D同时服用,教会老年人观察各种药物的不良反应,明确各种不同药物的使用方法及疗程。

七、护理评价

老年人的疼痛症状减轻或消失;每天能合理地进食、活动和用药,躯体功能有所改善;无骨折发生或骨折后未出现并发症;情绪稳定,能正确对待疾病造成的影响。

(王晓燕)

第十二章　气管镜室护理

第一节　气管镜室职业危害因素及防护

呼吸内镜是一项特殊的诊治技术,特别是介入性治疗操作,使得医护人员经常暴露于各种危害因素之中,对健康造成严重威胁。虽然目前尚未列入国家职业病范畴,但造成的危害不容小觑。只有从业人员不断积累数据,才能减少不必要的损伤。

一、气管镜常见的职业危害因素

(一)生物因素

内镜室医护人员面临的细菌病毒主要有结核分枝杆菌、大肠埃希菌、乙型肝炎病毒、丙型肝炎病毒、HIV 等。这些病毒、细菌通过污染的血液、体液及消化道、呼吸道的分泌物直接接触感染或通过呼吸道空气传播而感染。

1.呼吸道感染

气管镜是一种开放性检查,呼吸系统感染的某些病原菌可播散到医护人员,如开放性结核、人感染高致病性禽流感、严重性呼吸系统综合征(SARS)、甲型 H1N1 流感等。

2.血液感染

在诊疗操作及术后的清洗消毒过程中,会经常接触到含有病原微生物的血液、体液、排泄物、病理标本、被污染的医疗物品和器械及防护用品(手套、帽子、口罩、防护镜、防护服等)缺陷等,都有可能通过破损的皮肤和眼结膜等造成感染。

(二)化学因素

1.各种化学消毒剂

(1)戊二醛:有强烈的腐蚀性、挥发性、刺激性,可强烈刺激人体皮肤、眼结膜等,长期吸入和直接接触可引起职业性哮喘、接触或过敏性皮炎,甚至出现头晕、头痛、恶心、呕吐、味觉消失、流泪、视物不清等症状。动物试验表明戊二醛有致畸、致癌、致突变的可能。美国职业安全和卫生管理局颁发了戊二醛可允许暴露的限制条件,空气中的戊二醛浓度不应超过 0.2 mg/L。

(2)含氯消毒剂:可释放出氯气,刺激皮肤和结膜,引起流泪、咳嗽等,严重者可使人产生急性氯气中毒,临床表现为躁动、恶心、呕吐、呼吸困难等。

2.甲醛

为固定标本的溶液对人体有一定毒性,调查证实 1.0 ppm 浓度的甲醛可刺激皮肤、眼、鼻、咽喉及肺引起变态反应、哮喘。

3.多酶洗液

多酶洗液是一种含有蛋白水解酶等多种酶的清洁剂,能迅速分解气管镜表面和管腔中的血液、体液中的组织蛋白,对皮肤也有强烈的刺激性,多酶原液不能直接与皮肤、黏膜接触。

4.乳胶手套

目前使用的一次性乳胶手套质量较差的在生产过程中加入了化学添加剂和玉米粉末,而靠空气传播的玉米微粒是病原体扩散的媒介,同时乳胶成分本身也可引起各种反应如皮疹、瘙痒、哮喘,极少数情况下还可致休克。

5.手术雾

气管镜下应用激光、高频电刀或微波烧灼时会产生可见烟雾。国外研究表明,手术烟雾中含有 600 种以上的化学成分。其中含量最高的化学成分有碳氢化合物、腈类、脂肪酸、酚类等,其中 CO 与丙烯腈最受关注。其他含量较少但因为是剧毒物质同样备受关注的化学成分有氰化氢、甲醛和苯等。

(1)COHb 的浓度若是超过人体所能承受的最大浓度(2%),就会出现头痛、头晕、恶心、心律失常等症状,若是本身还合并有冠脉疾病,症状会更为严重。

(2)丙烯腈是一种无色的挥发性液体,易被皮肤和肺吸收,并通过释放氰化物对人体产生危害。

(3)氰化氢是一种无色的有毒气体,易被肺、胃肠、皮肤吸收。

(4)外科应用的手术电刀产生的烟雾浓度可达 $3 \times 10^8 / m^3$ 以上,且 95% 为粒径小于 5 μm 的气溶胶。气溶胶颗粒物在人体呼吸器官内沉积分布与其粒子大小有关,较大的粒子沉积在较大的呼吸道内。粒径 1～5 μm 的粒子可直接侵入肺泡。大量研究已表明,若是长期过量吸入上诉气体,可引起头痛、头晕、流泪、恶心、咳嗽、气管炎、哮喘及潜在的长期影响。

(5)手术雾是潜在的病毒传染源:大量的研究发现激光能将完整的组织细胞和血液组分汽化,且这些汽化的细胞仍具有活性,仪器使用的能量越低,每次使用的时间越短,手术烟雾中存在活性细胞的概率就越大。

PCR 证明了内镜手术烟雾中存在 HBV 颗粒、HIV 和人乳头瘤状病毒(HPV)等。由于 HBV 可以在已经干结的血液中存活 7 d,而且已经有研究证明外科烟雾中含有的活性 HIV,可感染培养的人类 T 细胞,因此不排除外科烟雾中的 HBV 仍具有活性并有感染人的能力。已有文献报道皮肤或眼睛接触烟雾可能导致 HIV 感染。

(三)物理因素

1.噪声

噪声来源主要是设备运行时的工作声音及报警声音。一般气管镜室分为诊疗室和清消室,诊疗室集中了气管镜主机、麻醉呼吸机、心电监护仪和其他辅助设备(如负压吸引器、电动吸引器、电动雾化泵),清消室清消设备的高压水枪、气泵、电动吹风机、空气消毒机等,以及空调、大功率换气设备等。操作时患者不时出现的咳嗽、呻吟也是噪声污染的来源。大多数机器报警声为 60～80 dB,我国对医院的环境噪声标准理想值为 35 dB,极限值为 45 dB。长期工作在噪声环境中,易引起疲劳、烦躁、头疼、听力减退等症状。有研究表明,噪声会导致人体应激反应降低,长期

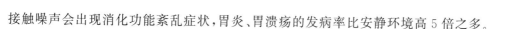

接触噪声会出现消化功能紊乱症状,胃炎、胃溃疡的发病率比安静环境高5倍之多。

2.光污染

主要来自电子设备的显示屏、阅片灯及气管镜下烧灼(如激光及氩等离子体凝固等)等产生的强光。严重者可引起视网膜出血,乃至失明。

3.紫外线、臭氧损害

紫外线常用于室内空气消毒,价格低廉、操作方便、消毒效果肯定。但紫外线照射眼睛、皮肤会引起角膜炎、结膜炎、皮肤红斑,同时产生的臭氧可刺激呼吸道引起肺水肿,阻碍血液运输功能,长期吸入会影响人的新陈代谢,加速衰老。

4.放射损伤

内镜室医护人员在做内镜下放置放射性粒子或X线透视下操作时,不可避免地受到放射损伤,长期接触X线可以对人体造成很多损害,如自主神经功能紊乱、造血功能低下、晶状体混浊、精子生成障碍甚至诱发肿瘤。

5.其他

气管镜检查及治疗需要长时间站立,可引起下肢静脉曲张、肌肉疲劳,易引起颈椎病、腰肌劳损等。若气管镜操作过程太长,还会引起肩周炎、腱鞘炎等。操作时处于高负荷的紧张状态,易导致血压高、焦虑心理和神经衰弱等生理性和心理性疲劳。

二、气管镜常见的职业损伤

目前尚无流行病学调查资料。气管镜职业损伤与操作器械、每天持续操作时间及操纵年限等有关。进行回顾性问卷调查266例医护人员(其中有气管镜操作经验的为气管镜组,共115例,无气管镜操作经验的为非气管镜组,共145例),调查医护人员的气管镜操作时间年限,系统性回顾病史。调查对象来自全国28个城市的多家医院,其中三甲医院63.7%,三级医院25.1%,二级医院11.2%。发出调查问卷266份,回收有效问卷260份,回收率98.5%。其中医师189名,护士71名,男性98名,女性162名,年龄(20～61)岁,平均年龄(36.1±8.3)岁。按年龄、性别配对,115例气管镜组与101例非气管镜组比较,两组间性别构成、医护构成、平均年龄无统计学差异。气管镜组的肺结核、肩周炎、指腱鞘炎、下肢静脉曲张的患病率均较非气管镜组高,差异有统计学意义($P \leqslant 0.05$)。另外,护士的角膜炎、肺结核、肩周炎、下肢静脉曲张、焦虑抑郁状态的患病率较非气管镜组高。结论认为,从事气管镜介入操作的医护人员的慢性疾病可能与气管镜操作有关,需做好预防并及时治疗。

(一)眼结膜炎

1.原因

眼结膜有丰富的血管和淋巴组织,当气管镜消毒接触到消毒液时或气管镜操作时手术雾刺激眼结膜,或气管镜下植入放射性粒子,植入针反复穿过离眼睛较近的气管镜活检孔道,即可引起结膜充血、水肿,俗称红眼病。

2.临床表现

眼红、眼痒、肿胀等不适,并伴随着一定的视物模糊等症状,多与接触到有害物质有关。

3.治疗

若有眼干涩感,可用人工泪液湿润眼球,清洁结膜囊。还可滴用其他眼药水以消肿、止痒。及时治疗,注意休息,3～7 d便可痊愈。

4.预防

气管镜操作或消毒时注意佩戴防护眼镜,放置放射性粒子时还要佩戴专用的放射防护眼镜,以免引起放射性结膜炎。

(二)眼底出血

1.原因

眼底出血不是一种独立的眼病,而是许多眼病和某些全身病所共有的病症。眼底出血以毛细血管病变最为常见,主要是毛细血管内膜损坏,渗透性增加,使血液渗出;其次是来自静脉方面的出血,多发生在局部或全身病变,血流动力学的改变、血液黏稠度增高、静脉血流迟缓或滞留、静脉血栓、静脉壁的炎症等;由动脉方面发生的出血比较少见,主要见于血管壁局部粥样硬化或血管栓塞等情况。气管镜下应用激光等热烧灼时,产生耀眼的炫光,可引起血管痉挛,导致毛细血管出血。若操作者原有高血压、糖尿病等基础疾病,长时间操作气管镜过于疲劳,也可能导致眼底出血。

2.临床表现

由于眼底出血的原因及部位不同,预后及对视力的影响也不一样。视盘、视网膜上的少量出血可以完全吸收,不影响视力。如果出血位于黄斑部或累及黄斑或出血量多,血液进入玻璃体内,视力就会受到严重损害,预后不良。所以,如果发现有眼底出血,一定要行眼底血管造影检查、OCT 等检查,确诊是什么病,以便对症治疗。

3.治疗

轻度眼底出血在出血后的前两天,患者可为眼部做适当的冷、热敷,或者使用有收缩血管作用的眼药水。若出血量比较大,可以采取激光治疗的方法,接着再配合药物治疗,纤溶剂、抗血小板凝聚剂、利尿、抑制血管再生的药物等方法,并保证充足的睡眠,注意用眼卫生。

4.预防

避免长时间持镜操作,以免眼睛疲劳。使用激光等热灼设备时,宜佩戴专用防护眼镜。

(三)腱鞘炎

1.原因

其根本原因是经常操作气管镜的大拇指和腕关节部位的劳损,肌腱和骨骼表面突出部分反复摩擦,使肌腱与腱鞘发生炎性变、水肿,久之机化,肌腱肿胀变粗所致。

2.临床表现

主要表现手腕桡骨茎突部或拇指根部凸起一个包,按压疼痛。同时感到关节疼痛,晨僵,通常关节晨僵的感觉在起床后最为明显,而症状并不会随着活动频繁而明显缓解。受影响的关节肿胀,甚至弹响,关节活动障碍。

3.治疗

(1)芦荟或鲜仙人掌外敷法:取一块芦荟或鲜仙人掌,面积要比腱鞘炎病变部位稍大点,再将表皮层刮掉,贴敷在病变部位,然后用医用胶布固定即可。隔天换 1 次新鲜的芦荟或鲜仙人掌,一般病情轻者换 3~5 次即可见效,严重者可以多用几次。

(2)封闭疗法:将醋酸泼尼松龙注射于腱鞘内,一般注射 3~5 次即可临床康复。

(3)中药膏药:腱鞘炎痛舒贴调理可直接透入皮肤产生消炎、镇痛、活血化瘀、通经走络、开窍透骨、祛风散寒等功效达到完全恢复作用。使用期间应注意患处保暖尽量不要接触冷水,养成温水洗手习惯。

（4）半枝莲、重楼、黄连、双花各 12 g，白芷 10 g。60 度以上的白酒一斤。将上述药物装入准备好的容器中，倒入白酒，每天将装药酒的容器摇一摇。浸泡 7～10 d 后，找一个小点的瓶子，倒入适量药酒。将患指浸泡在药酒中。每天数次。每次不低于 10 min。每天更换一次药物，直到痊愈为止。

（5）醋疗：把适量的醋（白醋也可）醋煮沸凉透后，泡患处，每天坚持泡一泡，每次 20 min，一般 2 d 左右就会有好转。

（6）白酒疗法：60 度白酒一两，放到小碗里，用火点着，趁着着火时，用手沾酒抹到患处，用力按摩几次即可。

4.预防

注意适当休息，避免长时间操作气管镜。一定要经常活动手指，即便在休息时也要活动活动手指和手腕，然后再用热水泡手。即使手部无疼痛，也要定时的对手部肌肉进行每天的松弛，如每天旋转手腕、双手交叉按摩等。

（四）肩周炎

肩周炎即肩关节周围炎的简称，是指肩关节及其周围软组织退行性改变所引起的肌肉、肌腱、滑囊、关节囊等肩关节周围软组织的广泛慢性炎症反应。

1.原因

长时间把持气管镜，肩部保持某一姿势而固定不变，引起肩关节周围软组织的慢性劳损或退变，而发生肩关节的冻结，出现肩周炎。劳损或退变还可引起冈上肌腱炎、肱二头肌腱炎和关节囊炎等疾病，进而引起疼痛和肌肉痉挛。

2.临床表现

其主要特点为肩部疼痛和肩关节活动受限。起初肩背部呈阵发性疼痛，多数为慢性发作，以后疼痛逐渐加剧或钝痛，或刀割样痛，且呈持续性，患者在夜间症状最为严重，翻身困难，疼痛不止，不能入睡。气候变化或劳累后常使疼痛加重，疼痛可向颈项及上肢（特别是肘部）扩散。肩关节向各方向活动均可受限，以外展、上举、内旋外旋为明显，特别是梳头、穿衣、洗脸、叉腰等动作均难以完成，严重时屈肘手不能摸到同侧肩部，尤其在手臂后伸时不能完成屈肘动作。三角肌、冈上肌等肩周围肌肉早期可出现痉挛，晚期可发生失用性肌萎缩，出现肩峰突起，上举不便，后伸不能等典型症状，此时疼痛症状反而减轻。

3.治疗

应针对肩周炎的不同时期，或是其不同症状的严重程度采取相应的治疗措施。若诊断及时，治疗恰当，可使病程缩短，运动功能尽早恢复。

（1）早期：以解除疼痛，预防关节功能障碍为目的。肩周炎发病早期患者的疼痛症状较重，而功能障碍则往往是由于疼痛造成的肌肉痉挛所致，所以治疗主要是以解除疼痛，预防关节功能障碍为目的。缓解疼痛可采用物理结合药物治疗等。

（2）冻结期：以恢复关节运动功能为目的。肩周炎在冻结期，关节功能障碍是其主要问题，疼痛往往由关节运动障碍所引起。治疗重点以恢复关节运动功能为目的。治疗上可以用理疗，中医手法，推拿，针灸，按摩，狗皮膏药，拔罐，小针刀等多种措施，以达到解除粘连，扩大肩关节运动范围，恢复正常关节活动功能的目的。

（3）恢复期：以消除残余症状为主。肩周炎发展到恢复期，主要以继续加强功能锻炼为原则，增强肌肉力量，恢复在先期已发生失用性萎缩的肩胛带肌肉，恢复三角肌等肌肉的正常弹性和收缩功能,以达到全面康复和预防复发的目的。

4.预防

预防肩周炎从日常做起。注意劳逸结合,不宜长时间持镜操作,每过 1 h 休息一次或换人操作。术后洗澡不宜用过凉的浴水。用温热的水冲洗肩部可以松弛紧张的肌肉,祛除一天的疲劳。热烫的水不提倡,因会过度刺激肌肉皮肤,加重痉挛,一般以 40 ℃ 为宜。有条件者,可在暖房里裸露肩膀,患部贴敷温湿毛巾,加速局部血液循环,松弛紧张僵硬的肩周肌群。过度劳累时,还可全身按摩或拔罐、针灸等,以缓解疲劳。

平时还应避免肩关节受凉。夏天不要在空调或电扇下直吹,以免肩部受凉。天冷外出时,注意保暖。

(五)腰肌劳损

腰肌劳损又称功能性腰痛、慢性下腰损伤、腰臀肌筋膜炎等,是腰痛的常见原因之一。

1.原因

气管镜操作时不断扭动身体,容易造成腰部肌肉损伤,不可能得到及时有效治疗,久而久之引起腰部肌肉及其附着点筋膜或骨膜的慢性损伤性炎症,其日积月累,可使肌纤维变性,甚而少量撕裂,形成瘢痕、纤维索条或粘连,遗留长期慢性腰背痛。

2.临床表现

主要症状是腰或腰骶部胀痛、酸痛,反复发作,疼痛可随气候变化或劳累程度而变化,如日间劳累加重,休息后可减轻时轻时重。

3.治疗

严格卧床休息,通过卧床使腰部的肌肉得到一个充分的放松。用一些理疗的方法,像腰部局部的热敷,电脉冲的治疗,中医的针灸、推拿、按摩、拔罐、小针刀等,这些都能缓解腰部肌肉的紧张,缓解腰部疼痛。

4.预防

气管镜不宜操作过长时间,不宜过度扭动身体,避免腰部的肌肉处于长时间的疲劳痉挛状态。注意腰部保暖,加强锻炼。选择硬床垫,比如硬板床加厚褥子。

(六)下肢静脉曲张

1.原因

多由于浅静脉第一对瓣膜(股隐静脉瓣膜)关闭不全导致的浅静脉血液反流,增加下肢静脉压力引起。其次,先天性的静脉壁薄弱也是重要原因,患者常合并有周身或局限性的静脉壁缺陷,在静脉压力增加的情况下,便产生静脉的迂曲、扩张。如长期站立、肥胖和腹腔压力等因素因可增加静脉压力,均会增加静脉曲张发展发生的可能。

2.临床表现

(1)病变早期:多为下肢酸胀不适及钝痛感,同时有肢体沉重感,易乏力。多在久站后上述感觉加重,通过平卧、肢体抬高则可缓解。

(2)病变中后期:静脉壁受损,静脉隆起、扩张、迂曲,呈蚯蚓样外观,以小腿内侧大隐静脉走行区明显。病程长者,肢体皮肤则出现营养性改变,如脱屑、瘙痒、色素沉着等,甚至形成湿疹及溃疡。随着病情的发展,可以伴随血管走行的疼痛、下肢肿胀、瘀积性皮炎、浅静脉血栓等症状。

下肢浅静脉曲张具有明显的形态特征,通过一般体格检查即可以明确诊断。站立后,下肢浅静脉突起似蚯蚓状,即提示静脉曲张的可能。若要进一步全面了解病情,则需进行静脉超声或造影检查。重点应与深静脉血栓后遗症导致的静脉曲张相鉴别,后者有深静脉血栓病史,下肢多有明显肿胀的表现。如下肢有靴区溃疡、重度皮炎等,需要注意交通静脉有无受累。

3.治疗

(1)大隐静脉曲张的治疗以高位结扎和剥脱为主。

(2)大隐静脉功能不全而交通支及深静脉正常者,可作高位结扎,切断大隐静脉及其属支。

(3)大隐静脉瓣膜功能不全兼有交通支瓣膜功能不全者,除作上述手术外,尚应将不正常的交通支分别结扎和切断,或作大隐静脉剥脱术。

(4)如小隐静脉进入腘静脉处有反流现象者,可将其入口段结扎切除,远侧段行剥脱术或注射硬化剂。

(5)范围较小的局限性静脉曲张,或仅系交通支瓣膜功能不全,或术后遗留的部分曲张静脉,或术后局部复发者,适用硬化剂注射疗法。

(6)下述情况可穿着弹力袜治疗,不宜做注射或手术疗法:①全身性疾病,如活动性肝炎、进行性肺结核、未控制的糖尿病、重症心脏或肾脏疾病等。②局部疾病,如动脉循环障碍、深部静脉阻塞、骨盆内或腹腔内肿瘤,急性静脉炎及小腿溃疡并发蜂窝织炎等。③妊娠期内、年龄过高、继发于动静脉瘘等的患者。

(7)注射治疗:5%鱼肝油酸钠、5%油酸-乙醇钠、1%～3%硫酸十四烷基钠。患者站立,使曲张静脉充盈,在预定注射的部位,用针头斜面短的注射针刺入血管内,然后嘱患者平卧,将患肢徐徐抬高,注意固定好针头不使移动,待曲张静脉内的血液完全驱出后,用手指紧压该段静脉的上下端,再缓慢地注入硬化剂,继之在注射处用纱布加以按摩,然后自足趾至膝部缠以弹性绷带2～3周。注射后嘱患者照常行走。

4.预防

长期站立操作的医务工作者,最好穿弹力袜套。

抬高腿部和穿弹力袜:抬高双腿使体位改变,帮助静脉血液回流。弹力袜要选择弹性较高的袜子(医用),在每天下床之前,将双腿举高慢慢套入。弹力袜的压力能改善且预防下肢静脉曲张。

每天坚持一定时间的行走,行走可以发挥小腿肌肉的"肌泵"作用,防止血液倒流的压力。

(七)肺结核

1.原因

肺结核病是因吸入结核分枝杆菌引起的肺部感染。大多因操作者接触患有肺结核的患者并没有采取有效的防护措施所引起。

2.临床表现

起病可急可缓,多为低热(午后为著)、盗汗、乏力、食欲缺乏、消瘦、女性月经失调等;呼吸道症状有咳嗽、咳痰、咯血、胸痛、不同程度胸闷或呼吸困难。

(1)肺结核的分型。①原发性肺结核(Ⅰ型):肺内渗出病变、淋巴管炎和肺门淋巴结肿大的哑铃状改变的原发复合征,儿童多见,或仅表现为肺门和纵隔淋巴结肿大。②血型播散型肺结核(Ⅱ型):包括急性粟粒性肺结核和慢性或亚急性血行播散型肺结核两型。急性粟粒型肺结核:两肺散在的粟粒大小的阴影,大小一致密度相等,分布均匀的粟粒状阴影,随病期进展,可互相融合;慢性或亚急性血行播散型肺结核:两肺出现大小不一、新旧病变不同,分布不均匀,边缘模糊或锐利的结节和索条阴影。③继发型肺结核(Ⅲ型):本型中包括病变以增殖为主、浸润病变为主、干酪病变为主或空洞为主的多种改变。浸润型肺结核:X 线常为云絮状或小片状浸润阴影,边缘模糊(渗出性)或结节、索条状(增殖性)病变,大片实变或球形病变(干酪性——可见空洞)或钙化;慢性纤维空洞型肺结核:多在两肺上部,亦为单侧,大量纤维增生,其中空洞形成,呈破棉絮状,肺组织收缩,肺门上提,肺门影呈"垂柳样"改变,胸膜肥厚,胸廓塌陷,局部代偿性肺气肿。④结核性胸膜炎(Ⅳ型):病侧胸腔积液,小量为肋膈角变浅,中等量以上积液为致密阴影,上缘呈弧形。另外,约 50% 以上的肺结核患者合并气管-支气管结核,需尽早检查,明确诊断。

(2)肺结核的分期。①进展期:新发现的活动性肺结核,随访中病灶增多增大,出现空洞或空洞扩大,痰菌检查转阳性,发热等临床症状加重;②好转期:随访中病灶吸收好转,空洞缩小或消失,痰菌转阴,临床症状改善;③稳定期:空洞消失,病灶稳定,痰菌持续转阴性(每月 1 次)达 6 个月以上;或空洞仍然存在,痰菌连续转阴 1 年以上。

3.治疗

药物治疗的主要作用在于缩短传染期、降低死亡率、感染率及患病率。对于每个具体患者,则为达到临床及生物学治愈的主要措施,合理化治疗是指对活动性结核病坚持早期、联用、适量、规律和全程使用敏感药物的原则。

(1)早期:一旦发现和确诊后立即给药治疗。

(2)联用:根据病情及抗结核药的作用特点,联合两种以上药物,以增强与确保疗效。

(3)适量:根据不同病情及不同个体规定不同给药剂量。

(4)规律:患者必须严格按照治疗方案规定的用药方法,有规律地坚持治疗,不可随意更改方案或无故随意停药,亦不可随意间断用药。

(5)全程:指患者必须按照方案所定的疗程坚持全疗程,短程通常为 6~9 个月。一般而言,初治患者按照上述原则规范治疗,疗效高达 98%,复发率低于 2%。

一旦确诊肺结核,应尽快脱离工作环境,回家疗养,充分休息,并加强营养。

4.预防

(1)控制传染源:及时发现并治疗。

(2)切断传播途径:肺结核的患者气管镜检查时,要严格隔离,要在专用负压气管镜室操作,医护人员要穿好隔离衣,要佩戴专用的防护口罩和护目镜。患者要用专用的内镜面罩,以减少分泌物的外泄。术前麻醉充分,避免术中剧烈咳嗽,减少分泌物的外排。术后注意消毒。

(3)保护易感人群:内镜室工作人员事先都要有接种卡介苗史,注意锻炼身体,提高自身抵抗力。

(八)抑郁症

1.原因

病因并不十分清楚,涉及生物、心理与社会环境诸多方面。生物学因素主要涉及遗传、神经生化、神经内分泌、神经再生等方面;与抑郁症关系密切的心理学易患素质是病前性格特征,如抑郁气质。气管镜介入治疗需精神高度紧张,常遇危重患者。如反复遇到失败或危重病例,势必造成极大的心理负担和精神紧张。然而,以上这些因素并不是单独起作用的,目前强调遗传与环境或应激因素之间的交互作用及这种交互作用的出现时点在抑郁症发生过程中具有重要的影响。

2.临床表现

抑郁症又称抑郁障碍,以显著而持久的心境低落为主要临床特征,是心境障碍的主要类型。抑郁症可以表现为单次或反复多次的抑郁发作,以下是抑郁发作的主要表现。

（1）心境低落：主要表现为显著而持久的情感低落，抑郁悲观。轻者闷闷不乐、无愉快感、兴趣减退，重者痛不欲生、悲观绝望、度日如年、生不如死。典型患者的抑郁心境有晨重夜轻的节律变化。在心境低落的基础上，特别是遭遇失败病例，会出现自我评价降低，产生无用感、无望感、无助感和无价值感，常伴有自责自罪，严重者出现罪恶妄想和疑病妄想，部分患者可出现幻觉。

（2）思维迟缓：患者思维联想速度缓慢，反应迟钝，思路闭塞。特别是操作时行动不连贯，不能尽快处置应急事件，极易造成事故。平时主动言语减少，语速明显减慢，声音低沉，对答困难，严重者交流无法顺利进行。

（3）意志活动减退：患者意志活动呈显著持久的抑制。临床表现行为缓慢，生活被动、疏懒，不想做事，不愿和周围人接触交往，甚至发展为不语、不动、不食，称为"抑郁性木僵"，但仔细精神检查，患者仍流露痛苦抑郁情绪。对原先自己钟爱的呼吸介入治疗毫无兴趣。不愿主动上台操作气管镜，有畏惧心理，不能与同事配合工作。消极悲观的思想及自责自罪、缺乏自信心可萌发绝望的念头，认为"结束自己的生命是一种解脱""自己活在世上是多余的人"，并会使自杀企图发展成自杀行为。这是抑郁症最危险的症状，应提高警惕。

（4）认知功能损害：研究认为抑郁症患者存在认知功能损害。主要表现为近事记忆力下降、注意力障碍、反应时间延长、警觉性增高、抽象思维能力差、学习困难、语言流畅性差、空间知觉、眼手协调及思维灵活性等能力减退。不能独立操作气管镜。

（5）躯体症状：主要有睡眠障碍、乏力、食欲减退、体重下降、便秘、身体任何部位的疼痛、性欲减退、阳痿、闭经等。还有恶心、呕吐、心慌、胸闷、出汗等。自主神经功能失调的症状也较常见。睡眠障碍主要表现为早醒，一般比平时早醒 2~3 h，醒后不能再入睡，这对抑郁发作具有特征性意义。有的表现为入睡困难，睡眠不深；少数患者表现为睡眠过多。体重减轻与食欲减退不一定成比例，少数患者可出现食欲增强、体重增加。

3.诊断：

抑郁症的诊断主要应根据病史、临床症状、病程及体格检查和实验室检查，典型病例诊断一般不困难。目前国际上通用的诊断标准有 ICD-10 和 DSM-Ⅳ。国内主要采用 ICD-10，是指首次发作的抑郁症和复发的抑郁症，不包括双相抑郁。患者通常具有心境低落、兴趣和愉快感丧失、精力不济或疲劳感等典型症状。病程持续至少 2 周。确诊需到专科医院检查。

4.治疗：

抑郁发作的治疗要达到三个目标：①提高临床治愈率，最大限度减少病残率和自杀率，关键在于彻底消除临床症状；②提高生存质量，恢复社会功能；③预防复发。

治疗原则：①个体化治疗；②剂量逐步递增，尽可能采用最小有效量，使不良反应减至最少，以提高服药依从性；③足量足疗程治疗；④尽可能单一用药，如疗效不佳可考虑转换治疗、增效治疗或联合治疗，但需要注意药物相互作用；⑤治疗前知情告知；⑥治疗期间密切观察病情变化和不良反应并及时处理；⑦可联合心理治疗增加疗效；⑧积极治疗与抑郁共病的其他躯体疾病、物质依赖、焦虑障碍等。

对轻中度的抑郁发作，可行一种新的物理治疗手段——重复经颅磁刺激（rTMS）治疗，对中度以上抑郁发作则需要用药物治疗。目前临床上一线的抗抑郁药主要包括选择性 5-羟色胺再摄取抑制剂（代表药物氟西汀、帕罗西汀、舍曲林、氟伏沙明、西酞普兰和艾司西酞普兰）、5-羟色胺和去甲肾上腺素再摄取抑制剂（代表药物文拉法辛和度洛西汀）、去甲肾上腺素和特异性 5-羟色胺能抗抑郁药（代表药物米氮平）等。

对有明显心理社会因素作用的抑郁发作患者,在药物治疗的同时常需合并心理治疗。常用的心理治疗方法包括支持性心理治疗、认知行为治疗、人际治疗、婚姻和家庭治疗、精神动力学治疗等,其中认知行为治疗对抑郁发作的疗效已经得到公认。气管镜医务人员要正确认识气管镜在呼吸道疾病治疗中的价值,增强安全、准确操作气管镜的信心,加强专业培训,不断提高自己的专业技能,尽量减少或避免严重并发症的发生,注意劳逸结合,不要过度劳累。对危重病例要在上级医师指导下或团队合作完成,减轻或分担对个人的压力。

5.预防

经追踪 10 年的研究发现,有 75%～80% 的患者多次复发,故抑郁症患者需要进行预防性治疗。发作 3 次以上应长期治疗,甚至终身服药。多数学者认为维持治疗药物的剂量应与治疗剂量相同,还应定期门诊随访观察。心理治疗和社会支持系统对预防本病复发也有非常重要的作用,应尽可能解除或减轻患者过重的心理负担和压力,如有抑郁倾向,应尽早脱离环境,不要独立处理危急重患者,以免造成心理负担过重,疾病复发。对失败病例应认真分析原因,尽量减少不必要的失误,术前也要正确评估病情,对病情较晚、无法挽救的病例,也要认真签署知情同意书,交代可达到的治疗效果,以降低家属过高的期望值,也减轻术者的心理压力。

三、防护措施

(一)加强学习,提高自我防护意识

要充分评估气管镜室环境因素,掌握职业危害的因素,配备先进的通风排气设备和合理流程。

(二)遵守操作规范

认真学习和严格遵守《内镜清洗消毒技术操作规范》,全面执行新的预防性措施,防止交叉感染,降低职业危害。

(三)生物因素的防护

气管镜检查前先确定患者有无感染性疾病,如乙肝、甲肝、梅毒、HIV 等,按照无感染—未查—明确感染性疾病顺序检查患者,空洞型结核患者气管镜检查禁止灌洗,感染性疾病患者使用气管镜延长消毒时间。

内镜室医护人员应引进预防接种,如接种乙肝疫苗以防感染乙型病毒性肝炎等疾病。另外,在操作前应做好防护措施,如穿防护服,戴防水围裙,戴面罩、袖套、手套、鞋套等。工作期间应规范着装穿戴隔离衣、帽子、口罩、手套,防止血液、分泌物等污染衣物。如有污染立即更换。若发生职业暴露后应及时报告医院感染办公室,做好追踪记录。

正确处理医疗废弃物:沾染患者血液、体液、排泄污染物的物品,如一次性雾化器、吸引器、纱布、治疗碗等视为医疗垃圾,按医疗废物处理操作规程装入黄色医疗垃圾袋,使用过的一次性活检钳、细胞刷剪断后再放入医疗垃圾袋,防止不法分子再利用,封存后由专门的工作人员统一收取,集中处置,防止血源性疾病的传播。

(四)物理因素防护

(1)噪声及光污染防护:定期对医疗设备进行检查、维护,避免由于故障引起的噪声,合理设置设备报警参数,减少不必要的报警音。操作时做到说话轻、走路轻、操作轻,安慰、鼓励、指导患者正确配合检查,减少气管镜检查带来的不适。清消气管镜时随手关闭清消室门,减少污染范围。操作后及时关闭气管镜主机、阅片灯等,减少光污染。气管镜光源不要直对眼睛。使用激光

时应佩戴专用防护墨镜,以免损伤视网膜。

（2）紫外线照射期间避免进入消毒区域,紫外线消毒后及时通风、换气,待消毒产生的臭氧消散后再进入。

（3）严格按照操作管理规范行事,避免锐器刺伤。不要徒手掰安瓿,要用纱布包垫,避免掰安瓿导致的玻璃伤。使用过的针头立即放入利器盒,不要再回套至针帽内,避免针刺伤。一旦发生意外伤害或职业暴露时,以及时上报院感并按照操作规程进行伤口的处理、评估、预防、治疗及追踪、定期监测,把危害降低至最低程度。

（4）放射的防护:操作要熟练,减少曝光时间;在不违反原则下透视时远离球管;参加手术的护士应定期轮换。做好屏障防护,即在放射源和人员之间放置一种能有效吸收射线的屏障材料,从而减弱或消除射线对人体的危害;穿防护衣如铅衣和脖套。气管镜下放置放射性粒子时还需佩戴专用防护眼镜。

（五）化学因素防护

严格按照《内镜清洗消毒技术操作规范》布局气管镜室,诊疗室和清消室分开,保证良好的通风设施。盛放消毒液的容器应密闭,尽量减少化学消毒剂的挥发。熟练掌握各种消毒剂的配制浓度、计量性能及注意事项。

使用乳胶手套的防护:调查显示,非手术室护士比手术室护士更易对乳胶手套过敏。原因是手术室护士使用的是质量更好的无玉米粉末手套。因此,从医护人员健康角度出发,在为患者做内镜检查及治疗、清洗内镜时,尽量选用不含玉米粉末的优质手套。英国皇家护理学会和美国感染控制护理协会已经开始全面禁止使用玉米粉末手套。

（六）手术室烟雾的防护

（1）选择合适的个人防护措施:要正确佩戴高过滤性的外科口罩,一般的外科手术口罩只能阻挡 5 μm 或较大的空气颗粒,不能提供足够的烟雾过滤保护。特别设计的口罩（呼吸器）仍然不能有效地阻挡手术烟雾。高性能的过滤口罩佩戴时必须符合脸型、扣紧脸部,且口鼻周围没有缝隙。所戴口罩也应该经常更换。

目前国外最先进的口罩为 PARP（带动力的空气净化呼吸面罩）,能把过滤后的空气泵入呼吸罩内部,并在内部产生正压,防止手术烟雾进入口罩内部,但成本太高。国内日常工作中可使用带活性炭吸附层的高效 N95 或 N100 防护口罩更好地保护自己。

（2）手术室需配备完善的通风设备:所有排烟系统中使用过的过滤网都要严格按照生物危害品的标准处理。移动排烟系统可放置于口鼻附近;如果放得太远,只有少部分的烟雾被疏散。

有效的烟雾疏散系统应有 3 个基本条件:①烟雾疏散设备不会干扰内镜医师的操作;②有足够大的负压,确保能够除烟;③能够有效过滤烟雾,使环境更安全。

（3）要重视手术室烟雾危害,不符合条件的操作坚决不能做:目前国内既缺乏对手术室烟雾的认识与重视程度,同时好多手术室通风设备也不符合规定。对阳性感染患者应该考虑转入专门的负压手术间进行手术。

在美国外科手术烟雾的问题却越来越受到重视,每年都有新的过滤排烟产品投放市场。而我国目前临床上却仍对手术烟雾的危害
和防范认识不足,特别是气管镜室的情况更是了解其少,需要做长期、大量的工作。

（七）保持适当工作强度,减少持续工作时间

要发挥团队的作用,轮换作业,以减少手部、颈背肌等的疲劳。工作期间尽量穿弹力长筒袜,

以免长时间站立造成下肢静脉曲张的形成。

作为内镜室的医护人员本身应了解和认识内镜存在的危险因素,并积极采取各种有效的防护措施,建议医院管理部门制订一个预防和检测医院工作环境中各种污染因素的计划,并由专人负责,经常到工作场所进行检测与评估,把预防职业伤害放到首位。

(张玉玲)

第二节 无痛气管镜麻醉护理常规

一、麻醉前护理常规

(一)物品准备

检查麻醉机、监护仪等仪器设备、氧气和吸引装置是否处于备用状态。气管插管箱用品齐全,并准备口/鼻咽通气道和喉罩等以备用。

(二)药品准备

准备常用的麻醉药物如丙泊酚等及其他急救药品,如阿托品、麻黄碱等。

(三)患者准备

(1)核对患者:姓名、性别、年龄等基本信息,麻醉知情同意书有无签署。

(2)检查患者禁食、水情况,一般患者术前禁食至少6 h,禁水至少2 h。评估患者ASA分级、简要了解既往手术麻醉史、现病史等。

(3)心理护理:向患者说明手术麻醉的方法、作用和必须配合的有关事项,消除其恐慌紧张心理。

(4)每例患者应常规拍摄胸部X线检查及胸部CT检查,以确定病变部位、范围、性质和严重程度,帮助麻醉医师评估气道和肺部情况。

(5)建立有效静脉通道,常规监测心率、血压、呼吸及氧饱和度。

(6)哮喘患者预防性使用支气管舒张剂。

二、麻醉中护理常规

(1)给予患者面罩吸氧,配合麻醉医师进行麻醉。

(2)密切监测生命体征变化,尤其是患者意识、血压、呼吸、心率、SpO_2的变化,如有异常及时汇报麻醉医师,并协助处理。

(3)保证输液管道的通畅,防止扭曲、打折或脱出,注意液体输注速度、余量、局部不良反应等。

(4)常见并发症及处理。①呼吸抑制:当出现氧饱和度明显下降时应暂停操作,提高吸入氧浓度并采用面罩辅助呼吸或控制呼吸,必要时行气管插管或置入喉罩。②喉、气管/支气管痉挛:口腔内分泌物、气管镜反复进出声门均可刺激咽喉部,诱发喉部肌群反射性收缩,发生喉痉挛;麻醉不充分、操作不规范和强行刺激声带、气管壁,可造成气管/支气管痉挛。一旦发生,立即停止检查,拔出气管镜,清除气道分泌物,使用支气管扩张药、激素等,必要时行气管内插管及人工通气。③反流误吸:严格禁食禁饮,一旦发生呕吐,立即采取右侧卧位,以及时清理口咽部呕吐物,

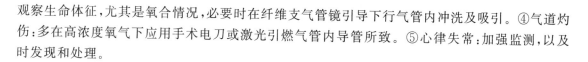

观察生命体征,尤其是氧合情况,必要时在纤维支气管镜引导下行气管内冲洗及吸引。④气道灼伤:多在高浓度氧气下应用手术电刀或激光引燃气管内导管所致。⑤心律失常:加强监测,以及时发现和处理。

三、麻醉后护理常规

(1)手术结束后,患者入苏醒室继续观察,内容包括患者神志、血压、心率、呼吸、脉搏血氧饱和度和有无恶心呕吐等并准确记录。

(2)苏醒室内严密监护,专人负责,防止发生坠床等意外事件。

(3)离室标准　住院患者 Aldrete 评分≥9 分,安全转运至病房,并做好交接;门诊患者改良麻醉后离院评分系统≥9 分,可由家属陪同离院。

(4)健康宣教:①进行无痛气管镜检查当日不可从事驾驶和高空作业等;②术后 2 h 禁食:支气管炎患者进行支气管镜检查后 2 个小时内应避免进食(包括喝水)以免造成误呛,2 h 后局部麻醉药效退去可先饮水,不会呛到才可进食;③术后观察身体变化:接受切片检查的患者术后应密切观察身体变化,短暂少量的血痰或咯血属正常现象,如出现咯血量较大、持续不停,有剧烈胸痛,呼吸困难,应立即找医师进行处理。

(张玉玲)

第三节　气管镜介入治疗过程中的护理配合

气管镜介入治疗是一项合作性很强的手术,需要经过专门培训过的内镜小组,才能够顺利开展内镜下的治疗工作,这就对手术配合护士提出了很高的要求。

一、护理配合的重要性

在支气管介入治疗过程中,除了要求医师操作熟练外,护士在支气管镜的检查治疗中的管理和配合也非常重要。而熟练掌握术前、术中、术后的配合及护理,是保证支气管镜介入治疗顺利完成的有效措施。护士应认真仔细地做好配合工作,熟练掌握整个操作过程。在支气管镜介入治疗手术中,高质量的护理配合可以预防并发症的发生,提高手术成功率,减轻患者的痛苦,提高患者治疗的依从性,缩短手术时间。

二、支气管镜介入治疗前的常规准备

(一)术前心理护理

大多数患者均缺乏对支气管镜介入治疗术的了解,易产生恐惧心理和出现紧张情绪,因此,护理人员应具备高度的同情心和责任感,对于首次做支气管镜检查治疗的患者,在手术前要向患者仔细讲解支气管镜检查治疗的目的、方法、过程、注意事项及可能出现的情况,让患者有充分的心理准备,避免紧张、焦虑等不良情绪的影响,打消顾虑,以积极的心态配合手术。同时,应根据患者不同年龄层次,不同疾病,不同心理需求,有针对性地进行全程心理护理。另外护士熟练的术前准备,得体的语言,自信的态度,也会影响患者心态,可以增强患者的自信心及对手术治疗的

依从性,这也是术前心理治疗的一个重要环节。

总之,支气管镜介入治疗前心理护理非常重要。术前良好的心理沟通是手术顺利进行的基础,是整个治疗中一项必不可少的重要工作。

(二)术前准备

1.患者准备

(1)签知情同意书。术前让患者及其家属认真阅读知情同意书并向其解释其中含义,确认患方已理解并接受知情同意书上详细内容,然后签名。

(2)术前禁食水 6 h。

(3)手术安全性评估,内容包括血压、血糖、血常规、肝功能、肾功能、心功能、出血时间、凝血时间等。

(4)为减少支气管分泌物,术前半小时肌内注射阿托品 0.5 mg。精神紧张者可肌内注射地西泮 10 mg 以达到镇静的效果。

(5)局部麻醉。利多卡因喷雾鼻腔、咽喉部。向咽喉部喷药时,嘱患者张口吸气;向鼻腔喷药时,嘱患者用鼻深吸气。术前每 3~5 min 喷药 1 次,共喷 3 次,每次每部位 3~5 喷。剂量 3~5 mL。鼻甲肥大时可用 0.5% 麻黄素滴鼻腔 1~2 次,以收缩鼻腔毛细血管,减少黏膜充血、水肿。麻醉成功的患者咽喉部有麻木感,异物感,吞咽困难,咽部对刺激反射减弱或消失。或采用雾化吸入法,将 2% 利多卡因 10 mL(或 1% 丁卡因),加入雾化器让患者雾化吸入。

(6)告知患者术中可能出现的不适及配合要点、注意事项。

(7)询问过敏史及病史,备好近期 X 线胸部检查结果、肺部 CT、出凝血时间和血小板检测报告,严格掌握手术适应证和禁忌证。

(8)其他准备:取下患者的活动义齿及佩戴的饰品手表等交其家属保管。

若为静脉复合麻醉,则按全麻护理常规进行。

2.术中急救药品及物品准备

备齐常用的急救药品及物品,如舌钳、开口器、简易呼吸囊、气管插管等,合理放置,便于取用,确保处于备用状态,一次性物品及药品不过期。

3.术中用药的常规准备

(1)术中局部用麻药:2% 利多卡因 20 mL。

(2)术中局部用止血药:1% 肾上腺素 1 mL 加生理盐水稀释至 10 mL,巴曲酶 1 kU 稀释至 6 mL(或凝血酶 500 U 稀释至 10 mL)。

4.器械及物品准备

活检钳,细胞刷,吸氧装置,无菌纱布,无菌生理盐水及容器,无菌液体石蜡,载玻片及其他标本容器等。

除上述常用物品外,还应根据不同的治疗方法及手段备齐相应的物品,如球囊扩张压力泵、球囊扩张压力导管,注射针,吸引活检针,不同型号的支架,粒子植入器,不同型号的导丝,圈套器,异物钳等。一般说来,支气管镜介入治疗前应备齐可能涉及的各种物品,以满足不同的治疗方法和多种治疗方法同时开展的需求。同时,应查看这些物品功能是否良好,一次性物品是否过期。

5.设备

治疗型的电子气管镜及主机,负压吸引器,心电监护仪,二氧化碳冷冻仪,氩等离子体凝固仪等。另外根据不同的治疗方法备相应的仪器设备,如硬质气管镜及其配套机械,激光仪,光动力仪,微波治疗仪等(特别提示:各种仪器设备摆放要合理有序,并调试各仪器,保证其处于备用状态)。

三、支气管镜介入治疗中的常规护理配合

(1)现场应有两名训练有素的专业护士协助术者完成整个手术过程,一名器械护士,一名巡回护士。

(2)工作系统中输入患者资料,连接并调试好各仪器设备。常规进行血氧、心电、血压等监测。为静脉复合麻醉患者建立静脉输液通路。

(3)协助患者摆好体位:协助患者平卧于检查床上,头稍向后仰,下颌抬高,两手放在躯干两侧,全身放松,力求感觉舒适以利于电支镜的顺利插入,根据病情需要可调整体位。遮盖住患者眼睛,以免进出镜子时冷光源刺激眼睛,同时避免操作时液体进入眼睛。

(4)如果经口进镜,进镜前要为患者放置牙垫并固定。进镜过程中可抬起患者下颌,以使术者更顺利地进镜到声门。

(5)进镜过程中安慰鼓励患者,应用沟通技巧,使患者得到抚慰,减轻疼痛。镜子进声门时告知患者可能的刺激,嘱患者行深呼吸及张口平静呼吸,不憋气,手术过程中不摇头,不用手抓镜子,如有需求可用手势示意,正确配合可避免不良反应。

(6)及时喷注麻药。当镜子过声门前应向两侧的梨状隐窝喷注麻药。进镜至声门后、主气道及左右主支气管时,从镜身活检孔中分别注入2%利多卡因2～3 mL。注药方法:用20 mL注射器抽吸2%利多卡因2 mL,并加入5～10 mL空气加压从活检孔里注入。此注药法能使药液充分分布在气道黏膜上,以达到良好的麻醉效果。

(7)手术过程中必要时间断从操作孔道注入少量生理盐水冲洗以保持视野干净,如口腔中有分泌物,应及时吸出。

(8)器械护士术中应时刻密切观察显示屏,完全了解术野情况,并用眼睛余光掌握术者操作,与术者密切配合,认真听术者指令,准确敏捷的传递器械,以保证手术的连贯性,缩短手术时间。并随时根据手术进展及治疗手段迅速采取各种措施或传递不同工具。

(9)整个手术过程中应做到处处以术者为中心,为术者努力创造有利于手术操作的各种条件,例如传递各种器械进操作孔道时,应尽量高举器械后端以方便术者专心快速操作,使术者赢得最佳操作时间。

(10)术中所用药物护士必须再复述一遍药名、剂量、用法,确保正确无误方可应用,并保留安瓿瓶再次核对。

(11)整个手术过程中密切观察患者病情变化,做好抢救准备。严密观察患者血氧变化,观察有无呼吸困难、窒息、喉痉挛、发绀等现象发生;观察有无心率增快、血压升高等现象,如有异常应立即提醒医师,根据情况及时处理,必要时暂停手术及时抢救。

(12)在整个操作过程中,护士应反应敏捷,判断准确,操作熟练,动作轻柔,与医师配合密切,在处理意外情况时应沉着冷静,果断及时采取措施。

四、支气管镜介入治疗中的特殊护理配合

(一)二氧化碳冷冻术中的护理配合

1.护理配合

(1)术前准备:除术前常规准备外,重点保证二氧化碳冷冻仪气罐里气源充足,备齐不同型号

消毒处理后的冷冻探针,接电源,探针连接冷冻仪,打开气源,检查其是否处于备用状态,脚踏放置位置便于操作。

(2)术中配合:首先按常规护理配合协助术者进镜检查,必要时协助术者对病灶进行其他治疗。手术中根据术野情况和不同的治疗目的及手段,迅速判断应使用冷冻探针的型号,并与术者口头核实。认真听术者指令,快速敏捷的传递冷冻探针,并协助术者将探针置入患者气道内。探针进气管后密切观察探针所到位置,根据术者指令准确快速地踩下冷冻控制脚踏,然后密切观察探针前端的冷冻位置和冰球形成情况,确保位置正确,冷冻有效。

冻取(冻切):听术者指令踩下脚踏开始冷冻,在术者取下冻取物的瞬间迅速松开脚踏,协助术者将退出的气管镜前端和探针一起放入无菌生理盐水或蒸馏水中,待冻取物慢慢融化脱落,再退出探针,冷冻解除。

冻融:听术者指令踩下脚踏开始冷冻,同时开始默默计时,时间精确到秒,每个部位冷冻时间为 1~3 min,到时间后松开脚踏,待探针前端冰球融化后冷冻解除。再进行下一个部位的冻融,如此循环。

2.注意事项

(1)冻取时,在术者取下冻取物的瞬间或撤出镜子的过程中如果探针触到正常黏膜并冻上,一定要等完全解冻后探针从黏膜上松脱才能退出探针,不能强拉,以免损伤正常黏膜。

(2)冻取时如若不能一次成功取下冻取物,应立即松开脚踏,暂停,融后再重新开始冻取。

(3)冻融时探针前端的金属探头要完全送出活检孔道,使探头与治疗区域黏膜充分接触,以免在活检孔道内形成冰球,影响治疗效果和镜子寿命。

(4)气管狭窄患者在冻融治疗时,避免冰球过大,以免气管完全被冰球闭塞导致患者严重缺氧,必要时及早停止重新再冻。

(5)每次冻后必须等探针前端的冰球完全融化后才能从活检孔道退出冷冻探针,不可强拉。

(6)保护探针不打折,气罐应在常温存放,温度太低影响冷冻速度。保证气罐内气体充足。

(二)氩等离子体凝固应用中的护理配合

1.护理配合

(1)术前准备:除备齐各种常用物品、药品及仪器设备外,保证氩气刀仪功能正常,气源充足。消毒处理后的软电极连接机器,连接电源调试功率至备用状态,为患者贴好负极板并与机器连接,确保负极板连接有效。脚踏板放至便于术者操作的地方。

(2)术中配合:首先按常规护理配合协助术者进镜检查,必要时协助术者对病灶进行其他治疗。仔细观察病变情况,认真听术者指令,快速敏捷地传递软电极,并协助术者将软电极置入患者气道内,定位准确后术者踩脚踏开始烧灼。如果烧灼后喷管末端有炭化物和气道内脱落物附着,则配合术者迅速退回软电极,用无菌纱布擦拭掉前端的附着物,保持软电极清洁、通畅,治疗有效。在烧灼过程中密切观察术野情况:如果局部有活动性出血情况,遵术者指令通过活检孔道向出血部位推注止血药;如果治疗部位黏膜过于干燥,则通过活检孔道向干燥部位注水 2~3 mL。

2.注意事项

(1)避免气管镜前端着火、烧坏气管镜和烧伤患者气道黏膜。气管镜前端着火是氩气刀烧灼治疗过程中最常见的意外。导致着火的因素:①在烧灼过程中软电极前端距气管镜前端太靠近;②术者一次踩脚踏连续烧灼时间过长,局部温度过高;③烧灼局部炭化物积聚,干燥;④高浓度给氧。

现实工作中引起着火的原因往往是以上多种因素综合作用的结果,因此要尽量避免以上情况。所以在烧灼过程中应注意软电极头部距气管镜前端必须有一定距离,一般为 1 cm 以上;同时护士要尽到提醒义务,必要时提醒术者及时松脚踏短时间暂停后再烧灼;如果烧灼局部炭化物积聚、干燥,则及时通过活检孔道向干燥部位注水 2～3 mL。

一旦发生着火现象,应立即向患者气道内注水 5～10 mL,并迅速撤出气管镜。

(2)在氩气刀治疗过程中,软电极应稍作盘曲再放置,避免喷管滑落台面而污染。如发生污染或疑为污染则应重新更换再使用。

(3)软电极在使用或保管的过程中不能打折,以免外管破损漏气,漏气处易发生喷火。软电极陶瓷头一旦严重损毁,应立即更换软电极。

(4)护士应对等离子氩气刀仪工作原理及操作流程熟练掌握,对常见故障能迅速排除。

(三)电圈套器应用中的护理配合

1.护理配合

(1)术前准备:除术前常规准备外,另备气源充足、功能良好的氩气刀仪一台,接通电源并连接各导线,功率调试至备用状态。为患者贴好负极板并与机器连接,确保负极板连接有效。脚踏板放至便于术者操作的地方,无菌电圈套器连氩气刀仪。

(2)术中配合:首先按常规配合术者行气管镜检查,认真观察肿物(肿瘤、息肉、肉芽)的位置、大小及形态。认真听术者指令,快速敏捷的协助术者将圈套器通过气管镜操作孔道置入气道,在肿物处缓缓送出电圈套器前端的金属圈,待金属圈完全套住肿物并滑向肿物根蒂部时,与术者踩电切脚踏同步进行缓缓回收金属圈,肿物切下。然后迅速配合术者钳取或冻取出气道内已切下的肿物。

如为多发肿物,可重复以上操作。在套取肿物的过程中,可根据肿物的大小及形态随时调整金属圈的大小。每次套取后,应及时用无菌纱布清理掉金属圈上残留组织及血迹以备用。

2.注意事项

(1)准确调节电切电凝功率,功率应从低起逐步向上调(30～50 w)。

(2)每次回收金属圈的电切时间应根据肿物基底部的大小及韧度而临时掌握,一般为 1～5 s/次,肿物即可切下。

(3)每次切下肿物后应迅速配合术者快速将肿物取出,以免其滑向更远端的气道。

(4)及时留取切下的肿物送病理检验。

(5)治疗过程中,圈套器应稍作盘曲再放置,避免圈套器滑落台面而污染。如发生污染或疑为污染则应重新更换再使用。

(四)腔内放射性粒子植入过程中的护理配合

1.护理配合

(1)准备:除术前常规准备外,另备一次性粒子植入针 1～2 根,放疗粒子若干,备简易防护放射线操作平台。参与手术者穿戴放射防护设备:防辐射眼镜,铅衣,颈围等。

(2)术中配合:按常规配合术者行气管镜检查,必要时先协助术者对病灶进行其他治疗,或对病灶上坏死物进行清理。

在简易防护放射线操作平台上或防护箱内,用无菌技术把灭菌后的粒子装入粒子植入针前端 1～2 粒,平稳传递给术者并协助术者将植入针通过气管镜操作孔道置入气道,待术者将植入针远端的穿刺针刺入病灶后,推进针芯植入粒子,同时术者缓缓从病灶中退针,认真观察植入情况,然后协助术者把植入针从操作孔道退出。如此循环往复。

2.注意事项

(1)每次植入针从操作孔道退出后要及时检查植入针内有无残留粒子,若有残留,应重新植入。

(2)退出植入针后应认真观察气道内粒子植入情况,若植入不充分(部分露在气道内)或掉落在气道内,则应用活检钳及时取出消毒后重放。

(3)操作完毕及时用检测仪检测有可能遗落粒子的地方:操作台上,手术床头及周边,特别是吸引瓶里,因粒子体积小(直径0.8 mm,长度4.5 mm的圆柱体),掉落气道里的粒子极易被吸走。若有,以及时回收,以防放射线扩散。

(4)整个粒子植入过程严格无菌操作。

(5)整个操作过程医务人员应穿戴放射防护设备,重视个人防护。

(五)球囊导管扩张术中的护理配合

1.护理配合

(1)术前准备:除术前常规准备外,另备球囊扩张压力泵,不同型号的外周球囊扩张导管,必要时备与球囊内径相匹配的导丝。

(2)术中配合:首先按常规护理配合协助术者进镜检查,必要时先协助术者对病灶进行其他治疗,或对病灶上坏死物进行清理。

认真观察气管或支气管内的病变位置和狭窄程度,根据病变位置选择不同型号的球囊扩张导管,压力泵里抽无菌生理盐水20~30 mL,连接球囊扩张导管。遵术者指令传递扩张导管从气管镜操作孔道进病变部位,待球囊完全送出操作孔道并置于狭窄部位时,旋转压力泵活塞向球囊内注水,压力由低向高依次递增,同时密切观察扩张局部情况,确保扩张位置正确,球囊无滑脱,达到所需压力后持续球囊扩张状态1~2 min,整个扩张过程中密切监测患者血氧,必要时暂停扩张。1~2 min后将球囊完全排空,抽尽球囊内生理盐水使球囊收缩,协助术者撤出球囊扩张导管,若撤出时阻力较大应停止操作,并将球囊和镜子作为一个整体取出再撤回。然后根据狭窄的扩张程度在进行充分扩张,必要时用导丝引导插入。每次扩张后观察局部黏膜有无出血情况,必要时遵术者指令局部喷注止血药。

2.注意事项

(1)选择什么规格的球囊。一般来说,长度在2.5~4 cm,直径在1.0~1.5 cm的球囊较合适。球囊规格的选择主要为球囊直径的选择,若狭窄部位为气管则选择直径较大的球囊,若狭窄部位为支气管则选择只经较小的球囊。

(2)球囊置入狭窄部位后应使球囊均匀超出狭窄的两端,以使球囊扩张后整个狭窄段都被扩张。如果球囊膨胀后自狭窄处向上或向下滑脱,则应抽出囊内水重新固定位置扩张。

(3)扩张过程中密切监测患者血氧,观察患者有无缺氧情况,如果血氧下降则暂停扩张,以及时加大给氧量,以免患者严重缺氧。

(4)每次扩张前要确保球囊完全进入气道,否则扩张时可能损伤气管镜。

(5)扩张时间的选定。气管内扩张一般为30 s至1 min,支气管扩张时间根据患者对一侧支气管完全堵塞的耐受程度而定,一般为30 s至1 min。一般情况下,第一次扩张时间短,但随着扩张持续时间逐渐延长。

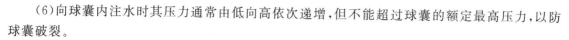

（6）向球囊内注水时其压力通常由低向高依次递增，但不能超过球囊的额定最高压力，以防球囊破裂。

（六）支架置入术中的护理配合

1.护理配合

（1）术前准备：除术前常规准备外，备齐不同型号的支架、导丝、定位尺、液状石蜡、消毒后的尼龙线等。

（2）术中配合：麻醉前让患者咬住牙垫并固定。按常规配合术者经口进镜检查，必要时先协助术者对病灶进行其他治疗，或对病灶上坏死物进行清理。重点检查病变部位及长度。检查过程中协助术者用气管镜测量病变下缘及病变下缘各距门齿的距离，计算出病变长度，选择相应规格型号的气管支架备用。协助术者经气管镜操作孔道放置导丝，导丝通过狭窄段后撤回气管镜，固定导丝，将输送器鞘在导丝的引导下送入气道，远端通过狭窄段，固定鞘管，快速退回输送器内芯连同导丝，将装有支架及顶推管的内管放入鞘管内，用定位尺前端卡在鞘管上顶住牙垫，后端固定顶推管，后退输送器鞘管，然后退出顶推管、内管及鞘管，支架即释放在病变部位。

气管镜下观察支架释放情况，若支架自膨不充分，可协助术者用球囊扩张导管插入支架内进行扩张，以帮助支架膨开。

最后，确认支架位置正确，自膨良好后，剪断并缓缓抽出支架上缘外延的尼龙线。

2.注意事项

（1）若为气管、支气管瘘患者，必须备用被膜金属支架。

（2）支架置入前必须确保上缘有回收线，以方便支架取出。

（3）若为良性狭窄患者，支架放置时间短，则在支架置入前应在支架下缘连一圈尼龙线，这样支架上下缘均有线，以备随时小范围调整支架位置。

（4）反复器械操作易引起声门水肿，必要时遵医嘱给予糖皮质激素应用以减轻水肿。

（七）黏膜下药物注射中的护理配合

1.护理配合

（1）术前准备：除常规准备外，另备一次性注射针一支，术中用于黏膜下注射药，并把药物抽吸好摆放在安全易取的位置。

（2）术中配合：首先按常规配合术者行气管镜检查，先协助术者对病灶进行其他治疗，对病灶上坏死物进行清理后配合术者对病灶进行多点注射。

认真观察病灶情况。注射针进操作孔之前应先连接抽好药的注射器排尽注射针内空气，协助术者将注射针通过气管镜操作孔道置入气道，待明确看到注射针前端露出气管镜并置于病灶上，遵术者指令方推出针头，直视下针头刺入 3～4 mm（必要时帮术者固定镜子以方便针头刺入），然后缓缓注药，退回针头。再选择另一注射部位进行以上循环操作。注射完毕，退回针头，从操作孔道撤回注射针。

2.注意事项

（1）注射针进出气管镜操作孔道的过程中必须保证针头退回在针套内，以免刺坏或划伤气管镜。

（2）注射前应排尽针内空气，以免把少量空气注入病灶。最后应抽少量无菌生理盐水把注射针内残留药液缓缓注入病灶，以达到最佳治疗效果同时又避免药液浪费。

（3）在推注药液的过程中若感到阻力过小，应确认针头是否刺入，必要时重新刺入再注射。

(4)如注射的是化疗药,那么整个操作过程应注意医务人员的个人防护。

(八)激光治疗中的护理配合

1.护理配合

(1)术前准备:除常规准备外,另备激光治疗仪一台,消毒处理后的石英光导纤维、导丝各一根。接通电源调试功率,脚踏板放至便于术者操作的地方。医护人员戴放护眼镜。

(2)术中配合:首先按常规护理配合协助术者进镜检查,必要时协助术者对病灶进行其他治疗。光导纤维接治疗仪,预热治疗仪,调试激光功率100 W,波长1 064 nm。

协助术者将光导纤维通过气管镜操作孔道导入气道,伸出支气管镜远端至少1 cm,应用可见红光定位,对准目标约0.5 cm,功率一般调试至20～40 W,术者踩下脚踏开始照射,每次照射(脉冲时间)0.5～1 s,间隔0.1～0.5 s。如此循环照射。

照射过程中,应及时用无菌纱布擦拭掉光导纤维末端黏附的分泌物、坏死组织及焦痂,以免影响照射效果。同时,配合术者及时清除照射过程中气道内产生的焦痂及坏死组织,以免影响视野或阻塞气道。

2.注意事项

(1)激光烧灼时尽量暂停氧气,以免出现氧气点燃的情况,若需吸氧,吸氧浓度应低于40%。

(2)光导纤维必须伸出支气管镜操作孔道至少1 cm,以免激光损伤支气管镜。

(3)照射时应注意激光距病变组织的距离(4～10 mm),功率的选择(一般20～40 W)。

(4)激光应和气管、支气管相平行,避免垂直照射气管、支气管壁,以免引起管壁穿孔。

(九)微波治疗中的护理配合

1.护理配合

(1)术前准备:除常规准备外,另备微波治疗仪一台,消毒处理后的微波辐射器。脚踏板放至便于术者操作的地方。

(2)术中配合:首先按常规护理配合协助术者进镜检查,认真观察气道内病变情况,必要时协助术者对病灶进行其他治疗。微波辐射器接治疗仪,开机。

协助术者将微波辐射器通过气管镜操作孔道导入气道,伸出支气管镜远端后将插入或深入到腔内病灶的内部或表面,输出功率40～70 W,术者踩下脚踏开始辐射,每次辐射时间为3～6 s。如此循环辐射。辐射过程中,应及时用无菌纱布擦拭掉微波辐射器末端黏附的分泌物、坏死组织及焦痂,以免影响辐射效果。同时,配合术者及时清除辐射过程中气道内产生的坏死组织,以免影响视野或阻塞气道。

2.注意事项

(1)可根据不同需要调节输出功率,一般40～70 W,不得超过80 W。辐射时间不宜超过7 s。

(2)可根据病灶的形状与治疗目的选择不同的微波辐射器:接触式和插入式,接触式末端为柱状,多用于扁平病变;插入式末端为针状,多用于隆起病变及止血治疗。

(3)微波辐射器末端必须伸出支气管镜操作孔道2.5～3 cm,以免支气管镜操作孔道受热损伤镜子。

(4)微波治疗仪开机前微波输出口必须连接电缆及辐射器,不能空载开机。

(5)调试输出功率时应用纱布包住辐射器。

(6)植入心脏起搏器的患者不能进行微波辐射。

（十）支气管肺泡灌洗技术中的护理配合

1.护理配合

(1)术前准备:除常规准备外,备 37 ℃无菌生理盐水 200 mL,一次性无菌回收瓶数个。

(2)术中配合:首先按常规护理配合协助术者进镜检查,认真观察气道内管腔、黏膜病变情况,吸尽气道内分泌物,确认灌洗部位。连接一次性无菌回收瓶,遵术者指令从气管镜操作孔道加压注入 37 ℃无菌生理盐水 20～30 mL,5 s 后开始负压吸引,灌洗液回收至一次性无菌回收瓶内。必要时重复灌洗、回收,回收液迅速送细胞学、细菌学检查。

2.注意事项

(1)灌洗过程中负压吸引器负压一般不超过 0.04 mPa,以免负压过大损伤支气管黏膜引起出血,必要时注入止血药。

(2)及时吸出患者气道内及口腔内分泌物。

(3)灌洗过程中如患者反应明显,剧烈咳嗽,或有缺氧情况,应暂停操作,加大给氧量,嘱患者放松身心行深呼吸。

(4)及时送检回收液。

（十一）大容量全肺灌洗技术中的护理配合

1.护理配合

(1)术前准备:除常规准备外,备 37 ℃无菌生理盐水 2 000 mL(500 mL 瓶装,用后空瓶用来盛装回收液),小型号的电子气管镜或纤维支气管镜(一般用插入管直径 2.8 mm 的镜子)。

(2)术中配合。连接灌洗装置:灌洗瓶悬挂于距手术床约 100 cm 的高处,连接好负压吸引装置。待麻醉医师在全麻下插入双腔气管插管,左右肺隔开通气后,在灌洗侧气管插管口连接一个三通接口,一端接灌洗瓶,一端接负压吸引瓶,开始行单侧肺灌洗。打开灌洗三通,灌入液量约1 000 mL;然后行负压吸引,观察并记录回收液,然后把回收液单独盛装。如此循环灌洗,直到回收液由浑浊变为无色澄清为止。

一侧肺灌洗完毕后,间隔约 50 min 后,同样方法灌洗另侧肺。

2.注意事项

(1)在灌洗的过程中给予灌洗侧胸壁叩击或振动,使沉着的蛋白或粉尘易随灌洗液排出。

(2)准确记录灌洗次数和灌洗量,每次灌洗后的回收液应单独盛装,标记次数和量,方便术后送检及观察。

(3)术中密切观察患者的血氧及生命体征变化,间断予以加压纯氧通气。

(4)大量的灌洗液一定要加温至 37 ℃,使其与体温相同,以免刺激机体。

(5)灌洗完毕后,必要时协助术者常规进镜行气道检查,吸尽患者气道内及口鼻内分泌物。

（十二）支气管镜引导下气管插管术中的护理配合

1.护理配合

(1)术前准备:除常规准备外,备气管插管一根,无菌液状石蜡。

(2)术中配合:若经口进镜,则应先为患者放置牙垫。进镜前,首先用无菌纱布蘸取无菌液状石蜡涂抹支气管镜的外壁,将气管插管套于支气管镜外,按常规护理配合协助术者进镜(经鼻或经口),待吸尽气道内分泌物后,协助术者快速将气管插管顺着支气管镜置入气道内,然后在气管镜的直视下调整气管插管的位置,确认位置合适后固定插管,协助术者缓缓撤出气管镜。注射空气入气囊,观察患者两侧胸廓的呼吸运动是否对称,确认气管插管位置合适后遵术者指令用胶布牢牢固定气管插管(若是经口插管固定前先撤下牙垫)。

2.注意事项

(1)气管插管型号的选择:若是经口插管应选择口径较大的气管插管,通常其直径在 7.5 mm 以上。经鼻插管可选择口径较小的气管插管,通常其直径在 5~6 mm。

(2)若是选择口径较小的气管插管,那么支气管镜也应选择直径较小的型号,一般检查型支气管镜(直径 4.9 mm)可满足需求。

(3)操作者动作应熟练、准确、轻巧,以缩短插管操作时间。

(十三)综合治疗中的配合

1.术中配合

由于不同患者气道病变的疑难程度不一,加之气道病变的复杂性,为了达到最佳治疗效果,临床上在支气管镜介入治疗技术中,实际上往往是两种或两种以上不同的治疗技术同时应用,以期达到最佳疗效,从而达到理想的治疗目的。那么这就对术中的护理配合提出了更高的要求,从术前准备到术中配合,都要求护士做更多的工作,考虑得更细致、周到,操作得更熟练、敏捷。

术前的物品准备,除常规准备外,还要准备有可能涉及的治疗手段所需要的仪器设备及相应的治疗器械。保证各仪器设备功能正常、备用,摆放合理;各治疗器械齐全、充足。

术中配合护士要做到注意力高度集中,传递器械敏捷、到位,防止因护理配合不熟练而导致医疗差错或事故。护士在手术中要根据不同的治疗技术而采取相应的措施,与术者密切配合,当好术者的好助手。

2.注意事项

(1)多种治疗技术综合应用时,术前往往并不十分确定要采取的治疗项目,因此,术前准备就比较烦琐,要备好有可能涉及的各种仪器和物品,充分准备,有备无患,从而保证手术的顺利进行。

(2)综合治疗时往往手术时间长,手术难度大,一般采用静脉复合麻醉法,那么术中就应更密切观察患者的病情变化,必要时立即处理。

(3)采用的治疗技术项目越多,术中所用物品和器械越多,如冷冻探针、氩气刀软电极、圈套器、活检钳等,而这些器械又很难规范放置,所以术中一定要对这些器械灵巧管理,每次用后盘曲好合理放置,避免因放置不当滑落而污染。

(4)护士应对常用仪器、设备工作原理及操作流程熟练掌握,对常见故障能迅速排除。

(十四)其他操作中的配合

1.硬质气管镜的应用配合

(1)配合:除备齐常规用物外另配硬质气管镜系统及其配件、目镜等,连接硬质镜系统确保仪器处于备用状态。硬镜镜体先用液状石蜡润滑,将连接电视的观察目镜插入硬镜内,传递给术者。协助患者平卧,肩背部下垫一垫子,使其头后仰,便于硬镜插入。进镜前在患者下牙上垫一纱布,以保护患者牙齿。硬镜过门后,迅速接住术者撤出的目镜,同时把接好负压吸引管的电子支气管镜传递给术者进行下一步治疗。

(2)注意事项:①进硬质镜过程中密切观察患者口腔情况,避免患者舌头卡在牙齿和硬镜之间,避免硬镜损伤口腔,必要时采取干预行为避免损伤。②对于个别声门狭窄的患者应及时为术者更换较小型号的硬质镜。③在插入和拔出硬质镜的过程中应注意患者有无牙齿松动或脱落现象,如有脱落,以及时从口腔取出,避免造成其他意外伤害。

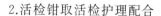

2.活检钳取活检护理配合

（1）配合：首先按常规护理配合协助术者进镜检查，认真观察气道内病变情况。将活检钳在闭合状态下插入气管镜操作孔道，待活检钳送出孔道约 3 mm 后，张开活检钳，靠近活检部位，钳口紧贴钳取部位后，听术者指令进行钳夹，当确认已夹住病变组织后，将钳子拉出，将取出的组织吸附在小滤纸上，然后将吸附组织的小滤纸放入福尔马林溶液中固定送病理检查。必要时重复上面操作，以保证取得足够的病理组织。

（2）注意事项：①活检后出血是最常见的并发症，因此钳取时一定要注意尽量避免钳取过深、过量，钳取后一旦有活动性出血，局部可给予止血药应用。②为提高钳取的成功率，钳时叮嘱患者尽量避免咳嗽。

3.淋巴结针吸活检护理配合

（1）配合：按常规护理配合协助术者进镜检查，到达预定穿刺点后，协助术者将尾端连有30 mL 空注射器的穿刺针由操作孔道送入气道，当看到穿刺针的金属环露出气管镜时，分别将内外针推出并固定，待术者将穿刺针刺入预定的气道黏膜内后，抽吸尾端的空注射器 10～20 mL持续 10 s，维持负压，这期间术者在保证穿刺针不退出气道黏膜的情况下不断地以不同方向进出病灶，从而使细胞从结节或肿物上脱落而吸入穿刺针。然后在依然维持负压的情况下拔针，将穿刺针活检部退回保护套内，从操作孔道撤出穿刺针。

取出穿刺针，在穿刺针末端连接含 50 mL 注射器 1 副，用力推针栓将穿刺物推至玻片上的固定液内（事先在玻片上滴固定液少量，穿刺针头插入固定液用力推），立即送病理检验。或立即涂片后立即将玻片放入盛有固定液的瓶内送病理检查，避免穿刺液干燥而影响病理结果，良好的标本在玻片上可见较多颗粒样物质。

（2）注意事项：①穿刺针进操作孔道前应先检查穿刺针活检部进出状态，确保正常。②在操作过程中，穿刺针的活检部必须完全退回外套中才能进出气管镜操作孔，只有看到穿刺针的前端才可以将穿刺针的活检部推出，这样才能有效保护气管镜不被穿刺针损伤。③推出活检部是一定要注意保持气管镜前端与气道黏膜有距离，不能推出穿刺针而损伤非穿刺部位黏膜。④由于组织学穿刺活检针是依靠穿刺针口的锋利将组织切割挤入针内，要依靠负压抽吸才有可能不脱落，因此拔针时一定要维持负压。

4.细胞刷刷检术中的护理配合

（1）配合：按常规护理配合协助术者进镜检查，到达刷检部位后，协助术者将毛刷从气管镜操作孔道插入气道，在病变部位进行刷检，采集标本后将毛刷退出立即进行图片固定送检。若是进行细胞学检查，则在预刷检前听术者指令推出刷头，刷后退回刷头再撤出毛刷，把毛刷头用无菌剪刀剪到无菌小瓶内送细菌室检验。

（2）注意事项：若是进行细胞学检查，那么毛刷在进出操作孔道过程中一定要把刷头退回到刷套内，以免杂菌污染而影响实际检验结果，刷检后应用无菌剪刀剪下刷头。

五、介入治疗后的处理

（1）继续观察患者情况，若病情稳定则撤下患者身上各监护导线、牙垫、负极板等，吸出患者口腔内分泌物，为患者整理衣物，送患者安返病房。

（2）整理术中用物，废弃术中使用或打开的一次性物品，如活检钳、球囊扩张导管、活检针、注射针等。

(3)各设备仪器复原、备用。无污染时清洁擦拭即可,有血液或体液喷溅污染时用 500~1 000 mg/L 含氯消毒液擦拭其表面,吸引瓶用 500~1 000 mg/L 含氯消毒液浸泡 30 min。

(4)对接触患者破损黏膜的各非一次性治疗用品(属高度危险性物品)如圈套器、软电极、冷冻探针、微波输出头等,先清洁处理后送环氧乙烷灭菌处理,备用。

(5)气管镜的清洗、消毒与保养:由于气管镜是一种侵入性操作,有可能导致组织损伤,因此消毒灭菌不彻底,可能引起医源性感染,甚至有可能形成生物膜,这将对患者造成更大的危害。这些年,有关内镜引起感染的例子甚至医疗纠纷也时有发生。因此,镜子使用后的规范清洗和消毒已越来越引起相关人员的重视。而规范的清洗、消毒和保养又可以延长镜子的使用寿命,在节约经济支出的同时又更好地为患者提供了服务,这也是每个人所希望的。

依照《内镜清洗消毒操作规范》和《诊断性可弯曲支气管镜应用指南》,对支气管镜进行清洗、消毒和保养。主要流程及注意事项,概述如下。

流程:初洗→酶洗→清洗→消毒→终洗。

初洗:装防水帽,在流动水下彻底冲洗擦洗镜子外表面各部位,卸下所有可以取下的阀门、按钮并洗净;毛刷刷洗活检孔道和吸引孔道,两头见刷毛;接灌流器冲洗镜子内腔。

酶洗:将洗净擦干的镜子连同各按钮、阀门一并放入配制好的酶洗液中浸泡,接灌流器用酶洗液冲洗镜子内腔及管道。酶洗液的配制和浸泡时间依照产品说明书。

清洗:酶洗液浸泡后,用水枪或灌流器彻底冲洗各腔道,以去除管道内的多酶洗液及松脱的污物,同时冲洗内镜的外表面。

消毒:将洗净擦干的镜子连同各按钮、阀门一并放入配制好的消毒液中并全部浸没,镜子各腔道注入消毒液。消毒液的配制和浸泡时间依照产品说明书。

终洗:更换手套,取出消毒好的镜子和按钮,接灌流器清水冲洗镜子各管腔孔道,流动水下反复冲洗镜子外表面各部位及按钮,擦干镜身,气枪吹干内腔,装上按钮,取下防水帽。备用。

注意事项:①清洗纱布应当采用一次性使用的方式。②多酶洗液应当每清洗 1 条镜子后更换。③清洗毛刷在清洗流程中应随同镜子一起走,做到一用一消毒。④各种非一次性附件(异物钳、活检钳、细胞刷、圈套器、导丝等)需在超声清洗器内清洗 5~10 s,而且必须达到一用一灭菌。⑤特殊感染患者使用过的镜子延长消毒浸泡时间。当天不再用的镜子延长消毒浸泡时间。具体延长时间依照消毒液的品种而定。⑥当天不再用的镜子,消毒后用 75% 的乙醇对各管腔冲洗、干燥,悬挂储存于专用柜内。⑦每天诊疗工作结束后对各清洗槽刷洗,用 500~1 000 mg/L 含氯消毒液进行擦拭。⑧每天诊疗工作开始前,必须对当日准备用的镜子再消毒。⑨及时更换消毒液,每天做化学检测。每季度对气管镜进行生物学检测并记录。⑩在清洗过程中注意爱护镜子,轻拿轻放,避免镜子打折,每次用后及时测漏,一旦发现有漏气现象立即停止使用,送专业人士检修,以避免镜子的进一步损坏。⑪清洗过程中要注意个人防护,穿隔离服,戴防护眼镜。

消毒液的选择:消毒剂种类较多,目前临床常用的消毒液一般有戊二醛和二氧化氯。戊二醛对人体有一定的毒性,对器械也有一定的腐蚀性。目前,所使用的二氧化氯已是稳定型的第四代消毒剂,以其广谱、高效、速效杀菌、低毒、环保而备受瞩目。同时,稳定型的二氧化氯还具有不凝固蛋白和容易清洗无残留毒性的优点。

广谱:对细菌、病毒、真菌、寄生虫、芽孢均有杀灭作用。

高效、速效:0.01% 二氧化氯在 5 min 内可杀灭细菌繁殖体的 99.99%;0.035% 二氧化氯在 3 min内可杀灭所有病毒;0.035% 二氧化氯在 3 min 内可杀灭所有真菌的 99.99%;0.04% 二氧化氯在 3 min 内可杀灭细菌芽孢的 99.9％。

配制方法:将活化后的二氧化氯按照 360～400 mg/L 的浓度进行稀释。即每 100 mL"医院内镜专用消毒灭菌剂"用 4.4～4.9 kg 的自来水进行稀释。

注意:必须先进行活化再稀释。其活化前为淡黄色、略有气味的稳定型液体,其有效成分二氧化氯的含量不低于 20 000 mg/L,活化 5 min 后即可使用,其有效成分二氧化氯的含量不低于 18 000 mg/L。

缺点:二氧化氯对金属有腐蚀性,消毒效果受有机物影响很大,其活化液和稀释液不稳定,因此要现用现配。

(张玉玲)

第四节　支气管镜介入治疗围术期的护理

支气管镜介入治疗围术期的护理与单纯的支气管镜检查有较大的不同,可分为术前护理、术中护理和术后护理等。

一、术前护理

支气管镜下治疗常采用局麻或全麻两种麻醉方式。根据麻醉方式不同,局麻患者术前禁饮食 4～6 h,全麻患者术前禁饮食 8～10 h,以免患者恶心、呕吐致呕吐物误吸至气管而引起意外等。术前留置套管针,有义齿的患者取下义齿。遵医嘱并根据患者的情况给予抑制呼吸道腺体分泌的药物,如阿托品或东莨菪碱,其目的是减少支气管内的分泌物,以利插管的顺利进行及检查中视野的清晰。详细询问患者过敏史、支气管哮喘史及基础疾病史,备好近期胸部 X 线检查、肺部 CT 片、心电图、肺功能报告。肺功能差者应行动脉血气分析。掌握患者病情,高血压、冠心病、大咯血急性期、危重患者或体质极度衰弱者术中做好相应应急准备。初次做气管镜的患者要讲解气管镜检查治疗过程,而多次重复治疗的患者,支气管镜治疗的痛苦使患者对支气管镜治疗产生较大的恐惧心理,要安慰鼓励患者。多量的支气管镜治疗应尽量对患者进行排序,根据支气管镜的时间做好禁食水的通知。由于支气管镜下治疗常因治疗方法、患者病情及身体状况,导致术中所需时间不能完全控制,患者常因为禁食时间过长而不满。因此,对于年老体弱、耐饥饿差的患者术前可予葡萄糖液静脉输入。术前指导患者进行呼吸功能训练。掌握正确的缩唇式呼吸,即让患者用鼻吸气,然后通过半闭的口唇慢慢呼气。

膈腹肌式呼吸练习:嘱患者取舒适卧位,全身放松。正常吸气后用口快速呼气数次,再闭嘴用鼻深吸气,吸气时患者将其腹部膨起,吸至不能再吸时,再用口慢慢将气呼出,呼气时,用双手放在肋下或腹部,收缩腹肌,使气呼尽。深呼吸即深吸一口气后胸廓上抬,屏气 2～3 s,再用口慢慢地将气体呼出,呼气的时间比吸气的时间长。

二、术后护理

全麻患者麻醉苏醒后回病房平卧、禁饮食水 6 h。局麻患者可继续卧床半小时,术后 2～3 h 方可进食,因为咽喉部麻醉后患者的吞咽反射减弱,易使食物误入气管造成误吸,并指导患者检查后的第一餐以半流质少辛辣刺激性饮食。密切观察患者的生命体征及病情变化,主要是呼吸状况及咳痰情况,呼吸状况包括血氧变化、呼吸频率、节律的变化、口唇的颜色,咳痰情况包括痰中血液情况。及时发现各种并发症,以便及时处理。根据麻醉方式、术中情况,给予心电监测。

三、并发症的护理

与支气管镜检查不同的是,频繁的支气管镜治疗及患者病情的发展会导致较多的并发症。

(一)咯血

支气管镜下治疗后患者出现少量的咯血属正常现象,表现为痰中带血或少量的血痰,其原因是治疗中对支气管造成的损伤,一般不必特殊处理,1～3 d可以自行愈合。但患者如咯血痰频繁,可根据医嘱给予巴曲酶等药物对症治疗。由于治疗中的患者一部分是气管肿瘤,常因为肿瘤侵犯血管导致大咯血。因此,护士应养成看支气管镜报告单的习惯,并及时与主管医师沟通,对有侵犯血管的患者应采取预防措施。如床头准备负压吸引,常规留置套管针等,并教育患者避免剧烈咳嗽、大便用力等,减少血管破裂的诱因。一旦发生大咯血应立即报告医师,并采取有效的护理措施及时抢救。立即去枕平卧,头偏向患侧,或头低脚高位,轻拍背部,消除鼻腔、口咽内的积血,或及时使用负压吸引以保持呼吸道通畅,必要时配合医师行支气管镜下吸引或止血治疗。调高氧气吸入3～4 L/min。建立静脉输液通道,给予止血药应用,必要时输血;严密观察生命体征变化,观察有无面色苍白、皮肤湿冷等休克状态,准备好抢救药品、器械,避免窒息致死的后果发生,必要时及时送至重症监护。患者病情控制后,消除患者的恐惧、紧张情绪,必要时给小量镇静剂应用,避免用力咳嗽。一旦大咯血发生,抢救成功率较低。

(二)气道水肿或窒息

支气管镜下治疗会因刺激气道导致气道水肿,或因为治疗产生的坏死物或结痂脱落致气道阻塞。最早在患者术后回病房即可发生,患者出现呼吸困难、血氧下降等,严重时患者会有濒死感。尽量使患者半坐位,调高氧气流量至3～4 L/min,通知医师遵医嘱使用甲泼尼龙静脉推注。如症状没有明显缓解,以及时配合医师行支气管镜下治疗。

(三)咽喉部疼痛

嘱咐患者少说话,并适当的休息,1周内不要做较用力的动作,不可用力咳嗽咳痰,以防引起肺部的出血,并向患者说明术后可能出现鼻腔及咽部不适、疼痛、声嘶、头晕、吞咽不畅等,休息后可以逐渐好转。

四、心理护理

由于患者对医学知识的缺乏,以及对支气管镜的认知不足,认为支气管镜检查是一种很痛苦很可怕的检查操作,检查前常常存在较重的心理负担和压力,常表现为焦虑、恐惧。因此,支气管镜检查前的心理护理非常重要,它是关系到患者能否有效地配合检查及能否顺利地进行一次性插管的关键。对此,支气管镜检查前应主动关心患者,向患者解释检查的全过程,认真听取患者的各种问题,并给予耐心细致地解答,并通过护士良好的语言、表情、态度和行为去影响和改变患者的心理状态,以减轻患者不必要的精神压力,以及时解决不利于检查的各种心理反应,尽量使患者精神放松,减轻焦虑、恐惧感,促使其达到接受检查和治疗所需的最佳身心状态,积极地配合检查。

五、几种特殊治疗的护理

(一)光动力疗法(photodynamic therapy,PDT)

光动力疗法的护理重点为避光的护理,如避光暗室及人员的准备、避光期间的病情观察等。

1.光敏剂给药前避光的准备

(1)避光病室的准备:接受光动力疗法的患者必须做好避光前的准备。医护及时沟通,在避光药物输注前至少一天准备好避光病房。具体要求为,悬挂避光窗帘并遮挡病房门等一切可透光的位置,在病房门外做标识标明避光日期。准备台灯以代替室内光源,最好为可调式台灯,在输入光敏剂2周内保持能见度小于4%。尽量安排患者单独一个病房。患者避光后,除各种治疗外无法进行其他活动,因此,对日常中的小事变得特别敏感,包容性和忍耐力都有下降,多名患者同处一室,患者之间的矛盾会变得更加突出。

(2)避光前患者的准备:患者需备墨镜、手套、宽边帽、长衬衣和袜子等,在治疗期间需要外出时必须遮盖所有的皮肤。洗漱用水不可过热,以免灼伤皮肤。患者在避光期间严格佩戴墨镜,避免看电视。2周后根据医嘱逐渐见光。

(3)避光前的药物输入:配药时要使用避光注射器,输注时要使用避光泵管。输注光敏剂前必要时需做过敏试验。最好用留置套管针来保证通畅的静脉通路,必要时可给予深静脉穿刺,以防止液体外渗造成组织的严重破坏。药物输入时要密切监测药物变态反应,某些患者会出现荨麻疹和支气管痉挛。

(4)做好避光前的健康教育:光动力治疗方法仍不为患者及家属所熟悉,所以要重视患者的健康教育。教育内容包括治疗简单原理、方法、避光要求、治疗期间患者配合要点和可能出现的反应等,必要时模拟治疗全过程,以熟悉治疗室内环境及治疗过程,避免暗室操作给患者带来紧张、恐惧心理。

2.避光期间的护理

(1)避光中的营养支持:行光动力治疗的晚期肿瘤患者或消化系统的肿瘤,常伴有营养不良。特别是消化系统肿瘤的治疗期间常需禁饮食水,因此要重视患者的营养状况评估。但避光暗室增加了患者的病情观察的难度,所以要更重视患者的主诉。同时,胃肠外营养支持的护理很重要。

(2)安全管理:一般患者静脉输注避光剂50 h后需做激光照射治疗2～3次,因此送患者去照射治疗时要为患者做好遮挡,特别是头部的遮挡要留有空间避免患者憋气。避光中要保持病房的整洁,物品摆放定位置,地面尽量减少杂物避免患者或家属绊倒。但在严格避光期间,黑暗给病室的整理带来了困难,可以将病室整理的时间放在患者去做激光照射治疗的时间。

(3)患者的运动:黑暗中患者更易于卧床休息而运动减少。因此,在病情允许时护理人员应该时时督促患者运动。根据避光阶段指导患者进行不同运动。用药5～7 d在严格避光情况下,可在床上进行运动,避免室内运动在黑暗中摔倒。2周后可指导患者夜晚时在灯光弱处活动。

(4)根据患者的遵医行为采取不同的护理:避光前及避光过程前期评估患者避光的遵医行为的顺从性,分为3种:①过度避光;②适度避光;③避光不足。过度避光患者表现为认为开关病房门所泄进的光线都会对其造成伤害,立刻用棉被遮挡整个身体。对于治疗护理中必需的光源,如病情观察及或执行各项操作时,因恐惧光线造成伤害而拒绝开灯或将灯亮度调至最小,对患者日常生活和护理都带来较大影响。过度避光者在避光结束时不去打开窗帘,坚持避光。避光行为欠缺的患者表现为不注重避光,不严格遵守避光要求,以及早打开窗帘或房门。

3.避光期结束的护理

患者不宜长居暗房内,室内应有一定的光线,因为让皮肤暴露于柔和的室内光线,可通过光漂白反应,促发残存的光敏剂灭活。当避光满 30 d 后在小面积皮肤(如将手遮住露出 22 cm 的皮肤)进行测试,试着暴露于日光下 10 min 左右,24 h 之内如出现水肿、丘疹、水疱,则应继续避光,2 周后再试。如果 24 h 后未出现以上现象,则可酌情逐渐增加日照时间。

心理护理:由于光动力治疗对于患者及家属较为陌生,加之肿瘤患者也较多地存在焦虑、害怕、忧虑等心理,因此要做好心理护理。

4.常见并发症

(1)药物变态反应:大多数文献报道在注射血卟啉衍生物(HPD)中发现过敏性休克反应,也发现缓慢性出现的胸闷、心悸不适等表现。

(2)热反应:有 3% 患者直接静脉注射血卟啉衍生物(HPD),在用药当天可出现低热,缓慢静脉滴注可减轻发热反应。

(3)皮肤光毒反应出现:此现象主要是在注射血卟啉衍生物后避光不当所致。

(4)皮肤色素沉着:3 个月后自然消退,一般无不适症状。SGPT 升高应用 HPD 的患者约有 2% 出现 SGPT 升高,适当保肝治疗后可逐渐下降。

(5)窒息:做肺部或喉部光动力治疗的患者,可由于治疗刺激气道致水肿或治疗后坏死组织阻塞气道导致窒息,所以治疗后应严密观察患者呼吸状况,特别是血氧饱和度变化,以及时报告医师,遵医嘱给予地塞米松 5~10 mg 静脉注射,必要时须回治疗室清理呼吸道。

(6)光变态反应:光变态反应,常由于未严格避光所致。轻微者表现皮肤发红,可不予处理。严重者表现为局部出现皮疹、红斑,可遵医嘱局部涂地塞米松软膏、肌内注射苯海拉明。

(二)气管内支架置入术

气道内支架置入术是治疗气道狭窄的有效措施,其护理重点在并发症的观察及处理。

1.术前护理

各种原因导致的气道狭窄患者由于长期呼吸困难,痰液排出不畅,常伴有肺部感染或肺不张,因此支架置入前后呼吸道的护理很重要。配合医师按时、足量使用抗生素抗感染,并观察用药后的反应。采用雾化吸入、翻身、叩背等物理疗法促进排痰。

术前完善常规检查,做好支架置入前支气管镜检查及治疗的配合。置入支架前需做支气管镜检查以明确狭窄部位、程度,并根据气管的部位和粗细选择合适的支架。气管特别狭窄者需做镜下治疗如予氩气刀烧灼或二氧化碳冷冻等治疗扩宽气道以保证支架置入。检查患者牙齿情况,术前取下义齿,牙齿活动者用细线系牢并告知医师。

术前常规禁食水 6 h,术前 30 min 苯巴比妥 0.1 g,阿托品 0.5 mg,肌内注射。予静脉留置针开放静脉通路,并用生理盐水 100 mL 维持通畅,以备术中出现出血、呼吸困难等急救用药。术中常规备药 1 mg 肾上腺素 1 支,巴曲酶 2 U,2% 利多卡因 20 mL 1 支,带好病历和胸片。病床需安装负压吸引器、连接管、吸痰管、氧气装置备用,并根据病情准备心电监护仪。全麻患者备好麻醉床。

2.术后护理

患者返病房,全麻患者常规予平卧位,禁食水 6 h。表麻患者予半卧位,禁食水 4 h。予持续低流量吸氧 2~3 L/min,观察患者生命体征变化,特别是心率和血氧饱和度。观察患者呼吸状态及咳嗽、咳痰情况并做好记录。患者支架放置成功后,呼吸困难会立即得到明显缓解。继续常规抗感染治疗,并注重患者排痰状况。支架置入后气道打开,主要靠咳嗽排痰。术后常规祛痰药物沐舒坦 30 mg,3 次/天,静推以减少痰液,并配合超声雾化吸入湿化痰液,使痰液易于咳出。雾化吸入时痰液黏稠可加入碳酸氢钠来稀释痰液,加入地塞米松 5 mg 缓解气道水肿。患者进饮食前,在患者吞咽有感觉后可进清水,进水无呛咳后可进饮食。饮食以软食为准,禁忌硬食或过冷过热,避免吞咽过大食团。一般支架在置入后 24～48 h 释放完全,这段时间支架更易于移位,因此避免剧烈咳嗽等,并在置入后 2～3 d 做胸片或电子支气管镜检查来明确支架位置及释放情况。护士还要做好抢救的准备,以应对支架置入后支架移位、气道水肿等并发症的发生。

3.注重患者的全身状况

支架置入患者中一部分由于肿瘤所致的狭窄。肿瘤患者由于其病程长,已有肿瘤的多发转移,加上长期气管狭窄所带来的感染及肺不张等致身体状况较差,病情变化快。因此,要注重对患者身体、心理全面的评估与护理。

4.心理护理

行内支架置入术的患者都有较为漫长的病史,不仅身心受到重创,经济上也会遭受很大的损失。支架置入前渐进的呼吸困难及多次支气管镜检查及镜下治疗也给患者带来了巨大的痛苦。患者术前对检查、治疗即有较强的恐惧心理。因此,做好患者的心理护理很重要。护理人员要密切配合医师,增加与导管室、支气管镜室、手术室等部门的合作,妥善安排患者的禁食水时间,减少患者手术等待时间。其次,护士要认同患者的巨大痛苦,在术前、术后与患者谈话,给患者提供表达、宣泄痛苦的机会,并适时地鼓励、安慰患者。

5.并发症的护理

(1)支架移位:支架移位是支架置入术后常见的并发症。支架置入释放良好后,患者呼吸困难立即得到缓解。而一旦移位会加重喘憋,不及时救治会导致死亡。尤其是覆膜支架一旦移位对呼吸的影响很大,需要特别关注。其中分叉形支架如 L 形、Y 形支架,一旦移位气道阻塞的程度远远大于直筒形的支架。支架移位后患者的喘憋感严重,但血氧降低可能不特别明显,在 90%～95%,但大汗,心率增快,患者有濒死感,伴极度的紧张,呼吸时可听见气流冲击异物的声音。护士应立刻调节氧气吸入为 7～10 L/min,摇高床头,通知医师并配合医师行电子支气管镜检查。同时安抚患者,减少患者紧张情绪以降低耗氧量。一旦确定移位,唯一有效的方法是立即送回支气管镜室或手术室调节支架位置或行支架取出术。在支架置入一段时间后,由于气道塑形成功,气道大于支架直径,支架也会在气道内移动。当支架移至声门附近,患者可有咽喉部的疼痛感。更有甚者会造成窒息等急症。曾有一例患者,车祸后致气管狭窄行支架置入术后第 3 d,患者剧烈咳嗽后支架咳至口咽部卡住致窒息,迅速用止血钳将支架拉出后窒息缓解。剧烈咳嗽是导致支架移位的因素之一,因此咳嗽的控制也很重要。

(2)气道水肿:反复的器械操作易引起气管支气管及声门水肿。气道水肿会加重呼吸道狭窄,患者突然出现呼吸困难,濒死感,血氧迅速下降,严重者造成窒息死亡。术中尽可能手术一次成功避免反复操作是减少并发症的关键。而及时给予注射用水 2 mL 加甲泼尼龙 40 mg 静推是缓解气道内水肿的有效方法。而支架移位静推甲泼尼龙则不会明显改善呼吸困难。

(3)咳嗽:患者放入支架后,有些患者不耐受会发生剧烈咳嗽。一般支架置入后达到完全释放需要 24～48 h,剧烈咳嗽也容易导致支架移位。避免剧烈咳嗽要鼓励患者放松,尽量减少剧烈咳嗽的次数和程度。观察患者咳嗽性质,是否为刺激性干咳。必要时予阿橘片 30 mg 口服是缓解刺激性干咳的有效方法。

(4)咯血:术后出血多为渗血,量少,出血较多且咯出无力者,需用电子支气管镜吸出,局部给予 0.005%～0.010% 肾上腺素,可同时静脉或皮下注射巴曲酶。本组患者支架置入后有少量陈旧性血痰,予巴曲酶 1 kU 静脉给药后消失,未发生大咯血。

(5)疼痛:疼痛主要由于放置支架时对气道的损伤、置入支架后支架释放对气道扩张所致。表现为咽喉部、胸部的疼痛,大多数患者的疼痛程度在可耐受范围内,无须药物治疗。但少部分患者疼痛影响睡眠或导致烦躁等心理问题,则根据医嘱使用止痛药物。

(6)长期并发症:气道再狭窄。气道再狭窄是影响气道支架远期疗效的主要因素之一。患者自身导致气管狭窄的病因很难消除,而支架置入后又作为异物可刺激肉芽组织增生,因此,支架置入后,短则几天即可出现再狭窄。肉芽组织或肿瘤组织可从裸支架网眼内长出,或支架两端增生的肉芽组织均可引起管腔再狭窄。患者气道再狭窄发生后,再次出现进行性的呼吸困难。因此,支架置入后需每月复诊 1 次,行电子支气管镜检查,以了解支架情况及肿瘤生长情况。一旦出现再狭窄,可配合氩等离子体凝固(APC)烧灼、二氧化碳冷冻等治疗来清理气道。长期不复诊,会出现肉芽组织包裹裸支架致取出困难。

(李　娜)

参 考 文 献

[1] 王鹏.实用临床内科诊疗实践[M].北京:科学技术文献出版社,2019.

[2] 姚成增.心血管内科常见病诊疗手册[M].北京:人民卫生出版社,2018.

[3] 王庆秀.内科临床诊疗及护理技术[M].天津:天津科学技术出版社,2020.

[4] 白国强.临床疾病内科诊疗要点[M].北京:科学技术文献出版社,2019.

[5] 玄进,边振,孙权.现代内科临床诊疗实践[M].北京:中国纺织出版社,2020.

[6] 袁鹏.常见心血管内科疾病的诊断与防治[M].开封:河南大学出版社,2021.

[7] 谢斌.临床内科诊疗精粹[M].天津:天津科学技术出版社,2018.

[8] 李欣吉,郭小庆,宋洁,等.实用内科疾病诊疗常规[M].青岛:中国海洋大学出版社,2020.

[9] 汤希雄.内科常规诊疗[M].长春:吉林科学技术出版社,2019.

[10] 王雪涛.新编心内科疾病诊疗技术[M].汕头:汕头大学出版社,2018.

[11] 张元玲,董岩峰,赵珉.临床内科诊疗学[M].南昌:江西科学技术出版社,2018.

[12] 王为光.现代内科疾病临床诊疗[M].北京:中国纺织出版社,2021.

[13] 徐强.心血管内科诊疗学[M].长春:吉林科学技术出版社,2018.

[14] 何朝文.新编呼吸内科常见病诊治与内镜应用[M].开封:河南大学出版社,2020.

[15] 邓辉.内科临床诊疗实践[M].汕头:汕头大学出版社,2019.

[16] 刘楠楠.内科护理[M].北京:人民卫生出版社,2021.

[17] 郭礼.最新临床内科诊疗精要[M].西安:西安交通大学出版社,2018.

[18] 徐玮,张磊,孙丽君,等.现代内科疾病诊疗精要[M].青岛:中国海洋大学出版社,2021.

[19] 魏丽.实用临床常见病内科诊疗技术[M].上海:上海交通大学出版社,2018.

[20] 李素霞.心内科临床护理与护理技术[M].沈阳:辽宁科学技术出版社,2020.

[21] 孙玉信.内科条辨[M].济南:山东科学技术出版社,2021.

[22] 孙爱针.现代内科护理与检验[M].汕头:汕头大学出版社,2021.

[23] 洪涛.临床常见内科疾病诊疗学[M].上海:上海交通大学出版社,2019.

[24] 夏泉源,周丹.内科护理学[M].北京:科学出版社,2020.

[25] 李欣吉,郭小庆,宋洁,等.实用内科疾病诊疗常规[M].青岛:中国海洋大学出版社,2020.

[26] 赵鲁静.心内科疾病诊疗与新技术应用[M].北京:科学技术文献出版社,2019.

[27] 郭三强.心血管疾病诊疗与介入应用[M].北京:科学技术文献出版社,2018.

[28] 曾锐.图解临床诊断思维[M].北京:人民卫生出版社,2020.

［29］王福军.心血管内科查房思维［M］.长沙：中南大学出版社,2021.

［30］李淑红.新编内科诊疗新进展［M］.武汉：湖北科学技术出版社,2018.

［31］杨晓东.临床呼吸内科疾病诊疗新进展［M］.开封：河南大学出版社,2020.

［32］温华峰.实用临床内科常见病诊疗［M］.北京：科学技术文献出版社,2019.

［33］游桂英,温雅编.心血管病内科护理手册［M］.成都：四川大学出版社,2021.

［34］马秀芬,王婧.内科护理［M］.北京：人民卫生出版社,2020.

［35］王勇,张晓光,马清艳.呼吸内科基础与临床［M］.北京：科学技术文献出版社,2021.

［36］沈剑,卢芳,李吉.纤维支气管镜下介入治疗肺结核的护理干预措施的临床效果［J］.沈阳药科大学学报,2021,38(S02):78-78.

［37］张宇清.微量白蛋白尿在高血压患者心血管风险评估中的价值［J］.中华高血压杂志,2019,27(6):585-590.

［38］蒋双双,陈小鸟,董哲毅,等.糖尿病视网膜病变与糖尿病肾病的相关性及其诊断价值研究进展［J］.解放军医学杂志,2021,46(1):64-70.

［39］张荣成,赵雪梅,张宇辉,等.心力衰竭患者血钾水平与室性心律失常及住院死亡的关系［J］.中国循环杂志,2020,35(4):361-367.

［40］占平云,吕永伟.夜间高血压如何管理？［J］.中华高血压杂志,2021,29(12):1163-1167.